国家卫生健康委员会"十四五"规划教材

全国高等学校教材

供养老服务管理、健康服务与管理等专业用

老年健康管理

主　编　杨　芳　郭　宏

副主编　王　丽　卢圣锋　罗　斌　梁海伦

人民卫生出版社

·北京·

图书在版编目（CIP）数据

老年健康管理 / 杨芳，郭宏主编 . -- 北京 ：人民卫生出版社，2024. 10. -- ISBN 978-7-117-37048-6

Ⅰ. R161. 7

中国国家版本馆 CIP 数据核字第 2024KU8943 号

人卫智网	www.ipmph.com	医学教育、学术、考试、健康，购书智慧智能综合服务平台
人卫官网	www.pmph.com	人卫官方资讯发布平台

老年健康管理
Laonian Jiankang Guanli

主　　编：杨 芳 郭 宏
出版发行：人民卫生出版社（中继线 010-59780011）
地　　址：北京市朝阳区潘家园南里 19 号
邮　　编：100021
E - mail：pmph @ pmph.com
购书热线：010-59787592　010-59787584　010-65264830
印　　刷：河北宝昌佳彩印刷有限公司
经　　销：新华书店
开　　本：850×1168　1/16　印张：20
字　　数：524 千字
版　　次：2024 年 10 月第 1 版
印　　次：2024 年 11 月第 1 次印刷
标准书号：ISBN 978-7-117-37048-6
定　　价：69.00 元

打击盗版举报电话：010-59787491　E-mail：WQ @ pmph.com
质量问题联系电话：010-59787234　E-mail：zhiliang @ pmph.com
数字融合服务电话：4001118166　E-mail：zengzhi @ pmph.com

◇◇◇ 出 版 说 明 ◇◇◇

　　人口老龄化是今后较长一段时期我国的基本国情。习近平总书记强调,有效应对我国人口老龄化,事关国家发展全局,事关亿万百姓福祉。养老服务管理专业作为新兴专业于2020年开始招生,专业建设亟待加强。为贯彻落实习近平总书记关于养老服务工作重要指示精神和党中央国务院决策部署,响应实施积极应对人口老龄化国家战略,补齐养老服务管理专业教材建设短板,加快推进养老服务管理专业建设,提升养老服务管理人才培养质量。在教育部、民政部和国家卫生健康委员会的领导下,人民卫生出版社和南京中医药大学依托全国养老服务管理专业高质量建设联盟,联合全国相关院校组织和规划了国家卫生健康委员会"十四五"规划教材全国高等学校养老服务管理专业规划教材的编写工作。

　　为了贯彻落实党的二十大报告关于"加强教材建设和管理"的要求,做好首轮全国高等学校养老服务管理专业规划教材的出版工作,人民卫生出版社在南京中医药大学和全国养老服务管理专业高质量建设联盟的大力支持下,成立了首届全国高等学校养老服务管理专业规划教材评审委员会,以指导和组织教材的遴选、评审和出版、选用工作,确保教材的编写质量。在充分调研论证的基础上,根据养老服务管理学专业人才培养目标和人才培养方案,确定了第一批《养老服务管理学》《养老政策法规》《中国传统养老文化》《居家社区养老服务管理》《老年健康管理》《养老机构运营管理》6种规划教材。在全国33所高等院校400余位专家和学者申报的基础上,经过教材评审委员会遴选,近200位专家教授参与了教材的编写工作。

　　本套教材致力于满足当前养老服务管理学专业本科层次的教学需求,主要编写特点如下:

　　1. 面向老龄社会,服务国家战略　本套教材贯彻积极应对人口老龄化国家战略,力求编写出符合我国国情,适应我国养老行业发展需求,紧跟养老服务管理学人才培养教育教学改革步伐,促进学生综合素养提升的适宜教材,致力于培养"厚知识、融人文、懂服务、精管理"的高素质复合型养老服务管理人才。

　　2. 坚持立德树人,注重价值引领　牢牢把握正确的政治方向和价值导向,融入思政元素,把立德树人贯穿教材建设全过程、各方面,发挥中国优秀传统养老文化育人优势,促进传统和现代养老文明与专业教育有机融合,指导学生树立正确的世界观、人生观、价值观,帮助学生确立投身养老行业的职业信念和理想。

　　3. 汇集专家智慧,坚持质量第一　本套教材的编者不仅包括开设养老服务管理学专业院校一线教学专家,还包括本学科领域行业协会、养老机构的权威学者,充分发挥院校、行业协会、养老社会机构合作优势,凝聚全国专家智慧,打造具有时代特色、体现学科特点、符合教学需要的精品教材。

　　4. 以学生为中心,体现发展理念　注重教材编写对教学改革和课堂革命的适应性、引领性,体例设置和内容编排坚持以"学"为主导,体现学生在教学中的主体性,注重培养学生自主性学习和终身学习的习惯和能力。

　　5. 坚持与时俱进,打造融合教材　本套教材采用纸质教材和数字资源融合的编写模式,教材使用者可通过移动设备扫描纸质教材中的"二维码"获取更多的教材相关富媒体资料,包括教学课件、

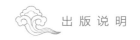

复习思考题答案、模拟试卷、拓展资料等,为广大师生提供了丰富的教学资源和广阔的互动空间。

　　本套教材的编写,得到了相关部门的指导和大力支持,凝聚了全国养老服务管理高等教育工作者和行业学者的集体智慧,谨向有关单位和个人致以衷心的感谢!希望本套教材的出版能够助推高等学校养老服务管理专业建设与教学改革创新,为我国养老事业和养老产业高质量发展提供有力的人才支撑。

　　尽管在编写过程中各位编者和工作人员尽心竭力、精益求精,但本套教材仍可能存在不足之处,敬请各相关院校广大师生在使用过程中能够多提宝贵意见和建议,以便今后修订和完善。

人民卫生出版社

2024 年 7 月

◇◇◇ 前　言 ◇◇◇

老龄化是我国在全面建设社会主义现代化国家新征程中的基本国情,也是推进中国特色现代化道路必须面对的重大课题。党的二十大报告明确提出"实施积极应对人口老龄化国家战略"。党的二十届三中全会立足我国人口老龄化新形势,提出要"积极应对人口老龄化,完善发展养老事业和养老产业政策机制",并对实施国家老龄化战略作出重大部署。

老年健康管理作为老年健康服务业的一种新业态,其服务体系或服务链具有鲜明特色。主要表现为将被动的疾病治疗拓展为主动的健康管理,通过整合医学、管理学、信息科学、行为科学和人文社会科学的知识、理论和技能,以老年人健康需求为导向,针对个体或群体的健康状况及其影响因素,进行全面检测、评估、指导、干预与连续跟踪服务,并对老年人的整体健康进行标准化、量化、个性化、智能化、连续监测和管理,以达到促进和维护老年健康的目的。

作为国家卫生健康委员会"十四五"规划教材、首轮全国高等学校养老服务管理专业规划教材,《老年健康管理》的编写根据全国高等院校养老服务管理专业的人才培养目标,介绍老年健康管理的基础理论知识、相关应用和实践技能,旨在让学生掌握老年健康管理的基本方法、基本程序和主要内容,有效提升学生的基本素质,提高其发现问题、解决问题的能力,为运用现代科学技术方法开展老年健康管理多学科工作奠定基础。

本教材不仅可供高等院校养老服务管理、健康服务与管理等专业的本科生和研究生教学使用,还可作为中医康复学、针灸推拿学、中西医临床医学、护理学、康复治疗学等专业的辅助教材,也适合各级政府部门、医疗机构、康养机构等作为毕业后教育、继续教育及健康管理师等职业技能培训教材使用,同时可作为健康服务行业工作人员、从事老年健康领域研究和实践人员的工具书、参考书。

本教材共三部分:第一部分为理论知识篇,包括第一章至第七章内容;第二部分为实践应用篇,包括第八章至第十四章内容;第三部分为创新拓展篇,包括第十五章至第十七章内容。教材在编写过程中,以"三基""五性""三特定"为基本原则,围绕专业发展,结合课程目标,将知识点与老龄化教育、国家养老形势等思政元素相融合。在教材体例上,章前设学习目标、学习要点,正文设思政元素、课堂互动、知识拓展和知识链接,章后设复习思考题,目的在于引导学生总体把握章节内容,强化思政育人,并在课堂学习的基础上积极开展课外阅读,提升学生的自主学习能力和综合素养。

本教材具有以下特点:①突出理论创新。教材充分融合老年健康管理模式、中西医协同、预防保健、管理学思维,以及互联网信息技术等内涵,倡导并践行健康中国行动,与新常态下国家慢性病管理和健康养老的发展目标及发展模式相适应。②突出学科引领。与国家"十四五"规划的发展目标相适应,教材内容渗透大健康背景和老年健康需求,紧密围绕"健康中国行动"等国家健康政策和方针,学科站位高,引领作用大。③突出课程思政。对标国家顶层设计,探究老年健康管理理论知识与思政课文化育人的协同效应,将思政元素植入专业教学,形成教材内容和思政特色同向而行,实现健康观与思政课文化育人无缝衔接。④突出实践创新。本教材的设计紧贴工作实际,具有很强的可操作性和实用性;结合智慧养老信息化技术,将慢病管理、社区养老、居家养老与信息技术协同应用,体现前瞻性与先进性;倡导以学生为中心,围绕学生的知识 - 技能 - 情感多维度培养,充分拓展教学

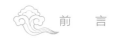

资源和教学形式,通过"学中做,做中学"实现理论与实践融合,强调学生实践能力和创新创业能力塑造。

本教材由杨芳制定编写大纲和编写方案,具体分工如下:第一章由杨芳、张浩文撰写,第二章由徐晓峰、吴薇、杨芳撰写,第三章由郭振友、赵辉、杨芳撰写,第四章由杨支兰撰写,第五章由万建成、刘佼、潘汝池、郭宏撰写,第六章由王力、常明撰写,第七章由张晓天、井珊珊撰写,第八章由张震撰写,第九章由方志鹏、李海军撰写,第十章由郭宏撰写,第十一章由温红娟、贝家涛撰写,第十二章由卢圣锋、张浩琳撰写,第十三章由王丽、罗斌、俞建洪撰写,第十四章由李玉红、张璟撰写,第十五章由梁海伦撰写,第十六章由徐泉珍、张曦撰写,第十七章由黄子源、杨芳撰写。各章节撰写者承担相应数字资源的编写工作,张玉杰、崔严尹负责全书数字资源的统稿初审工作。

本教材在编写过程中得到各参编单位的大力支持,各位编者付出了辛勤的劳动,在此表示诚挚感谢。全书由杨芳、郭宏、王丽、卢圣锋、罗斌、梁海伦统稿初审,杨芳统修定稿。浙江中医药大学成立了教材编写秘书处,徐泉珍、常明、张玉杰、崔严尹、雷善言等承担了繁重细致的秘书工作,姜孟涵、程雅甜、夏语冰、符皓源、林炜航等参与了教材编写的辅助工作。

教材编者秉持严谨态度和专业精神,倾注大量心血以确保教材内容的准确性和实用性。鉴于老年健康管理在我国尚处于起步阶段,加之本教材内容覆盖广泛、涉及多学科交叉,且编者学识有限,因此在编写过程中仍难免存在疏漏和不妥之处,敬请同行专家及广大读者在使用中不吝赐教,多提宝贵建议,以便再版时修订完善。

本教材在编写过程中,自始至终得到人民卫生出版社各位领导和编辑的信任和支持,在此一并致谢!

编　者

2024 年 5 月

◇◇◇ 目　录 ◇◇◇

第一部分　理论知识篇

第二部分 实践应用篇

第三部分　创新拓展篇

第一部分

理论知识篇

◇◇◇ **第一章** ◇◇◇

绪　论

第一节　老年健康管理概述

一、健康管理的概念与内涵

(一) 健康管理的概念

健康管理(health management)于 20 世纪 80 年代在美国兴起,随后英国、德国、法国和日本等发达国家也积极效仿和实施健康管理。健康管理研究与服务内容也由最初单一的健康体检与生活方式指导,发展到目前的国家或国际组织全民健康促进战略规划的制定、个体或群体全面健康监测、健康风险评估与控制管理。进入 21 世纪后,健康管理开始在我国逐步兴起与发展。

由于不同专业视角的差异性,目前健康管理没有形成国内外各领域普遍接受的定义或概念。2009 年,中华医学会健康管理学分会组织全国健康管理学界的专家共同编写和颁布了《健康管理概念与学科体系的中国专家初步共识》(以下简称"《共识》")。《共识》指出,健康管理是以现代健康概念(生理、心理和社会适应能力)和新的医学模式(生理-心理-社会)以及中医治未病为指导,通过采用现代医学和现代管理学的理论、技术、方法和手段,对个体或群体整体健康状况及其影响健康的危险因素进行全面检测、评估、有效干预与连续跟踪服务的医学行为及过程。健康管理的宗旨是有效地利用有限的资源来达到最大的健康效果,其主体是经过系统医学教育或培训并取得相应资质的医务工作者,客体是健康人群、亚健康人群(亚临床人群),以及慢性非传染性疾病早期或康复期人群。本教材沿用《共识》这一概念。

（二）健康管理的特点与内涵

健康管理的特点是标准化、足量化、个体化和系统化。健康管理的具体服务内容和工作流程必须依据循证医学和循证公共卫生的标准,以及学术界已经公认的预防和控制指南及规范。健康评估和风险干预的结果既要针对个体和群体的特征和健康需求,又要注重服务的可重复性和有效性,强调多平台合作提供服务。健康管理作为一种全新的前瞻性医学管理模式、卫生服务模式,将健康体检、健康评估、健康干预有效结合在一起,变被动医治为主动预防,及早发现、积极控制发病诱因及其过程,是有效降低发病率、病死(病残)率,提高生命质量和节约治疗费用,增强医疗保障体系承受力的有效手段。

二、我国老龄化现状与老年人生理心理特点

（一）我国老龄化现状

进入 21 世纪,老龄化已经受到社会各界的普遍关注。根据国际通行的老龄化社会标准,我国从 1999 年开始迈入老龄化社会,现已成为世界上老年人口最多的国家。与发达国家相比,我国老龄化进程速度更快,具有规模大、发展快、地区不平衡、空巢和失能困难老年人数量多等特点。此外,我国的老龄化还呈现出先于工业化、与家庭小型化相伴随、老年抚养比快速攀升等特点。这也使得当前的人口老龄化伴随着更突出的问题与挑战,例如社会养老负担加重、劳动力规模持续萎缩、医疗资源紧缺等。

2022 年 9 月,中共中央宣传部举行"中国这十年"系列主题新闻发布会,指出十年间我国居民人均预期寿命从 74.8 岁增长到 78.2 岁。但寿命的延长似乎并不意味着健康。根据世界卫生组织统计报告的数据,我国居民人均预期寿命与健康预期寿命存在一定差距,我国老年人平均有 8 年的带病生存期,这在很大程度上归因于慢性非传染性疾病(简称慢性病)。老年人常患疾病中排名前五位的均为慢性病,往往一个人同时患有多种慢性病。由多种慢性病共存导致的失智、失能成为老年人健康最大的威胁,给社会和家庭带来了沉重的负担。慢性病患者人数的增长、疾病谱的变化及老龄人口数量的攀升,均引发医疗模式由单纯病后治疗转向"预防、保健、治疗、康复"相结合,人们更加重视亚健康状态的调整和恢复。老年人作为整个健康管理服务业的特殊群体和主体人群,对健康的需求日益增加。

（二）老年人生理心理特点

1. 器官功能衰竭　随着年龄的增长,老年人各系统器官逐渐衰老,抵抗力和免疫力下降,容易引发各种急、慢性躯体疾病。

2. 认知功能衰退　老年群体普遍存在认知能力下降的现象,这种下降主要源于流体智力的衰退,具体表现为老年人记忆力减弱、知觉迟钝、处理和获取信息的速度减慢等。

3. 性格情绪改变　由于生理上的老化、社会交往、角色地位的改变及心理功能的退行性变化,老年人比较容易产生冷落感、孤独感、忧郁感、老朽感等消极情绪和情感。情绪起伏较大,情感体验强度和持久性增加,容易出现易被激怒、易兴奋、喜欢唠叨、经常与人争执、情绪难以平静等现象。

4. 可能经历过重大事件冲击　老年人可能经历多个生活事件,如离/退休、丧偶、再婚、丧子/女、家庭不和睦等。这些重大生活事件对老年人的精神打击尤为沉重,不仅给他们留下心灵创伤,也会导致躯体产生功能性、器质性病变,躯体疾病恶化或加重,影响康复效果并增加社会功能缺陷和自杀的危险性。

三、老年健康管理的概念与宗旨

(一) 老年健康管理的概念

老年健康管理是以老年人健康需求为导向,针对个体或群体的健康状况及其影响因素,进行全面检测、评估、指导、干预与连续跟踪服务,并对老年人的整体健康进行标准化、量化、个性化、智能化、连续监测和管理的全过程。

(二) 老年健康管理的宗旨

老年健康管理的宗旨是调动个人、群体及整个社会(包括政府)的积极性,为老年人个体和群体提供有针对性的科学健康决策信息、干预的技术与手段,有效地利用有限资源来达到最大的健康效果。

老年健康管理目标具体如下。

1. 为老年人提供连续的,具有综合性和协调性的、优质高效的健康服务。

2. 为老年人提供高质量的健康管理需要,提供特殊专业知识、操作技能和服务理论,形成全面、系统、准确的个人和家庭档案;制订老年人预防和治疗方案,实现健康老龄化目标;实现老年人相关健康、医疗费用的降低。

3. 对老年人生命过程进行全面、负责的监测管理,减少老年人的健康危险因素。

🔍 知识链接

国家基本公共卫生项目

老年健康管理服务是国家基本公共卫生服务的重要内容之一,为老年人每年免费提供一次健康体检,帮助老年人尽早发现健康风险因素,早期发现疾病并进行针对性治疗。对患有高血压、糖尿病的老年人可免费提供健康指导和随访管理,以有效控制病情进展,监测治疗效果,降低疾病危害。每年对老年人进行一次健康管理服务的内容包括以下几方面。

1. 生活方式和健康状况评估。通过询问,了解老年人基本健康状况、生活自理能力与吸烟、饮酒、饮食、体育锻炼等生活方式,以及既往所患疾病、目前慢性疾病常见症状与治疗情况等。

2. 每年进行一次较全面的健康体检,包括一般体格检查与辅助检查。

3. 告知本人或其家属健康体检结果并进行针对性健康指导,对发现确诊的原发性高血压和 2 型糖尿病等患者纳入相应的慢性病患者健康管理。

4. 告知下次体检时间。

四、老年健康管理的意义

1. 积极响应国家健康工作方针与政策,全面推进老年健康管理工作　我国最早于 2007 年就发起以传播健康知识和促进居民健康行为为主旨的"全民健康生活方式行动"。2016

年,《"健康中国 2030"规划纲要》明确强调老年慢性病管理的重要性,指出要加强老年常见病、慢性病的健康指导和综合干预。《国家积极应对人口老龄化中长期规划》则强调推进全民健康生活方式行动,强化家庭和老年人健康生活方式指导及干预,广泛开展全民健身活动。2022 年,党的二十大报告明确指出,要推进健康中国建设,坚持预防为主,加强重大慢性病健康管理,提高基层防病治病和健康管理能力。诸多国家健康方针与政策对于普及健康行为生活方式、提升健康管理能力提出具体要求,推进老年健康管理是落实新时代卫生健康工作方针、践行"以人民健康为中心"理念的具体体现。

2. 有效改善老年人健康状况,助力健康老龄化 由于社会经济不断发展、医疗水平逐步提高等诸多因素,老年人口迅速增长,并呈现持续增长的趋势。根据联合国《世界人口展望 2022》报告预测,到 2050 年,我国 65 岁及以上的老年人口数量将高达 3.9 亿,占比将达到 30.1%,我国将成为全球人口老龄化程度最严重的国家之一。随着老龄化程度的加深,我国老年人住院率、病死率等指标不断提高。老年健康管理有助于指导老年人养成正确的生活方式,强化健康意识,进而对于有效改善老年人健康状况、积极应对老龄化具有重要意义。

3. 积极对接老年人健康需求、适应其健康需求转型 随着生活水平的提高、医保政策的逐步完善以及疾病谱变化等,老年人的健康意识不断增强,健康观念逐步转变,老年人的健康需求得到释放。老年人对健康的需求不再局限于疾病治疗,对健康服务有更高层次、更多样化的需求,对健康服务的需求从单纯追求疾病治疗向追求预防保健、疾病治疗、康复护理的体系化健康服务转变。以老年人的"个性化健康需求"为目标,系统、完整、全程、连续解决个体健康问题的健康管理服务对于满足老年人多样化、个性化健康需求,适应老年人健康需求转型具有重要意义。

📖 知识链接

《"健康中国 2030"规划纲要》

2016 年 10 月 25 日,中共中央、国务院印发了《"健康中国 2030"规划纲要》。明确健康中国的战略目标是,到 2020 年,建立覆盖城乡居民的中国特色基本医疗卫生制度,健康素养水平持续提高,健康服务体系完善高效,人人享有基本医疗卫生服务和基本体育健身服务,基本形成内涵丰富、结构合理的健康产业体系,主要健康指标居于中高收入国家之列。到 2030 年,促进全民健康的制度体系更加完善,健康领域发展更加协调,健康生活方式得到普及,健康服务质量和健康保障水平不断提高,健康产业繁荣发展,基本实现健康公平,主要健康指标进入高收入国家行列。到 2050 年,建成与社会主义现代化国家相适应的健康国家。

第二节 老年健康管理的基本步骤与服务流程

一、基本步骤

老年健康管理是针对老年人开展的具有前瞻性的卫生服务模式,其目的在于早期发现疾病,早期开展治疗,预防疾病的发生发展,从而以较少投入获得较大的健康效果,增加医疗服务的效益。老年健康管理主要包括以下基本步骤。

(一)老年健康监测

只有了解老年人的健康状况,才能有效维护个人健康。老年健康监测即通过健康体检或健康咨询等多种健康管理服务形式,实时、全面、准确掌握老年人健康相关信息及动态变化情况,可为分析健康危险因素、健康风险评估和制订相应的个性化健康指导方案提供依据,是健康管理的基础和重要组成部分。健康监测采集的信息内容主要包括:一般情况(性别、年龄、居住地等),基本生理参数(身高、体重、血压、血脂、血糖等),生活方式(膳食、体力活动、睡眠、吸烟、饮酒等),疾病家族史,营养与用药情况,心理特征等。

(二)老年健康风险评估

老年健康风险评估即认识老年人健康危险因素的过程。根据所收集的老年人健康信息,对其健康状况进行评估,确定老年人处于何种健康状况,并系统分析存在的危险因素及其发展变化趋势,评估在一定时间内发生某种健康状况或疾病的可能性。老年健康风险评估的主要目的在于帮助个体综合认识健康风险、强化健康意识,为鼓励和帮助人们纠正不良的生活方式、降低危险因素、阻断疾病发生做好前期工作。

(三)老年健康干预

老年健康干预即解决老年人健康危险因素的过程。根据老年健康风险评估结果,为个体和群体制订个性化的健康干预方案。该方案要以可改变或可控制的指标为重点,提出健康改善目标,并提供相应的行动指南。健康干预方案制订后要督促老年人予以实施,并通过各种途径,与干预对象保持联系,对其给予及时的咨询和科学指导,进而实现把健康理念和健康计划转化为健康行为,指导老年人采取正确的生活方式和行为来减少发病风险。这是整个老年健康管理过程的核心。

(四)老年健康管理评价

老年健康管理评价即对老年人个体和群体的健康干预效果进行评价。根据评价标准,通过量化和非量化的测量,对老年健康管理实施过程中的健康干预方案和措施进行全面评价,是全面检测、控制、保证健康干预方案设计先进、实施成功并取得应有成效的关键性措施。整个评价过程强调动态性,并注重实施反馈,定期进行健康管理评价,从而给老年干预对象提供最新的健康维护方案。

老年健康管理是一个长期连续、周而复始、螺旋上升的全程全方位健康服务过程。依据老年人个体健康状况和存在的危险因素制订健康干预方案,在实施干预方案一定时间后,需要评价健康干预效果。健康管理评价结束后,要结合个体健康状况和所存危险因素的变化,根据具体评价结果及时调整干预方案和措施。只有形成闭环,才能达到健康管理的预期效果。

课堂互动

王某,78岁,退休后一直在家,平时不爱活动,不喜欢与人交往,吃饭口味较重,喜欢吃甜食和肥肉,抽烟、喝酒。不愿意配合社区卫生服务中心的健康管理人员进行健康宣教,还说:"我又没有病,这样不挺好的吗?"

问题:作为社区卫生服务中心的健康管理人员,应当怎样给王某做好健康管理?

二、服务流程

(一)健康体检

老年健康管理中的健康体检是以老年人群的健康需求为基础,按照早发现、早干预的原则,用于老年人个体和群体健康状况评价与疾病风险预测、预警及早期筛查的一种方法与过程,对后续健康干预活动具有明确的指导意义。健康体检项目可根据疾病预测指向的变化和个体差异、地域差异、社会形态差异、个人教育背景等因素进行调整。

(二)健康评估

老年健康管理中的健康评估是对所收集到的个体健康史、家族史、生活方式、心理因素和人体各项理化指标等相关信息进行系统、综合、连续的科学分析与评价过程,其目的是为诊治疾病,维护、促进和改善健康,管理和控制健康风险提供科学依据。健康评估可为服务对象提供一系列评估报告,其中包括反映各项检查指标状况的个人健康体检报告、个人总体健康评估报告、精神压力评估报告等。

(三)个人健康管理咨询

老年人在完成健康体检和健康评估后,可以得到不同层次的健康咨询服务,包括明确个体健康状况、疾病危险因素和提高健康水平的具体措施、预防疾病发生的具体方案等。健康管理咨询的实施可以通过健康管理服务中心或健康管理者的干预来实现。内容包括:解释个人健康信息、评估健康检查结果、提供健康指导意见、制订个人健康管理计划、制订随访跟踪计划等。

(四)个人健康管理后续服务

老年健康管理的个人后续服务是对个人健康管理计划实施监督、保证、完善的运行程序。以老年人的个体或群体特征为依据,以个人及人群的需求为导向,综合利用多种平台、技术、手段等,通过对健康计划的监督、跟踪、保证、调整和完善,来实现健康的后续服务。后续服务的形式可以通过互联网查询个人健康信息和接受健康指导,定期寄送健康管理资讯和健康提示;定期检查健康管理计划的实现状况和主要危险因素的变化情况;提供和及时更新个性化的健康改善行动计划等。

(五)专项的健康及疾病管理服务

除了常规的老年健康管理服务外,还可根据具体情况为个体和群体提供专项的健康管理服务。这些服务设计通常会按患者及健康人群来划分。对已患有慢性病的老年个体,可选择针对特定疾病或疾病危险因素的服务,如糖尿病管理、心血管疾病及相关危险因素管理、精神压力缓解、戒烟、运动、营养及膳食咨询等。对于健康的老年个体,可选个人健康教育、生活方式改善咨询、疾病高危人群的教育及维护项目等。

第三节 老年健康管理相关理论

一、衰老相关理论

衰老(aging)又称老化,通常是指机体在发育成熟后,随着年龄的增长,在形态结构和生理功能上所表现出来的种种进行性和衰退性变化。这些变化表现为各种功能退行性改变,机体对内、外环境适应能力逐渐减退。衰老是人体必然发生的过程,属于自然生命现象,不属于疾病,但又是老年病发生与发展的危险因素,与老年健康管理密切相关。

在老年健康管理的实践中,了解衰老的相关理论,有助于更准确地评估老年人的健康风险,制订适合老年人的健康管理干预策略和方案,提供完善的健康管理措施,从而提高老年人生活质量,以促进老年健康管理的实践应用和科学化发展。

(一)衰老的生物学理论

衰老的生物学理论又称为生物衰老理论,主要是探究衰老进程中生物体生理改变的特征和原因。目前为止,有关衰老的生物学理论有多种,但都是从某一方面来解释衰老这一复杂现象,具有局限性。因此,需要综合考虑多方面因素来全面理解衰老的生物学理论。

1. 衰老的生物学特征

(1)形态变化:主要表现在细胞、组织与器官的变化。随着年龄的增长,细胞数量逐渐减少,导致组织和器官出现萎缩和体重减轻。整体表现为体型和外貌的变化,如头发变白,皮肤弹性下降并出现皱纹和老年斑,牙齿松动,以及身高逐渐缩短等。

(2)生理功能减退:首先是心血管系统功能下降,包括心脏泵血能力减弱、血管弹性降低等。其次是呼吸系统功能下降,肺活量和呼吸肌力均减弱。同时,消化系统功能也会出现退化,包括胃肠道功能下降、营养吸收能力减弱等。此外,神经系统功能也会出现一定退化,包括记忆力下降、反应灵活性降低等。最后,免疫系统功能下降,身体容易受到感染,并且对疫苗和治疗的反应性降低。

(3)主要感觉器官功能减退:包括视觉、听觉、嗅觉、味觉和皮肤感觉(包括触摸、温度和疼痛)的功能减退。例如,老年人可能会出现视力模糊、听力下降等。

2. 衰老的生物学机制

(1)遗传论:人体的衰老是由体内基因控制的,基因的变异和表达调控对老化的进程和个体差异产生影响。基因组不稳定、端粒缩短和表观遗传变化是遗传因素导致衰老的主要机制。

(2)自由基论:自由基是高度反应性的分子,在细胞正常代谢过程中产生。它们可以攻击和破坏细胞内的脱氧核糖核酸(deoxyribonucleic acid,DNA)、蛋白质和脂质,导致细胞结构和功能损害。随着年龄增长,细胞对自由基的清除能力下降,自由基的积累可能加速衰老过程。

(3)细胞耗损论:该理论认为生命的死亡是由于组织细胞或细胞的分子结构耗损后不能再生,生命也随之终结。随着年龄增加,细胞修复能力日渐下降,细胞内线粒体功能衰退、细胞膜通透性改变等导致细胞结构和功能损伤。

(4)分子交联论:分子交联是指分子之间形成新的化学键,连接成为网状大分子的反应。在生物体内,脂质、蛋白质、核酸等大分子在代谢过程中可能会受到交联因子的作用,导致同种或不同种分子间发生交联反应,使原有的分子结构逐渐改变,形成难以降解的聚合物。这些聚合物在细胞内堆积,可能会干扰细胞正常的生理功能,从而引发细胞衰老。

3. 衰老的生物学理论与老年健康管理　衰老的生物学理论从不同角度解释了衰老的过程和机制,为我们深入理解老年健康问题提供了重要的理论基础。因此,在老年健康管理过程中,密切关注衰老的生物学特征变化,了解衰老的生物学机制,不仅可以制订针对性的干预措施来预防和延缓衰老对老年人健康的影响,还能为老年人群的健康管理提供科学依据。例如,在老年健康管理中通过增强免疫功能和预防感染来降低老年人疾病的发生率,利用基因检测技术为老年人群提供个体化健康管理和疾病预防,通过健康的生活方式和饮食习惯减少自由基的产生来延缓衰老,等等。

(二)衰老的心理学理论

衰老的心理学理论重点研究和解释个体随着年龄的增长在认知、情感、动机、人格和社会功能等方面出现的退行性变化,这些变化可能影响个体的日常生活、社交互动和自我认知。心理衰老是一个复杂的过程,涉及多个因素的相互作用。因此,在预防和延缓心理衰老的健康管理过程中,需要综合考虑多方面因素,并采取综合性措施来维护老年人的心理健康。

1. 衰老的心理表现

(1)认知衰退:随着衰老,老年人可能会经历认知能力的下降,包括记忆力、注意力、智力、思维速度和解决问题能力等。如出现记忆障碍,容易遗忘近期事物,注意力不集中,反应和判断迟钝,理解和接受复杂新兴事物困难,语言和交流障碍等。

(2)人格及情感变化:随着衰老,老年人可能变得更加内向、固执及主观或表现出更多猜疑、保守和敏感等特点。情感上可能更容易感到孤独、无助和对死亡恐惧等负面情绪。他们可能更注重情感上的支持和安慰,同时也可能更难以应对生活中的变化和挑战。

(3)目标及动机变化:随着衰老,老年人逐渐失去对内在目标的追求,如知识探索、个人成长等。可能更加注重外在的动机,如家庭和谐、社会认同等。他们可能更加关注与家人、朋友和社区的联系,以寻求情感支持和归属感。

(4)社会认知变化:随着衰老,老年人可能更注重社会公正、家庭和睦和人际关系等方面,而较少关注个人成就、职业发展和经济利益等方面。

以上心理学表现并不是所有老年人都会经历,且程度也会因人而异。

2. 心理衰老的因素

(1)生理因素:随着年龄的增长,人体的生理功能逐渐衰退,包括大脑功能下降、神经传导速度减慢等。这些生理变化可能导致认知能力下降、情感反应的改变以及动机和目标的转变等。

(2)环境因素:长期暴露于有害物质和污染的环境中,以及缺乏良好的社交和文化环境,都可能对心理衰老产生影响。例如,空气污染、噪声污染等环境因素可能导致认知功能下降和情绪问题。

(3)生活方式:不良的生活习惯(如缺乏运动)、不良的饮食习惯、吸烟和饮酒等,都可能加速心理衰老的过程。这些不良习惯可能导致身体健康问题,进而影响心理健康。

(4)社会关系:随着年龄增长,老年人可能会面临社会角色的转变和亲友的离世等社会关系的改变。这些改变可能导致孤独感、自卑和抑郁等心理问题。同时,家庭人际关系和邻里关系等社会因素也可能对心理衰老产生影响。

(5)疾病和健康问题:如高血压、糖尿病、冠心病等,都可能对心理衰老产生影响,导致认知能力下降。

3. 衰老的心理学理论与老年健康管理 衰老的心理学理论强调老年人的心理表现及相关因素在老年健康管理中的重要性,要时刻关注老年人的心理健康需求,通过心理咨询、心理干预等手段提高老年人的心理健康水平和生活质量。因此,在老年健康管理中,应综合考虑老年人的心理和社会需求,提供心理和社会支持,以帮助他们更好地应对衰老过程中的挑战。如在健康管理中充分理解和尊重老年人的感受和需求,为他们提供适当的支持和关怀。同时,鼓励老年人保持积极的心态、参与社交活动、进行适度的锻炼和保持健康的生活方式等,都有助于缓解心理衰老的影响。

此外,老年人易患慢性疾病,如心脑血管疾病、糖尿病、关节炎等。这些疾病不仅影响老年人的身体健康,还可能导致他们产生焦虑、抑郁等心理问题。同时,居住环境中的噪声、空气污染等可能也会增加老年人的心理压力。所以在老年健康管理中,应充分考虑生理、环境、生活、社会等因素对老年心理健康的影响,为心理健康评估提供方向,指导健康问题的分析和诊断,帮助制订科学合理的策略和措施,指导健康管理效果的评价,并审视所制订的策略是否切合老年人的个体需求。

(三) 衰老的社会学理论

衰老的社会学理论主要关注老年期个体的社会关系和社会角色如何发生改变。排除病理性因素,从社会学的视角看待个体衰老的原因,解释个体老化的过程,并总结个体衰老和适应衰老的社会学规律。

1. 衰老的社会学表现

(1)社会角色的转变:随着年龄的增长,个体可能从工作状态转向退休状态,或者从家庭中的主导角色转变为依赖角色。这种社会角色的转变可能带来身份认同的挑战和社交关系的调整。

(2)人际交往的变化:随着年龄的增长,个体的社交圈可能会发生变化。老年人可能逐渐失去与同龄人的联系,而与年轻一代的交流也可能存在障碍。此外,随着健康状况的下降,老年人可能更加依赖家人和朋友的照顾和支持。

(3)生活方式的调整:随着年龄的增长,个体可能需要调整自己的生活方式以适应身体的变化。例如,老年人可能需要减少工作量、调整饮食习惯、增加锻炼等。这些生活方式的调整可能对个体的社交、娱乐和心理状态产生影响。

(4)对新鲜事物的态度变化:随着年龄的增长,个体可能对新鲜事物失去兴趣,表现出对变化和新事物的抵触或消极态度。这可能与认知能力下降、生理功能减退以及心理适应能力的减弱有关。

2. 衰老的社会学因素

(1)社会支持:社会支持对老年人的身心健康有重要影响。与家人、朋友和社区的联系可以提供情感支持、实际帮助和信息交流,有助于老年人更好地应对衰老带来的挑战。

(2)文化背景:文化背景对老年人的价值观、生活满意度和应对衰老的方式产生影响。不同的文化对老年人的角色、期望和待遇有所差异,这会影响老年人的心理状态和社会参与。

(3)教育水平:教育水平较高的老年人往往具有更强的认知能力、自我管理能力和社会适应能力,能够更好地应对衰老带来的变化和挑战。

(4)经济状况:经济状况对老年人的生活质量和社会地位有重要影响。经济独立和稳定的老年人更容易获得医疗保健、社会服务等资源,从而保持身心健康。

(5)社会环境:社会环境的变化(如城市化、家庭结构变化等)可能对老年人的生活产生影响。例如,城市化的进程可能导致老年人与亲友的分离,家庭结构的变化可能影响老年人的家庭支持和照顾等。

3. 衰老的社会学理论与老年健康管理 衰老的社会学理论重点讲述老年人所处的社会环境对老年人身心健康的影响,在老年人对外环境的适应能力减弱的情况下,重视衰老的社会学表现。因此,在老年健康管理中,应结合衰老的社会学因素,关注老年人衰老后一系列社会性变化和影响。帮助老年人培养健康生活习惯,促进构建良好社会交往和人际关系,关注其心理和社会需求,提供更多社会和家庭支持,减缓老年人认知能力和适应能力的衰退,应对与社会角色改变相联系的意志衰退,延缓社会衰老。例如,在老年健康管理过程中,鼓励老年人培养自身兴趣爱好,通过参与社区和家庭活动增强与社会的联系。此外,从事脑力劳动和文化程度高的老年人对发生事件的应对方式更积极,社会支持的利用度更高,更能够得到及时的调理和疏导。所以也要根据不同老年人所处的具体环境背景以及自身情况,制订合适的、可行的、有效的老年健康管理方案。

二、健康相关理论

老年健康管理非常关注行为与生活方式,包括终止危害健康的行为、采取有利于健康的行为,以及强化已有的健康行为。行为与生活方式的改变是一个相当复杂、艰苦的过程,只有对目标行为及其影响因素有明确认识,健康管理活动才有可能达到预期目的。因此,我们需要研究人们的健康相关行为与生活方式形成、发展和改变的规律,为采取有针对性的健康干预措施提供理论指导。

随着近几十年行为科学理论的发展,涉及健康相关行为的发生、发展动力、转变过程及内外影响因素、作用机制的理论越来越多,这些理论从不同层次和角度解释、预测并指导健康管理工作的实施。健康相关行为理论帮助专业人员开展行为生活方式管理,帮助明确目标人群的特点、所处的场所、所拥有的资源、所受到的制约因素等,并帮助设计出针对目标人群的干预策略和措施,使得健康管理专业人员更好地评估干预策略和措施的有效性,准确识别需要测量的指标和变量,更为精准地评估行为干预的成效。

(一)知信行模式

知信行是知识、信念和行为的简称,知信行模式(knowledge,attitude,belief and practice model,KABP model/KAP model)的基础是认知理论和动机理论等。该模式很直观地将人的行为改变分为获取知识、产生信念及形成行为三个连续过程,可用知、信、行表示。

知信行模式认为卫生保健知识和信息是建立积极、正确的信念与态度,进而改变健康相关行为的基础,而信念和态度则是行为改变的动力。只有当人们了解了有关的健康知识,建立起积极、正确的信念与态度,才有可能主动地形成有益于健康的行为、改变危害健康的行为。该理论认为行为的改变有两个关键步骤:确立信念和改变态度。以戒烟为例,吸烟作为个体的一种危害健康的行为已存在多年,并形成了一定的行为定式。要改变吸烟行为、使吸烟者戒烟,首先需要使吸烟者了解吸烟对健康的危害、戒烟的益处,以及如何戒烟的知识,这是使吸烟者戒烟的基础。具备了知识,吸烟者通过思考加强了对保护自己和他人健康的责任感,才会进一步形成吸烟有害健康的信念,对戒烟持积极态度,并相信自己有能力戒烟,这标志着吸烟者已有动力去采取行动。

但是,从接受知识到改变行为仍然是一个漫长而复杂的过程,有很多因素可能影响知识到行为的顺利转化,任何一个因素都有可能导致行为形成或改变的失败。知、信、行三者间的联系并不一定导致必然的行为反应。知识是行为改变的必要条件,但不是充分条件。只有对知识积极地进行思考,才有可能将其逐步上升为信念,产生行为动机。在健康教育促使人们形成健康行为或改变危害健康行为的实践中,常常遇到"知而不信""信而不行"的情况。"知而不信"的可能原因在于所传播信息的可信性、权威性受到质疑,感染力不强,不足以激发人们的信念;"信而不行"的可能原因在于人们在建立行为或改变行为中存在一些不易克服的障碍或者需要付出较大的代价,这些障碍和代价抵消了行为的益处,因此不产生行动。例如,很多人明知吸烟有害健康且明确表示不希望自己的孩子吸烟,但自己仍难以戒烟。

知信行模式直观明了、应用广泛。该模式假定向干预对象传播健康信息,可以改变其信念和态度,并进而改变其行为。但在知信行模式的假定中缺少对干预对象的行为及其影响因素的深入分析。所以,知信行模式指导健康教育和健康管理实际工作的作用比较有限。只有全面掌握知、信、行转变的复杂过程,才能及时、有效地消除或减弱不利影响,促进有利环境的形成,进而达到改变行为的目的。

(二)健康信念模式

健康信念模式(health belief model)是运用社会心理学方法解释健康相关行为的理论模

式。该模式的核心概念是感知(perception),指对相关疾病的威胁和行为后果的感知,即健康信念。前者依赖于对疾病易感性和疾病严重性的感知,后者包括对行为改变的有效性及实施行为遇到的障碍的感知。该理论认为信念是人们采纳有益于健康行为的基础,人们如果具有与疾病、健康相关的信念,他们就会采纳健康行为、改变危害健康的行为。人们在决定是否采纳某健康行为时,首先要对疾病的威胁进行判断,然后对预防疾病的价值、采纳健康行为对改善健康状况的期望和克服行动障碍的能力做出判断,最后才会做出是否采纳健康行为的决定。

在健康信念模式中,是否采纳有益于健康的行为与下列因素有关。

1. 感知到威胁(perceived threat) 即对疾病威胁的感知,由对疾病易感性的感知和对疾病严重性的感知构成。对疾病易感性和严重性的感知程度高,是促使人们产生行为动机的直接原因。

(1)感知到的易感性(perceived susceptibility):指个体对自身患某种疾病或出现某种健康问题可能性的判断,其尺度取决于个人对健康和疾病的主观感觉。例如,某些疾病发病率高、流行范围广,对其易感性的感知就强。人们往往对遥远的、可能性不大的危害不予关注。例如,吸烟与肺癌、冠心病、脑卒中、慢性阻塞性肺疾病等慢性病有关,而年轻的吸烟者认为肺癌要到老年才发生,对易感性的感知度低而不采取戒烟行为。人们越是感到自己患某疾病的可能性大,越有可能采取行动避免疾病的发生。所以,如何使人们结合实际对疾病或危险因素的易感性做出正确判断、形成易感性的信念是健康教育成败的关键点之一。

(2)感知到的严重性(perceived severity):指个体对自己罹患某种疾病、暴露于某种健康危险因素或对已患疾病不进行控制与治疗可导致后果的感知。一方面是对疾病引起躯体健康不良影响的判断,如疼痛、伤残和死亡;另一方面是对疾病引起的心理和社会后果的判断,如形象、经济负担(失业)、工作烦恼(失业)、人际关系(夫妻不和谐)、社会舆论与歧视等严重性的感知。如果个体认识到某种疾病后果严重,就会采取积极行动,改变不健康的行为和生活方式,建立有益于健康的行为模式,防止严重健康问题的发生。

人们对容易发生的、症状严重的、病死率高的疾病往往更加重视,如获得性免疫缺陷综合征(acquired immune deficiency syndrome, AIDS)、严重急性呼吸综合征(severe acute respiratory syndrome, SARS),而对高血压、血脂异常、高尿酸血症的威胁感知度很低。

2. 行为评价(behavioral evaluation) 是指对采纳某种健康行为益处和障碍的感知,也就是对采纳或放弃某种行为能带来的益处和障碍的主观判断。

(1)感知到的益处(perceived benefit):也称有效性,是指个体对采纳某种健康行为或放弃某种危害行为能否有效降低罹患某种疾病的危害性或减轻疾病后果的判断,包括改善疾病症状、减轻病痛及减少疾病产生的社会影响等。一般而言,人们认识到采纳健康行为的益处或认为益处很多,会更有可能采纳该行为,并有坚持的努力和目标。

(2)感知到的障碍(perceived barrier):指个体在采纳健康行为过程中对困难和阻力的感知,包括克服这些困难与阻力的有形成本与心理成本。这是一种价值的判断,如花费大、痛苦多、个人爱好难以割舍、与日常生活习惯有冲突等。对行为改变过程中存在的困难有足够的认识,才能在思想和应对策略上做好准备,这样健康行为的养成才有把握成功。但感觉到障碍过多,会阻碍个体对健康行为的采纳。例如,在减重漫长的进程中,会遭遇意志力不足、控制力不足、美食诱惑及社交性应酬等问题。在健康教育过程中这些问题都应明确指出,有助于个体克服它们,个体才有采纳健康行为的可能性。

上述4个主要变量(易感性、严重性、益处和障碍)组成了健康信念模式的原始模式。该模式认为个体仅认识到疾病的危害和严重性还不够,只有意识到自己在放弃危险行为上所付出的代价确实能取得预防效果,个体才会有意愿并有明确的行为方式和路线,这时个体才有采纳健康行为的可能性。

3. 提示因素(cues to action) 也称行动线索或行动诱因,是指激发或唤起个体采取行动的"导火线"或"扳机",是诱发健康行为发生的因素,也是健康行为发生的决定因素。在健康信念原始模式中,提示因素既可以是内在诱因,也可以是外在诱因。内在诱因为身体疼痛、生理的不适症状等,外在诱因为大众传媒的健康宣传教育、医生建议采纳健康行为、家人和团体的帮助和鼓励、家人或朋友患有此种疾病等。一般来讲,提示因素可以是事件、人或物,这些都有可能诱发个体采纳健康行为。如对于乳腺癌筛查行为来讲,健康日的相关宣传单、亲友和同事的筛查经验、医院悬挂的宣传条幅、街头发放的宣传册、电子展屏等,都有可能成为女性接受乳腺癌筛查行为的提示因素。提示因素越多,权威性越大,个体采纳健康行为的可能性越大。

4. 自我效能(self-efficacy) 是用来描述个人相信自己在某种行为问题上执行能力的术语,1988 年被补充到健康信念模式中。在该模式中,自我效能是指个体对自己成功实施或放弃某种行为能力的自信,也就是个体对自己控制内、外因素而成功采纳健康行为能力的正确评价和判断,并取得期望的结果。自我效能高的人,更有可能采纳并坚持所建议的有益于健康的行为。

5. 社会人口学因素 社会人口学因素包括年龄、性别、民族、个体特征、社会阶层、同伴影响,以及个体所具有的疾病与健康知识。具有卫生保健知识的人更容易采纳健康行为。对不同类型的健康行为而言,不同年龄、性别、个性特征的个体采纳行为的可能性相异。

根据健康信念模式的理论假设,个体是否采纳或放弃某种健康行为取决于其是否具有以下条件:①个人的认知:认识到自己面临的某个负面健康结果风险较高,这一负面结果对自己的健康和利益(经济、家庭、社会地位、形象等)威胁严重,而且这种威胁确实存在;②影响行为转变的因素:产生一个正面的积极期望,即希望能够避免负性健康结果发生的信念;③采取行动的可能性:相信如果采纳专业机构或人员推荐的某种行为,将能避免发生负性健康结果;④自我效能:如具有较高自我效能,相信自己能够克服困难,坚持采纳所推荐的健康行为就能获得成功。这 4 个要素构成了健康信念模式的基本框架(图 1-1)。

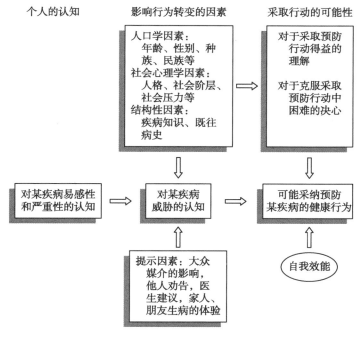

图 1-1 健康信念模式的基本框架

三、管理学相关理论

(一) 马斯洛的需求层次论

1. 基本内容 马斯洛的需求层次论(Maslow's hierarchy of human needs)由美国心理学家马斯洛提出,该理论认为人类的需求可分为生理需要、安全需要、爱与归属需要、尊重需要和自我实现需要五个层次。

(1) 生理需要(physiological need):是人类维持自身生存的最基本要求,是始于生存本能的需要,如食物、水分、空气、睡眠的需要等。如果这些需要得不到满足,人类的生存就成了问题。在这个意义上说,生理需要是推动人们行动的最强大的动力。对老年人而言,满足其生理需要是开展所有活动的基础。

(2) 安全需要(safety need):是人类要求保障自身安全、摆脱事业和丧失财产威胁、避免职业病的侵袭等方面的需要。当生理需要得到满足后,人们会寻求安全感,包括人身安全、生理安全、心理安全。

(3) 爱与归属需要(love and belongingness need):即人们的社会交往需要,如亲情、友情、爱情等。老年人也有社交需要,需要和他人保持联系、交流和互动,由社会交往所产生的愉悦感和归属感对老年人的晚年生活起着重要作用。

(4) 尊重需要(self-esteem need):包括被认可、被尊重和被重视的需要。需要尊重老年人的个人权利、尊严和自主选择权,为老年人提供尊重和关怀的环境,通过提供个性化服务,尊重老年人的选择和决策,认可他们的成就和经验,让他们感受到自己的重要性,满足尊重需要。

(5) 自我实现需要(self-actualization need):是最高层次的需要,指个人潜能的实现和个人成长。在满足前面四个需要层次后,老年人可能会追求更高层次的自我实现需要,包括参与社会活动、学习新知识、发挥自己的潜力等。

2. 基本观点

(1) 五种需要像阶梯一样从低到高,按层次逐级递升,但次序不是完全固定的,可以变化,也有种种例外情况。

(2) 一般来说,某一层次的需要相对满足,就会向高层次发展,追求更高层次的需要就成为驱使行为的动力。相应的,获得基本满足的需要就不再是一股激励力量。

(3) 五种需要可以分为高低两级,其中生理、安全和爱与归属的需要都属于低一级的需要,通过外部条件就可满足;而尊重和自我实现的需要是高级需要,通过内部因素才能满足,而且一个人对尊重和自我实现的需要是无止境的。同一时期,一个人可能有几种需要,但每一时期总有一种需要占支配地位,对行为起决定作用。任何一种需要都不会因为更高层次需要的发展而消失。各层次的需要相互依赖和重叠,高层次的需要发展后,低层次的需要仍然存在,只是对行为影响的程度大大减小。

(二) 行为科学理论

行为科学的含义有广义和狭义两种。广义是指运用类似自然科学的实验和观察方法,研究在自然和社会环境中人的行为的学科,包括心理学、社会学、社会人类学等;狭义是指有关对工作环境中个人和群体行为进行研究的一门综合性学科。20世纪60年代,为了避免狭义的行为科学同广义的行为科学混淆,出现了组织行为学这一名称,专指管理学中的行为科学。

1. 研究对象的分类 分为个体行为、团体行为和组织行为。

(1) 个体行为:此理论主要包括两大方面内容,其一为有关人的需要、动机和激励方面的理论,可分为三类:①内容型激励理论,包括需要层次论、双因素理论、成就激励理论等。②过程型激励理论,包括期望理论、公平理论等。③行为改造型激励理论,包括强化理论、归因理论等。其二为有关企业中的人性理论,主要包括 X-Y 理论、不成熟 - 成熟理论。

(2)团体行为:此理论将团体分为正式团体和非正式团体,或松散团体、合作团体和集体团体等。阐述的内容主要是研究团体发展动向的各种因素,以及这些因素的相互作用和相互依存关系。如团体的目标、团体的结构、团体的规模、团体的规范信息沟通和团体意见冲突理论等。

(3)组织行为:此理论包括领导理论、组织变革和组织发展理论。领导理论包括三大类,即领导性格理论、领导行为理论和领导权变理论等。

行为科学管理理论的产生和发展是现代化大生产发展的必然产物。它把社会学、心理学、人类学等学科的知识导入管理领域,开创了管理领域的一个独具特色的学派。提出了以人为中心来研究管理问题,同时也肯定了人的社会性和复杂性。

2. 理论所涵盖的问题

(1)人性假设是行为科学管理理论的出发点。其中各个时期、管理者对管理对象的认识可分为六种基本类型:工具人假设;经济人假设;社会人假设;自我实现人假设;复杂人假设;决策人假设。

(2)激励理论是行为科学的核心内容,具体而言,主要从需要层次理论、行为改造理论和过程分析理论三个方面进行。

(3)群体行为理论是行为科学管理理论的重要支柱,掌握群体心理是研究群体行为的重要组成部分。

(4)领导行为理论是行为科学管理理论的重要组成部分,包括对领导者的素质、领导行为、领导本体类型、领导方式等方面的研究。

3. 理论的特点

(1)把人的因素作为管理的首要因素,强调以人为中心的管理,重视职工多种需要的满足。

(2)综合利用多学科成果,用定性和定量相结合的方法探讨人的行为之间的因果关系及改进行为的办法。

(3)重视组织的整体发展,把正式组织和非正式组织、管理者和被管理者作为一个整体来把握。

(4)重视组织内部的信息流通和反馈,用沟通代替指挥监督,注重参与式管理和职工的自我管理。

(5)重视内部管理,忽视市场需求、社会状况、科技发展、经济变化、工会组织等外部因素的影响。

(6)强调人的感情和社会因素,忽视正式组织的职能及理性和经济因素在管理中的作用。

第四节 老年健康管理学与相关学科的关系

一、老年健康管理学与老年医学

老年医学是临床医学中的分支学科,是研究人类衰老机制、人体老年性变化、老年人卫生保健、老年病防治及老年医学教育的学科,是老年学的重要组成部分。它包括了老年基础医学、老年临床医学、老年康复医学、老年流行病学、老年预防保健医学、中医老年医学及老年社会医学等内容。其相对于老年健康管理学而言,有共性也有特性。

（一）老年健康管理学与老年医学的联系

老年健康管理学和老年医学是紧密相关的,两者相互依赖、相互促进,都致力于促进人们的健康状况提升。由于老年人的生理功能逐渐衰退,可能患有多种慢性疾病,如高血压、糖尿病等,需要长期治疗与管理。老年医学和老年健康管理学都需要强调个性化的医疗管理,综合考虑老年人的整体健康状况,制订个性化的治疗。

（二）老年健康管理学与老年医学的区别

1. 目的　老年健康管理学是通过综合性的干预措施,目的在于提高老年人的健康水平和生活质量,降低医疗成本和社会负担,实现健康老龄化。老年医学的目的主要是深入探索人类衰老的生物学机制,预防和治疗老年人常见疾病,促进健康老龄化,提供全面照护,并推动老年人参与社会和作出贡献。老年医学更侧重于疾病的治疗和干预,而老年健康管理学更侧重于健康的维护和促进。

2. 适用对象　老年健康管理学服务对象较为广泛,涵盖了所有年龄段的老年人(我国目前通用标准为 60 岁及以上人群),包括尚未出现明显健康问题的老年人。而老年医学的主要服务对象是 65 岁及以上的老年人,这些老年人可能患有多种慢性疾病,如高血压、糖尿病、肿瘤等,需要医学的专业干预和治疗。因此,老年医学更侧重于对已经患有疾病的老年人进行专业的医学治疗,而老年健康管理学更侧重于对所有老年人进行健康管理和维护,预防疾病的发生,提高老年人的整体健康水平。

3. 应用方法　老年健康管理学的应用方法主要为综合性的健康干预。它包括健康风险评估、健康行为促进、健康教育、健康服务等多个方面。如老年健康管理师会通过对老年人的生活方式、饮食习惯、运动状况等进行全面评估,制订个性化的健康管理计划。老年医学的应用方法则主要侧重于医学干预和治疗。它涉及疾病的诊断、药物治疗、手术治疗、康复治疗等专业的医学手段。临床医生会根据老年人的疾病情况,制订个性化的治疗方案,并监测疾病的发展和治疗效果。

二、老年健康管理学与预防医学

预防医学是医学的重要组成部分,是以人群作为研究对象,应用环境医学、生物医学、社会医学、行为科学、健康促进、卫生管理、卫生统计学和流行病学的原理和方法,研究不同环境因素对人群健康和疾病的影响,消除或控制危险因素,以达到预防和控制疾病、健康促进、延长寿命,以及提高生命质量等目标的一门学科。

（一）老年健康管理学与预防医学的联系

两者都致力于维护个体健康,预防疾病发生,提高人群的健康水平。首先,老年健康管理学强调个体在日常生活中的积极干预和自我管理,这与预防医学的理念不谋而合。其次,预防医学为老年健康管理学提供了科学依据和方法支持。预防医学通过深入研究疾病的危险因素和预防措施,可以为老年健康管理学提供宝贵的知识和技术支持。因此,两者在实施过程中能够相互促进。

（二）老年健康管理学与预防医学的区别

1. 目的　老年健康管理学的目的主要是通过对老年人进行全面的健康评估和管理,帮助他们建立健康的生活方式,预防和控制老年相关疾病的发生与发展。其目的更侧重于个体化的健康管理和干预,帮助老年人维护健康、预防疾病。而预防医学的研究目的则是通过深入的流行病学研究、病因学研究和临床试验等手段,探索疾病的预防策略和方法,降低人群的疾病发病率和死亡率。其目的则更侧重于从宏观层面研究疾病的预防和控制,提高整个人群的健康水平。

2. 适用对象　老年健康管理学的主要适用对象是老年人,特别是 65 岁及以上的老年人,侧重于对老年人个体的健康管理和干预。而预防医学的适用对象则更加广泛,侧重于从整个人群的角度研究疾病的预防和控制,不仅仅局限于老年人。

3. 应用方法　老年健康管理学更加注重个体化的健康干预和管理。如通过对老年人的生活方式、饮食习惯、运动状况、心理健康等进行全面评估,制订个性化的健康管理计划。而预防医学主要通过流行病学研究、病因学分析、临床试验等手段,探索疾病的预防方法,使三级预防落到实处,重视与临床医学的结合。

三、老年健康管理学与康复医学

康复医学是以康复为目的,应用医学的方法研究患者的功能障碍以及伴发功能障碍而产生的各种残疾的预防、诊断、评定、治疗和训练的一门医学学科。康复医学与临床医学、预防医学、保健医学并称为"四大医学",共同构成了现代医学的完整框架。

(一) 老年健康管理学与康复医学的联系

两者都是为了提高老年人的健康水平和生活质量而产生的学科,在实践中可以相互补充和协同作用。老年健康管理学通过制订个性化的健康管理计划,帮助老年人建立健康的生活方式,预防疾病发生。而康复医学则通过物理疗法、运动疗法、作业疗法等手段,对老年人已经出现的身体功能障碍进行康复训练和治疗。此外,老年健康管理学与康复医学在学术研究和临床实践中也可以相互促进。通过对老年人的健康状况进行深入研究和分析,可以制订更加科学有效的健康管理计划和康复治疗方案。同时,康复医学的研究成果和技术也可以为老年健康管理学提供新的思路和方法,推动其不断发展和完善。

(二) 老年健康管理学与康复医学的区别

1. 目的　老年健康管理学的目的在于通过综合的、长期的健康管理策略,帮助老年人保持或恢复健康,减少疾病的发生,降低治疗难度,从而减轻社会和经济负担。而康复医学主要通过物理疗法、运动疗法、生活训练等多种手段,目标是帮助残疾人及患者恢复身体功能,提高生活质量,使他们能够重新融入社会。

2. 适用对象　老年健康管理学主要适用于 60 岁及以上老年人,强调对老年人群的健康管理和干预。而康复医学则主要适用于因疾病和损伤导致功能障碍的人群,强调功能上的康复,通过综合应用各种措施消除或减轻病、伤、残者身心、社会功能障碍,帮助他们恢复整体功能,提高生存质量,重返社会,过上有意义的生活。

3. 应用方法　老年健康管理学主要应用整体健康管理和预防策略,通过综合性的管理手段来维护老年人的健康。康复医学以功能训练、全面康复、重返社会为三项基本原则,治疗手段包括物理治疗、作业治疗、运动疗法、生活训练、技能训练、言语治疗、心理咨询、康复护理、社会服务等,强调在身体、心理、职业及社会等方面的全面康复。

四、老年健康管理学与老年护理学

老年护理学是护理学的一个分支,是自然科学与社会科学相互渗透的综合应用学科。老年护理学所涉及的护理范畴广泛,包括评估老年人的健康和功能状态,制订护理计划,提供有效护理和其他卫生保健服务,并评价照顾效果。它强调保持和恢复、促进健康,预防和控制由急、慢性疾病引起的残疾,发挥老年人的日常生活能力,实现老年机体的最佳功能,保持老年人的尊严和舒适生活直至其死亡。

（一）老年健康管理学与老年护理学的联系

两者在服务对象、目的、适用范围上存在交叉关系,在理论基础、方法和手段上也有着共同点。在实际应用中,两者经常结合在一起为老年人提供全面的健康管理和护理服务。例如,在养老院或康复中心等机构中,既有专业的健康管理师为老年人提供健康指导,也有护士和护理员为他们提供日常护理和照护服务。

（二）老年健康管理学与老年护理学的区别

1. 目的　老年健康管理学旨在通过综合评估老年人的健康状况和需求,提供个性化的健康指导和干预措施,帮助他们预防疾病、促进健康和提高生活质量。老年护理学的目标是确保老年人的生活质量和安全,提供必要的护理和照护,以帮助他们维持身体和心理的舒适与健康。

2. 适用对象　老年健康管理学适用于所有老年人,无论其健康状况如何。而老年护理主要适用于需要日常照护和支持的老年人,特别是那些患有慢性疾病、行动不便或认知功能下降的老年人。两者在适用对象上各有侧重,但都致力于提高老年人的生活质量和健康水平。

3. 应用方法　老年健康管理学主要应用整体健康管理和预防策略,通过综合评估和个性化计划来维护老年人的健康。老年护理学则主要应用专业的护理技术和方法,尤其注重与老年人的沟通和交流,了解他们的需求和问题,提供个性化的护理服务,为老年人提供全面的身心照护和支持。

五、老年健康管理学与中医养生学

中医养生学是以中医学理论为指导,根据生命发生发展变化规律及本质特征,研究中国传统保健理论、方法和应用,以增强体质、防病延年、促进身心健康的一门学科。中医养生学不仅是一种健康管理方式,更是一种生活哲学和人生智慧。

（一）老年健康管理学与中医养生学的联系

两者在理念、方法和目标等方面具有密切联系。在老年健康管理学中,可以借鉴和应用中医养生学的理念和方法,为老年人提供更加全面、个性化的健康管理服务。中医养生学提出了一系列运动养生功法,如八段锦、太极拳、易筋经、五禽戏等,其运动强度适中、干预过程安全,在老年健康管理学中具有重要的应用价值。同时,中医养生学也可以从老年健康管理学中汲取营养,不断完善和发展自身的理论体系和实践方法。

（二）老年健康管理学与中医养生学的区别

1. 目的　老年健康管理学的目的在于通过综合运用各种理论和方法,提高老年人的健康水平和生活质量,促进身心健康,延长健康寿命。中医养生学的目的是通过全生命周期的养护,帮助人们保持身体健康、预防疾病、提高生命质量,实现延年益寿的目标。这种养护是全面、系统、长期的,需要人们从日常生活中的点滴做起,积累健康的生活方式,形成良好的生活习惯。

2. 适用对象　老年健康管理学主要适用于广大老年人群体,特别是那些已经存在或潜在存在健康问题的老年人。中医养生学则适用于各个年龄段的人群,尤其强调从出生到死亡的整个生命过程。即在生命的每个阶段,都需要根据个体的体质、环境、季节等因素,制订个性化的养生方案,以保持身体的健康和平衡。

3. 应用方法　老年健康管理学和中医养生学在应用方法上的主要区别在于前者更侧重于现代健康管理的理论和技术,后者更侧重于中医理论指导下的饮食养生、起居养生、情志养生、导引养生、针灸推拿养生、药物养生等方法技术。中医养生学还强调利用中医体质及状态辨识等方法对个体的健康状况进行整体、动态评估。

六、老年健康管理学与中医治未病学

中医治未病学是在中医学理论指导下,根据人体生命活动变化规律,研究中医治未病的理论知识、方法与技术及其实际应用,以阻断发病趋势,防止疾病发生、发展等理论和应用的一门学科。中医治未病的内涵主要包括无病养生、欲病治萌、既病防变、瘥后防复四个方面,是中医学科体系极具特色的组成部分。

（一）老年健康管理学与中医治未病学的联系

两者都强调预防疾病、维护健康的重要性,并注重个体化治疗和整体观念。中医治未病学强调整体观念,认为人体是一个相互关联的整体,疾病的发生和发展与整体环境有关。老年健康管理学也注重整体健康,不仅关注身体疾病,还关注心理健康和社会适应能力。此外,中医治未病学所提出的"无病养生、欲病治萌、既病防变、瘥后防复"的理念,也可以为老年健康管理学提供有益的补充。

（二）老年健康管理学与中医治未病学的区别

1. 目的 老年健康管理学是针对老年个体或群体进行全面、科学的评估和管理,降低老年人的患病风险,提高生活质量。而中医治未病学的目的则是因人而异地预防疾病的发生、发展和传变及瘥后复发,提高人们的健康水平和生活质量。

2. 适用对象 老年健康管理学主要适用于老年健康群体,也适合已经或潜在存在健康问题的老年人。中医治未病学的适用对象相对更广泛,不仅适用于老年人,还适用于各个年龄段的人群,主要针对即将发生疾病的亚健康人群、慢性病人群及部分病后防复发的人群等。

3. 应用方法 老年健康管理学主要基于现代健康管理学的理论和技术,通常依赖于现代的检测仪器、设备,以及标准化的医学检查和数据分析。中医治未病在"无病"阶段,采用畅情志、慎起居、食饮有节、避邪气的养生方法来维持健康状态,防止疾病发生;在"欲病"阶段,通过调整饮食、起居、情志,以及适当的药物、针灸、功法等干预方法,增强体质,防止疾病发生;针对"已病"阶段,采取对应的干预措施,进行积极有效的治疗及相关的调护,防止病情进一步恶化;在"瘥后"阶段,进行适当干预,尤其注重正气与余邪的关系,防止疾病复发。

第五节 老年健康管理发展现状及趋势

一、发展现状

（一）老龄化与高龄化程度不断加深

截至 2022 年末,我国 60 周岁及以上老年人口为 28 004 万,占总人口的 19.8%;全国 65 周岁及以上老年人口为 20 978 万,占总人口的 14.9%。全国 65 周岁及以上老年人口抚养比为 21.8%。老年人口抚养比(又称老年人口抚养系数),指中老年人口数与劳动年龄人口数之比,表明每 100 名劳动年龄人口要负担老年人口数,是从经济角度反映人口老化社会后果的指标之一,其比例越高,表示养老负担越重。与 2021 年及 2012 年相比,我国老年人口抚养比 1 年及 10 年增长率分别为 1% 和 9.7%,呈持续上升趋势。与此同时,我国生育率不断降低,出生人口数量持续减少。第七次全国人口普查数据表明,2020 年我国育龄妇女总和

生育率为 1.3,低于总和生育率警戒线 1.5 及人口替代率 2.1,呈现严重少子化。这也将进一步加速老龄化进程,导致人口结构失衡、家庭人口规模减小、劳动力短缺、经济增长放缓等不良后果。

另外,我国老年人口高龄化、失能化趋势加速。2020 年,我国 80 岁以上高龄老年人口为 3 580 万,较 2015 年的 2 300 万大幅增加。失能老年人的绝对规模也在迅速增加,2015 年全国城乡失能、半失能老年人口在老年人口中的占比为 18.3%,总量约为 4 063 万,其中完全失能老年人接近 1 000 万,而截至 2022 年末失能、半失能老年人口达到约 4 400 万。这部分老年群体生活自理能力下降,其养老保障、医疗保障和长期照护保障是对现有养老体系和老年健康管理体系的巨大挑战。这种“老龄化”“少子化”的人口学特征变化,一方面使空巢老人和独居老人成为难以忽视的社会现象,子女角色的缺失给居家养老带来极大困难。另一方面也给社区养老、机构养老场景下带来资源配置不均衡、养老成本攀升等挑战。如何及时、科学、综合地应对人口老龄化困境,成为当下亟待解决的问题。

（二）加强政策引导与支持力度

随着全球人口老龄化的趋势日益明显,老年健康问题已经成为各国政府和社会关注的焦点。世界各国出台了相关政策法规,加大经费支持和资源投入,其中包括建立完善的老年健康管理体系、推广健康教育和健康指导、加强医疗资源的整合和利用等,促进了老年健康管理的发展。为应对老龄化问题,我国近 20 年在老龄健康领域出台了许多政策,如 2001 年发布的《中国老龄事业发展“十五”计划纲要》,明确提出要加强老年人健康服务和管理,提高老年人健康水平。随后,我国政府又相继出台了《中国老龄事业发展“十一五”规划》《中国老龄事业发展“十二五”规划》等文件,进一步明确了老龄健康事业的发展目标和政策措施。2022 年 2 月,国家卫生健康委、教育部、国家中医药管理局等 15 个部门联合印发《“十四五”健康老龄化规划》,更是将积极应对人口老龄化上升为国家战略。随着我国政策的支持和引导,健康管理机构也得到了快速发展,越来越多的健康管理机构开始提供老年人健康管理服务,通过定期体检、健康咨询、营养指导等方式,帮助老年人维持健康状态。

（三）老年健康管理模式呈现多样化

随着科技进步和社会发展,老年人的健康管理需求也在不断变化,这促进了老年健康管理模式的多样化。目前主要的老年健康管理模式有以下几种。

1. 家庭医生模式　该模式强调家庭医生在老年人健康管理中的重要作用。家庭医生可以为老年人提供全面的健康管理服务,包括疾病预防、健康教育、医疗咨询等,还可以与社区医疗机构、专科医生等建立合作关系,为老年人提供更全面的医疗服务。这种模式有助于提高老年人的健康水平和生活质量,并减轻医疗系统的负担。

2. 社区服务模式　该服务模式通过整合社区资源,为老年人提供全方位的健康管理服务。如社区设立日间照料中心,配备康复中心、体检室、心理疏导室、棋牌室、书画室等功能室。这些功能室为老年人提供理疗、助浴、助餐、照料等低偿服务,以及理发、棋牌娱乐、健康讲座、电影欣赏等服务。这种模式可以充分利用社区资源,提高老年人的健康意识和自我管理能力。

3. 医养结合模式　该模式是一种将医疗资源与养老服务相结合,为老年人提供全方位、连续性的健康管理服务的模式,旨在解决老年人在养老和医疗方面的需求,提高他们的生活质量。2014 年,浙江省杭州市在全国率先提出构建医养护一体化健康服务模式,利用信息技术,整合部门资源,以医疗、护理、康复进家庭为基础,拓展日托及机构养老健康服务内涵,根据居民不同需求,因地制宜地提供科学、连续、综合、有效、个性化的医疗、养老及护理三者一体化的健康服务模式。该模式实际上是将医养结合养老模式与健康管理服务融合,是聚焦于老年群体的个性化健康管理,为老年人提供"医院-社区-家庭"全人、全程、全方位的健康管理服务。

4. 智慧健康管理模式 随着互联网技术的发展,智慧健康管理模式逐渐兴起,其强调以老年人为中心,通过智能化、个性化的服务,实现健康管理的精细化、高效化和便捷化。如利用智能穿戴设备、智能家居设备、健康监测设备等,实时监测老年人的生理数据(如心率、血压、血糖等),并通过大数据分析技术,对这些数据进行分析和解读,为老年人提供个性化的健康建议。通过远程医疗、远程监护等技术手段,实现医生与老年人之间的远程交流和健康管理。老年人可以在家中就享受专业的医疗建议和服务,无须频繁前往医疗机构。

5. 其他模式 除以上老年健康管理模式外,我国还积极进行多种老年健康管理模式的有益探索,包括以中医治未病为特色的老年健康管理模式、体医融合下的老年健康管理模式、多方合作共建的老年健康管理模式等。

(四)老年人健康管理意识增强,社会参与度逐步增高

随着老年健康管理的不断发展,老年人群的健康管理意识持续增强。越来越多的老年人开始主动关注自己的健康状况,通过定期体检、使用智能健康设备等方式,实时监测自己的生理指标,如血压、血糖、心率等。他们更加重视疾病的早期发现和预防,积极采取措施维护自己的健康,如通过调整饮食、增加运动等方式来降低患病风险。老年人也开始主动学习健康管理知识并关注健康管理相关技能的培训等,通过学习如何正确使用健康设备、如何解读健康数据、如何进行简单的自我检查等方式,提升自己的健康管理能力和水平。老年人对心理健康的关注也在增加,他们意识到心理健康与身体健康同样重要,因此积极参与社交活动、保持积极乐观的心态,以维护身心健康。老年人更加积极地参与社区活动、志愿服务等社会活动,与他人建立联系,增强社会支持网络。这不仅有助于他们的身心健康,还能提高他们的生活质量和幸福感。

老年健康管理整体在向好的方面发展,但在政策支持、服务能力、人才建设等方面仍然存在一些难点、堵点问题。如老年健康管理的先进研究理念与现有技术水平差距大,专业的老年健康管理人才仍旧缺乏,区域间老年健康管理水平差异大,医疗养老资源服务供需不对接,缺少专门部门的监督管理,健康教育资金投入不足,等等。

二、发展趋势

(一)老年健康管理将融入老年健康服务体系

老年健康服务体系是一个综合性的服务体系,旨在为老年人提供全方位、全周期的健康服务,包括健康教育、预防保健、疾病诊治、康复护理、长期照护、安宁疗护等。老年健康管理作为这个体系的一部分,将发挥重要的作用。老年健康管理注重对老年人的健康状况进行评估、监测和干预,旨在提高老年人的健康水平和生活质量。通过生活方式和健康状况评估、体格检查、辅助检查等手段,可以及时发现老年人的健康问题,采取相应的干预措施,预防或延缓疾病的发生和发展。同时,老年健康管理还可以提供个性化的健康指导,帮助老年人建立健康的生活方式,提高自我健康管理能力。在老年健康服务体系中,老年健康管理与其他服务相互衔接、相互配合,形成一个完整的服务链条。因此,老年健康管理融入老年健康服务体系是必然趋势,也是提高老年人健康水平和生活质量的重要途径。随着中国社会老龄化程度的加深,老年健康服务体系的建设和完善将成为重要的社会任务,而老年健康管理将在这个过程中发挥越来越重要的作用。

（二）老年健康管理专业型人才市场需求将不断增加

随着中国社会老龄化程度的加深，老年人口数量和比例都在不断增加。老年健康管理服务的需求也会相应增加，从而需要更多的专业型人才来提供这些服务。同时随着生活水平的提高和医疗技术的进步，老年人的健康意识也在不断提高。他们更加注重健康管理和预防保健，这需要专业的健康管理师来提供个性化的健康指导和服务。同时，政府也在积极推动老年健康服务的发展。例如，国务院发布的《关于促进健康服务业发展的若干意见》中明确提出要加大对健康管理师等从业人员的培养和职业培训力度。《"十四五"健康老龄化规划》中提到，要提升老年健康服务能力，加强老年健康相关复合型人才培养。如引导普通高校、职业院校开展老年学科建设，扩大招生规模，培养更多具备专业技能和实践经验的老年健康管理人才。加强老年健康管理师的职业培训和认证，提高从业人员的专业素质和技能水平，推动老年健康管理行业的规范化发展。鼓励医疗机构、养老机构、社区卫生服务中心等单位与高校、职业培训机构等合作，共同开展老年健康管理人才的培养和实践，提高人才培养的针对性和实用性。这些政策的实施将进一步推动老年健康管理专业型人才的需求不断增加。

（三）老年健康管理将逐步走向规范化、信息化、智慧化

随着中国社会老龄化程度的加深和医疗技术的进步，老年健康管理面临着越来越多的挑战和机遇。为了满足老年人的健康需求，提高管理效率和服务质量，老年健康管理需要逐步实现规范化、信息化和智慧化。首先，规范化是老年健康管理的基础。通过制定相关标准和规范，明确管理流程和服务内容，确保老年健康管理服务的质量和安全。例如，建立统一的健康评估标准、管理规范和质量控制体系，对从业人员进行专业培训和认证，以提高管理水平和服务质量。其次，信息化是老年健康管理的重要支撑。通过建设老年健康管理信息系统，实现老年人健康信息的集成和共享，提高管理效率和服务水平。例如，利用电子健康档案、远程医疗等技术手段，实现老年人健康信息的实时监控和跟踪管理，为老年人提供更加便捷、个性化的健康管理服务。最后，智慧化是老年健康管理的未来发展方向。通过应用大数据、人工智能等先进技术，实现对老年人健康状况的精准预测和个性化管理。例如，利用智能穿戴设备、移动健康应用等手段，实时监测老年人的健康状况，提供智能化的健康指导和干预措施，帮助老年人更好地管理自己的健康。总之，老年健康管理逐步走向规范化、信息化、智慧化是必然趋势，也是提高管理效率和服务质量的重要途径。

（四）老年健康管理将与现代科技及多学科融合

老年健康管理将与现代科技及多学科进行深度融合，这种融合将为老年健康管理带来许多创新和突破。首先，现代科技如大数据、人工智能、物联网、远程医疗等，为老年健康管理提供了强大的技术支持。例如，通过虚拟现实、增强现实等技术，可以为老年人提供更加生动、有趣的健康教育；通过大数据分析，可以更准确地评估老年人的健康状况和风险；人工智能可以帮助制订个性化的健康管理计划；物联网技术可以实现老年人健康数据的实时监测和传输；远程医疗则可以让老年人在家中就能接受专业的健康服务。其次，老年健康管理涉及医学、营养学、心理学、社会学、康复医学、中医养生学等多个学科领域，通过多学科融合，可以形成综合性的老年健康管理方案，全面满足老年人的健康需求。例如，医学和营养学可以提供疾病治疗和饮食指导，心理学和社会学可以帮助解决老年人的心理和社会问题，康复学则可以帮助老年人恢复身体功能。中医功法、药膳、针灸、推拿等多种养生方法与技术也都可以运用到老年健康管理中。因此，与现代科技及多学科的深度融合将为老年健康管理带来许多创新和突破，推动老年健康管理行业的快速发展。

（五）老年健康管理及其相关产业前景广阔

老年健康管理市场逐渐成为一个庞大的产业,其相关产品的需求也将持续增长。这些产品包括但不限于健康监测设备、康复辅具、健康食品等。随着科技的不断进步,这些产品也将越来越智能化、便捷化,能够更好地满足老年人的健康需求。健康管理与健康促进也是老年健康管理相关产业的重要组成部分,包括健康咨询、健康风险评估、健康干预、健康教育等服务。此外,随着政策的推动和市场的发展,老年健康管理相关产业也将迎来更多的投资机会。例如,政府可能会出台更多支持老年健康产业发展的政策,支持医疗卫生机构、企业、科研院所加强医工协同发展,研发老年人医疗辅助、家庭照护、安防监控、残障辅助、情感陪护、康复辅具等智能产品和可穿戴设备,提升产品的适老化水平,更加适应老年人的健康管理需求。同时,随着市场竞争的加剧,企业也将更加注重产品和服务的创新,以提高市场竞争力。随着老年人健康意识的提高和健康管理需求的增加,这些服务会逐渐发展为一种刚性需求,为老年健康管理相关产业提供广阔的市场前景。

（杨 芳 张浩文）

复习思考题

1. 简述老年健康管理的概念和目的。
2. 简述老年健康管理的基本步骤和服务目的。
3. 试述老年健康管理产生的背景。

◆◆◆ 第二章 ◆◆◆
老年健康监测与健康体检

✎ 学习目标

知识目标

掌握老年健康监测的内容、指标,老年健康体检的流程与内容;熟悉老年健康信息采集的内涵与内容,老年健康信息管理的内容;了解老年健康信息采集的途径与方法,老年电子健康档案的应用。

能力目标

了解老年健康体检实施流程,能够采用"1+X"的体检项目设计体系框架对老年人进行个性化的体检套餐设置。

素质目标

掌握老年健康监测与健康体检的具体内涵,认识到老年健康信息的利用价值。

课程思政目标

培养社会服务意识和"尊老、敬老、爱老、助老"的思想情怀,坚定理想信念,树立尊老爱老观念。

【学习要点】

1. 老年健康监测的途径、内容和主要指标。

2. 老年健康信息采集原则与方法,老年电子健康档案的应用。

3. 老年健康体检的主要内容,"1+X"的体检项目设计体系框架。

第一节　老年健康监测概述

一、老年健康监测的概念与途径

（一）老年健康监测的概念

老年健康监测指对老年人群的健康状况、健康危险因素进行定期观察和不定期调查及普查,是收集、分析和评估健康相关数据,监测受检者生理状态、健康状况和健康危险因素的过程。老年健康监测可以实时、准确掌握受检老年人健康相关信息及动态变化情况,为分析健康危险因素、健康风险评估和制订相应的个性化健康指导方案提供依据,是健康管理的基础和重要组成部分。

（二）老年健康监测的途径

1. 日常健康监测

（1）居家健康监测：居家老年人自主测量血压、体重、血糖等指标，可借助智能手机和各类健康应用程序（application，APP）来记录和分析个人的健康数据，并根据数据进行自我健康管理。

（2）利用专业设备的健康监测：需要借助专业的医疗设备，如心电图仪、实验室检查和影像学检查的设施与设备，这类途径一般需去体检中心等专业医疗机构进行。

2. 健康调查　健康调查即健康信息采集，包括主观采集法和客观采集法两种方法。

（1）主观采集法：包括健康问卷调查、问诊、健康量表测试、健康咨询交流和交谈等。健康调查问卷是一种以书面形式获得健康资料和信息的载体，是健康调查中一种收集数据的方法和手段。通过问卷调查，可以测量一个人的身心健康状况、生活方式和社会适应能力等抽象的事物，获取具体、科学、精确的测量结果，以便对其健康及行为等问题进行分析和总结。

（2）客观采集法：需要借助客观检测设备、仪器与技术等进行健康信息的采集，如日常健康监测中使用的体温、脉搏、呼吸频率、血压等生理参数的采集。

很多人认为通过仪器与技术进行健康信息的采集才是可靠的，这往往忽视了健康问卷调查、问诊等主观采集方法，事实上两者在健康监测中的作用是相辅相成的。比如，询问患有高血压、糖尿病的受检老人体检之前是否服用过降压、降糖药物等，对正确评估老年人的健康状况至关重要。

3. 专项调查法　老年健康监测的目标是获取老年人健康相关信息，除了通过上述各种方法和技术外，还可以根据个体的特别需求，设计专门的调查表，对老年人进行专项调查。如针对老年人营养状态、是否贫血、老年男性前列腺功能情况等某一项专项内容，开展专项调查。

二、老年健康监测的内容与方法

（一）老年健康监测的内容

1. 建立健康档案　健康档案是居民健康管理过程的规范、科学记录，它存储了个人全生命周期健康状态和医疗保健行为的信息。个人健康档案的建立应符合卫生行政主管部门的规范要求，包括个人信息、个人健康信息、疾病家族史、个人疾病相关信息、生活方式等内容。老年人的健康档案由基层卫生服务人员通过入户调查、疾病筛查、健康体检等形式采集相关健康信息，为其建立健康档案，或通过居民到基层卫生服务部门接受健康服务时，由医务人员负责为其建立健康档案。

由于健康档案是动态的信息，要特别注意把新的健康相关信息添加到老年健康档案中，健康档案的建立要遵循自愿与引导相结合的方式，要保护服务对象的隐私。随着信息化的发展，我国基层卫生服务中心、健康管理机构多数已采用电子健康档案。

2. 动态健康监测　个体通过健康体检和健康咨询等多种健康管理服务形式，或通过健康管理服务机构指导下进行健康自我管理，对健康状态进行动态监测，保证健康管理服务机构和管理对象之间健康相关信息的及时、有效沟通，以做到全面掌握个体健康状况，及时干预健康危险因素和控制疾病进展。

（1）动态健康监测目标：①改善慢性疾病危险因素的控制情况；②纠正不良生活习惯并建立、维持良好的生活习惯；③改善慢性疾病的控制情况；④动态监测重要脏器功能的衰退情况，旨在早期发现、早期干预，以延缓衰退及预防并发症；⑤动态监测老年人老年综合征相关情况，早期识别、早期干预，维持老年人功能。

(2)动态健康监测内容：动态健康监测的内容较为广泛，应根据老年人健康状况和健康需求等实际情况，安排老年动态健康监测的内容、监测时间与频率等，主要包括以下方面：

1)基本生理参数监测：动态监测血压、心率、呼吸频率、身高、体重、体重指数等指标，了解其生理状态及健康情况。

2)生活方式监测：监测每日膳食情况，包括盐、碳水化合物、脂肪、蛋白质摄入量；定期监测运动方式、运动强度、运动时间；监测睡眠时间、是否存在早醒或入睡困难、是否需要睡眠药物；监测吸烟、饮酒情况等。

3)疾病筛查监测：通过健康体检途径，对老年人进行血常规、血液生化等实验室检查和心电图、计算机体层成像(computed tomography，CT)、磁共振成像(magnetic resonance imaging，MRI)等辅助检查，有助于糖尿病、高血压、心血管疾病等常见病和各种肿瘤的早期诊断。

4)营养与用药情况监测：评估老年人的营养摄入状况，及时发现营养不良或肥胖等问题；老年人用药情况的监测重点为药物对肝肾功能的影响。

5)慢性疾病相关指标及并发症监测：对老年人已经发现的异常指标，应动态监测。

6)心理健康监测：重点关注老年人的心理状况，及时发现抑郁、焦虑等心理问题。

3. 专项健康管理和疾病管理服务的健康监测　健康监测也可用于专项健康管理和疾病管理服务，与常规健康监测有所不同的是健康监测对象是特殊群体或患者群体，监测指标依据专项内容或特定疾病的特点来设计，监测频率和形式也应根据健康管理需要决定。

（二）老年健康监测的方式与方法

1. 老年健康监测的方式

(1)主动监测：主动监测是老年人对自身健康状态进行积极监测的一种重要手段，包括体温、脉搏、体重、血压、血糖等自测项目的自我测量，到体检机构的定期健康体检及老年人主动到社区卫生服务中心复查相关项目，并将复查结果主动反馈到健康管理机构。老年人要学会主动监测自己的健康，特别是患有慢性病的老年人，日常的主动监测非常必要，如患高血压的老年人每天要主动测量血压，患糖尿病的老年人要主动测量血糖等。

(2)被动监测：由健康管理机构、社区卫生服务中心等根据所管辖的老年人健康状况进行的积极测量和检测，采集受检老年人各个监测指标的变化程度。健康管理机构和基层卫生服务机构应依据所管辖的老年人的健康状况和家庭实际情况开展健康监测，包括上门进行的日常监测，远程监测，健康信息的采集、管理与使用，以及健康体检的安排与实施等。

2. 老年健康监测的方法

(1)随访监测：通过随访方式，包括上门、电话、短信等传统随访方式，以及随着物联网技术的发展所兴起的网络咨询、网络平台、云健康平台等，对被管理的老年人进行随访、定期健康监测，并对互动内容、监测指标情况和生活方式改善情况等进行详细记录。

(2)功能社区健康监测：以社区为背景进行健康监测，充分利用社区资源，便于对社区共同的健康危险因素进行综合干预。社区健康监测的优势在于更容易调动居民的积极性、参与性，居民可以通过自我健康监测和管理来达到保持健康、疾病治疗和康复的目的。

(3)居家健康监测：物联网可穿戴技术广泛应用于新兴的居家健康监测中，智能手表、智能手环等设备集成了多种传感器，能够实时监测老年人的心率、血压、睡眠质量等重要指标，通过手机应用或云端平台查看实时健康数据、身体状况，有助于及时发现健康问题和开展个性化的健康管理。完整的居家健康管理系统是集健康数据采集终端、健康管理系统、医疗机构信息系统和远程医疗平台于一体，克服时空障碍，提供双向互动的居家健康监测、健康评估、健康干预和健康需求服务。

笔记栏

三、老年健康监测的主要指标

目前,在老年个体的健康服务与管理过程中,健康监测指标一般包括生理健康、心理健康、社会健康、行为健康四个方面。

（一）生理健康监测指标

日常健康监测是通过检测和记录个体的基本生理参数,来评估个体的生理健康状态,主要包括体温、脉搏、呼吸频率、血压、血糖、血氧饱和度、心率等生理指标,有许多生理指标的检测和监测主要通过健康体检来获取,如肝肾功能、血常规、尿常规、便常规、骨密度等基本生理指标。

（二）心理健康监测指标

通过评估老年个体的心理状态和心理健康指标,如焦虑、抑郁、压力水平等,来了解老年个体的心理健康状况,主要指标包括环境适应力、心理耐受力、心理自控力、心理自信力、心理恢复力、创造力、反应力、思维品质、注意集中度等。

（三）社会健康监测指标

社会健康监测指标包括交往能力、合作能力、竞争意识、决策能力、沟通能力等。常常通过一些量表进行测定与评价,如社会内向量表、社会适应不良量表、安全感量表和社会支持评定量表等。也可通过观察法、交谈法获取相关信息。

（四）行为健康监测指标

行为健康监测指标监测个体的日常行为习惯和生活方式,包括饮食、睡眠、运动、吸烟、饮酒等,以评估其对健康的影响。如吸烟与饮酒行为,包括烟酒频率、持续年月等对健康的影响;运动监测包括对运动习惯的了解、运动能力的评估等。

第二节　老年健康信息采集

一、概述

（一）老年健康信息采集的概念

健康信息是与人的健康相关的信息,主要包括人体生物信息和疾病相关信息。依据国家法律法规和工作职责,各级各类医疗卫生服务机构在服务和管理过程中产生的人口基本信息、医疗卫生服务信息等,主要包括电子健康档案、电子病历以及人口健康统计信息等。老年健康信息采集是指老年人在健康管理和医疗保健过程中所产生、加工、存储的信息,通过一定的渠道,按照一定的程序,采用科学的办法对真实有价值的信息进行有组织、有计划、有目的采集的全过程。由于老年人的健康和疾病问题一般是在接受相关医疗卫生服务的过程中发现和记录的,所以老年人健康信息的主要来源是各类医疗卫生服务过程中记录的信息、定期或者不定期的健康体检记录的信息、专项健康检查或者疾病调查过程中的记录信息。

（二）老年健康信息采集的内容

1. 门诊及住院诊疗信息　门诊的检查、诊断、治疗等记录是医疗卫生服务的基本信息。利用此类信息对于了解患者的分布、疾病构成、疾病动态变化等具有重要意义,是有效组织诊疗服务、合理配置卫生资源、及时调整服务项目的前提。了解老年人的就诊规律,研究各病种就诊数量和特征,分析影响因素,是合理组织医疗卫生服务,制定卫生服务发展规划的依据。

笔记栏

2. 健康档案信息 健康档案主要有个人健康档案、社区健康档案、家庭健康档案等。分析利用健康档案信息对于开展家庭保健、全科医疗和社区老年居民健康危险因素评估等工作具有重要参考价值。

3. 专题调查信息 包括居民健康问题调查、医疗质量和医疗收费标准调查、居民满意度调查、老年健康情况调查、社会和心理健康调查等。如对社区 65 岁以上老年人进行健康筛查,分析辖区老年人的身体状况和健康问题,为后续的健康管理提供基础数据。

4. 疾病监测信息 疾病监测是收集人群疾病发生频率及其严重程度的信息来源,这些信息对于确定疾病防治目标与对策是必不可少的,如传染病、慢性病的监测等。对辖区内老年人建立健康档案,记录一定时间内疾病发生、发展与转归情况,对研究老年医疗保健需求与对策具有重要意义。

二、老年健康信息采集的途径

1. 医院信息系统 是利用电子计算机硬件技术、网络通信技术等现代化信息手段,为医院所属各部门提供患者诊疗信息和行政管理信息的收集、存储、处理、提取和数据交换的能力,并满足授权用户功能需求的平台。是老年人临床医疗信息的主要来源。

2. 社区卫生服务管理信息系统 是以居民健康档案信息系统为核心,以人群为服务对象,以社区家庭为单位提供综合性服务的信息管理系统。目前,它能够利用信息化技术和现代管理方法,对社区居民的卫生服务需求进行全面科学管理和服务。社区卫生信息化平台是系统管理的核心,能够实现居民信息的采集、存储和管理,为社区卫生服务提供医疗数据。

3. 慢性病管理信息系统 是一种采用计算机硬件技术和网络通信技术相结合的模式搭建的信息管理系统,主要包括服务对象管理、人群干预、个体追踪管理、效果评价等功能,旨在帮助医疗机构更好地进行慢性疾病管理,帮助科室快速实现慢性病病历的系统管理,辅助医生护士的日常诊疗护理工作。

4. 中国疾病预防控制信息系统 该系统于 2003 年开始启动和运行,是中国疾病预防控制中心建设的面向全国医疗卫生用户的信息系统,以传染病和突发公共卫生事件报告为核心,并为结核病、艾滋病、计划免疫、出生和人口死亡登记等业务监测和管理提供重要支撑的信息系统。目前已覆盖全国包括乡镇卫生院在内的所有医疗卫生机构,在实现个案实时报告的同时,还实现了对监测数据动态快速统计分析与疾病暴发信息的早期监测。

5. 国家人口与健康科学数据共享平台 该平台于 2004 年正式启动,旨在建立一个物理上分布、逻辑上高度统一的医药卫生科学数据管理与共享服务系统,为政府卫生决策、科技创新、医疗保健、人才培养、百姓健康和企业发展提供数据共享和信息服务。该平台汇聚了来自人口学、医学、公共卫生、环境科学等不同领域和学科的数据,为科学研究和社会应用提供了重要的数据支持。

6. 养老机构老年人健康信息管理系统 该系统是基于计算机网络技术、数据库技术、云计算等先进技术,综合国内目前养老机构的管理模式,由各个电子科技公司设计开发的管理软件系统。主要功能包括远程医疗、用药管理、健康预警提醒、康复管理、健康数据采集、诊断报告管理、动态健康档案管理、健康事项登记等。

三、老年健康信息采集的原则与方法

(一)采集原则

1. 计划性 在信息采集之前,根据老年人健康管理的需求,事先制订信息采集计划,包括采集的目的、意义、方法、途径等,有计划地采集信息,保证信息质量。

2. 可靠性 是信息采集的基础,指采集的信息必须是真实的调查对象,保证信息来源可靠并能反映被采集者真实的健康状况。

3. 完整性 是信息利用的基础,根据老年人健康管理现在与潜在的信息需求,采集的健康信息在内容上必须完整地反映事物全貌。

4. 时效性 根据采集信息的需求,迅速采集到反映老年人健康的最新数据、最新动态的发展趋势信息。

5. 准确性 采集到的信息属于采集目的范畴,并表述无误,对于本次健康管理活动或研究有价值。

6. 针对性 针对老年健康管理需要,有目的、有重点、分专业以及按步骤采集,最大限度满足信息采集需求。

（二）采集方法

老年健康信息主要来源于各类卫生服务记录,这些记录一般是按照规定,长期填写或连续记录积累获得的,在健康管理过程中可以充分利用。老年健康信息采集方法主要包括日常记录报表法、调查问卷法、访谈法和直接观察法。

1. 日常记录报表法 是指对日常记录和报表(包括个人体检报告和个人健康档案、家庭健康档案、社区健康档案以及病案信息等,统称卫生服务记录表单)的信息进行采集和分析。健康信息数据变化速度快、增长迅速,数据之间的关系复杂,使用时要遵循健康数据的发展变化规律以及内在联系,综合利用健康信息处理的统计分析方法提取、转换和加工,合理利用相关的数学模型,保证数据的正确利用。

2. 调查问卷法 调查问卷是最常用的一种健康信息采集方法。健康问卷又称健康危险因素调查问卷,是常用的一种收集资料的工具。针对特定的健康管理项目,通过运用合适的问卷,进行入户调查、信函调查,以及网络调查等多种方法向被调查者了解情况或征询意见,以获取研究对象的健康影响因素。

3. 访谈法 是以谈话为主的方式了解某人、某事、某种行为或态度的调查方法。一般通过走访入户或利用现代通信工具与被调查者进行口头交谈,从而获得信息。访谈法也是健康管理者与老年人取得双方信任的最佳方式。

4. 直接观察法 是由观察者在调查现场对老年人进行直接观察、检查及测量而获取健康信息的过程。此法为观察者单向性进行的观察活动,比如观察者进行现场体检,采集血糖、血压、身高、体重变化数据等。再如,对无法前往医疗机构进行体检的老年人进行家庭访视,由专业的医护人员对其身体进行检查和评估,并记录他们的健康状况。此种方法获取的健康数据比较真实,但需要较大的人力、物力及财力支撑。在实际调查中,直接观察法和访谈法常常相互补充,结合使用。

四、老年电子健康档案的应用

健康档案是记录每个人从出生到死亡所有生命体征的变化,以及自身所从事过的与健康相关的一切行为与事件的档案。具体内容主要包括生活习惯、既往史、诊治情况、家族病史、现病史、历次体检结果,以及疾病的发生、发展、治疗和转归的过程等。它是一个连续且全面的记录过程,通过详细完整的健康记录,为每个人提供全方位的健康服务。老年健康档案是老年健康管理中不可缺少的重要工具。通过建立老年健康档案,能够了解和掌握老年人的健康状况和诊疗疾病的过程,了解老年人主要健康问题和卫生问题的流行病学特征,为筛选高危人群,开展健康管理服务,采取针对性预防措施奠定基础。

（一）老年健康档案的内容

1. 基本信息采集

（1）个人基本信息

1）人口学信息：在进行老年人健康管理服务时，首先须采集基本信息，包括姓名、出生日期、性别、出生地、国籍、民族、身份证号码、婚姻状况、教育程度等。

2）基本信息：户籍性质、职业类别、工作单位、联系地址、联系方式等。

3）社会保障信息：如医疗保险类别、医疗保险号码等。

4）基本健康信息：包括患者主诉、身体状况、既往史、家族遗传病史、药物过敏史、血型、预防接种史、健康危险因素、亲属健康情况、用药情况等。

5）建档信息：建档日期、档案管理机构等。

（2）心理健康状况信息：老年人的心理状况也是需要关注的重点之一。在进行信息采集时，需要了解老年人的心理状态，包括老年人认知功能、情感状态等。这些信息的采集可以帮助我们及时发现老年人的心理问题，并采取相应的措施加以解决。

（3）健康行为信息：老年人的行为习惯也是影响其健康的重要因素之一。在进行健康管理服务时，需要了解老年人的生活习惯，包括饮食习惯、吸烟、饮酒、运动习惯、睡眠习惯、就医行为等。这些信息的采集有助于制订更加科学的生活方式，提高老年人的生活质量。

2. 卫生服务记录信息采集　按照业务领域划分，与老年电子健康档案相关的主要卫生记录包括以下几方面。

（1）疾病预防：传染病报告信息、结核病防治信息、艾滋病防治信息、寄生虫病信息、职业病信息、伤害中毒信息、行为危险因素监测信息等。

（2）疾病管理：老年健康管理信息，特别是老年人高血压、糖尿病、肿瘤、重症精神疾病等病历管理信息。

（3）医疗服务：老年门诊诊疗信息、住院诊疗信息、住院病案首页信息、健康体检信息等。

（二）老年健康档案的使用

1. 首次建档　在服务对象首次接受周期性健康体检或就诊时，为老年居民建立健康档案并发放居民健康档案信息卡，以备复诊或随访时使用。

2. 复诊　复诊居民出示身份证或居民健康卡，接诊医生首先通过阅读电子健康档案熟悉患者基本情况，了解患者既往病史，针对本次就诊情况填写接诊记录、更新电子健康档案相关内容。对于需要转诊、会诊的患者，接诊医生应同时填写转诊记录、会诊记录、住院记录。

3. 随访　当确定入户服务或随访对象后，由入户服务的医护人员到健康档案室调取相应服务对象的个人健康档案，按本次随访情况更新相应的电子健康档案内容。与管理对象约定下一次随访日期，记入管理随访记录表。

综上所述，健康信息采集是医疗保健领域不可或缺的一部分，而老年健康管理相关信息采集是非常重要的一环。通过科学合理的方法和流程进行老年人健康信息采集，可以获得更加全面、准确和可靠的健康信息，为制订更加科学合理的医疗保健计划和治疗措施提供有力支持。同时，健康信息采集也是了解老人身体健康状况、疾病发展趋势和流行情况的重要途径。通过采集和分析个人健康信息，可以为个人提供更加精准的健康管理和医疗服务，为后续的健康管理提供基础数据。在未来的发展中，我们还需要不断探索和创新健康信息采集的方式和方法，提高数据采集的质量和效率。同时，我们也需要加强对个人隐私的保护，确保个人健康信息的安全性和保密性。

第三节 老年健康信息管理

一、概述

（一）老年健康信息管理的相关概念

1. 信息 信息即有含义的数据,是对客观世界中各种事物的运动状态和变化的反映,是客观事物之间相互联系和相互作用的表征。表现的是客观事物运动状态和变化的实质内容。信息是人们在适应客观世界的过程中,与客观世界进行交换的内容的名称,是人与外部世界的中介。没有信息这个中介,人就会同外部世界隔绝,就不能认识和改造世界。在管理信息系统领域,一种被普遍接受的观点认为,"信息是经过加工过的数据,它对接收者有用,对决策或行为有现实的、潜在的价值"。

2. 信息管理 信息管理分为狭义和广义两种基本理解。狭义的信息管理指对信息的管理,即对信息进行组织、规划、加工、控制等,并引向预定目标。广义的信息管理认为,信息管理不仅是对信息进行管理,还是对涉及信息活动的各种要素,如信息、人员、设备、资金、技术等进行合理组织与控制,以实现信息及相关资源的合理配置,从而有效地满足社会信息需求的过程。

3. 健康信息管理 是对健康管理工作中信息活动的各种要素进行合理计划、组织与控制,是采集、整理、分析、保护和利用健康信息的系统化过程,旨在提高个体和人群的健康水平。健康信息管理不仅涉及医学知识,还结合了信息科学、管理科学等多领域知识,是一个跨学科的研究领域。随着大数据和人工智能的发展,健康信息管理在疾病预防、控制和治疗方面发挥着十分重要的作用。

4. 老年健康信息管理 是对老年人的健康信息进行采集、整理、分析和利用的过程,旨在提高老年健康管理和医疗服务的质量和效率。

（二）老年健康信息管理的意义

1. 提升老年人健康管理效果 通过对个体健康信息的全面掌握和分析,评估老年人健康状况,从而制订个体化的健康管理方案,最终提高老年健康管理效果。

2. 优化医疗资源配置 通过健康信息管理系统,可以更好地掌握老年人的医疗需求和分布情况,为医疗资源的配置提供科学依据,提高医疗资源的利用效率。

3. 简化就医流程 通过电子医保等健康管理方法简化老年人医疗服务流程,提高服务效率,为老年人提供更加便捷和人性化的就医体验,同时也减少信息传递的时间和误差,提高诊疗的准确性和效率。

4. 促进跨机构合作 老年人健康信息的管理可以促进不同机构之间的信息共享和合作,包括医疗机构、社区卫生服务中心、家庭医生等,提高跨机构合作的效果。如医务人员可借助家庭医生服务平台随时关注老人身体状况的各项指标,进行病情跟踪,及时排查出疾病危险因素。

二、老年健康信息管理的内容

（一）健康信息录入

健康信息录入是指信息调查人员把采集到的原始相关信息录入计算机并加以保存,以便进一步开展信息数据核查和使用分析数据的过程。在录入数据过程中要对错误信息进行识别。老年健康信息录入方式包括以下几种。

1. 手动录入 这是最简单、最常见的健康信息录入方法。用户可以通过填写表格、问卷等方式,将身高、体重、血压、血糖等健康数据记录下来。这种方法的优点是简单易行,不需要任何专业设备,适合大众使用。然而,手动录入容易出现人为错误,也不方便数据的整理和分析。

2. 传感器录入 随着科技发展,各种传感器技术的应用为健康信息的录入带来了便利。例如,智能手环、智能手表等可佩戴设备可以通过传感器采集用户的运动数据、心率等信息。智能体重秤、血糖仪等设备也可以通过传感器实时监测相关数据。传感器录入的优点是准确性高,数据实时可见,但价格相对较高。

3. 电子数据表录入 将调查数据录入电子数据表也是一种常见的健康信息录入方式。这种方式可以通过电子表格软件进行数据的录入、整理和分析,方便快捷。

4. 现场录入 在调查现场直接使用智能设备进行录入也是一种常见的方式。这种方式可以实时记录调查数据,避免数据丢失或人为错误。

（二）老年健康信息核查

无论是机器录入还是手工录入,数据录入后都可能出现错漏,所以在数据录入后,首要的工作就是进行数据核查,确保数据准确、完整、有效。核查的第一步是运行统计分析软件的基本统计量过程,列出每个变量的最大和最小值,如果某变量的最大或最小值不符合逻辑,说明数据有误。第二步是数据核对,采用双人录入模式比对,将原始数据与录入的数据一一核对,更正错误。所采集的信息应当严格实行信息复核程序,避免重复采集、多头采集。

（三）老年健康信息整理

健康信息整理是将所采集的信息资料分类归纳整理。资料的整理过程一般包括以下步骤。

1. 信息资料分类 根据信息资料的性质、内容或特征进行分类,将相同或相近的资料合为一类,将相异的资料区别开来。

2. 信息资料汇编 按照研究目的和要求,对分类后的信息资料进行编辑,编辑整理后的信息资料能够系统、完整、集中、简明地反映研究对象的客观情况。

3. 信息资料分析 运用科学的分析方法对信息资料进行整理分析,研究其中所包含的现象、过程及内外各种联系,找出事物规律,构成理论框架。

（四）老年健康信息更新

老年健康管理的过程具有连续的动态性,应当结合老年服务和管理工作需要,将健康信息根据实际情况及时更新与维护,确保信息处于最新、连续的有效状态。信息更新的方式包括:①通过居民主动就诊更新健康信息;②健康信息管理部门与其他公共卫生慢性病管理模块关联,慢性病患者访视信息更新后会自动更新健康管理信息;③通过家庭访视对居民健康信息进行更新;④通过其他方式更新健康信息,如居民健康体检等。因此,老年健康管理信息的更新实质就是将各类医疗服务记录的有关健康信息进行更新与分析。

（五）老年健康信息储存

健康信息的储存包括两部分,分别是调查问卷文件的保管与存放和计算机录入后数据库文件的存储。居民健康调查问卷等纸质资料的累积,形成了居民健康档案（纸质）。随着健康信息化建设的快速发展,数据库中的海量健康数据与资料,则形成了居民电子健康档案、电子病历等电子健康信息,老年电子健康档案则逐步发展成为老年健康信息保存的重要形式与载体。

老年健康信息的保存是老年健康管理过程中的重要环节,它在了解和掌握老年健康状况和疾病构成方面起着重要作用。一般分为居民纸质健康档案的保存与电子健康档案的保存。

1. 纸质健康档案的保存

(1) 健康档案的排列顺序：居民健康档案所包括的信息资料比较多，个人健康档案的排列顺序一般为个人基本信息、健康问题记录、周期性检查记录、接诊记录、重点管理人群的随访记录、会诊和转诊记录、辅助检查资料等。

(2) 健康档案的存放和保管：可根据单位规模、人员编制和人员素质情况而定，存放的居民健康档案要进行动态管理，利于更新，以确保健康档案的完整性。为了便于查阅和利用，可采用16位编码制进行统一编码，编制档案唯一编码，并按顺序放置。档案库房实行专人负责管理，保证健康档案的信息安全，对涉及个人隐私和敏感信息的健康档案进行保密管理，确保信息不被泄露。制订严格的保密制度和措施，对查阅和借阅档案的人员进行登记和审批。

2. 电子健康档案的保存

(1) 分级存储：国家要求人口健康信息实行分级存储，责任单位按照国家统一规划，负责存储、管理工作中产生的人口健康信息，应当具备符合国家有关规定要求的数据存储、容灾备份和管理条件，建立可靠的人口健康信息容灾备份工作机制，定期进行备份和恢复检测。确保数据能够及时、完整、准确恢复，实现长期保存和历史数据的归档管理。并要求不得将人口健康信息在境外的服务器中存储，不得托管、租赁在境外的服务器进行健康信息储存。

(2) 双备份：现代信息技术下，电子健康信息都需要存储在数据库中。数据库文件在录入和清理完成后要进行双备份，分别保存在不同的计算机相应文件夹里，并向上一级管理者报告。

3. 健康信息安全　随着医疗信息化的快速发展，医疗网络与信息系统已经成为医疗行业不可或缺的重要组成部分。然而，随着网络技术的不断发展和应用，医疗健康进入大数据、云计算和人工智能时代，医疗网络与信息系统的安全问题也日益突出。电子健康档案的信息安全和隐私保护面临极大挑战。因此，要加强老年健康信息管理工作，注重保护老年人的隐私，保证信息的完整性、真实性、安全性。

三、老年健康信息的利用

(一) 公共卫生领域

1. 疾病监测与预防　通过老年健康信息管理系统，公共卫生部门可以实时监测老年人群体的健康状况和疾病发展趋势，及时发现疾病暴发或流行病情况，提前采取应对措施，保障老年群体的健康，提高生活质量。

2. 卫生资源配置　基于老年健康信息，可以合理配置卫生资源，包括医疗设施、医护人员等，确保老年人能够得到及时公平的医疗卫生服务。

3. 公共卫生政策制定　老年健康信息管理系统能够提供大规模的健康数据，有助于公共卫生部门进行流行病学研究，分析老年人群体的健康状况、疾病发病率和风险因素，为公共卫生政策制定和干预措施提供科学依据。

(二) 临床医疗领域

1. 诊断与个性化治疗　通过分析老年健康信息，医生可以更好地了解患者的个体差异和健康状况，从而准确诊断疾病，制订更加个性化的诊疗方案，提高老年人生活质量。

2. 临床科研　老年健康信息可用于临床科研，探讨疾病的发病机制、治疗方法等，为临床实践提供科学依据。老年健康信息管理可以促进科研机构的合作和数据共享，使得不同机构的研究人员能够共享老年人的健康数据和研究成果,加速科研进展。

3. 药物研发　通过健康信息管理系统记录老年人的用药情况和健康监测数据,可以为药物研发提供宝贵的安全性评估数据,帮助研发人员更好地了解药物在老年人群体中的安全性表现。

4. 老年慢性病的管理　老年人常常患有共病,通过健康信息管理系统可以帮助医生跟踪患者的病情变化、用药情况和生活习惯,从而更好地进行慢性病管理,减少并发症的发生。

5. 老年人药物管理　老年人常常需要长期服用多种药物,健康信息管理系统可以帮助医生和患者记录用药情况、药物相互作用等信息,提高用药安全性。

6. 老年人疾病筛查和早期诊断　健康信息管理系统可以帮助医生进行老年人常见疾病的筛查和早期诊断,提高治疗的及时性和治疗效果。

7. 老年人预防保健　通过健康信息管理系统,医生可以更好地了解老年患者的健康风险因素,提供更加精准的预防保健建议,降低患病风险。

（三）健康管理领域

1. 老年健康评估和风险筛查　健康信息管理系统可以帮助医生和健康管理师对老年人进行全面的健康评估和风险筛查,包括生活方式、家族病史、慢性病情况等,从而制订个性化的健康管理计划。

2. 老年个性化健康管理　通过对老年人健康信息的综合分析,可以制订个性化健康管理方案,包括饮食、运动、药物管理等,提高老年健康管理水平。

3. 老年健康教育　通过健康信息管理系统,健康管理师可以根据老年人的健康信息,有针对性地提供相关的健康教育、宣传活动和指导,帮助他们了解疾病预防、健康饮食、适度运动等知识,提高健康意识、健康管理能力和自我保健能力。

4. 老年健康政策的制定　通过健康信息管理系统记录的数据,公共卫生部门可以对老年健康服务的质量和效果进行评估,及时发现问题并改进服务模式,提高老年群体的健康服务水平。

5. 老年健康干预　公共卫生部门可以利用健康信息管理系统,开展老年人群体的健康干预,包括健康教育、慢性病管理、疫苗接种等,提高老年人群体的健康意识和健康管理水平。

第四节　老年健康体检

一、概述

（一）老年健康体检的概念

老年健康体检是指对无症状老年个体和群体的健康状况进行医学检查与评价的医学服务行为及过程,其重点是对慢性非传染性疾病及其风险因素进行筛查与风险甄别评估,并提供健康指导建议及干预方案。健康体检的目的是寻找、发现、评估可以改变的潜在疾病风险因素或疾病线索,为开展老年健康管理服务提供科学依据及可靠数据。

（二）老年健康体检项目设置

老年健康体检项目应遵循科学性及适宜性的整体原则,根据《健康体检基本项目专家共识(2022)》规定的基本体检项目和专项体检项目,采用"1+X"的体检项目设计体系框架进行设置。

1. 基本体检项目 "1"为基本体检项目,是老年健康体检的必选项目,主要包含以下内容:①健康体检自测问卷;②体格检查,包括一般检查和物理检查;③实验室检查,包括常规检查、生化检查和细胞学检查;④辅助检查,包括心电图检查、放射检查和超声检查,其中放射检查的主要检查部位是胸部正位或正侧位,超声检查主要为腹部超声(肝、胆、胰、脾、肾),女性受检者还要检查子宫、附件。

2. 专项体检项目 "X"为专项体检项目,是老年健康体检的备选项目,主要针对不同慢性病风险个体进行筛查的项目,分为基础项目、优先推荐和可选项目。专项体检项目的设置应在基础项目选择之后,再根据健康管理(体检)机构开展条件和受检老年人的综合情况对可选择项目进行选择。

3. 老年健康体检套餐 大众化的体检套餐并不适合老年人,为老年人拟定个性化的体检套餐是非常必要的。为了方便和满足不同老年群体的需求,健康体检机构要重点针对主要慢性病的风险评估和重大疾病早期筛查,制订老年健康体检套餐。

二、老年健康体检流程

(一) 检前准备

1. 体检预约 对于个人体检,主要是确认体检的具体时间、告知体检注意事项和做好检前准备工作等。对于团队体检,在预约环节可明确体检人数、体检项目、体检费用、付费方式,以及是否需要安排车辆接送等相关事宜。对老年人来说,电话预约或前台当面预约是一种比较简单、快捷的预约方式。

2. 检前咨询 检前咨询是检前流程中最重要的环节,其主要目的包括以下方面:①了解受检者的健康信息,包括详细询问受检者个人健康史、家族史和目前健康状况,了解受检者的职业、环境、生活方式和经济状况等可能影响健康需求的因素,及本次健康体检的需求;②确定体检项目,根据上述环节所掌握的信息,帮助受检者拟定符合其健康需求的体检项目;③告知相关事项,包括对体检机构的介绍,体检前、体检中和体检后应注意的事项等。

3. 前台服务 在体检当天,由前台工作人员进行以下检前事项:①信息登记:主要在健康体检信息系统中录入受检者个人基本信息,并确定已拟定的体检项目;②办理缴费:体检项目确定,受检者即可办理缴费,受检者可依据个人情况选择缴费方式;③打印导检单:对受检者进行身份核对(须携带个人身份证),确定体检内容无误后,打印导检单;④粘贴条码:条码的使用确保了体检的准确性和效率,避免人为操作可能带来的误差。

(二) 体检环节

1. 餐前检查 体检机构一般早上07:00开始体检。为避免进餐对检查结果的干扰和影响,有的体检项目必须在空腹状态下开展,个别项目虽然与就餐关系不大,但因与其同类的其他项目为餐前项目,所以也应列入餐前检查,以确保体检流程的顺畅。以下项目须餐前完成。

(1)一般检查:主要包括测量身高、体重、腰围、臀围、血压等。

(2)采血:由护士完成,采集受检者血液,开展血常规、血液生化等项目的检测。受检者采血时间不能太晚,最迟不宜超过09:00。太晚会因为体内生理性内分泌激素的影响,使血糖值等指标失真。

(3)超声检查:主要查腹部超声。

(4)幽门螺杆菌检测:包括碳-13或碳-14幽门螺杆菌呼气试验。

2. 早餐 餐前检查结束后,应安排早餐,避免空腹时间过长,导致过度饥饿,而诱发潜在的医疗风险。

3. 餐后检查　餐后检查包括以下内容：①物理检查：主要包括内科、外科、眼科、耳鼻喉科、口腔科和妇科的检查。②实验室检查：除了餐前采血外的其他实验室检查项目，包括尿常规、粪常规、体液细胞学检查等。③辅助检查：主要包括心电图、动脉硬化检测、骨密度检查、肺功能检查、经颅多普勒检查、人体成分分析、X 线检查、CT、磁共振成像、乳腺钼靶等。不受就餐影响的超声检查安排在餐后检查，如甲状腺、颈部血管、乳腺、女性盆腔器官等，但为了避免在同一个环节重复候诊时间，在条件允许时，也可在餐前腹部超声时完成。④问卷调查：问卷调查的具体条目较多，须仔细填写，宜安排在餐后采集。

4. 特殊检查　指非常规、需要特殊准备和另行安排的一类检查项目，主要包括胃肠镜、动态血压、动态心电图等检查。根据受检者检查需要和体检机构的实际情况，这类检查既可以安排在当日的体检流程中，也可另行安排专门的时间检查。

（三）检后管理服务

完整的健康体检服务除为受检者提供专业的体检项目检查外，还应形成健康体检报告并完善检后管理服务，检后管理服务主要内容包括以下几方面。

1. 体检报告的解读与咨询　体检机构应安排体检报告的解读与咨询，听取医生和专家针对性的医疗咨询和建议。如拿到体检报告后不认真阅读，不重视阳性体征，不及时咨询医生及治疗，可能会延误重大疾病的早期诊断和早期治疗。

2. 异常结果的处置　对体检发现的重要异常结果要及时进一步评估及诊治，并进行回访。

3. 慢性病风险因素的管理　根据受检者的问卷与体检结果，对受检者存在的重要慢性疾病的危险因素进行健康宣教、饮食与运动指导建议、随访提醒和必要的监测。

4. 专科就医服务的对接　按需为其提供及时有效的检查、就医建议和预约通道；组织健康问题的多学科会诊等服务。

三、老年健康体检的主要内容

（一）自测问卷

老年健康体检自测问卷是开展健康体检基本项目服务的重要内容之一，问卷获取的健康信息及数据与医学检查设备获取的健康信息同等重要，是形成健康体检报告首页的重要内容，可以为开展检后健康评估与开展个性化健康管理服务提供基础信息。因此，各级各类健康管理（体检）机构必须将健康体检自测问卷纳入开展健康体检服务的必备项目及体检套餐。问卷采用多样化采集方式，包括电子问卷、纸质问卷、面对面问答、远程移动终端等。问卷调查的主要内容如下。

1. 个人基本信息　包括姓名、性别、出生日期、身份证号、民族、出生地、婚姻状况、文化程度、职业、医保类别以及联系电话等内容。

2. 健康状况及家族史　包括现病史、过敏史、用药史、手术史和月经生育史、主要慢性病家族遗传信息和既往病史等。

3. 生活方式信息　包括不健康饮食、吸烟、饮酒情况；睡眠状况：包括睡眠时间、睡眠质量、睡眠障碍及其影响因素等内容。

4. 运动情况调查　包括运动的形式、强度、频率和持续时间等内容。

5. 心理健康及精神压力　包括情绪、精神压力和焦虑抑郁状态等，用于精神心理问题的初筛和精神压力的评估。

（二）体格检查

1. 一般检查　主要检查内容包括身高、体重、腰围、血压、脉搏等的测量，其中血压、体重、腰围及体重指数等指标对评估高发慢性病风险如心血管疾病等具有重要意义,是老年健康体检和健康管理的重要指标和数据。

2. 物理检查　主要是借助听诊器、裂隙灯、眼底成像等简单仪器进行的体格检查和部分专科检查,内容包括:①内科:重点对受检者的心、肝、脾、肺、肾等进行物理检查;②外科:重点对受检者浅表淋巴结、甲状腺、乳腺、脊柱四肢关节、肛门、外生殖器等进行物理检查;③眼科:对视力、辨色力、结膜、眼底、内眼、外眼、眼压等内容的检查;④耳鼻喉科:包括外耳道、鼓膜、听力、鼻腔、咽喉等内容的检查;⑤口腔科:包括口腔黏膜、牙齿、牙龈、颞颌关节、腮腺等内容的检查;⑥妇科:外阴、内诊等内容的检查。

(三) 实验室检查

实验室检查属于检验医学,包括常规检查、生化检查、免疫学检查、病原学检查、细胞学、染色体分析、基因检测等。健康体检常用的实验室检查主要包括以下内容。

1. 常规检查　①血常规:包括白细胞计数及分类、红细胞计数、血红蛋白、血小板计数等内容;②尿液分析:包括尿蛋白、尿隐血、尿红细胞、尿白细胞、尿比重、亚硝酸盐等内容;③粪便分析:包括便常规和便隐血试验。

2. 生化检查

(1) 肝功能检查:检测肝脏蛋白质合成、胆红素代谢和肝脏实质性损伤有关的各项指标,包括总蛋白、白蛋白、球蛋白、总胆红素、直接胆红素、间接胆红素、谷丙转氨酶、谷草转氨酶等。

(2) 肾功能检查:肾功能常用的检测有血清尿素氮、肌酐、尿酸,以及尿蛋白等。

(3) 糖代谢指标:包括空腹血糖、餐后 2h 血糖、糖化血红蛋白、糖化血清白蛋白、口服葡萄糖耐量试验等。

(4) 血脂检测:血脂是血浆中胆固醇、甘油三酯和类酯的总称,血脂检测包括总胆固醇、甘油三酯、低密度脂蛋白胆固醇(low-density lipoprotein cholesterol,LDL-C)、高密度脂蛋白胆固醇(high-density lipoprotein cholesterol,HDL-C)等。

(5) 血尿酸检测:尿酸是人体嘌呤代谢的产物,既可用于衡量肾脏功能的指标,又用于高尿酸血症和痛风的诊断。

(6) 甲状腺功能检测:是筛查和诊断诸如甲状腺功能亢进、甲状腺功能减退等甲状腺疾病最常见的检测项目,包括总甲状腺激素、游离甲状腺激素、促甲状腺激素等。

(7) 电解质检查:血液电解质一般包括钠(Na)、钾(K)、氯(Cl)、钙(Ca)等离子水平。

(8) 同型半胱氨酸检测:近年来,同型半胱氨酸检测在我国健康体检中的使用已较为普及。高同型半胱氨酸血症是心血管疾病的独立危险因素,伴有高同型半胱氨酸血症的高血压为 H 型高血压,我国 75% 高血压患者为 H 型高血压,是脑卒中发生的主要危险因素。降低血液同型半胱氨酸值,使其小于 6μmol/L 能大幅降低心血管等慢性疾病的风险。

3. 血清肿瘤标志物检测　肿瘤标志物是由肿瘤细胞本身合成、释放,或是机体对肿瘤细胞反应而产生或升高的一类物质,存在于人体的血液、细胞、组织或体液中,反映肿瘤的存在和生长。通过化学、免疫学以及基因组学等方法测定肿瘤标志物,对肿瘤的筛查具有一定价值。如血清甲胎蛋白(alpha-fetoprotein,AFP)浓度检测对诊断原发性肝细胞癌有重要的临床价值。

常用于老年健康体检检测的肿瘤标志物包括癌胚抗原(carcinoembryonic antigen,CEA)、糖类抗原 19-9(carbohydrate antigen 19-9,Ca19-9)、糖类抗原 125(carbohydrate antigen 125,Ca125)、糖类抗原 72-4(carbohydrate antigen 72-4,Ca72-4)、前列腺特异性抗原(prostate-specific antigen,SA)、神经元特异性烯醇化酶(neuron specific enolase,NSE)、细胞角蛋白 19

片段（cytokeratin 19 fragment）、铁蛋白（ferritin）、绒毛膜促性腺激素（chorionic-gonadotropin hormone）等。

4. 其他实验室检查 如心肌酶谱、血液流变学检测、C反应蛋白、乙型肝炎病毒免疫学检测、类风湿因子、抗链球菌溶血素O试验、红细胞沉降率等。

（四）辅助检查

1. 心电图检查 包括十二导联心电图检查和动态心电图检查。

2. 影像学检查 主要包括：①放射检查：胸部DR正位片或正侧位片、胸部低剂量螺旋CT等；②磁共振成像；③超声检查：健康体检常采用彩超对人体各部位和脏器进行检查，如甲状腺彩超、颈部血管彩超、心脏彩超、腹部彩超、乳腺彩超、经阴道妇科彩超（未婚禁查）及妇科彩超（须憋尿）等。

3. 功能检查 包括人体成分分析、骨密度检查、肺功能检查、动脉硬化检测、幽门螺杆菌呼气试验等。

4. 特殊检查 根据受检老年人健康状况和存在的风险因素，有选择地开展特殊项目的检查，如无痛胃肠镜检查、动态血压、超声心动图、平板运动试验、冠脉CT检查等。

（徐晓峰 吴薇 杨芳）

复习思考题

1. 老年健康监测的主要指标有哪些？

2. 老年健康信息采集的原则与方法有哪些？

3. 老年健康信息的管理包括哪些内容？

4. 老年健康体检自测问卷的内容有哪些？为什么老年健康体检要做自测问卷？

5. 如何对老年人进行个性化的体检套餐设置？

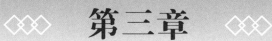

第三章
老年健康风险评估

学习目标

知识目标

掌握老年人健康风险评估的概念、基本原理,老年人健康风险评估结果的解释;熟悉健康风险评估报告的格式与内容;了解老年人健康危险因素的概念、特点和分类。

能力目标

能够识别老年人的健康危险因素,掌握健康风险评估的操作流程和风险评估方法,能够对老年人开展健康风险评估工作。

素质目标

树立风险意识和风险管理思想,提高分析和解决问题的能力,培养决策能力。

课程思政目标

了解我国社区开展的党建引领健康养老服务,树立开展老年健康服务管理的职业认同感。

【学习要点】

1. 老年健康危险因素的种类与识别。

2. 老年健康风险评估的基本原理、步骤与操作流程。

第一节 健康危险因素

一、概念

健康危险因素(health risk factor)是指能使疾病或死亡发生可能性增加的因素,或是能使健康不良后果发生概率增加的因素,是人机体内外存在的与疾病发生、发展及转归有关的诱发因素,包括环境、生物、社会、经济、心理、行为等。健康危险因素可以是不良结局的原因,也可以是不良结局的指征;可能是病因因素,也可能仅是疾病的促进因素,或者是统计学上有联系的预测因素。一切不利于健康,导致疾病的社会、心理和行为因素都属于危险因素范畴。健康危险因素与多种健康结局相联系。

随着我国人口老龄化趋势的加剧,各类老年疾病发病率不断攀升,其中,多以慢性非传染性疾病为主。慢性病已成为危害人类健康,特别是老年人群的主要健康问题,而慢性病的发生、发展及预后与健康危险因素有着密切的关联。因此,了解健康危险因素对老年人健康的影响程度和特点,有助于预防和控制老年人群中慢性非传染性疾病的发生和发展。

二、特点

在机体内外存在着与疾病的发生、发展及转归有关的诱发因素,包括个人特征、家庭遗传、既往病史、不良行为与生活方式,以及暴露于有害生产和生活环境等。研究和了解健康危险因素的特点,对分析和评价健康危险因素以及预防慢性疾病有着非常重要的意义。各种健康危险因素本身的性质及其对健康的作用是千差万别的,但有以下四个共同特点。

1. 潜伏期长　在危险因素暴露与疾病发生之间存在着较长的时间间隔,人们一般要经过多次、反复、长期的接触后才会发生疾病,即健康危险因素对健康的危害有一个长时间的作用过程。潜伏期因人、因地而异,并且受到危险因素水平、个体差异、环境等许多因素的影响,是不易确定的。例如,肺癌患者的吸烟史往往长达多年;心脑血管系统疾病的发生在于高盐、高脂、高热量的饮食长年累月的作用。潜伏期长,使危险因素与疾病之间的因果联系不易确定,弱化了人们对病因与结果之间联系的认识,不利于判断病因与预防疾病。但潜伏期长又为阻断其危害,实施干预提供了时机。

2. 特异性弱　危险因素与疾病之间存在着单因单果、单因多果、多因多果的因果联系,许多危险因素广泛分布、作用混杂,使得危险因素的作用缺乏一定的特异性。特异性弱表现为一种危险因素与多种疾病相联系,如吸烟既是肺癌的危险因素,又是支气管炎、胃溃疡和心脑血管系统疾病的危险因素;特异性弱也可表现为多种危险因素引起一种慢性病,如高脂饮食、高热量饮食、高盐饮食、吸烟、紧张、静坐作业方式和肥胖等都对冠心病的发生起重要作用。许多危险因素不是直接、明显地成为特定疾病的病因。由于危险因素与疾病之间的特异性弱,加之存在个体差异,容易引起人们对危险因素的忽视,针对危险因素的健康促进非常必要。

3. 联合作用强　联合作用强是指多种危险因素同时存在,可明显增强致病的危险性。现代社会中大量的危险因素进入人类生产生活环境,导致了人类健康危险因素的多重叠加。危险因素的联合作用使其致病性大为增加。如冠心病的危险因素有高脂血症、高血压、吸烟和紧张刺激等,一般认为,高脂血症的存在是冠心病发病和恶化的必要条件;高血压引起的血管内膜损伤,可促使脂质在血管内膜沉积;紧张刺激可使血压升高;烟草中的有害成分可使血管内膜损伤,并使血流中氧含量降低,血黏度升高,从而增加心脏负担。这些因素联合作用的结果,是数倍、数十倍地增加冠心病的发生概率。在病因学说的研究上,有了单因多果、多因单果、多因多果、因果关系链的研究和因果网络模型的提出,提示多种危险因素联合作用的大量存在。

4. 广泛存在　危险因素广泛存在于人们的日常生活和工作环境之中,各种因素紧密伴随、相互交织,没有引起人们的足够重视。社会心理因素、行为生活方式、环境中的危险因素往往是潜在的、渐进的、长期的,这增加了人们发现、识别、分析和评价危险因素的难度。尤其是当不利于健康的思想观念已经固化为人们的文化习俗,并成为人们的思维定式时,对这些危险因素的干预将会非常困难,需要制订深入、持久、灵活、有效的健康危险因素干预策略。

三、分类

引起人类疾病与死亡的健康危险因素可以概括为环境、行为与生活方式、生物遗传、医疗卫生服务四大类。

1. 环境危险因素　环境是人类赖以生存的基础,人类对环境的过度开发与利用,使得各种环境健康危险因素给人类的健康和生存带来了严重影响。

(1)自然环境危险因素:包括生物性危险因素和物理、化学危险因素。生物性危险因素:如细菌、病毒、寄生虫、生物毒物等,是传染病、寄生虫病和自然疫源性疾病的直接致病源。这类疾病的病因大多明确,具有明显的地方流行特征,在局部地区仍然是危害人类健康的主要疾病。物理、化学危险因素:自然环境中的物理性危险因素有噪声、振动、电离辐射、电磁辐射等;化学性危险因素有各种生产性毒物、粉尘、农药、交通工具排放的废气等。理化污染是工业化、现代化带来的次生环境危险因素,产生了日益严重的健康危害。

(2)社会环境:社会环境的内涵丰富,包括社会经济、政策、教育、社会阶层、民族、文化、社会性别准则、社会支持等,被认为是健康的社会决定因素。疾病的发生与转化直接受社会因素的影响与制约。例如,受教育程度较高的人更容易采纳有益于健康的行为生活方式,如较少吸烟、较少超重,更积极有效地利用卫生保健服务等。

2. 行为与生活方式危险因素 行为与生活方式是人们在日常生活过程中逐渐形成的行为倾向和行为模式,包括风俗习惯、体育运动、饮食习惯等。行为与生活方式危险因素是由人类不良的生活方式或行为而产生的健康危险因素,亦称为自创性危险因素,如吸烟、酗酒、滥用药物、不良饮食习惯、缺乏体力活动、特殊嗜好及不洁性行为等。

3. 生物遗传危险因素 传染病和慢性病的发生都与遗传和环境因素的共同作用密切相关,随着分子生物学和遗传学的发展,遗传特征、家庭发病倾向、成熟与老化、复合内因等学说都已在分子生物学的最新成果中找到客观依据。生物遗传危险因素包括心理因素和遗传因素。

(1)心理因素:与疾病的产生和发展有着极为密切的关系,与人类健康相关联主要表现在情绪、人格特征等方面。

(2)遗传因素:随着分子生物学等学科的发展,部分疾病已经找到了其发病的遗传学依据,如单基因遗传病(血友病、葡萄糖-6-磷酸脱氢酶缺乏症等)的生物遗传因素,遗传因素与环境协同作用后导致多基因遗传病(高血压、糖尿病等)的遗传因素。

4. 医疗卫生服务危险因素 医疗卫生服务危险因素是指医疗卫生服务系统中存在的各种不利于保护并增进健康的因素,如医疗质量低、误诊、漏诊;医院交叉感染、滥用抗生素和激素;医疗行为中的开大处方、诱导过度和不必要的医疗消费等,都是直接危害健康的因素。在广义上,医疗保健制度的不完善,初级卫生保健网络的不健全,医疗资源的布局不合理,城乡卫生人力资源的配置悬殊,重治疗与轻预防的倾向等都是危害人群健康的因素。

四、老年人健康危险因素

随着我国老年人口的快速增长,老年人的健康状况也越来越受到关注。由于机体功能由盛转衰,在逐渐衰退的过程中,老年人的心脑血管系统、呼吸系统、骨关节等方面的疾病及恶性肿瘤的发病率均有所增加。因此,加强对老年人群的健康管理对于改善其健康状况和生命质量,缓解医疗资源的紧张和压力是非常有必要的。老年人由于机体生理的特殊性,其危险因素与其他人群也有一定的差异。

1. 年龄 随着年龄增长,老年人的身体功能在不断退化。随着老年人机体成分的变化,容易出现腹部脂肪堆积;肝功能和肾功能减退,导致排泄减慢;骨量和骨密度逐渐下降,尤其是绝经期后的女性,骨骼强度降低,脆性增加,大大增加了老年人因轻微外伤就导致骨折的可能性。因此,老年人随着年龄增长,机体老化及老化的程度均与健康息息相关。

2. 吸烟　老年人烟草使用问题已成为我国控烟、预防慢性非传染性疾病等重要公共卫生问题的关键。香烟的烟雾中至少含有四十余种已知致癌物。其中,尼古丁具有高度的成瘾性,能够增加心血管系统疾病的危险性,容易引发心脏病、脑卒中等,还能使人食欲减退。特别是吸烟量大的中老年男性群体,容易出现营养不足、营养失衡等问题。

3. 过量饮酒　饮酒是老年人慢性病发病的重要危险因素,严重影响老年人的生活和健康状况。世界卫生组织(World Health Organization,WHO)已将乙醇(酒精)及其初级代谢产物乙醛一起归类为Ⅰ类致癌物,它在人体和动物中都有最高等级的致癌证据。肝脏作为乙醇的主要代谢器官,长期大量饮酒会增加其负担,损伤肝脏功能,严重时会造成肝硬化,甚至最终发展为肝癌。

4. 膳食不合理　合理膳食是维持机体健康的物质基础,与人类的生存、发展和健康都有着密切的关系。对于我国老年人来说,膳食不合理不仅仅是蔬菜和水果的摄入不足,还包括不良饮食习惯,如不舍得丢弃变质食物,喜食腌制食物、温度高的食物、含糖量高的食物,以及食盐摄入过多等。霉变食物中含有大量的黄曲霉毒素,腌制食物会产生亚硝酸盐,温度高的食物容易损伤食管,这些都增加了罹患各种慢性病和恶性肿瘤的风险。

5. 运动缺乏　随着社会经济的快速发展,越来越多的人形成了久坐的工作方式和懒于运动的不良生活习惯。相比较其他人群,老年人更容易出现运动缺乏,因为随着年龄增长,老年人群的多种生理功能逐渐减退,体力和健康状况导致他们无法从事足够的体育锻炼。另外,缺乏活动场地和体育设施也是老年人群运动缺乏的原因。虽然规律体力活动是人们预防高血压、心脏病、糖尿病等疾病的有效方法。老年人定期进行适宜的体力活动不仅可以防止骨质流失过快,增强骨密度及骨硬度,降低肌肉黏滞性,有效防止骨质疏松症,还能增强老年人体质,改善健康状况,提高生活质量。

6. 睡眠障碍　睡眠障碍是指一段时间内对睡眠的质和量不满意的状况,包括嗜睡、失眠、昼夜睡眠节律紊乱等。随着年龄增长,老年人睡眠障碍主要表现在:①睡眠时间缩短,多数老年人睡眠时间小于 5h;②睡眠昼夜节律改变;③睡眠易受干扰,夜间觉醒次数频繁;④浅睡眠期增多,深睡眠持续时间减少;⑤入睡难;⑥易早醒;⑦睡眠片段化等。睡眠障碍不仅会引起老年人活动能力下降、记忆力减退、免疫功能失调等问题,还会增加焦虑、抑郁、精神分裂症、认知功能障碍、行为失常等心理和精神问题,甚至可能诱发糖尿病、心脑血管疾病、恶性肿瘤等慢性病。

7. 肥胖　肥胖指一定程度的明显超重与脂肪层过厚,是体内脂肪,尤其是甘油三酯积聚过多而导致的一种状态。肥胖不是单纯的体重增加,而是体内脂肪组织积蓄过剩的状态。肥胖对人体各个系统都会造成危害。相较其他人群,老年人群更容易发生肥胖。而老年人群肥胖率增加的主要原因在于进食过多、体力活动减少和代谢率降低,其中体力活动少则被认为是老年人肥胖的主要原因之一。同样,超重或肥胖又会加重人体发生躯体运动障碍和日常生活活动减少的情况,从而形成一种恶性循环。

8. 其他　除了以上所列举的危险因素外,还有心理因素、社会经济状况、婚姻状况、不洁性行为等。老年人随着年龄的增长和机体功能的退化,家庭氛围、亲子关系、婚姻状况、配偶去世等因素都会对老年人产生心理刺激,而这些心理创伤因素在长期综合作用下势必会影响老年人的健康状况,甚至导致疾病的发生。经济收入从某种程度可以反映一个人的消费能力、居住条件、营养状况和医疗保健状况等。人们的社会经济地位与其健康状况之间存在稳健和持续的关系,这种关系并未随时间和空间的变化而改变。

知识链接

健康危险因素的作用过程

　　根据 Lewis C. Robbins 和 Jack H. Hall 的建议,目前慢性非传染性疾病病程的演变过程,即健康危险因素的作用过程分为六个阶段:①无危险因素阶段;②危险因素出现阶段;③致病因素出现阶段;④症状出现阶段;⑤体征出现阶段;⑥劳动力丧失阶段。

　　根据慢性病发生的自然进程,在危险因素出现的早期阶段,测定危险因素的严重程度,分析危险因素可能对健康造成的损害,积极开展危险因素的干预,提倡健康的行为生活方式,对预防慢性病的发生、发展具有重要意义。慢性非传染性疾病的自然史与健康管理关系见表 3-1。

表 3-1　慢性非传染性疾病的自然史与健康管理

疾病阶段	疾病表现	健康管理
无危险因素	无	健康促进与健康教育
危险因素出现	无、轻度	发现并测定危险因素
致病因素出现	疾病未形成	干扰与阻断危险因素的作用
症状出现	病理损害(可逆性)	健康检查与疾病普查
体征出现	病理体征、功能障碍(不可逆性)	早期诊断、及时治疗
劳动力丧失	生活与劳动能力的丧失	康复

第二节　老年健康风险评估概述

一、风险与风险管理

(一)风险

　　追溯"风险"一词的起源,人类在对自然的认识过程中,意识到无法事先预测和确定各种自然灾害可能给生产生活带来损害,因此,用"风险"来描述财产受损和人身伤亡等不利结果发生的可能性。依据该定义,只有存在不确定的有害后果(即损害)的行为才会承担风险。这种不确定性包括了损失是否会发生不确定、发生的时间和地点不确定、损失的严重程度不确定。如果某种行为的后果不确定,但没有损失的可能性,依据该定义,这种行为就不存在风险。风险按照损害的具体对象,可以分为人身风险、财产风险、责任风险和信用风险。

(二)风险管理

　　风险管理是指面临风险者进行风险识别、风险估测、风险评价、风险控制以减少风险负面影响的决策及行动过程。风险管理的本质是事前管理,其常用策略包括预防、转嫁、对冲、补偿等。无论采用何种方法,风险管理总的原则都是以最小的成本获得最大的保障,其最主要的目标都是控制与处置风险,以防止和减少损失发生。风险管理一般包括以下步骤。

　　1. 识别风险　识别风险是衡量风险、控制风险的前提,没有发现风险、衡量风险,控制风险就无从谈起。对健康风险而言,早期发现具有重要意义,掌握风险识别标准和技术是识别风险的关键。识别风险是风险管理的基础,基本操作是在进行了实际调查研究之后,运用各种方法对尚未发生的、潜在的及存在的各种风险进行系统归类,并总结出面临的所有风险。风险识别所要解决的主要问题是:风险因素、风险性质、风险后果、识别方法及其效果。

2. 评估风险 评估风险就是对风险存在及发生的可能性、风险损失的范围与程度进行估计和衡量。基本内容是运用概率统计方法对风险的发生及其后果加以估计,得出一个比较准确的概率水平。风险评估的具体内容包括三方面:首先,要确定风险事件在一定时间内发生的可能性,即概率大小,并且估计可能造成损失的严重程度。其次,根据风险事件发生的概率及损失的严重程度估计总体损失的大小。最后,根据以上结果,预测这些风险事件的发生次数及后果,为决策提供依据。这一阶段的核心内容包括对每种已经被识别出来的风险进行评价,确定风险来源,衡量风险程度,预计风险造成的直接或间接损失。

3. 风险管理的实施与反馈 风险管理的要旨是在认识风险的基础上,对可能的风险加以防范和控制。因此制订和实施风险管理方案十分重要,没有方案,风险管理无的放矢。有了方案后,还要在实施过程中不断总结经验,在风险发生的全过程(即事前、事中和事后)及时反馈信息,提高风险管理的效率。

(三) 风险识别与评估的基本方法

风险识别就是团体或个人对面临以及潜在的风险进行系统判断、归类,并分析产生风险事件原因的过程。在风险识别和评估的基础上,对风险发生的概率和损失程度结合其他因素进行全面综合评价,以制订风险管理的方式和策略。为了便于风险识别,有必要将可能的风险适当归类,不同类型的风险具有不同特点,应采用不同的处理方法。

对于健康风险识别而言,一般使用以下步骤和方法。

1. 健康体检(health examination) 健康体检是以服务对象的健康需求为基础,按照早发现、早预防的原则来选择体检项目,应根据个体的年龄、性别、当前健康状况、居住生活环境和疾病家族史等进行适当调整。如40岁以上人群,每年针对心脑血管、糖尿病、肿瘤等疾病进行体检;35岁以上女性应每半年检查一次妇科肿瘤;对有高血压、糖尿病家族遗传史的人群安排相应检查等。健康体检的结果对健康风险管理及干预具有明确的指导意义。

2. 健康评估(health assessment) 通过所收集的大量个人健康相关信息,如个人健康史、疾病家族史、生活方式、心理状态等资料以及健康体检结果,分析建立生活方式、环境、遗传等危险因素与健康状态之间的关系,为服务对象提供一系列评估报告,确定服务对象的主要健康危险因素,并预测患病或死亡的危险性。如,反映服务对象各项检查指标状况的体检报告、精神状况的心理评估报告、疾病风险的预测报告,以及综合的总体健康评估报告等。

二、老年健康风险评估的概念与目的

(一) 老年健康风险评估的概念

老年健康风险评估是指根据老年人个体或群体的健康风险因素与健康状况,来预测个人的寿命及其慢性病、常见病的发生率或死亡率,并通过数理模型对可改变的危险因素作出定量调整,重新估测寿命与发病率的方法。

(二) 老年健康风险评估的目的

1. 识别健康危险因素和评估健康风险 健康风险评估的首要目的是帮助个体综合认识健康风险,对个体或群体的健康危险因素进行识别,对健康风险进行量化评估。在疾病发生、发展过程中,健康危险因素呈现多元化且相互影响的特点,甚至产生联合作用。很多危险因素并不直接表现出病症,往往是一病多因,同时又一因多果。正确判断引起疾病的主要因素,对危险因素的有效干预和疾病预防控制至关重要。慢性病由多危险因素和遗传交互作用而发生,其发病过程隐匿,病程较长,持续的健康监测和科学的健康风险评估是疾病早期发现和早期干预的基础,也是疾病预防控制的有效手段。

2. 修正不健康的行为生活方式 健康风险评估通过个性化和量化的评估结果,使个体认识到自身某些行为和生活方式对健康的损害程度,有助于正确认识不良行为生活方式,在科学的指导下修正不良生活方式,追求健康的生活方式,以达到预防和改善慢性病的目的。

3. 制订健康指导方案和个性化干预措施 通过健康风险评估,可以明确个体或群体的主要健康问题及其危险因素,并确定危险因素的属性,进而为个体制订健康指导方案和个性化干预措施。健康到疾病的逐步演变过程具有可干预性,尤其对慢性病、生活方式相关疾病的可干预性更强,一级预防的效果更好。因此,科学的健康指导方案和个性化干预措施能够有效降低个体的发病风险,避免或延缓疾病发生。

4. 干预措施及健康管理效果评价 健康风险评价可用于健康指导方案和整个健康管理的效果评价。健康管理是一个连续不断的监测、评估、干预的周期性过程,干预措施实施一段时间后,需要评价其效果并进行相应调整。实施健康管理和个性化干预措施后,个体的健康状态和疾病风险可以通过健康风险评估得到再确认,有效的健康干预和健康管理可以改善健康状态、降低疾病风险。健康管理中出现的问题,也可通过健康风险评估去寻找原因,从而进一步完善和修正。

5. 健康管理人群分类及管理 在对群体进行健康管理时,为了使健康管理更加有效,针对性更强,通常要筛选高危人群进行分层管理。而健康管理可依据管理人群的不同特点进行分类和分层管理,例如,将管理人群根据健康危险因素的多少、疾病风险的高低和医疗卫生服务利用水平及医疗卫生费用等标准进行划分,对不同管理人群采取有针对性的健康管理、健康改善和健康干预措施。一般来说,健康危险因素多、健康风险和疾病风险高的群体或个体的健康管理成本和医疗卫生费用相对较高,基本医疗保障和基本公共卫生服务费用的增加可以有效降低疾病风险和医疗费用。

6. 其他应用 健康风险评估还可满足其他需求,如评估数据被广泛地应用在保险的核保及服务管理中,根据评估数据进行健康保险费率的计算,以使保费的收取更加合理化便是一个典型的例子。另外,将健康评估数据与健康费用支出相联系,还可进行健康保险费用的预测,帮助保险公司量化回报效果。

第三节 老年健康风险评估的技术和方法

一、健康风险评估的基本原理

健康风险评估是估计具有一定健康特征的个体在未来一定时间内发生某种疾病或健康结局的概率。常用的健康风险评价一般以死亡为结果,由于技术的发展及健康管理需求的改变,健康风险评估已逐步扩展到以疾病为基础的危险性评价,后者能更有效地使个人理解危险因素的作用,并能更有针对性地实施控制措施和减少费用。健康风险评估的基本原理是将健康危险因素的数量和水平转化为健康风险,即危险度的计算,如图 3-1。其中,F_i 表示暴露于 i 这一健康危险因素的危险分值;RR_i 表示暴露于 i 这一健康危险因素的相对危险度,RR 即相对危险度(relative risk,RR);P_i 表示人群中暴露于 i 这一健康危险因素的比例。

笔记栏

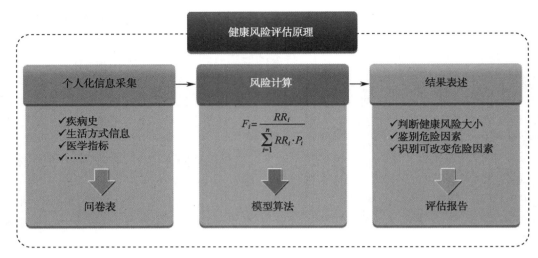

图 3-1 健康风险评估的基本原理

危险度的计算主要有两种方法：

第一种方法是建立在单一危险因素与发病率的基础上，将这些单一因素与发病率的关系强度以相对危险性来表示，得出的各相关因素的加权分数即为患病的危险性。由于这种方法简单实用，不需要大量的数据分析，是健康管理发展早期主要的危险性评价方法，比较典型的有美国卡特中心及美国糖尿病协会的评价方法。很多健康管理公司都是在这些方法的基础上进行改进，推出自己的评价工具。

第二种方法是建立在多因素数理分析基础上，即采用统计学概率理论的方法来得出患病危险性与危险因素的关系模型。为了能包括更多的危险因素并提高评价准确性，这种以数据为基础的模型在近几年得到了很大发展。所采取的数理手段，除常见的多元回归外，还有基于模糊数学的神经网络方法及基于 Monte Carlo 模型的方法等。这种方法的典型代表是弗雷明汉（Framingham）的冠心病模型，它是在前瞻性研究的基础上建立的，被广泛使用。Framingham 模型也被很多机构作为基础模型，并由此演化出适合各类项目的评价模型。

随着生物医学和生命科学的发展，人们对生命和疾病过程的认识逐步深刻，人工智能和大数据使健康和疾病相关的海量数据的存储、分析、处理和共享成为可能。越来越多的前瞻性队列研究，荟萃分析方法和循证医学的研究方法被用于健康和疾病风险评估。多元数据处理技术和数据挖掘技术的不断成熟为健康风险和疾病风险评价提供了强有力的技术支持。

健康风险评估的结果主要用绝对危险性和相对危险性来表示。绝对危险性评估是基于队列研究构建的，它是估计未来若干年内患某种疾病的可能性，用以估计多个危险因素对疾病的效应。评估疾病绝对危险性的主要目的在于确定干预措施的绝对效果。相对危险性是暴露于某因素某事件的发生率（危险度）与未暴露该因素同样事件发生率（危险度）的比值，反映的是相对于一般人群危险度的增减量。

二、健康风险常见的表示方法

1. **危险度** 危险度的计算是在基于对慢性疾病和前期暴露因素的流行病学研究基础上得出的。前期暴露因素是指已经被科学研究所证实的，与一种或几种健康结果之间有定量关系的因素。前期暴露因素包括行为（如吸烟）、临床测量（如血脂）和历史因素（如乳腺癌家族史）。健康结果可以是病死率，也可以是患病率。一个前期暴露因素与一种健康结果之间的关系可以有多种方法进行计算，最普遍的方法就是计算相对危险度（relative risk，RR）。

相对危险度表示的是与人群平均水平相比，危险度的升高或降低。人群平均危险度来自以年龄和性别为基础的人口死亡或发病数据。如果我们把人群平均危险度定为 1，则其他相对危险度就是大于 1 或小于等于 1 的数字。表 3-2 就是一个被广泛使用的卡特中心病死率计算的例子，将每个人的相对危险度与人群平均水平危险度相乘，就得到了未来 10 年内死于肺癌的概率。

表 3-2　25 岁以下男性死于肺癌的相对危险度

人群分类	与人群平均水平相比的相对危险度	与基线水平相比的相对危险度
不吸烟者	0.14	0.00
人群平均水平	1.00	7.14
每天吸 1~9 支烟	1.02	7.28
每天吸 10~19 支烟	1.23	8.81
每天吸 20~39 支烟	2.10	15.03
每天吸 ≥40 支烟	2.18	15.55

将所有前期暴露因素和所有健康结果进行类似的计算后，就可以得到未来 10 年内死亡的总危险度。这个危险度就叫作评估危险度（appraised risk）。危险度评估适用于一个具有共同前期暴露因素的若干个人组成的人群，而不能看作是某一个人死亡的危险。当死亡的原因有多种前期暴露因素，就要从多因素的角度来判断基本疾病的风险。如，对于心血管疾病来说，很多健康风险评估使用基于美国 Framingham 心脏研究中的 Logistic 回归方程来计算危险度。

2. 理想危险度　健康风险评估的一个基本目标就是鼓励人们修正不健康的行为。为了计算每一种不健康行为的负面影响，可以对危险度进行二次计算。第二次计算的基础是假设个人已将每个不健康行为修正到了一个目标水平。例如，吸烟者已经戒了烟，高血压者已将其血压降到了 120/80mmHg 以下。如此将所有前期暴露因素修正到目标水平计算出来的危险度叫作理想危险度。

3. 目标分值　假设受评估者成功地实现了所有建议后而得到的评估分值即目标分值。如果受评估者无不利于健康的行为，即受评估者的健康危险因素的数量和水平与健康风险评估建议的所有目标已经达成一致，则目标分值也就等同于评估分值。

4. 评估分值　是指某个个体或群体健康评估的整体分值。该评分通过统计学方法从评估危险度计算而来。健康年龄是最常见的整体评分。

5. 健康年龄　健康年龄是指具有相同评估总分值的男性或女性人群的平均年龄。计算健康年龄时，受评估者的评估危险度要和同年龄、同性别人群的平均危险度相比较。如果某个人的评估危险度与人群平均危险度相等，则他的健康年龄就是其自然年龄。如果某人的评估危险度高于人群平均危险度，则他的健康年龄大于其自然年龄；反之，若评估危险度低于人群平均危险度，则其健康年龄小于自然年龄。可获得的健康年龄是通过比较受评估者可以修正的危险度和同年龄、同性别人群平均危险度之间的差距而得来。评估得到的健康年龄和可获得的健康年龄之间的差距，反映了某人可通过改变那些可以改变的危险因素而争取的健康改善空间。

笔记栏

知识链接

流行病学中的相对危险度与归因危险度

1. **相对危险度（RR）** 是指在有特定暴露因素的人群中，疾病发生的风险与无该暴露因素的人群中疾病发生风险的比值。RR 用于量化暴露因素与疾病发生之间的关联强度。RR 值大于 1 表示暴露增加疾病风险，RR 值小于 1 表示暴露减少疾病风险，RR 值等于 1 则表示暴露与疾病风险无关。

2. **归因危险度（attributable risk，AR）** 是指在有特定暴露因素的人群中，疾病发生的风险与无该暴露因素的人群中疾病发生风险的差值。AR 用来衡量特定风险因素对疾病发生或健康结果的影响。它表示在人群中，由于某一风险因素的存在而导致的疾病发生或死亡的额外风险。

3. **人群归因危险度（population attributable risk，PAR）与人群归因危险度百分比（PAR%）** PAR 是指总人群发病率中归因于暴露的部分，而 PAR% 是指 PAR 占总人群全部发病（或死亡）的百分比。PAR%=p(RR−1)/［p(RR−1)+1］×100%，式中 p 表示人群中有某种暴露者的比例。

三、老年健康风险评估的步骤和方法

健康风险评估主要是阐明健康危险因素与疾病发病率或死亡率之间的数量关系，在进行评估之前，对评估对象的疾病及危险因素的选择非常重要，一般选择影响当地目标人群最重要的且具有明确危险因素的前 10 种疾病作为评估病种，同时这些疾病的危险因素需要具有可定量的评价方法，方可开展健康风险评估。

（一）资料收集

健康风险评估所需收集的资料主要包括当地目标人群的危险因素、个人健康危险因素和危险分数。

1. **当地目标人群的危险因素** 收集当地人群性别、年龄和疾病的死亡专率资料，这类资料可以通过死因登记报告、疾病检测资料、居民健康档案等途径获得，也可通过回顾性的社区居民健康询问抽样调查获得。这部分资料主要来自计算性别、年龄的死亡专率的平均水平，但在使用时需换算为 10 年的死亡概率，以提高评估的稳定性。

2. **个人健康危险因素** 在收集评估对象的行为生活方式、环境、医疗卫生服务中的危险因素时，往往会采用询问调查或自填式问卷的方式收集相关信息，同时，通过体格检查和实验室检查也能够为后期的分析评估提供重要资料。个人健康危险因素包括个人行为生活方式、环境因素、生物遗传因素、医疗卫生服务、既往疾病史和家族疾病史等。老年人作为健康风险评估的对象具有一定的特殊性，在采集信息时需要考虑老年人的具体情况，尤其是对于语言表达有障碍的老年人，可以通过其照料者、亲属、医生等相关人员进行采集，以确保信息的准确性。

3. **危险分数** 危险因素与死亡率之间的关系是通过危险因素转换为危险分数这个关键环节来实现的。危险分数是根据人群的流行病学调查资料，经过一定的数理统计模型，如 Logistic 回归模型、Cox 回归模型等计算得到的。流行病学调查资料包括各危险因素的相对危险度和各危险因素在人群的发生率等。

（二）危险度计算

健康风险评估是根据所收集的个人健康信息,对个人的健康状况及未来患病或死亡的危险性的量化评估。健康风险评估的目的是帮助人们更全面地了解健康危险因素对自身健康的危害,鼓励并帮助人们纠正不健康的生活行为和习惯。危险度计算主要有以下几个步骤。

1. 人群 10 年死亡概率的计算 将 1 年死亡转换为 1 年死亡概率,再根据寿命表的方法将 1 年死亡概率转换为 10 年死亡概率。

死亡率指在一定时间内(一般为一年),特定人群中总死亡人数与该人群同期平均人口数之比。反映的是人群总的死亡水平。根据 Reed-Merrill 公式:

$$P=1-exp\left[-M(1+0.008M)\right]$$

式中,P 为年死亡概率,M 为年死亡率。

可以将 1 年全死因死亡率转换为 1 年的死亡概率,利用寿命表法,将全死因的 1 年死亡概率转换为 10 年死亡概率。转换公式为:

$$R_1=P_A$$
$$R_x=R_x-1+P_{a+N}(1-R_{x-1})$$

式中,R_1、P_A 均为全死因 1 年死亡概率,R_x 为全死因 x 年后的死亡概率,P_{a+N} 为估计年龄组下限全死因 1 年的死亡概率。

2. 将危险因素转换为危险分数 如何在危险因素与死亡率之间建立特定的数量关系,其关键环节就是将危险因素转换为危险分数,当被评估个体的危险因素相当于当地人群平均水平时,其危险分数定为 1.0,即表示被评估个体发生某病死亡的概率相当于当地死亡率的平均水平;危险分数大于 1.0,即表示被评估个体发生某病死亡的概率大于当地死亡率的平均水平;危险分数小于 1.0,即表示被评估个体发生某病死亡的概率小于当地死亡率的平均水平。危险分数越高,死亡概率越大,危险分数越低,死亡概率越小。针对被评估个体危险因素的指标值分别查危险分数转换表(表 3-3)即可得到各项危险分数。

表 3-3 危险分数转换表(45~49 岁,男性)

测量项目	结果	危险分数	测量项目	结果	危险分数
1. 心脏病			胆固醇 /(g·L⁻¹)	2.80	1.5
收缩压 /mmHg	200	3.9		2.20	0.7
	180	2.7		1.80	0.5
	160	1.6	糖尿病	有	5.4
	140	1.0		已控制	2.7
	120	0.7		无	1.0
舒张压 /mmHg	105	2.7	体育活动	静坐作业	1.3
	100	1.4		少活动	1.1
	95	1.2		适当活动	0.9
	90	1.0		经常活动	0.8
	85	0.9	家族史	父母亲 70 岁前死于心脏病	1.6
	80	0.8			

笔记栏

续表

测量项目	结果	危险分数	测量项目	结果	危险分数
家族史	有 1 人死于心脏病	1.2		无	1.0
	无心脏病家族史	0.8	家族史	有	2.5
吸烟（每日）	40 支以上	2.0		无	1.0
	20~39 支	1.5	**5. 车祸**		
	10~19 支	1.1	饮酒	1 周 12 杯	5.0
	1~9 支	0.8		1 周 6 杯	2.0
	无	0.7		少量	1.2
体重	超过正常 60%	1.4		不饮	1.0
	超过正常 40%	1.2	**6. 脑血管病**		
	超过正常 20%	1.1	收缩压 /mmHg	200	3.3
	正常	1.0		180	2.2
	低体重	0.8		160	1.4
2. 肺癌				140	0.9
吸烟	40 支以上	2.0		120	0.6
	20~39 支	1.9	舒张压 /mmHg	105	2.0
	10~19 支	1.3		100	1.6
	1~9 支	0.8		95	1.3
	无	0.6		90	1.0
3. 肝硬化				85	0.8
饮酒	1 周 12 杯	5.0		80	0.7
	1 周 6 杯	2.0	胆固醇 /(g·L^{-1})	2.80	1.5
	少量	1.0		2.20	1.0
	不饮	0.2		1.80	0.5
肝炎史	有	2.0	糖尿病	有	3.0
	已控制	1.5		已控制	2.5
	无	1.0		无	1.0
血吸虫病史	有	2.0	吸烟	有	1.2
	已控制	1.5		无	1.0
	无	1.0	**7. 肠癌**		
4. 自杀			肠息肉	有	2.5
抑郁	常有	2.5		无	1.0

续表

测量项目	结果	危险分数	测量项目	结果	危险分数
肛门出血	有	3.0		无	1.0
	无	1.0	肺气肿	有	2.0
每年直肠镜检	有	1.0		无	1.0
	无	2.0	既往肺炎史	有	1.5
8. 凶杀				无	0.8
拘留史	有	2.0	10. 糖尿病		
	无	1.0	超过正常体重	有	2.0
凶器携带	有	2.5		无	1.0
	无	1.0	家族史	有	2.5
9. 肺炎				无	1.0
饮酒	有	1.5			

3. 计算组合危险分数　健康危险因素具有特异性弱的特点,疾病的发生与危险因素之间存在因果联系,即一因多果、多因一果或多因多果的关系。也就是说,一种危险因素可能引起多种疾病或多种危险因素对同一疾病产生并发或联合影响,以致对疾病的影响程度更加强烈。在面对多种危险因素之间的并发或联合作用时,就涉及如何将各个危险分数进行整合。

计算组合危险分数的步骤如下。

第一步,参照危险分数转换表,得到各项危险分数。

第二步,计算相加项之和,即将危险分数大于1.0的各项数值分别减去1.0,所得到的新的数值作为相加项分别相加求和。

第三步,计算相乘项之积,即将小于或等于1.0的各项危险分数作为相乘项分别相乘求积。

第四步,将相加项之和与相乘项之积的两个结果再相加,就得到该死亡原因的组合危险分数。

4. 计算存在死亡危险　存在死亡危险指在某种组合危险分数下,因某种疾病死亡的可能性。计算存在死亡危险的步骤如下。

第一步,分别计算存在死亡危险,由于可能存在多种导致死亡的危险因素,因此需要对已经明确危险因素的各种死亡原因分别计算存在死亡危险。存在死亡危险公式:*存在死亡危险 = 平均死亡概率 × 组合危险分数*。

第二步,计算总的存在死亡危险。总的存在死亡危险即将各种死亡原因计算出来的存在死亡危险相加,即为总的存在死亡危险。

5. 计算评价年龄　评价年龄是根据年龄与死亡率之间的函数关系,按个体所存在的危险因素计算的预期死亡数求出的年龄。具体的计算方法是将各死亡原因所计算得到的存在死亡危险相加即总的存在死亡危险,再将计算出来的总的存在死亡危险数值,通过查询健康危险因素评价年龄(表3-4),即可得到与之相对应的评价年龄数。

笔记栏

表 3-4　健康危险因素评价年龄

男性存在死亡危险	实际年龄最末一位 0/5	1/6	2/7	3/8	4/9	女性存在死亡风险	男性存在死亡危险	实际年龄最末一位 0/5	1/6	2/7	3/8	4/9	女性存在死亡风险
530	5	6	7	8	9	350	4 510	38	39	40	41	42	2 550
570	6	7	8	9	10	350	5 010	39	40	41	42	43	2 780
630	7	8	9	10	11	350	5 560	40	41	42	43	44	3 020
710	8	9	10	11	12	360	6 160	41	42	43	44	45	3 280
790	9	10	11	12	13	380	6 830	42	43	44	45	46	3 560
880	10	11	12	13	14	410	7 570	43	44	45	46	47	3 870
990	11	12	13	14	15	430	8 380	44	45	46	47	48	4 220
1 110	12	13	14	15	16	460	9 260	45	46	47	48	49	4 600
1 230	13	14	15	16	17	490	10 190	46	47	48	49	50	5 000
1 350	14	15	16	17	18	520	11 160	47	48	49	50	51	5 420
1 440	15	16	17	18	19	550	12 170	48	49	50	51	52	5 860
1 500	16	17	18	19	20	570	13 230	49	50	51	52	53	6 330
1 540	17	18	19	20	21	600	14 340	50	51	52	53	54	6 850
1 560	18	19	20	21	22	620	15 530	51	52	53	54	55	7 440
1 570	19	20	21	22	23	640	16 830	52	53	54	55	56	8 110
1 580	20	21	22	23	24	660	18 260	53	54	55	56	57	8 870
1 590	21	22	23	24	25	690	19 820	54	55	56	57	58	9 730
1 590	22	23	24	25	26	720	21 490	55	56	57	58	59	10 680
1 590	23	24	25	26	27	750	23 260	56	57	58	59	60	11 720
1 600	24	25	26	27	28	790	25 140	57	58	59	60	61	12 860
1 620	25	26	27	28	29	840	27 120	58	59	60	61	62	14 100
1 660	26	27	28	29	30	900	29 210	59	60	61	62	63	15 450
1 730	27	28	29	30	31	970	31 420	60	61	62	63	64	16 930
1 830	28	29	30	31	32	1 040	33 760	61	62	63	64	65	18 560
1 960	29	30	31	32	33	1 130	36 220	62	63	64	65	66	20 360
2 120	30	31	32	33	34	1 220	38 810	63	64	65	66	67	22 340
2 310	31	32	33	34	35	1 330	41 540	64	65	66	67	68	24 520
2 520	32	33	34	35	36	1 460	44 410	65	66	67	68	69	26 920
2 760	33	34	35	36	37	1 600	47 440	66	67	68	69	70	29 560
3 030	34	35	36	37	38	1 760	50 650	67	68	69	70	71	32 470
3 330	35	36	37	38	39	1 930	54 070	68	69	70	71	72	35 690
3 670	36	37	38	39	40	2 120	57 720	69	70	71	72	73	39 250
4 060	37	38	39	40	41	2 330	61 640	70	71	72	73	74	43 200

6. 计算可达到年龄　可达到年龄是根据已存在的危险因素,提出可能消除或降低危险因素的措施后,按上述相同步骤计算得到的新的评价年龄,我们把这个新计算得出的评价年龄称可达到年龄。需要注意的是,可达到年龄永远不可能大于评价年龄。可达到年龄的计算方法:首先将被评估对象的各项可改变危险因素填入健康危险因素评价表中,将降低后的危险因素通过查询危险分数转换表得到新的危险分数,运用上述公式计算得到新的组合危险分数和新的存在死亡危险值,将这些新计算所得到的数值分别填入相应栏目中,再将新计算出的存在死亡危险值与那些无法改变健康危险因素所致死因计算的存在死亡危险相加,即为新存在死亡危险,通过健康危险因素评价年龄表查询得出可达到年龄。需要注意的是,这里可改变的危险因素指的是对于危险分数大于 1 且属于行为生活方式的或者是通过药物等方式可降低或改善的危险因素。

7. 计算危险降低程度　危险降低程度指被评估对象根据医生或者健康管理师的建议改变了现有的危险因素后,死亡危险可能降低的绝对量占改变前总存在死亡危险值的比例。

$$危险降低量 = 存在的死亡危险 - 新存在死亡危险$$
$$危险降低程度 = (危险降低量 / 总存在死亡危险) \times 100\%$$

(三) 健康风险评估报告

健康风险评估报告一定要实事求是地反映客观存在的危险因素,这就要求从初始采集信息时务必要认真、仔细、严谨,在面对多种健康危险因素时,需要根据危害性的严重程度来排序,进行危险度计算时也需要秉承严谨的态度。另外,评估报告还需要结合个体和群体的社会生活环境和当地的风俗习惯。健康风险评估报告是一种趋势性分析结果,报告里所涵盖的信息可以作为医生的参考资料,但不能替代医生的诊断报告。

健康风险评估报告的种类繁多,各种报告的组合也千差万别,较为完善的评估报告应该包括一份给受评估者个人的报告和一份总结了所有受评估者情况的人群报告,无论是个体评估报告还是群体评估报告都应与健康风险评估目的相对应。具体来说,老年人个体健康风险评估报告主要包括以下内容:

1. 个人健康信息汇总报告　主要包含了被评估者的个人健康信息。如被评估者日常吸烟、饮酒、运动及膳食情况;疾病史和家族史;体检所得的各项指标;本次评估之前所记录的相关健康指标等。这些信息都是作为评估计算的基础,当被评估者为老年人时,考虑到老年人的文化程度以及接受能力,往往建议多采用图片等简单易懂的形式对内容进行解释与说明。

2. 疾病风险评估报告　对于老年人来说,疾病风险评估报告尤其要包含缺血性心血管疾病、糖尿病、高血压、慢性阻塞性肺疾病(chronic obstructive pulmonary disease,COPD)等高发慢性病的风险评估。疾病风险评估报告内容主要涉及疾病风险评估结果、危险因素状况、可改善的危险因素提示三部分。

(1)疾病风险评估结果:在疾病风险评估结果中都会对风险等级(相对危险性)和发病率(绝对危险性)进行描述,为了让老年人被评估者更直观地了解自己的健康状况,往往还会借助图表来表述风险等级,更加直观和易理解。风险等级反映的是相对于一般人群危险性的增减量,一般将人群危险性分为 5 个等级:极低风险、低风险、中等风险、高风险和极高风险。当前风险就是通过计算得出的被评估对象目前的风险等级,其对应的发病率也是针对当前状况计算得出的;而理想风险则是降低或消除可改变危险因素后计算得到的发病率及对应的风险等级。

(2)危险因素状况:常用列表的形式展现,更加清晰、直观。

(3)可改善的危险因素提示:直接告知被评估者可以通过哪些行为来改善自己的健康状

笔记栏

况,也为后续制订有针对性的干预措施提供依据。

3. 健康促进与指导信息　根据所采集的个人健康信息,可以对老年被评估者的整体生活方式及评价年龄进行评价。对于这部分内容要详细地向被评估者解释,以帮助他们理解评价年龄的意义。另外,可将危险因素对健康的危害以及降低和改善这些危险因素后会带来哪些改变和益处进行重点提示,有助于老年被评估者明确健康目标。

老年群体健康风险评估报告主要包括老年受评群体的人口学特征、患病状况、健康危险因素总结、建议的人群干预措施和方法等。

第四节　老年健康风险评估的应用

一、基于社区的老年健康风险评估

《"十四五"国家老龄事业发展和养老服务体系规划》明确提出了社区养老服务的发展方向,强调强化居家社区养老服务能力。为实现这一目标,应充分发挥社区养老服务在资源和能力方面的优势,通过综合运用社区资源,实施全面、实时的健康管理,特别是对各社区中老年人的健康状况进行评估和管理。社区老年综合评估采用简易的方法,主要包括日常生活能力评估和跌倒风险评估等技术,旨在进行初步筛查,为必要时的转诊提供依据,并实施有针对性的健康管理措施。同时,进行老年抑郁评估,关注孤独和抑郁等心理健康问题,提供相应的心理健康教育,推荐社会支持、咨询和参与社区活动等干预措施以增强老年人的情绪健康。认知功能评估则着重于鼓励老年人积极参与体育活动,有助于减缓认知衰退,增进社会融入感,提升老年人对老化的积极态度,促进生命质量的提高。

二、基于医疗机构的老年健康风险评估

在医疗机构,应采用适宜的健康风险评估技术,以实现老年人的早期康复。医院的老年综合评估旨在明确诊断,制订全面的照护计划。该评估涵盖了根据确定的健康风险进行医疗干预、药物调整、疾病管理策略或专家转诊,对疾病状况和用药情况进行一般医学评估,以及利用巴塞尔指数(Barthel index)等量表进行日常生活活动能力评估。同时,对老年人进行认知功能评估,如使用简易智力状态检查量表(mini-mental state examination,MMSE)、蒙特利尔认知评估量表等,采用跌倒风险评定工具、起立行走试验、平衡与步态功能测试等进行跌倒评估。此外,还要利用简易营养评估量表等进行营养状况评估。在老年患者出院时,进行院内多学科会诊,评价患者住院期间的康复治疗效果、出院后的转归与去向,以及出院后中期照护或长期照料计划等情况,实现全方位的出院前整体评估。

三、基于养老机构的老年健康风险评估

养老机构实施定期的老年健康风险评估,旨在捕捉老年人健康状况的动态变化。评估结果将用于调整个性化护理计划,确保与个体功能能力的演变相匹配。推荐在养老机构采用适宜的健康风险评估技术,例如评估不同姿势下的移动能力,即从坐位到站立、上下床或转移至轮椅。及时发现老人是否存在移动困难,从而早期制订增强安全性和独立性的有效策略。针对老年人可能面临的抑郁、焦虑、孤独感以及社交障碍等问题,养老机构应利用精神状态评估表、抑郁状态问卷、自评抑郁量表等工具进行评定,以提前发现并有效干预。引入简易营养状况评估量表,对老年人的营养状况进行全面评估,制订个性化饮食计划,确保

其获得充分的营养支持。通过老年健康风险评估,养老机构可以更加专业地满足老年人对高质量养老服务的期望,实现"幸福养老"的目标。

四、基于家庭的老年健康风险评估

居家养老服务是通过子女实时监控老人居家情况,有效减轻老年人与子女对居住环境的担忧,提升安心度。居家养老服务倡导全面评估潜在风险:对家庭环境进行全面评估,包括照明、地板、家具布置、扶手安装、浴室安全等,以及移除可能引起绊倒的障碍物,以降低跌倒风险。实施全面的老年人功能状态评估,进行老年照护问题风险评估和干预,随时监测老年人患病情况的变化,并保持与社区医疗机构、医院的沟通,实现适时的转诊、转院。针对居家失能老人,必须进行健康风险评估,包括压疮、深静脉血栓、肺栓塞等常见风险,以实施相应的预防和管理措施。通过老年健康风险评估,居家养老服务得以全面优化,确保老年人安全、舒适、健康的居住环境。

知识链接

进行老年人健康风险评估的注意事项

1. 提供适宜的环境 体检时应注意调节室内温度,以 22~24℃为宜。评估时应避免对老年人的直接光线照射,环境尽可能要安静、无干扰,注意保护老年人的隐私。

2. 安排充分的时间 应根据老年人的具体情况,分次进行健康评估,让其有充足的时间回忆过去发生的事件,这样既可以避免老年人疲惫,又能获得详尽的健康史。

3. 选择得当的方法 对老年人进行躯体评估时,选择合适的体位,重点检查易于发生皮损的部位。检查口腔和耳部时,要取下义齿和助听器。有些老年人部分触觉功能消失,需要较强的刺激才能引出,在进行感知觉检查,特别是痛觉和温觉检查时,注意不要损伤老年人。

4. 运用沟通的技巧 老年服务与管理人员应采用关心、体贴的语气提出问题,语速减慢,语音清晰,选用通俗易懂的语言,适时注意停顿和重复。适当运用耐心倾听、触摸、拉近空间距离等技巧,观察非语言性信息,必要时可由其家属或照顾者协助提供资料。

(郭振友 赵 辉 杨 芳)

复习思考题

1. 简述健康危险因素的种类与特点。
2. 简述老年健康风险评估的基本原理。
3. 健康风险的常见表示方法有哪些?
4. 简述危险度的计算步骤。
5. 简述老年人个体健康风险评估报告的主要内容。
6. 简述老年健康风险评估过程中的注意事项。

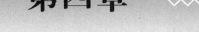

第四章

老年健康干预

随着人口老龄化的加剧，老年人的健康问题日益受到关注。老年健康干预作为一种积极、有效的健康管理方式，对于提高老年人的生活质量、促进健康老龄化具有重要意义。

第一节 概 述

一、健康干预

(一)健康干预的概念

健康干预（health intervention）是指对影响健康的不良生活方式和习惯等危险因素及不良健康状态进行综合处置的措施与手段。包括健康咨询与健康教育、营养与运动干预、心理与精神干预、健康风险控制与管理干预及就医指导等。健康干预的目标是帮助人们建立健康的生活方式，预防与控制疾病的发生发展，提高人们的生活质量。

(二)健康干预的原则

健康干预是维护和促进个体和群体健康的重要手段，制订干预计划时应遵循以下原则。

1. 预防为主　预防是健康干预的核心原则。通过采取措施来预防疾病和健康问题的发生,可以减少对医疗资源的依赖,降低医疗成本,提高人们的健康水平。

2. 个体化 每个人的健康状况和需求都是独特的,因此健康干预措施应该根据具体情况进行个性化定制。在制订干预计划时,需要考虑个体的年龄、性别、生活方式、遗传因素、环境因素等,以确保干预措施的有效性和针对性。

3. 综合性 健康干预措施应综合考虑多个方面,包括饮食、运动、心理、环境等。这些因素相互影响,共同决定个体的健康状况。因此,在制订干预计划时,需要综合考虑各种因素,制订综合性的干预措施。

4. 科学性 健康干预措施应基于科学的研究和证据。在制订干预计划时,需要参考国内外最新的研究成果和指南,确保干预措施的有效性和安全性。同时,需要对干预措施进行定期评估和调整,以适应个体和环境的变化。

5. 可持续性 健康干预措施应具有可持续性,即能够在长期内持续实施并产生积极的效果。在制订干预计划时,需要考虑干预措施的长期效果和成本效益,以确保干预措施的可持续性和长期效益。

6. 合作性 健康干预需要多方面的合作和支持。一方面体现在多学科协作,如医学、心理学、社会学、营养学等多个领域,以便全面了解个体的健康状况,制订更加科学的干预措施。另一方面体现在多方面参与,包括政府、医疗机构、社区、家庭、个人等多方合作,以确保干预措施的有效实施。

二、老年健康干预

(一) 概念

老年健康干预是指针对老年人群这一特定对象,以健康为目的而实施的一系列有组织、有计划的针对性活动和策略,是一个综合性的过程,涉及多个方面和层次的干预。老年健康干预是预防和控制老年人健康问题的重要手段之一,对于提高老年人健康福祉,促进健康老龄化的实现具有重要作用。

(二) 主要内容

1. 营养干预 随着年龄增长,老年人的消化功能逐渐减弱,营养吸收能力下降,容易出现营养不良或营养过剩的情况。因此,为老年人提供合理的饮食建议和营养支持,是维护其健康的重要手段。营养干预主要包括制订个性化的饮食计划,提供均衡、多样化的食物,以及补充必要的营养素等。

2. 运动干预 适量的运动可以帮助老年人保持肌肉力量、平衡能力和心肺功能,预防跌倒和骨折等意外伤害。应根据老年人的身体状况和兴趣爱好制订个性化的运动计划,包括有氧运动、力量训练、柔韧性训练等。

3. 认知干预 随着年龄增长,老年人容易出现认知障碍,如记忆力减退、思维迟缓等。认知干预旨在提高老年人的认知能力和大脑活跃度,通过进行记忆训练、思维训练、社交互动等活动,避免或延缓认知障碍的发生和发展。

4. 心理干预 老年人面临多种心理问题,如孤独、焦虑、抑郁等。心理干预旨在帮助老年人缓解心理压力,提高心理健康水平。可以通过心理咨询、心理疏导、心理教育等方式,为老年人提供心理支持和帮助。

5. 中医特色干预 中医注重整体观念和个体化治疗,强调人与自然、人与社会的和谐统一,以及身心之间的相互影响。在老年健康干预中,中医特色干预可以通过中药调理、针灸推拿、养生保健功法和情志调理等方式为老年人提供全面而个性化的健康干预措施,促进身心健康,提高生活质量。

（三）效果评价

1. 标准　制订科学的效果评价标准,包括老年人的健康状况、生活质量、满意度等方面。

2. 方法　采用问卷调查、访谈、观察等方法,收集老年人和相关人员的意见和建议,对干预效果进行综合评价。

3. 反馈　根据效果评价结果,及时调整干预方案,提高干预效果。同时,将效果反馈给老年人及相关人员,增强他们对老年健康干预的信心和参与度。

（四）意义

1. 提高生活质量　老年人的生活质量受到多种因素影响,如身体健康、心理健康、社会支持等。通过提供健康教育和健康促进等干预措施,可以帮助老年人建立健康的生活方式,减少慢性疾病风险,提高生活质量。

2. 预防慢性疾病　老年人是慢性疾病的高发人群,通过定期的体检和筛查,能够及时发现潜在的健康问题,采取相应的健康干预措施,可有效预防和控制这些疾病的发生和发展。

3. 增强自理能力　老年健康干预注重老年人的自理能力培养,通过康复训练、身体锻炼等方式,提高老年人的身体功能和自理能力,减少对他人帮助的依赖。通过提供必要的支持和帮助,使老年人保持独立的生活方式,建立自信心和自尊心。

4. 促进心理健康　老年健康干预关注老年人的心理健康,通过心理咨询、心理干预等方式,提供必要的心理支持和辅导,帮助老年人缓解孤独、焦虑等情绪问题,促进心理健康。

5. 促进社交互动　随着年龄增长,老年人的社会适应能力逐渐下降。通过社交干预,可以帮助老年人建立社交网络,增强社会适应能力,提高心理健康水平。

6. 预防意外伤害　老年人容易发生意外伤害,如跌倒、骨折等。通过健康干预,可以帮助老年人提高身体机能和认知能力,减少意外伤害的发生。

7. 减轻家庭负担　通过健康干预,可以减少老年人因疾病而产生的医疗费用,减轻家庭的经济负担,提高老年人的生活质量和幸福感,促进社会的可持续发展。

（五）发展方向

1. 全面评估与个性化干预　对老年人的健康状况进行全面评估,包括身体状况、营养状况、心理健康等方面。根据评估结果制订个性化的健康干预策略。对于有特殊健康问题的老年人,可以提供个性化的干预措施,如制订特定的饮食计划、推荐特定的运动项目等。此外,随着大数据和人工智能技术的发展,未来老年健康干预将更加注重个性化。通过收集和分析老年人的各种数据,为每位老年人制订更加精准的干预方案,提高干预效果。

2. 多学科团队合作　老年健康问题往往涉及多学科领域,未来老年健康干预需要更加注重跨学科合作。通过多学科的共同研究和实践,为老年人提供更加全面、系统的健康服务。例如:由医生、营养师、运动教练、心理咨询师组成的老年健康干预多学科团队。其中,医生负责诊断和治疗疾病,营养师负责提供饮食建议,运动教练负责指导运动锻炼,心理咨询师负责提供心理支持。

3. 家庭支持与自我干预　未来老年健康干预将更加注重社区和家庭为基础的模式。通过社区和家庭的力量,为老年人提供更加全面、系统的健康服务,提高他们的健康意识和自我保健能力。在我国,家庭是老年人最重要的支持网络,也是老年健康干预的重要环节。家庭成员应该关心老年人的健康状况,提供必要的支持和帮助。同时,老年人也应该学会自我干预,包括合理饮食、适当运动、保持良好的心态等。通过家庭支持和自我干预,可以更好地维护老年人的身体健康。

4. 科技支持与智能化干预　随着科技发展,老年健康干预也可以借助科技手段,提高干预效果和干预效率。例如,利用智能手环、智能血压计等设备,实时监测老年人的健康数据,及时发现健康问题并进行干预。同时,利用大数据和人工智能技术,对老年人的健康数据进行深度分析,为制订个性化的干预措施提供更准确的依据。

5. 社会参与志愿服务　老年人通过参与社会活动,不仅可以保持社交联系,还可以增强自我价值感和成就感,有助于促进心理健康和提高生活质量。同时,志愿服务也是老年人参与社会、贡献社会的重要途径,通过组织志愿者为老年人提供健康服务,如免费体检、健康讲座、心理咨询等,可以加强老年人的健康意识和提升自我保健能力,同时获得满足感和快乐感,有助于缓解老年人的孤独和抑郁情绪。

第二节　老年健康干预方法

一、老年健康干预方法与策略

为老年人实施健康干预前需要综合评估老年人的身体状况、心理需求和社会环境等多方面因素,根据老年人潜在或现存的健康问题,结合实际情况,通过健康教育和健康促进手段,综合运用各种健康干预方法,为老年人实施个性化的健康干预。常用的老年健康干预方法与策略如下:

(一) 老年人的居住环境干预

在老年人居住环境方面,须注意"适度"适老化的问题。近年来,对老年人居住环境的适老化改造越来越受到关注。在居住环境设计上,全国部分地区已经开始启动对传统住宅的无障碍设计与改造,增加社区适老化设施,并在整体风格上开始注意对老年人兴趣喜好的文化尊重。今后,老年人居住环境的适老化设计与改造将会越来越普及,但需注意防止过度适老化的问题,即让老年人感到舒适与安全才是最重要的。

(二) 老年人的沟通与互动

在与老年人互动沟通方面,须继续探索陪伴方式及基于认知特点的沟通技巧。由于家庭小型化、代际文化隔阂、新型社交方式不断涌现等现实因素,现代社会中与老年人群接触、互动、沟通的机会相对减少,从而越发缺少对老年人群需求的真正了解,加剧了代际距离及社会公众对老年人群的"歧视"态度。近年来,对老年人的精神慰藉受到广泛重视,国内外开始探索一些短期、长期陪伴的新形式,在沟通方法上也开始出现一些专业的理论指导,这些将会促进社会公众与老年人群的有效沟通与理解。

(三) 老年人的营养干预

老年人生理结构与功能的老化、心理及社会文化等因素均会对其营养摄入产生影响,从而影响整体健康水平。要维持老年人健康的饮食习惯及良好的营养状态,应定期评估老年人营养状况及影响因素,根据个人健康状况、活动水平和其他因素,在医生或营养师的指导下实施个性化的营养干预计划。具体方法详见本教材"第八章　老年营养与健康管理"。

(四) 老年人的运动干预

运动干预是老年健康干预的重要方法。干预前首先应了解老年人活动与健康的关系及影响活动的因素,评估老年人的活动能力,选择适合老年人的活动方式。老年人可以根据自己的年龄、身体状态、场地条件、个人兴趣爱好等选择运动项目及适当的运动量。如体质健壮的老年人可选择运动量较大的项目进行锻炼。年老体弱、患有急/慢性疾病的特殊老年人应在医师的指导下运动或暂停活动,以免发生意外。具体干预方法详见本教材"第九章 老年运动与健康管理"。

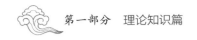

课堂互动

讨论:身边的老年人大多采用什么方式进行锻炼?

近期,一起关于老年人锻炼和年轻人之间产生矛盾的新闻引起了社会关注。据报道,在某个社区的活动室,老人们经常在周末进行唱歌、跳舞等活动,声音较大,影响了年轻人的休息。年轻人纷纷向社区反映,希望老年人能够降低音量或者改变活动时间,以便他们有一个安静的休息环境。

随着社会发展和人口老龄化的加剧,老年人和年轻人之间的交流和互动日益增多,如何协调双方的需求和利益,促进社区和谐发展,成为一个亟待解决的问题。

请谈谈对此有什么看法并给出建议。

(五)老年人的睡眠干预

对老年人而言,休息和睡眠是消除疲劳的重要方式,良好的睡眠对老年人的身体和心理健康都非常重要。而老年人的睡眠质量往往会下降,睡眠障碍发生率较高。应关注老年人的睡眠问题,采取有效的干预措施来改善他们的睡眠状况。具体干预方法详见"第十章 老年睡眠与健康管理"。

(六)老年人的心理与精神干预

老年阶段,会因为自身的衰老、疾病,以及生活事件(如退休、丧偶、子女成家等)的影响,产生各种负面的心理问题,直接或间接影响身体健康。因此,应重视老年人的心理与精神健康,用科学的方法评估老年人潜在或现存的心理与精神问题及影响因素,及时给予相应的健康干预。此外,对于临终的老年人,应借助一些方法满足其精神需求,使其感受到充满真、善、美的人文关怀。具体干预方法详见"第十一章 老年人常见心理问题与健康管理"。

(七)老年人的疾病干预

老年人的身体逐渐衰弱,慢性病发生率较高。因此,对慢性病的干预是老年健康干预的重要组成部分。如应督促老年人定期体检,通过体检及时发现潜在疾病,并进行相应治疗。如果老年人出现身体不适或异常症状,应及时就医,并指导老年人提高治疗的依从性和对疾病的自我管理能力。对于已患有疾病或功能障碍的老年人,由专业的医疗人员根据其具体情况制订个性化的康复计划。具体干预方法详见"第十三章 老年常见慢性病健康管理"。

(八)老年人的安全干预

由于衰老、疾病以及生活环境等带来的不安全因素,易导致老年人发生安全意外事件,从而影响身心健康,甚至威胁生命。老年人常见的安全问题有:跌倒、噎呛、服错药、坠床、交叉感染、水火电安全等。照护者应定期评估危险因素,及时发现隐患,采取有效措施,防患于未然。

(九)老年人的家庭支持干预

家庭是老年人健康干预的重要支持力量。家庭成员可以提供日常照顾、心理支持、情感陪伴等方面的帮助。同时,家庭成员也需要了解老年人的健康状况和需求,与他们保持良好的沟通,共同制订和执行健康管理计划。

（十）老年人的移动健康干预

1. 健康监测设备　通过使用各种健康监测设备,如智能手环、智能手表等,实时监测心率、血压、睡眠等生理指标,帮助老年人及时了解自己的健康状况,发现潜在健康问题。

2. 健康干预软件　通过使用健康干预软件,如健身应用程序、健康管理干预应用程序等,记录饮食、运动、睡眠等数据,提供个性化的健康建议和指导,建立健康的生活方式。

3. 远程医疗　通过远程医疗技术,如视频会诊、远程诊断等,为老年人提供及时的医疗服务和干预,避免病情恶化或延误治疗。

4. 虚拟现实技术　虚拟现实技术可以模拟一些老年人在生活中难以接触的环境,如爬山、游泳等,帮助老年人进行康复训练。

5. 人工智能　人工智能技术在健康干预中也有广泛应用,如通过机器学习算法分析个人健康数据,为老年人提供个性化的健康建议,帮助他们更好地干预健康。

（十一）持续健康改进

持续健康改进是健康干预的一个重要环节,它强调在干预过程中不断收集和分析数据,评估干预效果,并根据结果进行调整和改进。以下是一些持续健康改进的方法。

1. 建立数据收集系统　通过建立数据采集系统,及时收集和分析老年人的健康数据,包括生理指标、生活方式、饮食习惯等,为评估干预效果提供依据。

2. 定期评估干预效果　包括评估干预措施是否有效、是否需要调整等。

3. 及时反馈和调整　在评估干预效果的过程中,及时反馈结果并调整干预措施,确保干预措施能够更好地满足老年人的健康需求。

4. 寻求专业建议和支持　在持续健康改进的过程中,寻求专业建议和支持非常重要,可以帮助老年人更好地进行健康干预。

老年健康干预方法多种多样,这些方法相互补充,可以帮助老年人更好地保持身心健康。同时,我们也应该关注老年人的需求和特点,为他们提供更加个性化的精准的健康干预。

二、老年健康干预注意事项

（一）尊重个体差异

每位老年人的身体状况、生活方式、文化背景等都有所不同,因此在制订干预措施时需要充分考虑个体差异。不能机械地应用同一种干预方法,而应根据老年人的具体情况进行个性化的干预。

（二）保持沟通与合作

老年健康干预是一个多方参与的过程,需要与本人、家庭成员、医护人员、社区工作者等保持密切的沟通与合作。通过充分沟通,了解老年人的需求和意愿,共同制订干预方案,确保干预措施的有效实施。

（三）注重心理支持

老年人在面对身体健康问题时,往往会产生焦虑、抑郁等情绪。因此,在健康干预过程中,要注重对老年人的心理支持,帮助他们建立积极的生活态度,提高心理适应能力。

（四）保持适度干预

健康干预并非越多越好,过度的干预可能会给老年人带来不必要的负担。因此,在实施干预措施时,要把握好度,确保干预措施既能够发挥作用,又不会对老年人的生活造成过多干扰。

（五）定期评估与调整

老年健康干预是一个持续的过程,需要定期评估干预效果,并根据评估结果进行调整。

通过定期评估,可以及时发现干预措施中存在的问题,并采取相应的改进措施,确保干预措施的有效性。

(六)强化安全意识

在实施老年健康干预时,要特别关注老年人的安全问题。例如,在使用健康科技产品时,要确保产品的安全性和易用性;在进行运动干预时,要确保运动的安全性和适度性。同时,要加强对老年人的安全教育,提高安全意识。

三、老年健康干预沟通技巧

(一)非语言沟通技巧

非语言沟通对于因认知障碍而无法顺利表达和理解谈话内容的老年人来说极其重要。在应用各种方式的非语言沟通过程中必须明确:老年人可能因其功能障碍而较为依赖非语言沟通,但这并不意味着其心理认知状态也退回孩童阶段。因此,要避免让老年人感觉不舒服或难以接受的动作,如不适宜地拍抚头部等;要尊重与了解老年人的个性和社会文化背景,以免影响沟通效果;注意观察何种沟通方式使老年人反应良好,并予以强化和多加运用。常用的非语言沟通技巧如下。

1. 触摸　可表达触摸者对老年人的关爱,而触摸他人或事物则可帮助老年人了解周围环境。需要注意的是,倘若使用不当,触摸可能会增加躁动或触犯老年人的尊严。因此,在使用该沟通模式的过程中应注意以下几点。

(1)尊重老年人的尊严与其社会文化背景。如因检查而需进行的触摸涉及老年人的隐私时,应事先得到老年人的允许,且应注意不同社会文化背景下的触摸礼仪存在一定差异。

(2)渐进性地开始触摸,并持续观察老年人的反应。例如,从单手握老年人的手到双手合握;进行社交会谈时,由 90~120cm 渐渐拉近彼此距离;在触摸过程中,观察老年人面部表情和被触摸的部位是松弛(表示接受且舒适)还是紧绷(表示不舒适),身体姿势是退缩的后靠还是接受的前倾,等等,都可为下一步措施的选择提供依据。

(3)应注意适宜的触摸位置。最易被接受的部位是手,其他适宜触摸的部位有手臂、背部与肩膀,头部则一般不宜触摸。

(4)事先让老年人知道触摸者的存在。部分老年人因为视、听力的丧失,易被惊吓,所以应尽量选择从功能良好的一侧接触老年人,千万不能突然从背后或暗侧给予触摸。

(5)注意保护老年人易脆破的皮肤。可适当涂抹乳液,尤其要避免拉扯或摩擦。

(6)对老年人的触摸予以正确反应。应学习适当地接受老年人用抚摸头发、手臂或脸颊来表达谢意,而非一味以老年人为触摸对象。

2. 身体姿势　当言语无法准确交流时,可适时有效地运用身体姿势辅助表达。与听力下降的老年人沟通时,要面对老年人,利于其读唇,并加上缓和、明显的肢体动作来有效地辅助表达;对于使用轮椅代步的老年人,注意不要俯身或利用轮椅支撑身体来进行沟通,而应适时坐或蹲在旁边,并维持双方视线在同一水平线,以利于平等地交流与沟通。同样,若老年人无法用口语表达清楚时,可鼓励他们以身体语言来表达,再给予反馈,以利于双向沟通。日常生活中能有效强化沟通内容的身体姿势包括:挥手问好或再见;伸手指出物品所在地、指认自己或他人;模仿和加大动作以表示日常功能活动,如洗手、刷牙、梳头、喝水、吃饭;手臂放在老年人肘下,或让老年人的手轻轻勾住照顾者的手肘,协助老年人察觉要与他同行的方向。

3. 其他　耐心地倾听也非常重要,特别是有些老年人听到自己的声音时有安全感,因此喜欢一直说话。沟通过程中,医疗人员应保持脸部表情平和,说话声音要略低沉平缓且带有适度的热情,说话时倾身向前以表示对对方的话题感兴趣,但注意不要让老年人有身体领域被侵犯的不适,必要时可适当夸大面部表情以传达惊喜、欢乐、担心、关怀等情绪。另外,眼神的信息传递是脸部表情的精华所在,所以保持眼神的交流非常重要,尤其是认知障碍的老年人,往往因知觉缺损而对所处情境难以了解,因此需提供简要的线索和保持眼神的交流,必要时正面触摸老年人以吸引其注意力。

(二)语言沟通技巧

1. 老年人的语言表达 口头沟通对外向的老年人而言,是抒发情感和维护社交互动的良好途径,而书信沟通则更适合内向的老年人。随着年龄渐增,较少参与社会活动,不论老年人原先的人格特征如何,都可能变得比较退缩与内向而影响其语言表达能力,甚至可能会有寂寞和沮丧的情绪产生。最好的解决方法是提供足够的社交与自我表达机会,予以正向鼓励,但不管老年人是选择接受或拒绝参与都应予以尊重。在沟通中,要全神贯注地倾听老年人的观点和感受,避免中断或分心。通过点头、微笑等方式回应老年人,表明你在认真倾听。同时,要注意老年人的身体语言和情绪变化,从而更好地了解他们的需求和感受,及时调整沟通策略,保持积极、稳定的沟通氛围。通过提问引导老年人更深入地表达自己的观点和需求。在表达时,要使用简洁明了的语言表达观点,避免使用过多的专业术语或复杂的句子结构,以易于理解的方式解释健康信息。对于老年人的积极态度和行为,医疗保健专业人员应给予肯定和鼓励,增强他们的自信心和积极性。肯定他们的努力和改变,鼓励他们坚持健康生活方式。还要站在老年人的角度思考,表达对他们的理解和关心。

2. 电话访问或视频通话 利用电话或网络可克服时空距离,有效追踪老年人的现状,甚至还可进行咨询、心理疏导或给予诊断、治疗。除了应避开外出、用餐与睡眠时间外,理想状况下最好能与老年人建立习惯性的电话或视频联系,这样会使老年人觉得有与外界沟通的喜悦。当电话或视频访问对象有听力障碍、失语症或定向力混乱时,需要具备特别的耐心并采用有效的方法。例如:不断提醒自己说话速度放慢和尽可能咬字清楚;要求失语症的老年人以其特殊的语言重复所听到的内容,譬如复述重要字句,或敲打听筒或键盘以表示接收到信息;对于认知渐进障碍的老年人,应在开始沟通时,明确介绍访问者与老年人的关系,以及此次电话访问的目的。为避免发生误解,必要时还须以书信复述信息;另外,可鼓励听力困难的老年人安装扩音设备,直接放大音量以利于听懂,其效果较助听器更佳。

3. 书面沟通 只要老年人识字,结合书写方式进行沟通可针对老年人记忆减退的特点而发挥提醒作用,也可提高老年人对健康教育的依从性。但在与老年人的沟通中使用书写方式,需要注意以下几点:①为便于看清,应选择较大的字体,且注意文字颜色应与背景色对比度较高;②对关键的词句应加以强调和重点说明(如选用不同的字体、颜色等);③用词浅显易懂,尽可能使用非专业术语;④运用简明的图表或图片来解释必要的过程;⑤合理运用小标签,如在小卡片上列出每日健康流程该做的事,并且贴于常见的地方以防记错或遗忘。

(三)健康干预中的激励技巧

1. 目标设定 与老年人一起设定明确、可实现的目标,激发他们的积极性。通过强调预防疾病、延缓衰老和提高生活质量的好处,让老年人明白健康行为对长期健康的益处,以激发他们采取健康行为的积极性。

2. 参与激励 让老年人参与健康干预计划的制订和决策过程,让他们成为健康干预的主体,感受到自己的意见和需求被重视。通过参与健康干预活动,老年人可以更好地了解自己的健康状况,掌握健康知识,同时增强他们的归属感和责任感,也能够提高干预计划的针对性和有效性。

3. 语言激励 在沟通过程中,要用鼓励、肯定的语言,增强老年人的自信心和自尊心。

通过正向的语言激励,激发老年人的积极性和主动性。

4. 行为激励 通过给予老年人一些实质性的奖励,如健康礼品、健康讲座等,激励他们积极参与健康干预活动。这种行为激励可增强老年人的参与感和获得感。

5. 情感激励 在沟通过程中,要关注老年人的情感需求,给予他们关心和支持。通过情感激励,增强老年人的归属感和幸福感。

6. 榜样示范 通过展示成功的案例或经验,鼓励老年人之间进行互动和交流,分享彼此的健康经验和心得。这种榜样示范可以让老年人感受到彼此的关注和支持,同时也有助于传播正确的健康知识,激励老年人积极追求健康的生活方式。

7. 反馈激励 定期对老年人的健康状况进行评估和反馈,让他们了解自己的健康状况和进步。这种反馈激励可以让老年人看到自己的努力成果,从而增强他们的信心和动力。并根据他们的反馈进行调整和改进,让老年人感受到自己的意见和需求被重视,同时也能够促进健康干预活动的持续改进和提高。

8. 持续激励 老年人的健康干预是一个长期过程,需要持续激励和支持。通过定期举办健康讲座、组织健康活动等方式,持续激励老年人保持健康的生活方式。

第三节 老年健康干预方案的设计

一、概述

(一)老年健康干预方案的概念

老年健康干预方案是一套针对老年人健康问题的全面、系统、科学的解决方案。通过评估老年人的健康状况,识别潜在的健康问题,制订个性化的干预计划,采取有效的干预措施,及时调整干预方案,以实现最佳的健康干预效果。

(二)老年健康干预方案设计的原则

1. 目标导向 明确的目标不仅是计划设计的起点,也是计划实施的终点。老年健康干预计划的设计与实施,必须始终以目标为导向,只有这样才能确保计划的有效实施,从而实现计划目标。

2. 整体性 在制订健康干预计划时,需要确保计划本身的整体性,同时还要考虑健康干预与我国当前卫生保健政策相结合,以提高老年人综合健康水平和生活质量。

3. 个性化 计划制订时需要考虑到老年人的个体差异和需求,同时根据老年人的实际情况和健康状况,及时调整和优化健康干预计划,确保计划的针对性和有效性。

4. 前瞻性 在制订健康干预计划时,必须具备前瞻性思维,以适应未来发展的趋势和要求。前瞻性原则体现在目标设定上,应具有一定的先进性。同时,在干预活动设计中,应积极应用新型、现代的干预技术和方法,以更好地满足未来发展的需要。

5. 动态性 计划制订时需考虑时间周期,并在该周期内预见可能发生的变故,给出应变对策。在实施阶段,需持续追踪计划进程并根据老年人的变化情况进行调整。遵循动态性原则并不意味着随意更改计划,只有经过评价与反馈,有修改计划的指征,认为确有修改的必要时才能进行调整。

6. 实事求是 在制订健康干预计划时,必须遵循实事求是的原则。要进行周密细致的调查研究,了解老年人的实际情况,包括健康问题、认识水平、行为生活方式、用药情况、经济状况等。只有充分了解目标人群的客观资料,才能实行分类指导,提出真正符合具体实际、具有可行性的健康干预计划。

7. 参与性　积极鼓励医护工作者、老年人以及其他相关部门参与健康干预计划的制订和适宜干预活动的确定。通过早期参与需求分析,将老年人关心的问题和他们喜欢的干预活动纳入计划中,从而更好地吸引老年人的参与,并在项目实施中获得他们的更多支持,实现预期效果。

二、基本程序

一个完整的健康干预方案不仅需要计划制订、实施及评价三个阶段,还需要考虑如何将这三个阶段有机地结合起来,形成一个连续的过程。在计划制订阶段,需要明确干预目标、对象、内容、时间等要素,为后续的实施和评价提供基础。在实施阶段,需要按照计划逐步推进,确保各项措施得到有效执行。在评价阶段,需要对干预效果进行评估,及时发现问题并进行调整和改进。这三个阶段的相互影响和作用,是确保健康干预计划顺利实施并取得预期效果的关键。因此,老年健康干预方案设计一般应遵循以下基本程序。

(一) 健康干预需求评估

在制订老年健康干预方案时,首先要考虑的是老年人的需求,即了解他们存在哪些健康问题,其中哪些问题最为迫切、需要优先解决;这些优先的健康问题中有哪些是可以通过健康干预得到改善的;以往是否开展过健康干预,存在什么问题需要改进;开展健康干预的资源有哪些;老年人适宜的干预措施有哪些,等等。进行充分的信息收集与分析,是为设计科学、合理的健康干预方案奠定基础,只有这样,才能使老年健康干预工作取得良好效果。

1. 健康问题分析　其目的在于客观地确定老年人的主要健康问题,并最终确定优先干预的健康问题。在这个过程中,需了解老年人个体或群体存在哪些健康问题,健康问题的严重性,以及对老年人的生活质量、家庭和社会经济等方面的影响。

在健康问题分析时,常使用流行病学、统计学、数学模型等方法,研究分析老年人的健康信息资料,得出老年人的躯体、心理、社会健康问题,以及相对应的各种危险因素的发生率、分布、频率、强度等。国外学者提出具有综合性的"5D"指标,即死亡(death)率、发病(disease)率、伤残(disability)率、不适(discomfort)和不满意(dissatisfaction),以对健康问题的相对重要性进行分析。此外,我们也可以通过查阅卫生行政部门的统计信息、医疗卫生机构的数据统计、社区诊断资料或专门的调查,获得老年人的健康问题及其相关信息。

在实际情况中,我们发现老年人面临的健康问题并非单一,可能存在多个。因此,我们需要通过对数据的细致分析,综合考虑健康问题的严重性、对老年人健康的危害程度,以及老年人对健康问题的重视程度和通过健康干预方法进行干预的可行性等因素。经过权衡比较,我们最终确定一个或一组问题作为需要重点干预的健康问题。这样的决策旨在确保资源得到合理分配,针对老年人的具体情况,提供更有效的健康干预方案。

2. 健康问题的影响因素分析　现代医学认为影响健康的因素有很多种,但主要分为四类:生活方式/行为因素、环境因素、生物学因素和卫生服务因素。进行健康影响因素分析,就是分别分析各类影响因素在疾病发生发展中的重要性,进而确定优先干预的影响因素。

3. 确定优先干预的健康问题　老年人的健康问题是多方面、多层次的,而一些健康问题往往互相关联,满足一项优先的健康问题实际可以解决多个问题。另外,可供开展健康干预的资源又是有限的。因此,有必要对需要解决的健康问题进行分类、排序,把有限的资源应用于群众最关切、干预最有效的项目上。

确定优先干预的健康问题,通常可以遵循以下原则:①重要性原则,即确定为优先项目目标的健康问题对老年人群健康威胁严重,或对经济社会发展、社区稳定影响较大,例如发病率高,受累人群比例大;致残、致死率高;与该健康问题相关的危险因素分布广;群众非常关切等。②有效性原则,即通过健康干预,能有效促使其发生预期改变的健康问题。例如,针对该健康问题有健康教育干预措施,且能够获得明确的健康效益;有明确的客观指标,可定量地评价其消长,可随访观察;干预措施操作简便易行,成本效益较好,且易被所干预的对象人群接受;等等。

(二)确定干预目标

1. 总体目标 是指在执行某项健康促进规划后,预期应达到的理想的影响和效果。总体目标通常是宏观的、远期的、较为笼统和不需要量化的,只是给干预方案提供一个总体方向。如老年高血压健康干预计划项目,其总目标是"有效控制高血压,减少高血压并发症的发生,提高老年高血压患者的生活质量"。

2. 具体目标 是为实现总目标所要达到的具体结果,要求是明确的、具体的、可测量的指标。其要求可归纳为"SMART"5个英文字母。S:special 具体的,M:measurable 可测量的,A:achievable 可完成的,R:reliability 可信的,T:time bound 有时间性的。具体目标必须回答4个"W"和2个"H",即:Who——对谁? What——实现什么变化? When——在多长时间内实现这种变化? Where——在什么范围内实现这种变化? How much——变化程度多大? How to measure——如何测量这种变化?

3. 具体目标的分类制订 对人群或个体的健康干预通常可以产生以下结局,如健康状况改善、行为生活方式的变化,以及健康知识和技能的变化。因此,健康干预的具体目标一般可以分为健康目标、行为目标和教育目标。

(1)健康目标:从执行健康干预计划到目标人群健康状况的变化,需要的时间不同。如通过健康干预,需要几个月就能看到体重的控制和血压的控制,但是需要若干年才能看到人群高血压患病率的变化。因此,不同的健康干预项目要根据干预的健康问题、项目周期确定健康目标。如对某社区老年高血压患者实施健康干预方案一年后,80% 的高血压患者能有效地控制血压。

(2)行为目标:行为目标反映的是健康干预实施后,人群或个体行为生活方式的改善,如能做到规律运动、定期监测血压、减少盐的摄入、遵从医嘱服用药物等。如对某社区老年高血压患者实施健康干预方案一年后,90% 的高血压患者能遵从医嘱服用抗高血压药物。

(3)教育目标:教育目标主要阐述通过健康干预,目标人群或个体在健康知识和技能方面的变化。人们健康行为生活方式的改变,有赖于对健康信息的了解,以及对相关技能的掌握。只有具备这些,才有可能真正执行健康行为。因此,教育目标可以是健康干预的一个阶段性目标,如表述为"对某社区老年高血压患者实施健康干预方案两个月后,90% 的高血压患者知晓高血压的危害"。

(三)制订干预策略

干预策略的制订需综合考虑老年人的实际健康状况和健康需求、健康干预实施方的资源与能力、老年人所在场所的条件,以及区域卫生服务机制与能力等因素,通过教育与组织手段全面分析、确定影响行为与环境的各种因素之后,制订出恰当的干预策略。常用的健康干预策略包括以下几种。

1. 老年人健康管理的能力建设 目的在于提高老年人的健康意识、健康知识水平和健康自我管理的能力。常用的干预方法如下。

(1)随诊指导:在老年人就诊过程中,可由医务人员根据老年人的健康状况、行为和认知状况等,给予有针对性的信息、技术和行为指导服务。

（2）举办专门的讲座、培训：可以将老年人集中在一起，根据他们的共同需求，举办讲座、培训等健康宣教活动，增加老年人的健康知识和技能。

（3）小组讨论：由医务人员或老年人中的"领袖人物"组织带领其他人一起，围绕大家关心的健康问题展开讨论，分享信息、介绍经验，用老年人中榜样的力量影响其他人。

（4）发放健康教育材料：制作折页、小册子等便于携带的健康教育材料，内容可包含健康知识信息、技能或行为图解，图文并茂，帮助老年人群掌握行为操作技能。

（5）电子类材料：越来越多的老年人开始接触电脑、手机等新型媒体，因此，可通过社区卫生服务机构网站、公众号、短视频平台等，提供健康信息与行为指导。

（6）社区活动：在老年人工作、生活的场所，组织社区活动，如组织老年人进行传统健身功法（五禽戏、八段锦、太极拳等）。通过健康科普进社区等活动，唤起老年人对健康的关注，促使老年人养成良好的行为生活方式。

2. 形成支持健康干预的环境

（1）改善环境：在老年人生活的场所或社区，通过工会、社区组织，改善社会环境和物质环境，使其更有利于老年人健康行为生活方式的采纳。如建立老年人活动中心和场所，创造适宜老年人活动和娱乐的社区环境等。

（2）提供服务：健康干预机构、社区卫生服务机构能够主动向老年人提供健康服务，并将健康服务的信息广泛发布，增加老年人对于健康服务的利用率。如定期开展免费测量血压、血糖服务，为老年人群预约健康查体服务等。

（四）健康干预方案的执行及评价

健康干预方案中还应包括各项干预活动实施的时间、地点及如何实施，需要的费用及评价干预效果的方法等，这样才能构成完整的健康干预计划。因此，各项活动安排是否合理周密，关系到健康干预计划能否有效落实，也最终影响到健康干预的成效。

1. 制订干预活动执行方案

（1）确定健康干预活动日程：健康干预方案的活动日程通常按照工作进程的顺序合理安排，遵循活动发生的先后顺序、节省时间等原则，将每一项活动列入日程表。此外，每一项活动所需时间的设定要有一定弹性和缓冲空间，避免太过机械，难以落实。安排好的详细的工作日程通常以图或表的形式表示。

（2）确定组织网络与执行人员：这是执行计划的根本保证。通常，健康干预方案的执行者为健康管理机构专业人员、社区卫生服务机构专业人员等。在干预项目计划中，要根据每一项活动的内容和要求，确定由相关专业的科室或人员负责执行。此外，在健康干预现场应明确任务分工，责任到科室、到人，可以提高健康干预项目的执行力，确保各项活动有效落实。

2. 制订监测与评价方案　监测与评价是保证健康干预项目顺利进行并最终实现项目目标的重要手段。在健康干预方案计划中，通常需要明确监测指标、监测方法，以及效果评价指标和评价方法。

（1）监测指标与方法：一般而言，健康干预计划监测指标要根据各项干预活动的具体要求来确定。例如，对老年高血压患者健康干预项目活动之一，是每月为高血压患者免费测量血压一次，监测指标就应该是"参与血压测量的老年高血压患者人数、比例"。监测方法主要包括活动记录，定期核查活动的实际执行情况与计划是否一致，是否按时、保质、保量完成各项活动。

（2）评价指标与方法：效果评价是在健康干预各项活动实施结束后，旨在衡量项目效果的活动。大多数健康干预项目会采用干预前后比较的方法，确定干预效果，即在实施干预活

笔记栏

动前进行一次测量,内容可以包括群体或个体的健康指标、行为生活方式、就医与用药情况、健康认知、个人基本信息等,其中的重点应为健康干预活动能够影响到的内容。在干预活动结束后,再次对上述指标进行测量,比较两次测量的结果,从而判断健康干预项目的效果,以评价项目是否达到了预期目标。因此,健康干预项目的效果评价指标一般来源于项目的具体目标。例如,对老年高血压患者的健康干预项目中,目标之一是"如对某社区老年高血压患者实施健康干预方案一年后,80% 的高血压患者能有效地控制血压"。那么,相应的效果指标可以是老年高血压患者血压控制率。

三、健康干预方案设计的应用

基于老年个体的健康干预计划,指的是由社区医生、家庭医生或者是健康管理机构为每一位老年人量身打造的健康干预计划,其特点是针对性较强,要尽可能符合老年个体的特点和要求。基于老年个体的健康干预计划通常包括以下几个步骤。

（一）个体健康评估

个体健康评估是全面收集老年个体健康相关信息,综合评估其健康干预需求的过程,需要收集的个体信息包括以下几类。

1. 个体的社会人口学特征　①个人情况:姓名、性别、年龄、文化程度、民族、婚姻状况、职业、经济来源、医疗费用支付方式等。②家庭情况:如家庭人口数、家庭成员与本人关系、是否一同居住、家庭居住条件、家庭经济条件等。

2. 个人疾病史与家族史　①病史:如是否患有高血压、糖尿病、高脂血症、哮喘、恶性肿瘤、结核病、肝炎等;是否有过敏史;是否有精神疾病史;是否有遗传疾病;是否有伤残、伤残情况;目前用药情况等。②家族史:如家庭成员,特别是亲属是否患有高血压、糖尿病、精神疾病、遗传疾病、恶性肿瘤、结核病、肝炎等。

3. 行为生活方式　①吸烟情况:是否吸烟、开始吸烟年龄、吸烟量等;②饮酒情况:饮酒频次、饮酒种类、饮酒量等;③饮食情况:饮食是否油腻、是否偏咸、每天是否食用奶或奶制品、是否能做到荤素搭配、每日饮水量等;④运动情况:运动锻炼频次、每次运动锻炼时间、运动方式等。

4. 心理认知状况　测量老年人的认知功能和心理状态,是否存在认知功能障碍及抑郁、焦虑等心理问题。

5. 体检结果　身高、体重、腰围、臀围、体重指数(body mass index,BMI)、腰臀比;心率、血压、血脂、血糖;血尿便常规、心肺功能、肝肾功能、关节活动度等。

6. 日常生活活动能力评估　判断老年人是否存在失能状态。

通过收集以上资料可以获得老年人较为完整的健康相关信息,这些信息将用于判断老年人的健康状况、现存的健康风险,为进一步制订健康干预目标和干预活动奠定基础。上述健康相关信息可以从健康档案中获得,也可以通过专门的询问和检查获得,从而建立老年个体的健康信息档案。

（二）确定健康干预目标

根据上述健康评估结果,确定老年个体的健康干预目标。

例如:针对一位体重 90kg,超重(BMI=28.14)的男性老年人,存在高脂血症,缺乏运动的情况,可以制订以下干预目标。

1. 在一年内,使体重减到 85kg 以下,BMI 下降到 25 以下。

2. 在两年内使血脂指标达到正常范围。

3. 形成均衡膳食、保持运动的良好行为习惯。

（三）健康干预指导

为了实现上述健康干预目标,需要从合理膳食、合理运动入手制订健康干预策略。要根据老年人的具体情况,对其饮食、运动行为提出明确、具体、可操作性的指导。

1. 合理膳食 通过对老年人一周的膳食调查,计算出每日的热量摄入情况,确定其理想的每日摄入热量。再依据理想的每日摄入热量确定每日膳食组合,并给出组合的实例、数量。在指导老年人掌握合理膳食技能时,可以用食物模型,帮助其以实物的形态明确自己每日可以摄入的各类食物分别是多少,蛋白类食物之间如何替换、谷物类食物之间如何替换等,增加老年人对合理膳食的感性认识。

2. 合理运动 充分尊重老年人的个人意愿,鼓励老年人积极参与制订自己的活动计划。锻炼前进行身体评估,系统了解老年人的心率、呼吸、血压、体重、肺活量及消化功能等。老年人的活动量、活动种类以及强度应根据个人能力、身体状态及运动偏好来选择。老年人的活动量可以以一次性消耗 335kJ 能量的运动项目进行参考,如体操 20~30min、沐浴 20~30min、清洁卫生 20min、投球 10min、爬楼梯 5~10min、跳绳 10~15min、跑步 10~15min、读书 6h、写作 40~50min、游泳 5min 等。动作由简单到复杂。学会自我监护,运动锻炼要求有足够而又安全的运动量。为老年人提供运动记录表,要求至少坚持 2 周运动记录。

（四）随访与评估

健康行为研究发现,人们行为生活方式的改变是一个不断认识决策的过程,而且在改变的早期需要更多的信息、技术以及心理支持,一旦行为形成并且逐步转化为一种生活方式、习惯,则行为更有可能保持下去。为此,在行为干预开始后,定期跟踪、随访,及时发现老年人行为改变中的偏差、遇到的困难,要及时纠正偏差,帮助老年人克服困难,调整干预活动。一般而言,早期随访应更加频繁,如 1~2 周进行一次随访,如果随访时发现老年人能够较好地按照行为指导去做,并且产生了预期效果,则可减少随访频率,以后可延至每月随访一次,持续 3 个月左右,之后可 2~3 个月随访一次。当然,在进行行为干预期间,还需要留下指导医生的联系方式,如电子邮件地址、电话等,便于老年人及照顾者有问题时随时向指导医生求助。

针对上述案例,需要进行的随访与评估包括以下几方面。

1. 干预开始的第一周、第二周,主动与服务对象联系,查看膳食、运动记录,称体重,评估服务对象膳食、运动改善情况,以及相应的体重变化,记录测体重时间、体重值,并计算 BMI;根据评估结果给予服务对象进一步的建议,必要时对膳食、运动干预措施进行适当调整。

2. 接下来每两周随访一次,连续 3 次,同时测量体重。此阶段服务对象已经进入干预的第二个月,行为习惯初步形成,要给予服务对象心理、情感的肯定与支持,还要发动服务对象的家庭成员或主要照顾者对其行为改变给予支持和鼓励。

3. 在以后的干预过程中,可每月随访一次,询问合理膳食和运动的执行情况,帮助服务对象克服遇到的阻碍。通过测量体重,计算 BMI,让服务对象看到自身体重的变化,这也是激励服务对象坚持健康行为生活方式的有效手段。

4. 一年后将体检结果与最初的结果进行比较,确定 BMI、血脂的变化情况,评价是否达到预期目标。

随访的方式可根据医务人员和服务对象的具体情况自行约定,最为理想的方法是约服务对象到健康管理机构或社区卫生服务机构,便于健康管理专业人员、社区医务人员利用本机构的设施、条件对服务对象进行指导、测量相关指标,也可由医务人员入户进行随访。

（杨支兰）

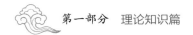

复习思考题

1. 简述为老年人制订健康干预计划时应遵循的原则。
2. 针对身边老年人的实际情况,设计一份个性化的健康干预方案。

◆◆◆ 第五章 ◆◆◆

老年健康管理评价

📐 学习目标

知识目标

掌握老年健康管理评价的内涵及类型,熟悉老年健康管理效果评价的内容与相关指标,了解老年健康管理评价的过程和阶段。

能力目标

了解影响老年健康管理评价结果可靠性的因素,能够设计常见的健康干预效果评价方案,明确老年健康管理评价的阶段,加深对老年健康管理评价的理解。

素质目标

了解评价健康管理效果时可能面临的混杂因素,建构评价研究的科学思维。

课程思政目标

体会老年健康管理评价所蕴含的科学思维,培养项目评价的科学精神。

【学习要点】

1. 老年健康管理效果评价的内容与指标。

2. 影响评价结果可靠性的因素。

3. 老年健康管理评价的基本步骤。

第一节 概 述

老年健康管理评价是老年健康管理取得成功的必要保障,通过评价确定健康管理计划是否达到预期目标,总结健康管理项目的成功经验与不足之处,可为老年健康管理项目的下一步进展指出方向。评价结果可用来向社区、政策制定部门阐述健康管理效果,提高老年群体的健康素养,为相关部门制定老年健康促进政策提供依据。健康管理评价还可以提高健康管理专业人员的理论与实践水平。

一、老年健康管理评价的概念

老年健康管理评价可以分为狭义和广义两种。狭义的老年健康管理评价主要针对实施老年健康管理项目过程中的健康干预效果进行动态跟踪,以了解存在的问题,评估计划的实施效果,并对干预方案做进一步的完善。而广义的老年健康管理评价则是对整个老年健康管理项目所做的全面评价,它贯穿健康管理项目设计、实施的始终,是全面检测、控制、保证健康管理项目方案设计先进、实施成功并取得应有效果的关键性措施。

老年健康管理评价的实质是通过比较,包括健康管理项目客观结果与预期目标的比较,实际的实施情况与干预活动计划的比较等,找出差异,分析原因,修正计划,完善执行,使健康管理项目取得更好的效果。老年健康管理评价最主要的作用是判定干预实施是否实现目标,是否达到预期效果。

因此,老年健康管理评价是指通过一定的测量标准或评估措施,判断健康管理价值的过程。其目的是确定老年健康管理项目的价值,为健康管理项目的进一步实施提供决策依据。老年健康管理评价是健康管理过程的重要组成部分,贯穿于老年健康管理项目的全过程。

二、老年健康管理评价的类型

根据项目内容、指标和研究方法的不同,老年健康管理评价一般分为三种基本类型:形成性评价、过程评价和效果评价。

(一) 形成性评价

形成性评价(formative evaluation)是相对于传统的总结评价而言,是指在健康管理项目运行过程中,为使干预活动效果更好而修正其本身轨道所进行的评价。其主要目的是明确干预活动运行中存在的问题和改进方向,及时修正或调整活动计划,以期获得更理想的干预效果。老年健康管理形成性评价不单从评价者的需要出发,更注重老年人的需求,重视健康干预过程及老年人群在干预活动中的体验;重视项目实施者与老年人群之间的相互作用,强调评价中多种因素的交互作用,重视两者之间的交流。

1. 评价内容　形成性评价的主要内容为需求评估,制订计划前需要了解以下内容:

(1)老年人群健康管理需求:如个体或群体的健康状况、健康风险、卫生保健知识水平、态度、健康相关行为等。

(2)开展健康管理项目的资源:如企业与社区的环境,开展健康管理项目的有利与阻碍因素,开展健康管理活动的条件和资源等。

(3)计划的科学性和可行性:在计划实施开始前,聘请相关专家及人员对项目计划的科学性、可行性进行评估,指出优劣和改进措施。

2. 评价方法　形成性评价可通过文献、档案及资料的回顾,专家咨询、专题小组讨论、目标人群调查、现场观察、试点研究等方法来进行。在形成性评价中,也可采用多种技术为相关问题提供答案,以进行相应的内容评估。

3. 评价原则　包括科学性、导向性、多元化、激励性、情感性和可行性原则。例如,只有对老年健康管理的相关政策、环境、资源、需求,以及老年人群健康风险等进行评价,才能制订出更具有科学性、合理性、可操作性的老年健康管理项目计划,从而确保整个项目实施达到预期效果。

(二) 过程评价

过程评价(process evaluation)起始于老年健康管理项目实施开始之时,贯穿于项目实施的全过程。过程评价不是只关注过程而不关注结果的评价,更不是单纯地观察健康管理项目实施过程中老年人群获得服务的表现,而是关注老年人群健康管理干预发展的过程性结果,及时对干预质量水平做出判断,肯定成绩,找出问题。过程评价的目的在于监督和保障老年健康管理计划实施的进度和质量,从而促进目标成功实现。

1. 评价内容　过程评价的内容包括以下两个层面。

(1)针对项目干预活动进行的监测:①参与健康管理项目的老年人的个体情况。②在项目中所运用的干预策略、活动方式和内容。③活动计划的落实和调整情况。④老年人群对干预活动的参与情况及满意度。⑤了解老年人群反应的具体方法及其科学性。⑥项目资源的消耗情况与预计是否一致(导致不一致的原因)。⑦针对以上各项存在问题的改进措施。

(2)针对组织过程进行的监测:①项目涉及的相关组织机构。②各相关组织机构间的沟通协作情况。③各相关组织机构参与项目的程度和发挥作用情况。④信息反馈机制的建立与执行程度。⑤项目执行档案、资料的完整性、准确性。⑥针对以上各项存在问题的改进措施。

2. 评价方法　一般包括查阅档案资料、老年人群调查和现场观察三类。

3. 评价指标　包括项目活动进度、目标人群参与率、活动满意度、干预活动执行进度、费用使用进度等。

(三)效果评价

效果评价(effect evaluation)是指在健康管理计划实施后,通过有效数据,对项目产生的成效进行判断,从而科学地说明健康管理项目是否达到预期目标,其可持续性如何,进而明确项目的贡献与价值的评价类型。

效果评价的目的在于对老年健康管理项目计划的价值做出科学判断。如某个老年健康管理项目的目标是降低社区老年人群高血压的发病率,则评价应通过年发病率与项目初期年发病率的比较来衡量效果。其内容分为近期效果评价、中期效果评价和远期效果评价,其中,中期效果评价又称为效应评价(impact evaluation),远期效果评价又称为结局评价(outcome evaluation)。

三、老年健康管理效果评价的内容与指标

(一)健康状况评价

健康状况的改善是老年健康管理的根本目标,但是对于不同的健康问题,通过健康管理能达到的健康目标并不一致。因此,不同群体或个体的健康干预重点不同,针对的健康问题会有所差异,评价指标也不尽相同。因此,老年健康管理需要尽可能使用相对敏感的健康指标进行测量。

1. 常见的反映老年人个体健康状况的指标　①体重、腰围、体重指数(BMI)等;②血压、血糖、血脂、血红蛋白等;③心电图、B超、X线检查等。

2. 常见的反映群体健康状况的指标

(1)超重(肥胖)率 = 测量人群中超重(肥胖)人数 / 测量总人数 ×100%

(2)高血压患病率 = 测量人群中患高血压人数 / 测量总人数 ×100%

(3)贫血患病率 = 测量人群中患贫血人数 / 测量总人数 ×100%

(4)两周患病率 = 测量人群中近两周患病人数 / 测量总人数 ×100%

(二)健康风险评价

通常是评价干预前后老年人群患某病或死亡风险的变化,具体内容可参考本教材第三章。

(三)行为影响因素评价

人们健康生活方式的形成和发展会受到个体因素和环境因素的双重影响。个体因素主要包括人们的卫生保健知识、健康价值观、对健康相关行为的态度,对疾病易感性和严重性的信念,采纳促进健康行为的动机、行为意向,以及实现健康生活方式必需的技能等。环境因素指的是促进或阻碍人们健康行为形成和保持的因素,如物质资源、运动条件、他人影响等,会影响人们的健康行为意愿是否能够转变为现实。

1. 从老年人个体角度评价影响行为因素的常见指标

(1)健康知识知晓率 = 知晓(正确回答)健康知识题目数 / 健康知识题目总数 ×100%。

（2）健康行为技能水平：可以根据老年人个体操作技能的表现进行评判。

（3）健康素养水平：健康素养指人们获取、理解、处理健康信息和服务，并利用这些信息和服务做出正确的判断和决定，促进自身健康的能力，包括与健康相关的阅读、计算、交流、获得信息、对获取的健康信息加以分析判断，以及将健康知识运用到日常事件和生活中的能力。可运用专门的健康素养测量量表来评价老年个体的健康素养水平。

2. 从老年人群角度评价影响行为因素的常见指标　包括卫生知识均分、卫生知识合格率、卫生知识知晓率、信念持有率，以及环境、服务、条件、公众舆论等方面的改变（如安全用药普及率）等。

（四）行为生活方式评价

行为生活方式是影响健康的重要因素，也是老年健康管理的重点干预内容，如通过增加运动、控制饮食、戒烟限酒，可以减少发生心脑血管疾病、糖尿病的风险。可见，改善老年人的行为生活方式是健康管理的重要任务，也是老年健康管理效果评价的指标。行为生活方式评价的目的在于观察项目实施前后老年人群、个体的健康相关行为发生了怎样的改变，以及各种变化在人群中的分布，如吸烟、食物选择、运动锻炼等。

由于个体行为改变是一个人自身的变化，无法用比例来表示，通常对于个体某一特定行为生活方式进行评价，只用是否存在某行为表示，如是否吸烟、是否能达到每天 6 000 步的身体活动等。此外，当测量一组行为时，可以采用的指标为健康生活方式总评分。

健康生活方式总评分是一种综合评估行为生活方式改变的指标。首先根据每一种健康生活方式对某健康问题的重要性而对行为生活方式赋权重，如该行为是某健康问题的重要因素，则权重较高，若不是重要因素，则权重可以低一些。赋权重的过程可以通过德尔菲法进行。然后对测量的每一个行为进行评分，并进行加和，最终得到行为生活方式总评分。其中，常用的群体行为指标包括某行为流行率、某行为改变率和健康生活方式合格率。

具体公式如下：

（1）某行为流行率 = 有特定行为的人数 / 被调查者总人数 ×100%

（2）某行为改变率 = 在一定时期内改变某特定行为的人数 / 观察期开始有该行为的人数 ×100%

（3）健康生活方式合格率 = 达到健康生活方式合格水平的人数 / 测量总人数 ×100%

（五）生活质量评价

生活质量是不同文化和价值体系中的个体对与他们生活目标、期望、标准，以及所关心事情的有关生活状态的体验，包括生理、心理、社会功能及物质状态四个方面。老年健康管理的目的是改善健康状况，提高生活质量。

1. 个体生活质量指标　目前大多数测量生活质量的工具，都是运用相关量表基于个体水平的测量，可以获得被测个体的生活质量现状。如生活质量指数、日常活动量表评分、生活满意度指数等。

2. 群体生活质量指标　大多由个体指标派生而来。包括：生活质量平均指数，即生活质量指数的算术平均数；日常活动评分均分；生活满意度平均指数；日常活动评分合格率，即达到日常活动评分合格水平的比例。

（六）社会经济评价

社会经济评价观察的是健康管理项目实施后，对于老年个体或群体社会参与度、经济花费等方面的改变。

1. 常见的个体评价指标　月（年）度病假天数、年住院日、年门诊花费及年住院花费等。

2. 常见的群体评价指标　月（年）度患病总人数、总天数，年住院总人数、总天数，年医疗保健支出、年健康保险支出等。

第二节 老年健康管理评价方法

一、影响评价结果可靠性的因素

我们需要科学、严谨、准确地说明健康管理项目的效果,包括老年人群在健康状况、生活质量、行为生活方式、行为影响因素以及社会经济等方面的改变。但是由于项目实施有一定的周期,在项目周期内可能存在混杂因素加剧或削弱上述变化,如突发公共卫生事件、重大自然灾害等环境变化,国家、地方健康相关政策的改变等。另外,健康管理项目的老年人群、项目实施者的能力表现等因素,也会在一定程度上影响项目的产出。只有真正了解这些混杂因素,才能采取适宜措施有效避免这些因素对评价结果的干扰。

常见的混杂因素包括以下六个方面。

(一) 时间因素

时间因素又称为历史因素,是指在健康管理项目执行或评价期间发生的重大、可能对老年人群健康相关行为及其影响因素产生影响的因素,如与老年健康促进相关的公共政策的出台、重大生活条件的改变、自然灾害等。时间因素不属于干预活动,但却可以对老年人群的行为、健康状况等产生积极或消极影响,加强或削弱老年健康管理项目本身的效果。此外,随着社会的发展,经济、文化等因素的变化,老年人群的行为、健康状况也会发生相应改变。因此,当健康管理项目周期较长时,时间因素会影响评价者对项目真实效果的确认。

(二) 测试或观察因素

测试或观察因素是指由于评价者测试(或观察)不准确而出现的对效果的误判。测量与观察的真实性、准确性取决于测试(观察)者、测量工具、测量对象(老年人群)三个方面。如测量者或评价者的言谈、态度、行为等使老年人受到暗示,则老年人可能按照测量者的希望进行表现,这时就无法得到老年人的真实情况。此外,随着项目进展,测量者及其他项目工作人员能越来越熟练地开展项目活动,运用测量工具和技术,从而出现测量偏倚,表现为即使用同样工具测量同样内容,早期的测试结果也有可能与后期结果不同。对于老年人群而言,当他们得知自己正在被研究或观察时可能表现出与平时不同的状况,也可能影响对项目效果的客观反映。

(三) 选择因素

选择因素指的是在对老年人群进行测量的过程中,由于人为选择而不是通过随机方法,致使选择出来接受测量的样本不能很好地代表老年人群总体情况。或者设立的对照组,其主要特征指标与干预组的特征不一致,从而无法有效发挥对照组的作用。

(四) 回归因素

回归因素指由于偶然因素,个别被测试老年人的某特征水平过高或过低,在以后又恢复到实际水平的现象。回归因素的影响不像其他因素一样容易识别,可采用重复测量的方法来减少回归因素对项目效果的影响。

(五) 失访

失访指在老年健康管理项目实施或评价过程中,老年人由于各种原因不能被干预或评价。当老年人失访比例过高(超过 10%)或是非随机失访,即只是其中有某种特征的人失访时,会影响评价结果。因此,应尽量减少失访,并对应答者和失访者的主要特征进行比较,以鉴别是否为非随机失访,从而估计失访是否会引起偏倚及偏倚程度。

（六）交互作用

交互作用是指一个因素各个水平之间反应量的差异,随其他因素的不同水平而发生变化的现象。这种现象表明,在健康管理评价中的多个因素之间存在相互作用,即这些因素的效应不是独立的,而是相互影响、相互作用的。多种因素的交互作用可能会对干预结果产生影响。例如,干预对象和其他变量的交互作用可能会产生意外的结果,使得实验结果难以解释。为了科学评价健康管理项目的效果,评价者需要在实验设计和实施过程中尽可能控制这些威胁因素。通过随机化、标准化和重复测量等方法来减少这些威胁因素对评价结果的影响。

为了科学地评价健康管理项目的效果,在健康管理项目计划制订阶段,就必须对如何进行效果评价进行规划,包括确定效果评价方案、确定评价指标、分析可能存在的混杂因素并制订消除或控制混杂因素的对策、测量中的伦理学考虑与做法等。

知识拓展

老年健康管理评价中的人文素质培养

在《老年健康管理评价》一章的授课中,王老师将班级分为 5 个小组,每组 6 人。给学生布置了"评价某社区健康教育项目对老年人的戒烟效果"作业。每组学生用不同的设计方案对此项目进行了评价,在结课总结汇报中学生普遍反映,通过小组评价方案的设计,锻炼了学生的批判性思维和严谨的科学态度;评价实施过程中培养了学生团结协作能力;在对老年人进行访谈调查时,他们对影响老年人戒烟的因素有了更加深刻的理解,体会了老年人普遍存在的孤独感。因此,他们对老年人产生了更强的同理心,进而更尊重和关心老年人的健康,同时,对自己的专业有了更深的认同感。

二、常见的健康干预效果评价方案

健康干预项目的研究设计可以分为定性研究设计和定量研究设计两种,定量研究设计又可分为非实验设计、类实验设计和实验设计。各类研究设计可有多种设计方案。为了便于对各种方案的理解与记忆,常采用以下符号表示各方案中的因子:

R（random）:随机化,指采取随机抽样的方法确定干预组和 / 或对照组。

E（experiment）:指接受健康干预的人群,称为干预组或实验组。

C（control）:指在健康管理项目中不对其进行干预,用作参照的人群,称为对照组。

O（observation）:指观察、调查、测量等收集资料的过程。

X:代表健康管理项目的干预。

常见的健康干预效果评价方案有以下三种:

（一）不设对照组的干预前后测试

干预前后测试（before-after test）是评价方案中最简单的一种,属于非实验设计,其基本思想是实施健康干预前,对目标个体、人群的有关指标（认知、技能、行为、健康状况、生活质量、社会经济等）进行测量,然后实施健康管理干预,之后再次对目标个体、人群的有关指标进行测量,比较项目实施前后有关指标的变化情况,从而确定健康管理项目的效果,通常以EOXO 来表示（实验组健康干预前后对照）。

该评价方案的优点在于方案设计与实际操作相对简单,节省人力、物力资源,也是现实中健康管理项目最常用的效果评价方案。但由于项目实施后老年人群的表现可能除了受到干预的影响外,还同时受到历史因素等影响,因没有设对照组使这些因素无法控制,会影响评价者对健康管理效果的准确认定。因此,这一方案比较适用于周期比较短或资源有限的健康管理教育项目效果的评价。此外,当健康管理项目更加注重老年个体、群体健康相关行为生活方式、健康状况、社会经济是否发生预期改变等,而不是十分注重这种改变是否完全源于项目自身,则不设对照组的干预前后测试是评价的最佳方案。

（二）非等同比较组设计

非等同比较组设计(nonequivalent control group design)属于类实验设计,其设计思想是设立与接受干预的老年人群(干预组)相匹配的对照组,在健康干预实施前,对干预组和对照组人群的有关指标进行测量,然后仅对干预组实施健康干预活动,对照组则不进行干预;干预周期结束后再次对干预组和对照组的相关指标进行测量,通过对干预组、对照组在项目实施前后变化的比较,评价健康管理的效应和结局。

该评价方案的优势在于通过干预组与对照组的比较,可以有效消除一些混杂因素,如历史因素、测验效应、回归因素等对项目效果和结局的影响,从而更科学、准确地确定健康项目对老年人群健康促进的作用。在非等同比较组中,对照组的选择会在很大程度上影响方案的精确性。选择各主要特征十分接近干预组的作为对照组,可以保证两组的可比性,也能有效避免选择因素对项目效果准确评估的影响。此外,要保持对照组与干预组的观察时间一致,即在对干预组进行基线观察及进行干预效果时,对照组也同时进行观察,并应用与干预组完全相同的方法与内容观察对照组。一般情况下,在健康管理研究中,为了科学地说明健康干预策略和活动的有效性,以及健康管理项目的效果,建议采用非等同比较组的评价设计方案。

（三）随机对照研究

随机对照研究(randomized controlled trial)评价方案是将研究对象随机分为干预组和对照组,充分保证了干预组与对照组之间的齐同性,故可以有效控制选择偏倚,同时又克服了历史因素、测验效应、统计回归因素的影响。随机对照研究首先把研究对象随机分配到不同的比较组,每组施加不同的干预措施,然后通过适当时间的随访观察,比较组间重要结局发生频率的差别,以定量估计不同健康管理项目的作用或效果的差别。除了对照和随机分组外,随机对照试验通常还会采用分组隐匿、安慰剂、盲法、提高依从性和随访率、使用维持原随机分组分析等控制偏倚的措施。随机对照试验是目前验证健康管理项目效果存在与否最严谨、最可靠的方法。其最大特点是研究者用随机的方式,将研究对象分成两组或多组,随机分组形成的比较组之间的背景因素可达到均衡分布,彼此几乎完全可比,这样也解决了非等同比较组设计和不设对照组的干预前后测试中存在的混杂问题。

课堂互动

讨论:如何开展一项健康管理项目评价?

近年来糖尿病、高血压等慢性病已成为威胁老年人健康的高发疾病,慢性病防治工作成为提高老年人健康水平的重要工作之一。根据《国家基本公共卫生服务规范》的指引,社区养老针对慢病患者可通过建立慢病管理小组的方式,借助医生、护士、社工、志愿者等多方力量共同守护慢病患者,完善健康讲座、知识宣传、慢病监测等系统,为慢病患者保驾护航。

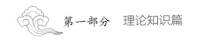

　　某社区对 60 岁及以上老年人开展慢性病健康管理项目,将前来体检或就诊的高血压患者编号,从中筛选出没有严重并发症,愿意参加健康管理项目的患者。然后将全部患者随机分成两组,随机确定其中的一组为干预组,另一组为对照组。对于干预组的患者,在常规的用药与指导外,增加富有特色的健康干预活动,而对照组患者仍维持常规的用药和行为指导。在干预周期结束后,分别对两组高血压患者进行有关知识、行为、血压水平、高血压并发症、医疗费用、生活质量等的测量,并比较干预组和对照组的变化,从而评价健康管理项目的效果。

　　你对此评价方案有何看法?

第三节　老年健康管理评价的步骤

　　健康管理不仅能够有效控制老年人的健康指标,减少慢性疾病的发生,还能增强老年人的健康保健意识,提高他们对健康的重视程度,从而提高老年人的生活质量。要确保老年健康管理的实效性,需要对老年健康管理的实施进行科学评价。

一、老年健康管理评价的基本步骤

　　老年健康管理评价是一个系统过程,旨在通过收集和分析健康相关信息,评估健康管理的效果,并根据评估结果进行必要调整,以优化健康管理策略。该过程包括以下几个关键步骤:

　　(一)确定评价问题

　　典型的评价问题包括:老年健康管理项目预期目标达到的情况;参与该健康管理项目的老年人群具备的特点;该健康管理项目在老年群体中最能发挥的作用;该健康管理项目效果的持续时间;该健康管理项目成本和收益的关系;政策变化和财政状况对该健康管理项目的资金和结果的影响,等等。

　　(二)确定评价标准

　　根据老年健康管理目的,确定需要采用哪些资料作为证据来证明健康管理项目的有效性,即为设定老年健康管理项目评价标准。评价标准需满足以下三点基本要求:即必须适用于该项目、可测量、可信。

　　(三)评价设计和选择评价对象

　　评价设计即设计一个高度结构化的框架,使得评价人员能够证明其观察到的效应均是由被评价的健康管理项目所引起的。标准的评价设计,包括对单一群体随时间变化的表现进行前后比较,以及在两群体间进行一次或多次比较。评价人员在设计评价内容时一般会考虑以下问题:评价变量的个数;测量时间;评价中应包括的机构、群体或个人,等等。

　　(四)收集评价数据

　　评价数据包括整个老年健康管理项目执行期间的所有阶段性资料,涉及与健康管理相关的各种数据,包括个人健康历史、生活习惯、饮食情况等。收集数据的方法包括自评问卷、能力测试、病案回顾、观察、访谈、体格检查、日常统计报表、表演测试、临床情境、文献资料等。

　　(五)确定目标达成度

　　将收集到的资料与设定的老年健康管理目标进行对比,以评估目标的实现程度。通过问卷调查和面对面访谈等方式,进一步了解被评价者的健康状况和生活方式,确定老年健康管理目标的达成度。

（六）分析干预执行情况

分析已实施的老年健康管理干预措施的执行情况,包括是否按照计划进行,是否存在执行中的问题。包括:分析近期效果指标;评估短期内健康管理的效果,如体重变化、血压控制等;分析远期效果指标,预测并评估长期内健康管理的潜在效果,如疾病风险降低程度等。

（七）评价结果总结

基于以上分析,总结健康管理效果,并提出针对性的调整建议,以优化未来的健康管理策略。评价报告主要包括健康管理项目特点的描述、健康管理项目评价的目的、采用的评价方法（包括设定评价标准、评价设计、抽样、数据收集和分析）、结果及讨论等。

二、老年健康管理评价实施中的注意事项

在组织实施老年健康管理效果评价中,还应注意以下事项:

1. 调查对象的代表性 调查对象对目标老年人群要具有代表性,应采取规范的抽样方法获得调查对象,避免和控制选择因素的影响。

2. 调查人员的专业性 应该对参与调查、测量的工作人员进行技能培训,确保调查与测量的质量,调查人员的专业性是效果评价获得科学、有效结果的基础。

3. 调查过程的伦理原则 在老年健康管理评价实施过程中要遵循伦理原则,做到知情同意,保护目标老年人群隐私。在选用合适的评价方案时,要考虑到虽然干预活动本身对目标老年人群是有益的,但在项目中可能仅仅惠及干预组而没有惠及对照组,可以通过在评价后再对对照组提供干预的方式,照顾到对照组的利益。

4. 控制调查对象的失访 在调查与测量实施过程中,要考虑目标老年人群的生活节奏与习惯,提高调查的应答率和参与率,控制和减少失访,提高项目效率。

第四节 老年健康管理的卫生经济学评价

老年健康管理的卫生经济学评价是应用技术经济分析与评价方法,对老年健康管理规划的制订、实施过程或产生的结果,从卫生资源的投入（卫生服务成本）和产出（效果、效用或效益）两个方面进行科学分析。这种评价旨在为政府或卫生部门从决策到实施规划方案,以及规划方案目标的实现程度,提出评价和决策依据,减少和避免资源浪费,使有限的卫生资源得到合理配置和有效利用。达到提高老年健康管理的效率和质量,最大限度提高老年人健康素质和生命质量的目的。

一、老年健康管理卫生经济学评价的意义

（一）指导老年健康管理方案的制订

根据卫生经济学评价结果调整老年健康管理方案,使普适性的健康管理方案能进一步全方位符合老年人健康需求和个人健康干预偏好,使健康管理方案在一定的医疗资源配置条件下能以不同的形式达到最终一致的健康管理目的。

（二）节约健康管理成本和提高健康管理效益

一方面,在卫生经济学评价指导下做出的老年健康管理方案成本较低,节约社会在健康干预方面的卫生经济支出;另一方面,在卫生经济学评价指导下做出的老年健康管理方案更

易于实现健康管理的宏观目标,即调动个体、群体以及整个社会的积极性,利用有限资源来达到最大的健康效益,从而降低家庭及社会相应的医疗支出。

（三）促进老年健康管理行业的发展

老年健康管理卫生经济学评价不仅是一种工具,更是一种策略,它通过经济学的视角和方法,为卫生领域的决策提供科学依据,解决老年健康管理资源的有限性和老年人健康需求不断增长之间的矛盾,更有利于老年健康管理行业的长远发展。

二、老年健康管理卫生经济学评价指标体系的建立原则

老年健康管理卫生经济学评价指标体系的建立原则主要包括 SMART 原则,即具体性（specific）、可衡量性（measurable）、可实现性（attainable）、现实性（realistic）和时限性（time-bound）。

1. 具体性（S）　评价指标需要明确具体,避免模糊或笼统的表述,以确保评价的准确性和针对性。要确保所选择的指标能够准确反映老年健康管理的核心要素,能够真实反映健康管理的实际效果。

2. 可衡量性（M）　评价指标应该是可以量化的,或者至少有明确的评估标准,以便对评价对象进行客观的衡量和比较。指标应该能够直接反映老年健康管理的关键领域和重点任务,同时易于收集、计算和分析。

3. 可实现性（A）　评价指标的设置应该考虑到实际的可操作性,确保评价过程和结果是可以实现的。

4. 现实性（R）　评价指标需要基于现实情况,反映实际情况的变化和发展,避免理想化的标准。可以参考国家卫生健康委员会或其他权威机构发布的健康管理标准或认证要求,将这些标准或要求纳入指标体系,以确保老年健康管理的专业性和权威性。

5. 时限性（T）　评价指标应该设定明确的时间框架,以便在特定的时间内对评价对象进行评估,确保评价的时效性。随着老年健康管理理论和实践的不断发展,指标体系也应该进行相应的动态调整和优化,以适应新的需求和挑战。同时,也要确保指标体系的可持续性和稳定性,以便长期监测和评估老年健康管理的效果。

这些原则的应用有助于确保老年健康管理卫生经济学评价指标体系的科学性和有效性,从而更好地反映老年健康管理服务的绩效和改进空间。

三、老年健康管理卫生经济学评价的内容

老年健康管理的卫生经济学评价主要涉及对老年健康管理的成本、效益及资源配置的评估。根据某个时间段内具体个例或固定群体的健康管理过程,评价该周期内的投入成本和健康产出,对其进行投入产出分析,判断该老年健康管理方案的经济性。

（一）老年健康管理的成本

1. 成本指标的概念　老年健康管理的成本指标主要指的是在实施老年健康管理方案过程中所投入的全部物质资源、人力资源及时间资源的消耗。这些成本包括直接成本和间接成本,其中直接成本是指在健康管理服务活动中直接发生的成本,如老年人进行健康体检、康复治疗、护理的费用,以及老年人进行医疗服务所消耗的交通费、食宿费等。间接成本,也称为劳动力成本,是指由于疾病、伤残或死亡造成的老年人和其家庭的劳动时间及生产力损失,如休工等造成的工资损失等。

2. 成本指标的内容

（1）健康管理中个人和社会经济成本

1）个人经济支出成本:①健康检查与评估支出:如定期体检、健康风险评估等。②健康

干预与改善支出：如购买健康食品、参加健身课程、购买健身器材等。③健康咨询与服务支出：如咨询营养师、健身教练、心理医师等。

2）社会经济支出成本：①公共卫生支出：政府和社会在公共卫生方面的投入，如公共卫生宣传、预防接种、疾病控制等。②医疗保障支出：如医疗保险、医疗救助、公共卫生服务等在内的医疗保障体系的支出。③健康教育与促进支出：政府和社会在健康教育与健康促进方面的投入，如健康知识普及、健康生活方式推广等。④医院直接的医疗成本：消耗的医疗耗材、药品等，以及医疗设备的折旧。

（2）健康管理中的人力资源成本

1）健康管理团队成本：大型企业或机构通常会组建专业的健康管理团队，包括医生、护士、营养师、健康教练等，他们负责全面规划和实施健康管理计划，为员工提供个性化的健康指导和支持。

2）IT 和技术支持成本：现代健康管理通常依赖于先进的 IT 系统和技术工具，例如电子健康记录系统、健康风险评估工具、远程监测设备等。这些技术工具的研发和维护需要专业的 IT 团队或外部供应商的支持。

3）家庭与社会支持成本：健康管理的成功很大程度上取决于管理者本身及其亲密关系人的参与和合作，尤其在生活自理能力或活动能力有所降低的老年群体身上表现明显。

（3）健康管理中的时间成本：取决于多个因素，包括个人的健康状况、健康目标的设定，以及所采取的健康管理策略等，可以用机会成本法估计健康管理的时间成本。机会成本法侧重于评估老年健康管理对象家人由于花费时间进行老年健康管理而放弃的福利。通常可以用管理对象的小时工资测算非正式护理的时间成本。

（二）老年健康管理的效果

1. 效果指标的概念　老年健康管理的效果指标即健康管理取得的周期成效。一般来说，从老年人健康状况的改善、生命质量的提升及医疗支出减少等方面来评价。

2. 效果指标的内容

（1）健康状况改善：通过定期的健康检查、风险评估和干预措施，老年人可以及时发现并改善不良健康习惯，从而降低患病风险，提高整体健康状况。可根据老年人的具体健康需求，从直观的检测结果中确定健康状况的改善情况，如血压、血糖恢复正常值，体重指数（BMI）正常，慢性病急性发作的频次降低，等等。

（2）生命质量提升：可以用质量调整生命年（quality-adjusted life year，QALY）对生命质量进行数字化衡量。QALY 是一种健康经济学测量指标，用于评估和比较不同健康干预措施的效果和成本效益。它结合了生命年和生命质量两个方面的测量，被广泛应用于公共卫生、医疗经济学和决策制定过程中。其中，生命年指的是特定健康状态下的生存时间，通常以年为单位表示。对于医疗干预或治疗等情况，生命长度通常是通过研究数据、临床试验等来获得的。生命质量用于衡量特定健康状态下的生活体验。可通过调查问卷、健康调查、专家评估等方式获取，通常被量化为 0 到 1 之间的值，其中 1 表示完全健康，0 表示最差的健康状态。通过对不同健康状态进行质量评估，可以根据健康状态的持续时间来计算 QALY。例如，如果一个个体在健康状态下生活了 10 年，那么对应的 QALY 值为 10；如果在健康状态和无健康状态之间交替，例如前 5 年健康，后 5 年不健康，那么对应的 QALY 值为 5。

（3）医疗支出减少：通过有效的健康管理，老年人可以减少因疾病导致的医疗支出，降低就医成本，减轻经济负担。可以通过预测健康管理前后可能支出的诊断、治疗、护理成本，从而获得相关支出的降低效果。

四、老年健康管理卫生经济学评价的分析方法

老年健康管理卫生经济学评价的分析方法主要包括成本 - 效果分析、成本 - 效用分析和成本 - 效益分析。这些方法用于评估和比较不同卫生保健措施的经济效果,帮助决策者选择最有效的健康管理策略。

(一) 成本 - 效果分析

成本 - 效果分析(cost-effectiveness analysis,CEA)是评价健康管理项目经济效果的一种方法,关注于评估不同方案成本与效果之间的比例,选择成本 - 效果比最优的方案。当老年健康管理项目的结果不能用货币来衡量时,通常采用成本 - 效果分析法进行评价。广泛应用的效果指标有死亡率、发病率、患病率、人均期望寿命等。

1. 效果指标选择原则　成本 - 效果分析法最重要的是效果指标的确定,它是进行正确合理的成本 - 效果评价的前提。计划方案的目标决定指标的选择,所选择的指标必须能很好地反映目标,它是衡量目标实现程度的尺度,即目标和指标密切相关。因此,在选择方案的效果指标时,需要遵守以下原则:

(1)有效性:效果指标必须能够准确地衡量所要达到的目标,确实反映其内容。例如,疾病防治的效果指标应该是该病的发病率和死亡率,而不是病死率。

(2)客观性:效果指标的选取应避免主观决断,要得到相关专业人员的认可,客观反映其目标内容。

(3)特异性:效果指标要针对预期达到的目的来反映其内容的变化情况,而对其他情况的变化不做反映。

(4)灵敏性:效果指标应针对目标实现的不同程度和具体内容,及时、准确地反映出目标的变化。

(5)数量化:尽量采用定量和半定量指标,以具体反映目标实现的程度。定量和半定量指标优于定性指标,一方面可以更准确地反映目标,另一方面更便于比较和分析。

2. 成本的计算方法　主要有两种:一种是使用已经汇总出来的账目进行计算,也被称为总额成本计算(gross costing);另一种是明细成本计算(micro-costing),即分项列出所有的变动成本,并且对每一条目赋值。由于经济学评价包含对两种或两种以上的老年健康管理方案进行比较,而成本投入不同,一些老年健康管理方案可能有更好的效果,但成本支出也更多,因此成本 - 效果的平均比例还不能充分显示出两者的相互关系,故常用增量分析来表示。增量分析:即计算一个方案比另一个方案多花费的成本,与该方案比另一方案多得到的效果之比,称为增量比例,增量比例能充分说明由于新的方案导致成本增加时,其相应增加的效果是多少及是否值得。公式如下:

$$\text{Incremental CER} = (\text{Cost A} - \text{Cost B}) / (\text{Effect A} - \text{Effect B})$$

其中,CER 为成本与效果的比值(cost-effectivness ratio),Incremental CER 即为增量比例,Cost A、Effect A 为方案 A 的成本和效果,Cost B、Effect B 为方案 B 的成本与效果。

同时应该注意的是,在成本 - 效果分析中,还存在着边际收益递减规律,即在其他条件不变时,连续地增加某一生产要素的投入,所得到的产量的增量是递减的。

(二) 成本 - 效益分析

成本 - 效益分析(cost-benefit analysis,CBA)是一种用于评估医疗项目和政策的综合性方法,通过比较不同备选方案的全部预期效益和全部预计成本的现值来评价这些备选方案,旨在帮助决策者权衡项目或政策的成本与效益,以确定其是否值得实施。成本 - 效益分析是评估健康管理项目投资回报的重要工具,其核心在于比较健康干预措施所带来的成本

笔记栏

与得到的健康成效之间的关系。首先,必须确定项目的总成本,包括直接成本和间接成本。接下来,要量化健康益处,通常以质量调整生命年(QALY)或伤残调整生命年(disability-adjusted life year,DALY)计算。然后,进行比较得出成本与效益的比率。在进行分析时,还应包括时间价值的考量,使用净现值(NPV)或内部回报率(IRR)对未来的成本和益处进行折现。综合所有这些步骤,就可以评估项目的经济性是否合理,从而为资金分配和政策制定提供参考依据。

（三）成本-效用分析

成本-效用分析(cost-utility analysis,CUA)是一种经济决策方法,它将投资项目的效用与成本进行比较,通过成本效用比率来评价项目投资的经济效益。这种方法不仅考虑了项目的直接成本,还包括了间接成本,如患者的时间成本和护理成本。在卫生经济学和医疗决策领域,成本效用分析特别适用于评估医疗干预措施或健康政策的成本效益。与传统的成本-效益分析(CBA)不同,CUA专注于衡量健康结果,通常以效用的形式表示,而不是仅仅以货币价值来衡量收益。

成本-效用分析的评价指标是成本-效用比(cost utility ratio,CUR),CUR表示项目获得每个单位的质量调整生命年(QALY)所消耗和增加的成本量。成本-效用比值越高,表示项目效率越低;反之,成本-效用比值越低,表示项目效率越高。

●（万建成　刘 佼　潘汝池　郭 宏）

复习思考题

1. 老年健康管理评价的基本步骤有哪些?

2. 在运用卫生经济学评价辅助老年健康管理方案的选择过程中,应当考虑哪些要素的影响?

3. 健康管理评价方案设计要考虑哪些可能会影响评价结果可靠性的因素?

◇◇◇　第六章　◇◇◇

老年健康管理策略

学习目标

知识目标

掌握老年生活方式、健康需求的特点及其管理策略,熟悉老年自我健康管理的方法,了解综合的老年群体健康管理要点。

能力目标

了解老年人主要生活方式的健康需求,科学指导老年人进行自我管理,能够制定老年群体健康管理的具体策略。

素质目标

理解老年人的生理、心理及生活模式的变化,正确判断制定老年健康管理策略的现实依据和科学路径。

课程思政目标

了解老年健康管理策略的现实意义,增强专业修养,明确自身职业发展方向。

【学习要点】

1. 老年生活方式的特点与管理策略。

2. 老年自我健康管理的主要方法。

第一节　老年生活方式的管理

一、老年生活方式概述

（一）老年生活方式的概念

生活方式是指个体在日常生活中表现出的相对稳定的行为模式总和。包括作息节律、饮食习惯、运动娱乐方式、社交方式等。老年生活方式是老年群体在一定的社会条件制约和价值观念指导下形成的、满足自身生活需要的全部活动形式与行为特征的体系。

（二）老年人的主要生活方式

1. 消费方式　老年人的消费方式是以年龄为基础的结构性消费,具有求实性、方便性、习惯性、补偿性、利己性与利他性等特征。此外,节俭也是老年人消费行为的重要特点,在消费过程中容易产生与周围人趋同的集聚效应,消费模式具有一定的稳定性。具体表现在食、穿、住、用、行这几方面。

（1）食:由于老年人胃肠道消化功能较差,因此要吃易消化、低脂、低糖、低盐和低胆固醇的食品。另外,老年人的代谢过程以分解代谢为主,消耗蛋白质较多,也需要一些保健滋补品。

(2)穿:根据生理特点,老年人在穿的方面要求易穿易脱,以便随着气温变化及时增减衣服。夏季宜穿单薄、透气性好的衣服,冬季要求穿着松、软、轻且能保暖的衣服。

(3)住:需要充分考虑老年人的身体状况、心理需求和生活方式等特点,以确保他们能够在一个舒适、安全、独立、便利的环境中生活。例如,老年人需要有私人空间和充足的自然光线;居住空间符合人体工程学,方便进出,并配备必要的辅助设施,如扶手、防滑垫等,以确保他们的行动安全;能够方便地与邻居、朋友或家人进行交流的空间,如公共客厅、花园或娱乐设施等。

(4)用:老年人身体机能减退,视觉、听觉等能力减弱,影响到身体平衡,容易跌倒。用品要适应以上这些变化特征,如鞋、手杖、防寒保暖用品、助听器、保健眼镜、家具等都应考虑老年人的健康与安全。

(5)行:老年人出行多依赖公共交通工具,要注意安全。同时,部分老年人还需要一些助行辅具,如拐杖、助行器、轮椅、助推车等。

课堂互动

讨论:如何助力老年人跨越"数字鸿沟"?

随着数字技术的飞速发展,更多智能化服务得到广泛应用,老年人"数字鸿沟"问题日益凸显。老年人普遍具有打车软件操作难、路边扬招叫车难的问题。拓展数字技术在信息无障碍领域的应用场景,更好地满足老年人数字生活新需求,已引起社会的广泛关注。

你对公共交通领域助力老年人跨越"数字鸿沟"有何建议?

2. 社会交往方式　足够的社会交往空间是老年人实现老有所为和老有所乐的平台,也是提高老年人生活质量的重要因素。对于退休的老年人来讲,扩大社会交往,积极参加社会经济、政治、文化等活动,是其获取信息、交流感情、增进友谊、丰富晚年生活的重要渠道。

拥有一个良好的人际关系和感情融洽的家庭环境,有利于老年人的心理健康。当老年人离岗赋闲,随着社会角色的变化,其人际关系也会发生变化。

(1)以工作单位为中心向以家庭为中心转变:在退休以前,由于工作需要,人们绝大部分的交往对象都是以工作单位为中心形成的,比如上下级关系、同事关系、与本单位业务有关的朋友关系等。这些交往占去了人际交往的绝大部分时间。在退休以后,老年人的人际交往由以工作单位为中心向以家庭为中心转变,这使人际关系的侧重点发生了变化。

(2)由工作驱动型向享乐驱动型转变:在离退休之前,人们主要是围绕工作来建立和处理人际关系,甚至在处理家庭人际关系时,也带有工作色彩。这就是工作驱动型。退休以后的主要任务是安度晚年,在这个基础上建立起来的人际关系,称为享乐驱动型。如处理好夫妻关系是为了生活有情趣,处理好祖孙关系是为了尽享天伦之乐,处理好邻里关系是为了增加安全感,与朋友的交往是为了获得心理上的安慰,快乐地度过闲暇时光等。

(3)由对象的多变性向对象的稳定性转变:在退休之前,人们交往的对象是多变的。例如,工作性质发生变化,人们的交往对象也会发生变化;业务范围扩大,人们交往对象的范围也会相应扩大等。退休以后的人际关系转向以家庭为中心,家庭结构是相对固定的,因此人际关系也是稳定的。此外,由于退休后人际关系范围缩小,使得老年人在选择交往对象时比以往更为慎重。老年人经历丰富,又有人际交往的经验和教训,他们在选择交往对象时,更注重质量,要求彼此相容,有共同的志趣爱好,这使得他们的交往对象稳定性更强。

3. 文化生活方式　即根据老年人的生理与心理特点,通过一定的组织或老年人自行开展的各种各样的文化娱乐活动,调节生活,使老有所乐。常见的老年人文化生活主要有琴棋书画、种花养鸟、旅游登山等。

4. 学习教育方式　"活到老,学到老"已经成为大多数老年人认可的学习教育方式。大力发展老年教育,是完善我国终身教育体系,建设学习型社会的内在需要,也是保障老年人教育权益的法律要求。随着年龄增长,许多老年人逐渐意识到时间的流逝和生命的有限。他们开始思考如何度过晚年时光,充实自己的生活,并寻找一种有意义的方式来度过每一天。在这个过程中,学习教育成为重要的途径,它不仅能够满足老年人对知识的渴求,还能够提高他们的生活质量和社会参与率。

(1)学习教育对于老年人来说是一种精神寄托:通过学习,老年人可以不断探索新的知识领域,开阔眼界,使思维更加活跃和敏捷。同时,学习也可以帮助他们发展新的兴趣爱好,丰富精神生活,使晚年生活更加充实、有意义。

(2)学习教育可以帮助老年人更好地适应社会角色的变化:随着年龄增长,老年人可能会面临退休、丧偶等人生转折点,需要重新适应新的社会角色和生活方式。通过学习,老年人可以了解社会的发展和变化,更新自己的知识和技能,更好地适应新的社会角色。同时,学习也可以增强老年人的社交能力,结识新的朋友和伙伴,拓展社交圈,提高他们的社会参与率。

(3)学习教育有利于和谐社会的构建:老年人是社会的重要组成部分,他们的生活质量和幸福感直接影响到整个社会的稳定和发展。通过学习教育,老年人可以更好地融入社会,发挥自己的经验和智慧,为社会作出贡献。同时,学习教育也可以促进老年人与年轻人的交流和互动,增进代际之间的理解和尊重,为社会的和谐发展做出积极贡献。

📖 知识链接

老年人有继续受教育的权利吗?

《中华人民共和国老年人权益保障法》第七十一条指出老年人有继续受教育的权利。国家发展老年教育,把老年教育纳入终身教育体系,鼓励社会办好各类老年学校。各级人民政府对老年教育应当加强领导,统一规划,加大投入。《中华人民共和国老年人权益保障法》第七十三条规定老年人合法权益受到侵害的,被侵害人或者其代理人有权要求有关部门处理,或者依法向人民法院提起诉讼。人民法院和有关部门,对侵犯老年人合法权益的申诉、控告和检举,应当依法及时受理,不得推诿、拖延。

二、老年人生活方式的特点

(一)劳动活动逐渐减少

逐渐退出劳动活动是老年生活方式最突出、最根本的特点。越到高龄期,这一特点表现得越明显。与此相应的是劳动收入的减少或丧失,从而需要依靠养老金、个人资产、保险、社会救济或代际支持等作为自己的收入保障。其数额一般都比以前有所降低,因而将使其消费受到一定限制,老年人的消费指向集中于日常生活基本需求的满足。

（二）社会政治活动明显减少

步入老年之后,老年人的社会政治活动明显减少,表现为社会接触减少,人际交往的频率显著降低,严重的甚至可能与社会脱节,产生孤独感和失落感。

（三）精神文化活动更加丰富

老年人会更加热衷于学习一些新鲜事物,学习的主要目的是满足自己的兴趣爱好,增进社会交往。另外,由于劳动职业活动和社会政治活动减少,个人闲暇时间增多,使得老年人能够更加集中于各种兴趣爱好的培养。

（四）家庭生活角色发生变化

中国社会具有敬老传统,家庭意识较为浓厚,中国老年人绝大多数还是居家养老,普遍受到晚辈的爱护和尊敬。同时,晚辈也需要退休后的老人腾出更多的时间和精力帮助他们带孩子。因此,老年人在家庭中仍占有重要地位,发挥着重要作用。

三、老年人生活方式的管理策略

生活方式与人们的健康和疾病息息相关。国内外关于生活方式影响或改变人们健康状况的研究已有很多。随着年龄增长,老年人通常会面临身体机能衰退、丧失部分劳动力等问题,从而需要对其生活方式进行有效管理。

（一）生活方式管理的概念

从健康服务的角度来说,生活方式管理是指以个人或自我为核心的卫生保健活动。生活方式管理通过健康促进技术,保护人们远离不良行为,减少行为和生活方式的危险因素对健康的损害,预防疾病,改善健康。

（二）老年生活方式管理的特点

1. 以个体为中心,强调老年人的健康责任和作用　选择什么样的生活方式属于个人的意愿或行为。老年生活方式管理中,强调老年人做自己健康第一责任人,健康老龄化问题的解决,需要个人、家庭、社区、社会、国家的共同努力,但最重要的还是个人的努力。把健康掌握在自己手里,老年人首先要有主动健康生活的观念。老年人有较丰富的生活阅历、较强的自我调控能力、较好的自理条件,能够当好自己健康的第一责任人。

2. 预防为主,有效整合三级预防　生活方式管理在疾病预防中占有重要地位。预防的含义不仅仅是预防疾病的发生,还在于逆转或延缓疾病的发展进程。因此,控制健康危险因素旨在将疾病控制在尚未发生的一级预防,通过早发现、早诊断、早治疗来防止或减缓疾病发展的二级预防,以及防止伤残,促进功能恢复,提高生存质量,延长寿命,降低病死率的三级预防。针对老年个体和群体特点,有效整合三级预防,是生活方式管理的真谛。

3. 知识普及,提高老年人整体健康素养　科学知识、健康知识的普及是老年人养成健康生活习惯的第一步。通过在医疗机构、社区、家庭开展健康知识宣教,让老年人知道什么事情可以干、什么不可以干,以提高老年人整体的健康素养。

4. 技术干预,促进老年人健康行为改变　干预技术在生活方式管理中举足轻重。在实践中,主要有四种技术常用于促进人们改变生活方式。

（1）教育:传递知识,确立态度,改变行为。

（2）激励:通过正面强化、反面强化、反馈促进、惩罚等措施进行行为矫正。

（3）训练:通过一系列的参与式训练与体验,培训个体掌握行为矫正的技术。

（4）营销:利用社会营销技术推广健康行为,营造健康的大环境,促进个体改变不健康行为。

在实际应用中,老年人的生活方式管理可以不同形式出现,也可融入健康管理的其他策略中。例如,可以将生活方式管理纳入疾病管理项目中,用于减少疾病的发生率,或降低疾病损害;可以在需求管理项目中帮助老年人更科学地选择食物,提醒他们进行预防性的医学检查等。不管应用什么样的方法和技术,生活方式管理的目的都是相同的,即通过选择健康的生活方式,减少疾病的危险因素,预防疾病或伤害的发生。

第二节　老年健康需求管理

一、老年健康需求概述

(一) 老年健康需求的概念

老年健康需求是指老年人在生活中保持和促进身体、心理、社会等各方面健康所需要的各种条件和支持。包括但不限于适当的医疗保健、良好的营养、安全的生活环境、积极的社会交往、心理支持,以及满足自我实现等方面的需求。这些需求是老年人能够维持和提高生活质量、延缓衰老过程、预防疾病和保持独立生活能力的基础。

(二) 影响老年健康需求的主要因素

1. 生活方式和饮食习惯变化　生活方式对老年人的健康具有显著影响。随着社会经济的发展,老年人的生活方式和饮食习惯也在发生变化。现代生活节奏加快,老年人也可能面临更多的压力和不良生活习惯,如久坐、缺乏运动、高热量饮食等,这些不良的生活习惯增加了他们患上慢性疾病的风险,因此老年人对健康的需求也相应增加。

2. 医疗技术进步　随着医疗技术的不断进步,越来越多的慢性疾病得到了有效控制和治疗。这使得老年人更加注重预防和保健,对健康的需求也更加多元化、系统化。老年人需要了解最新的医学科学知识和健康管理技术,以便更好地管理自己的健康。

3. 社会老龄化　随着社会老龄化的加剧,老年人口比例不断上升,老年人的健康问题已成为社会关注的焦点。社会对老年人的健康问题也更加重视,为老年人提供了更多的健康服务和支持。这包括建立健康档案、定期进行身体检查、提供健康教育等措施,以满足老年人的健康需求。

4. 个人因素　个人因素(如遗传、心理状态等)也会对老年人的健康需求产生影响。例如,老年人可能会面临孤独、抑郁、焦虑等心理问题,这些问题可能导致免疫系统功能下降、睡眠质量差、食欲缺乏等情况的发生。因此,一些老年人迫切需要接受心理健康教育,学习应对相关问题的技巧和方法,接受个性化的健康管理服务等。

二、老年人的主要健康需求

(一) 身体需求

身体需求,即生理需求,是最基本的需求。在操作层面界定为日常生活自理能力需求,包括洗澡、穿衣、如厕、移动(室内)、排泄和进食等。未来,由于老年家庭子女数量较少,越来越多的老年人处于独居或空巢状态,老年人对健康管理、家庭护理及健康护理等方面的需求将愈加旺盛。

(二) 精神心理需求

老年人的精神需求包括情感、发展和价值三个方面,具体表现在以下五点:情感需求、独立需求、安全需求、适应需求、实现自我价值需求。当老年人的心理活动处于正常状态,即认知正常、情感协调、意志健全、个性完整和适应良好,能够充分发挥自身的最大潜能,适应晚年生活和社会环境发展与变化的需要,我们就认为其心理是健康的。老年人都有不同程度的精神需求,在日常生活中需要更多的精神安慰。因此,社会和家庭需要尽可能满足他们精神和心理上的需求,使其在日常生活中能够保持愉快、积极的心情。

（三）预防保健需求

随着社会发展,越来越多的老年人开始注意自我保健和疾病预防,运动、饮食和心理因素是疾病预防和自我保健的重中之重。预防保健服务对维持和提高老年人健康状态具有重要作用。鉴于老年人数量持续增长,空巢、失能特征愈加明显,高血压、糖尿病等慢性疾病风险不断增加,预防保健需求越来越旺盛。预防保健服务可以帮助居家老年人尽早发现疾病,减少并发症,对维持老年人的健康状况具有重要作用。

（四）医疗服务需求

进入 21 世纪以来,"人口老龄化"这一社会发展趋势逐渐在全球蔓延,老龄化问题对各国的经济增长、社会发展带来诸多影响,同时也给社会保障和医疗卫生服务带来了更加严峻的挑战。人口老龄化带来的持续压力将影响我国经济发展、社会建设、医疗卫生服务等众多领域,尤其在医疗卫生服务方面,老年人口的增长必定会对老年医疗服务提出更高的需求。基于老年人群自身健康的特征,老年人对医疗服务的需求普遍大于其他人群,老年人的医疗服务需求还存在复杂性、多样性和专业性问题,这些都造成了医疗服务需求数量的增加和质量的提升。

（五）康复服务需求

我国康复医院诊疗人次数整体呈现增长态势,生活质量的提高使得越来越多的老年人希望得到高质量的生活照护,更加关注康复服务。我国养老机构中失能、半失能老年人居多,老年人整体健康状况不佳。随着人口老龄化呈现出的高龄化、慢性病化、失能化等特点,老年康复医疗护理服务的需求日益增加（包括老年中医康复、偏瘫肢体综合训练、认知觉功能康复训练等）。

（六）科普教育需求

从社会层面而言,将老年群体作为科普对象,具有极其重要的现实意义。满足老年人科技、体育、金融、文化、健康等方面的科普需求,不仅能避免老年人上当受骗,更能促进积极老龄化。老年群体对知识产品的需求弹性较小、迫切性较高,这就需要科普工作者结合老年人的学习特点、阅读偏好来从事科普创作,比如,产品的排版、字体、印刷等环节可以针对老年人的身心特点进行设计,最大限度地提高老年人的科普体验。老年人获得了科普知识,增加自身存在感的同时,还能提高整个社会福祉。

（七）运动锻炼需求

研究表明,科学运动可以明显改善高血压症状,降低甘油三酯、胆固醇（高密度脂蛋白）水平,加速血液循环;提高心肌兴奋性,增强心肌收缩力,扩张冠状动脉,提高心肌利用氧的能力,强化心脏功能;促进胃肠道蠕动,改善胃肠道功能,治疗便秘;平衡饮食摄入,巩固糖尿病治疗等。另外,运动还能预防骨质疏松,调整生活节律,治疗神经衰弱,缓解精神压力。

三、老年健康需求的管理策略

（一）老年健康需求管理的概念

老年健康需求管理是指以满足老年人的健康需求为核心,通过一系列的策略和措施,提高老年人的健康水平和生活质量的过程。老年健康需求管理是一个综合性的概念,它涵盖了多个方面的内容,包括但不限于医疗保健、营养饮食、运动健身、心理支持、社会参与等。其本质上是通过帮助老年人维护自身健康和寻求恰当的卫生服务,以减少个体或群体因不良的饮食、睡眠、运动、就医等行为造成对健康的伤害和不必要的经费支出,促进健康服务的合理利用。

（二）老年健康需求管理的具体内容

1. 评估健康需求　首先需要评估老年人的健康需求。包括对老年人的健康状况、生活环境、生活习惯等进行全面评估,以了解他们的具体健康需求和存在问题。通过这种方式,可以为老年人提供更有针对性的健康管理措施。

可以运用需求预测方法与技术来评估老年人的健康需求。例如,以问卷为基础的健康评估,是以健康和疾病风险评估为代表,通过综合性问卷和一定的评估技术,预测在未来的一段时间内个人的患病风险;以医疗卫生花费为基础的评估,是通过分析已发生的医疗卫生费用,预测未来的医疗花费。

2. 提供健康教育　提供健康教育也是老年健康需求管理的重要一环。老年人需要了解疾病预防、营养饮食、运动健身、心理支持等方面的知识。老年人健康教育的方法很多,以教育方式分类,包括语言教育、文字教育、实物化教育、电化教育、实践教育等。例如,利用定期举办公开讲座或小型培训班等活动形式来普及一些基本保健知识,以及如何应对突发情况,帮助老年人增强自我防范意识,改善生活习惯。通过开展健康教育活动,增强老年人的健康意识和自我保健能力,帮助他们更好地维护自身健康。

3. 制订健康计划　根据老年人的健康需求和评估结果,为他们制订个性化的健康计划是十分必要的。这包括个性化的饮食建议、运动计划、医疗方案等。通过这种方式,可以确保老年人得到最适合他们的健康管理措施。

4. 提供心理支持　许多老年人受生活经历、身体机能、家庭情况等因素的影响,可能面临孤独、焦虑、抑郁等问题,这就需要我们关注老年人的心理健康。老年人心理支持服务内容包括情感支持、安全支持、认知支持和生活支持等方面。如果提供的支持具有可持续性,老年人可以更好地适应生活中的各种问题,提高自己的心理健康水平。

5. 建立健康档案　健康档案是"以人为中心"的健康管理模式,完整、规范记录老年人健康问题及其处理过程,保证健康信息动态连续更新,使医疗服务有证可循。在服务过程中,要及时记录、补充、更新和完善相关老年人健康档案资料,并定期进行整理、核查,以掌握老年人的健康动态变化情况,有效使用健康档案,提高档案利用率。此外,应积极运用智慧养老服务管理平台,随时记录、跟踪、统计老年人的健康数据,形成动态的个人健康电子档案。该档案为医护人员制订照料方案提供依据的同时,家属也能够及时掌握老年人的健康和生活状况。

第三节　老年自我健康管理

一、老年人日常自我健康管理

1. 自我观察　通过观察自己的健康状况,早期发现疾病,及时治疗。同时,注意身体变化,如颜面部有无水肿,有无淋巴结肿大,有无触及包块,声音有无嘶哑等,这些都是疾病的早期信号,以便进行有针对性的自我调理。

2. 自我判断　当身体出现异常时,要进行自我判断,对判断无把握时,应咨询医生,以免影响疾病的诊断和治疗。

(1)心率:安静状态下,心率的正常范围是 60~100 次/min,心率过高,可加快心血管老化速度,引发心脑血管疾病。

(2)血糖:空腹血糖正常范围:3.9~6.1mmol/L,餐后 2h 血糖应小于 7.8mmol/L。

(3)血压:正常范围:低压为 60~90mmHg,高压为 90~140mmHg。

(4)血脂:通常总胆固醇小于 5.2mmol/L,甘油三酯以及低密度脂蛋白胆固醇分别小于 1.7mmol/L 和 3.37mmol/L,高密度脂蛋白胆固醇大于 1.0mmol/L。

(5)血红蛋白:可判断有无贫血,健康成年女性正常值为 110~150g,男性为 120~160g。

(6)尿量:正常情况下,成年人一天排尿量为 1 000~1 500ml,一次排尿量为 200~400ml。

(7)排便:正常成年人每天排便 1~2 次或两天排便一次均可。若排便次数增多或减少,粪便性状发生变化,则可能存在肠道相关疾病。

(8)体重指数:即体重除以身高的平方,用于判断肥胖程度,标准范围是 18.5~24.0。

(9)腰围:男性和女性腰围应分别小于 90cm、80cm。

3. 自我治疗　如有微小外伤或轻微不适,无须到医院就诊,可用家庭中所能提供的药品,以及简单的生活调理等手段进行自我治疗。例如头痛时,可轻揉太阳穴或用毛巾热敷头部;感冒时多喝热水,注意休息,保证睡眠;失眠时,可以听一听轻音乐、泡热水澡,或者做一些伸展运动来放松身心,帮助身体进入睡眠状态,等等。

4. 自我护理　增强生活自理能力,做到自我保护、自我照料、自我调节和自我参与。比如:早睡早起,不熬夜,保证足够的睡眠时间;每天早晨起床喝一杯温水,激活人体功能,促进血液循环;保持健康的饮食习惯,多吃水果和蔬菜;坚持每天锻炼身体,可以是快走、游泳、瑜伽等,也可选择饭后散步;养成良好的行为习惯;定期清理居住环境;遵守社交原则,互相尊重,关爱身边的朋友和家人,等等。

课堂互动

讨论:如何提升老年人的健康认知水平?

随着人口老龄化程度加深,老年人的健康问题备受关注。现代社会是高度信息化的社会,信息来源纷繁复杂,对老年人的健康认知水平是一个重要考验。健康认知水平包括对健康相关知识和资源的逻辑判断、正确应用等方面,是自我健康管理的基础。

你对提升老年人的健康认知水平有何建议?

二、老年人慢性疾病自我健康管理

老年人慢性非传染性疾病(简称慢性病),主要指心脑血管疾病、恶性肿瘤、糖尿病、慢性阻塞性肺疾病、精神心理性疾病等,也称为生活方式相关疾病。慢性疾病给老年人的健康带来了严重影响,对其进行自我健康管理非常有必要。

(一)老年人慢性疾病的特点

1. 病因复杂,发病与多个危险因素有关。

2. 起病隐匿。

3. 病程长,长期或终身患病。

4. 一般不能自愈,具有不可逆性。

5. 发病率、致残率和死亡率高,预后差。

6. 医疗费用昂贵,严重耗费社会资源。

7. 有明确的预防措施。

(二) 老年人慢性疾病的自我健康管理

老年人慢性疾病的自我健康管理,要遵循"三早"原则:早发现、早预防、早达标。

1. 早发现

(1)最佳的发现途径就是定期健康体检。

(2)经常自查血压、血脂和血糖。

(3)"三高"及肥胖人群、某些肿瘤(乳腺癌、结直肠癌、肝胆胰恶性肿瘤)家族史人群、长期压力过高人群更要重视健康体检。

(4)心脑血管病早期信号。例如,静息状态下频频出现气短,活动后气短、胸痛、胸部不适,胸口沉重如有大石压迫,心悸或心律不齐,耳鸣或听力下降,头晕,焦虑不安,上腹部不适,食欲缺乏,容易疲劳或终日乏力等。

(5)恶性肿瘤早期信号。例如,逐渐增大的肿块,久治不愈的非外伤性溃疡,非正常的出血及分泌物,进食后的异物感,久治不愈的干咳,声音嘶哑和痰中带血,长期消化不良,进行性食欲减退和消瘦而原因不明,大便习惯改变或有便血,鼻塞、鼻出血,单侧头痛或伴有复视,黑痣突然增大或有破溃出血,无痛性血尿等。

(6)糖尿病的早期信号。例如,不明原因的口干,容易口渴;不明原因的消瘦,体重迅速减轻;体态肥胖,同时患有高脂血症、高血压、冠心病等;容易发生化脓性炎症,频发尿路感染,外阴瘙痒或皮肤瘙痒,外涂一般皮肤科药物无效;视力减退,或看东西模糊不清,或经常感到头晕眼花;双脚足趾麻木或刺痛。

2. 早预防

(1)通过正规途径学习慢性病的基本知识,认识其危害。

(2)学会自己测量血压、血糖,计算体重指数等,了解有无其他健康危险因素。

(3)坚持合理膳食、适量运动、戒烟限酒、心理平衡的生活方式。

(4)积极参加社区的慢性病自我管理组织,增强早期预防的动力。

(5)既病防变。坚持遵医嘱用药,做到定期随诊,预防慢性病恶化。

3. 早达标　要熟悉常用的健康指标,目的是通过早期预防或治疗,稳定病情,争取早期达标。常见的健康指标:体温(36~37℃)、心率(60~100 次/min)、呼吸频率(16~20 次/min)、BMI(18.5~24.0)、收缩压(90~139mmHg)、舒张压(60~89mmHg)等。

三、老年人心理健康自我管理

1. 保持乐观情绪,培养健康心理　老年人要对生活充满信心,心胸开阔,培养广泛的兴趣和爱好,丰富精神生活,如练书法、养花、看书、读报、看电视等。

2. 积极参加力所能及的运动与功能锻炼　适当参加一些活动,促进血液流通,提高生活情趣,可延缓衰老,保持心理健康。同时,应加强体育锻炼,保持良好的体质。在力所能及的情况下选择适宜的运动项目,如散步、练太极拳、慢跑等。

3. 处理好家庭间的人际关系

(1)保持开放和有效沟通:与家人交流时,确保在决定性问题上保持坦诚、理性和尊重,努力避免情绪化的反应,学会倾听和理解家庭成员的观点,尊重他们的感受和立场。

(2)建立相互尊重的关系:以包容和接纳的态度认识和理解家人,尊重家庭成员的意见和决策,建立一种互相支持和理解的关系。

(3)培养亲密关系:尝试举办家庭聚会、共同参与户外活动,或者简单地在家中坐下来互相倾听和分享。

(4)建立良好的家庭规矩和界限:制订规矩和界限时,要充分考虑每个人的需求和意见,并确保公平和一致性。定期审查规矩,并根据需要进行调整。

(5)处理冲突和解决问题:冷静地讨论问题,理解对方观点,并寻找可行的解决方案,可以减少冲突的持续时间和负面影响。无法自行解决冲突时,可寻求中立的第三方协助。

(6)分担家庭责任:平等地分担责任可以减轻单个成员的压力,并帮助创建一个平衡和协作的家庭环境。

(7)学会原谅和团结:当家庭成员犯错时,试着理解他们的动机,并给予他们改正错误的机会。通过团结和支持彼此,家庭成员可以共同克服困难,建立更加紧密的关系。

4. 学会摆脱不良生活事件带来的心理影响

(1)积极、有效的沟通:和自己的亲朋好友交流沟通,说出自己内心压抑的事情,才能够转移注意力,减轻心理影响。

(2)做自己感兴趣的事情:当心理问题严重时,与其过分关注,不如停止担心,做自己感兴趣的事情,如读书、看报纸、看电影或出去逛街等来缓解紧张、恐惧等负面情绪。

(3)树立自信:只有不断给自己强大的心理暗示,鼓励自己,才能逐渐解决心理问题。

5. 鼓励参与一定的社会活动　如就业劳动、社区活动、休闲娱乐活动等,对老年人的身心发展大有裨益。

第四节　老年群体综合健康管理

随着现代社会的发展,人们对于健康的重视程度也越来越高。老年群体综合健康管理成为一种趋势,通过协调上述不同的健康管理策略,以老年人的健康需求为中心,有的放矢,为老年群体提供更为全面的健康管理和服务。

1. 建立全面的健康评估体系　健康评估体系应包括身体健康、心理健康和社会健康等方面的评估指标。通过对个体和群体的健康状况进行评估,可以更全面地了解其健康问题和需求。

2. 制订个性化的健康管理计划　根据个体和群体的健康评估结果,制订符合其特点的健康管理方案。包括合理的饮食、适量的运动、良好的生活习惯等方面的建议,以促进健康发展。

3. 提供全方位的健康服务　包括健康咨询、健康教育、健康监测等,通过提供这些服务,帮助老年群体更好地管理自己的健康,预防疾病发生。

4. 加强健康管理的监督和评估　通过对健康管理效果的监测和评估,及时发现问题并进行调整。还可通过与其他健康管理机构的合作,共同提高群体健康管理的水平。

5. 加强健康信息传播和教育　通过开展各种形式的健康信息传播和教育活动,提高老年群体对健康管理的认识,激发他们积极参与健康管理的动力。

6. 加强健康数据的管理和应用　通过收集和管理健康数据,了解健康状况和需求。还可通过数据分析和应用,为群体提供更精准的健康管理服务。

（王　力　常　明）

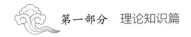 笔记栏

复习思考题

1. 老年人应如何发挥好"自己是健康第一责任人"的作用?
2. 老年人的健康需求主要受到哪些因素的影响?
3. 如何构建综合的老年群体健康管理体系?

PPT 课件

第七章

◆◆◆ 老年健康教育与健康促进 ◆◆◆

📝 学习目标

知识目标

掌握老年健康教育、健康促进、健康信息传播的基本概念,明确老年健康教育和健康促进的特点及任务,熟悉老年健康教育和健康促进的基本知识体系。

能力目标

了解老年健康教育和健康促进项目设计和评价的基本步骤,能够在现实生活和工作中进行具体方案设计,掌握老年健康信息传播材料的制作方式。

素质目标

理解老年健康教育与健康促进的重要意义,养老服务管理的定位及对于社会生活的重要意义。

课程思政目标

了解我国养老服务管理的重要性,树立专业理念,选择正确的职业道路。

【学习要点】

1. 老年健康教育和健康促进内涵的异同。

2. 老年健康教育与健康促进项目设计的原则和步骤。

第一节 概 述

一、老年健康教育

(一)内涵

老年健康教育是通过有计划、有组织、有系统的社会教育活动,全面提高老年人的健康素质,使其自觉采纳有益于健康的行为和生活方式,消除或减轻影响健康的危险因素,预防疾病,促进健康,提高生活质量,并对教育效果做出评价。第十三届世界健康教育大会提出:"健康教育是一门研究以传播保健知识和技术,影响人体和群体行为,消除危险因素,预防疾病,促进健康的科学。"

健康教育的核心是促使老年个体或群体改变不健康的行为和生活方式,尤其是组织行为改变。许多不良行为或生活方式受社会习俗、文化背景、经济条件、卫生服务等影响,更广泛的行为涉及生活状况,如居住条件、饮食习惯、工作条件、市场供应、社会规范、环境状况等。因此,要改变行为还必须增进有利健康的相关因素,如获得充足的资源,有效的社区及社会的支持,以及自我帮助的技能等。此外,还要采取各种方法帮助老年人了解他们的健康状况并做出选择以改善他们的健康状况,而不是强迫他们改变某种行为。

(二)目的

老年健康教育以赋权、帮助老年人行为改变为目标。健康老龄化的理念改变了传统上老年人被动接受照护的服务模式,提倡发挥老年人的主观能动性,提升其内在能力,促进功能发挥,主动参与自身健康管理。对主动参与理念的倡导,反映了一种被赋予权利的过程,这与健康赋权的概念不谋而合。各国都在积极探索老龄化的应对策略,倡导老年人发掘自身资源,鼓励自我照护,提倡健康赋权。世界卫生组织将健康赋权描述为"为改善健康状况与生活质量而形成的一种积极的合作关系及患者的自我保健策略,是健康的先决条件"。健康赋权于20世纪90年代受到关注,是指通过运用多种方式帮助患者对疾病进行有效的自我管理,从而提高他们带病生存的质量。

(三)特点

1. 通俗性 老年健康教育往往具备通俗易懂的特点,如在基层社区、老年大学、老年协会开展的宣传教育活动等,有助于老年人提高健康素养。

2. 实用性 老年人通过教育获得的知识和技巧需要具有实用性。社区老年群体接受慢性疾病方面的健康教育较多,其中,高血压的干预、糖尿病的护理、骨质疏松的预防居于前三位。另外,社区针对患有呼吸系统、心血管系统疾病的老年患者进行慢性病管理、康复护理和用药安全方面的健康教育,以此让老年群体能够充分认识疾病,掌握自我管理方法,调整生活习惯,提高生活质量。

3. 趣味性 根据老年群体特征,设计具有趣味性和互动性的健康教育活动,不仅能提升该群体的参与积极性,还能提升体验感,从而达到教育效果。

4. 科学性 需要从宏观的制度、中观的管理、微观的实施方面,将科学的组织规划管理和老年群体的参与需求相结合。同时,加强社区老年健康教育师资队伍建设,鼓励相关行业的高校教师及毕业生参与到社区老年健康教育中来。

(四)基本原则

1. 尊重和平等 在国家积极应对人口老龄化宏观背景下,保障老年人享有与其他年龄群体同等甚至优先的健康保障机会,通过制度保障和法律等形式保障资金分配向老年人倾斜。

2. 耐心和说服 提高全社会爱心助老服务意识,形成敬老孝亲的和谐风尚。重视老年人心理健康,为有特殊困难的老年人提供心理辅导、情绪纾解、悲伤抚慰等心理关怀服务。

3. 积极和激励 健康教育对老年人的健康具有积极的促进效应,可通过影响其日常行为改善健康状态。因此,老年人应当养成良好的健康习惯,提高对潜在慢性疾病的忧患意识。

4. 理论和实践相结合 健康教育管理人员应明确目标,组织不同层面的健康教育活动,按时对健康教育活动的效果进行测评,及时反馈信息,做好健康教育质量管理工作。

思政元素

以习近平文化思想为指引,加快构建老年友好型社会

党的十八大以来,习近平总书记在关于新时代文化建设的新思想、新观点、新论断中,强调了党对文化的领导和引领作用,明确了文化建设在国家发展中的重要地位。近年来,我国人口老龄化程度不断加深,有效应对人口老龄化,事关国家发展全局,事

关亿万百姓福祉。以习近平同志为核心的党中央总揽全局,强调要将积极老龄观、健康老龄化理念融入经济社会发展全过程。这一理念把马克思主义基本原理同中国具体实际相结合、同中华优秀传统文化相结合,为加强新时代老龄工作提供了理论指导,也为构建老年友好型社会的目标任务、实现路径提供了具体方案。新时代以来,习近平总书记多次强调,要大力弘扬孝亲敬老传统美德,落实好老年优待政策,维护好老年人合法权益,发挥好老年人积极作用,让老年人共享改革发展成果、安享幸福晚年。孝亲敬老被纳入社会主义核心价值观宣传教育,成为全社会共同的义务和责任。在新时代老龄文化建设方面,我们要继续弘扬中华优秀传统文化,提倡人民群众积极参与老龄文化建设,提高全民族的文化素质和幸福感,推动传统孝道文化在当今时代的创造性转化和创新性发展,使其成为构建老年友好型社会的磅礴动力。

(五) 方法

1. 语言教育法 主要通过讲课、谈话、讨论、咨询、鼓励、宣泄等形式,开展多角度、全方位的老年教育普及工作。

2. 形象教育法 通过形象教育法,可使患者更加直观地认识疾病,配合治疗。如依托社区,广泛开展"健康家庭行动""新家庭计划"和"营养进万家"等活动,为老年人提供有针对性的健康指导服务。

3. 视听教育法 利用现代化的视听技术进行的健康教育形式,如电视、广播、网络媒体、手机 APP、宣传展板、横幅等形式,广泛开展老年人健康教育。

4. 文字教育法 将疾病知识制作成报纸,宣传卡片或手册等,通过简明、形象、生动的文字描述使老年人易于接受和掌握,从而达到健康教育目的的一种方法,如糖尿病防治手册、健康日历、挂图等。其优点在于:便于保存和查阅,可以广泛传播,作用时间较持久。

二、老年健康促进

(一) 内涵

1986 年,世界卫生组织提出了健康促进(health promotion)的定义,即"促使人们维护和提高他们自身健康的过程";2005 年,更新其定义为"增加人们对健康及其决定因素的控制能力,从而促进健康的过程"。健康促进存在以下机制:①通过健康教育,提高个人和公众的健康素养,强化社会的健康倡导。②通过健康共治,一方面在政府各部门间加强协作,制定和实施公共政策,营造健康的支持性环境;另一方面动员全社会(企业、商业、民间组织和公众)参与,结合卫生服务方向,促成健康的生活行为方式。

健康促进的出现标志着对行为干预的重点开始从"健康选择"到"使健康选择成为每个人既方便又实惠的选择"的转变。所以,健康促进可以简单地总结成一个公式:

$$健康促进 = 健康教育 \times 健康共治$$

其中,健康教育与健康共治不是简单地相加,而是相乘、协同的关系。

(二) 任务

1. 建立促进老年人健康的公共政策 健康促进的含义已超出卫生保健的范畴,各部门、各级政府和组织的决策者都要把健康问题提到日程上,其目的是要使人们更容易做出更有利于健康的抉择。政府应对老年健康促进进行统一规划、组织及管理,并制定相应的政策、法规及制度,并给予一定的政策及财政支持,便于开展大规模、正规、有效的卫生健康服务。

(1)建立和完善老年健康服务体系:完善国家社会保障,合理分配和利用资源,健全医疗保险制度,改善老年人的经济状况,降低医疗费用负担。优化老年医疗卫生资源配置,积极发展老年医院、康复医院、护理院等医疗机构。抓紧研究完善照护服务标准体系,建立健全长期照护等级认定标准、项目内涵、服务标准,以及质量评价等行业规范和体制机制。

(2)完善医养结合政策:推进医疗卫生与养老服务融合发展,推动发展中医药特色医养结合服务。扩大中医药健康管理服务项目的覆盖广度和服务深度,根据老年人不同体质和健康状态提供更多中医养生保健、疾病防治等健康指导。鼓励养老机构与周边的医疗卫生机构开展多种形式的合作,推动医疗卫生服务延伸至社区、家庭。

2. 创造有利于维护老年人健康的环境

(1)经济支持:加大财政投入,提高国家对基本医疗服务体系的筹资能力,鼓励利用社会资本参与医疗卫生服务领域的投资。

(2)环境支持:优化老年人住、行、医、养等环境,推进老年人社区和居家适老化改造,营造安全、便利、舒适、无障碍的老年宜居环境;加大顶层设计和推动力度。

(3)人才支持:加强打造老年医疗保健队伍,培养一批高素质、高水平的健康促进工作人员。他们不仅应掌握扎实的专业知识和丰富的社会人文知识,还应具有良好的交流能力。

3. 强化社区行动　社会支持系统是影响老年人健康促进生活方式的重要因素。良好的社交互动和氛围有助于老年人融入社会,参与更多有价值的活动,实现老年人的价值需求,对其身心健康大有裨益。例如,应健全社区内的公共设施,建立老年活动中心;定期组织老年人开展各项活动,如舞蹈、书法、绘画等培训班;举办健康知识讲座。同时,积极开展社区医疗保健服务,增强老年人自我改善健康促进生活方式的意愿,强化基层医疗卫生服务网络功能。

4. 发挥个人和家庭作用

(1)个人作用:老年人自身就是健康促进实施的主体。第一,应主动了解和掌握有关健康的知识和技能,增强健康意识和自我保健能力。第二,要养成良好的生活习惯和健康行为,包括合理饮食、适量运动、戒烟限酒、保持心理平衡等。第三,要定期进行健康检查和评估,及时了解自己的健康状况,发现潜在问题并及时治疗。

(2)家庭作用:家庭资源是直接影响老年人身心健康的重要因素。提倡家庭成员学习、了解老年人健康维护的相关知识和技能,照顾好其饮食起居,关心老年人心理、身体和行为变化情况,及早发现异常,如有问题及时就诊,创造适老的家居环境。

5. 调整卫生服务方向　随着健康老龄化理念在我国传播开来,国内学者积极探讨相关方案:一是要着力解决老年健康不平等,建立覆盖全群体的服务体系;二是基于全生命周期,实施综合、系统的政策干预;三是营造良好的社会环境,提高老年人的生活质量。

(三)基本策略

1. 倡导　倡导是老年健康促进策略中的首要环节。涉及通过各种渠道和方式,提升老年人及其家庭、社区、社会对老年健康问题的认识和理解。其目的是促使政策制定者、服务提供者和公众更加重视老年健康,并采取积极行动。

(1)增强公众意识:通过媒体宣传、社区活动、教育讲座等方式,普及老年健康知识的重要性,帮助人们树立正确的老年健康观念。

(2)政策倡导:政府加强顶层设计,在政策理念上变被动保障为主动支持,推动制定和完善有利于老年健康的政策法规,如医疗保障、长期护理服务等,积极发挥政府在健康老龄化战略中制定规划、出台政策、资源配置、监督管理等职责。

(3)社会参与:基层组织转变工作态度,落实各项老年人政策,提高服务质量水平,鼓励和支持老年人积极参与社会活动,发挥他们的经验和智慧,提升他们的社会地位和自尊心。

2. 赋权　赋权是老年健康促进策略中的核心环节。强调尊重老年人的权利和自主性,帮助他们获得控制自身健康决策和行为的能力。其目的是促进老年人的自我管理和决策，更好地应对健康问题。

（1）提供信息：确保老年人能够获得准确、全面的健康信息，包括疾病预防、治疗方法、健康生活方式等，以便他们做出明智的健康决策。

（2）教育培训：为老年人提供健康教育和培训机会，帮助他们掌握必要的健康知识和技能，如自我监测、药物管理、急救技能等。

（3）支持网络：建立支持网络，包括家庭、社区、医疗机构等，为老年人提供情感支持、实际帮助和资源链接，增强他们的应对能力。

3. 协调　协调是老年健康促进策略中的关键环节。关注老年群体健康并积极支持不仅是家庭成员和政府部门的责任，也是全社会的义务。老年健康促进的实施涉及整合各方资源和服务，确保老年人能够获得全面、连续的健康照护。其目的是打破部门和服务流程间的壁垒，提高服务效率和质量。

（1）跨部门合作：促进卫生、民政、社保等部门间的沟通与合作，共同制定和实施老年健康促进政策和服务。确定牵头机构，建立部门网络，明确部门职责，确定统筹目标，确保整体工作的有效衔接与细化配合。

（2）服务整合：确保环节中人力、物力、设备、技术、资金等各项有形资源及知识、文化等无形资源的共享。整合各类健康服务资源，如医疗、康复、护理等，为老年人提供一站式、个性化的健康照护服务。积极研发老年保健、医药和智能健康监测等产品，满足老年人的健康需求。

（3）社区参与：发挥社区在老年健康促进中的重要作用，与社区组织、志愿者等建立合作关系，共同为老年人提供健康支持和服务。

第二节　老年健康教育与健康促进的项目设计

健康教育与健康促进项目设计多以格林模式（PRECEDE-PROCEED model）为指导。格林模式由美国健康教育学家劳伦斯·格林等人于1970年提出，可指导公共卫生相关人员鉴别影响健康行为的因素，帮助制订适宜的健康教育与健康促进计划和行为干预措施。

一、设计原则

1. 以老年人为中心

需求导向：深入了解老年人的生理、心理和社会需求，确保教育内容和促进活动贴近老年人的实际生活。

尊重个性：认识到老年人群体的多样性和差异性，设计灵活多样的教育方式和活动，满足不同老年人的个性化需求。

2. 科学性与实用性并重

科学依据：教育内容应基于最新的医学研究成果和公共卫生知识，确保信息的准确性和科学性。

实用性强：注重教育内容的可操作性和实用性，帮助老年人掌握简单易学的健康知识和技能，提高自我保健能力。

3. 全面性与针对性相结合

全面覆盖：教育内容应涵盖老年健康的各个方面，包括饮食营养、运动锻炼、心理健康、疾病预防等。

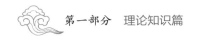

针对重点：针对老年人常见的健康问题（如心血管疾病、糖尿病、骨质疏松等），设计专项教育和促进活动。

4. 互动性与参与性融合

鼓励互动：采用小组讨论、角色扮演、案例分析等互动式教学方法，激发老年人的学习兴趣和积极性。

促进参与：为老年人提供参与机会，如组织健康讲座、健身操班、兴趣小组等，让老年人在参与中学习和成长。

5. 持续性与系统性渗透

长期规划：制订长期的教育和促进计划，确保教育活动的连续性和系统性。

跟踪评估：定期评估教育效果，根据评估结果调整教育内容和方式，确保教育活动的持续改进和优化。

6. 资源整合与多方协作

资源整合：充分利用社区、医院、养老机构等资源，为老年人提供全方位的健康教育和促进服务。

多方协作：加强政府、社会组织、企业和家庭之间的协作，形成合力，共同推动老年健康事业的发展。

二、设计步骤

（一）需求评估

在制订老年健康教育与健康促进项目时，重要的不是我们主观上要解决什么问题，而是该社区需要我们解决什么问题？ 哪些问题能通过健康教育和健康促进的手段得到解决？ 目前应该优先解决的健康问题是什么？ 要解决以上问题，需要我们进行社区诊断、流行病学诊断、行为与环境诊断、教育与组织诊断、管理与政策诊断。

1. 社区诊断　社会诊断又称社区评估，是通过客观的科学方法对社区重要健康问题和影响因素，以及与这些问题有关的社区内的组织机构、政策、资源现状进行确定的过程。目的是了解社区的特点，确定社区居民对自己健康需求和生活质量的判断。

2. 流行病学诊断　主要是确定哪些健康问题最严重，哪些行为因素和环境因素引起这些健康问题。流行病学诊断最终需要解决以下问题。

(1)威胁社区老年人生命与健康的疾病或健康问题是什么？

(2)对该疾病或健康问题有影响的是哪些危险因素？ 其中最重要的危险因素是什么？

(3)找出老年人群的特征、特点。

(4)对哪些(或哪个)问题进行干预可能最敏感？ 预期效果和效益可能最好？

(5)提出完善健康促进计划目标的行为与环境问题。

3. 行为与环境诊断　确定与优先健康问题有关的行为与环境危险因素，并对各因素的重要性和可变性进行判断。在此基础上，将重要的、可发的行为/环境危险因素作为健康教育干预的重点。行为与环境诊断应遵循的主要程序如下。

(1)区分引起健康问题的行为与非行为因素。

(2)区别重要行为与不重要行为，行为与健康问题密切相关，科学研究证明两者有明确的因果关系；经常发生的行为。

(3)区别高可变性行为与低可变性行为。

4. 教育与组织诊断　主要是确定影响健康相关行为的倾向因素、促成因素和强化因素，确定哪类因素优先或每类因素中哪些要素应优先考虑。

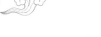

(1)倾向因素:又称前置因素,先于行为,是促使或阻碍行为动机形成的因素,包括知识、信念、态度、价值观等。

(2)促成因素:又称实现因素,也发生在行为之前,是指促使某种行为动机或愿望得以实现的因素,包括实现行为改变所需的技术和资源,如卫生保健设施、医疗费用、交通工具、个人保健技术、政策法规的支持程度等。

(3)强化因素:发生在行为之后,是激励行为维持与发展或减弱行为的因素。主要包括社会是否支持、同伴的影响、周围人的评价、个人采纳行为后的感受等。

5. 管理与政策诊断　其核心内容是组织评价,包括组织内分析和组织间分析。组织内分析立足于对健康教育与健康促进组织内部进行分析和评估,了解组织的实践经验与组织应变能力、资源配置等。组织间分析侧重于健康教育与健康促进外部环境对执行计划可能产生的影响,如社区其他项目是否与本项目相抵触、是否有可以利用于本项目的资源、健康教育机构与其他机构之间的关系等。

（二）确定优先项目

优先项目要真实反映社会存在的、群众最关心的健康问题,反映各种特殊人群存在的特殊健康问题。找到哪些是最重要、最有效的,所用资源最少却能达到最高效益的项目。确定优先项目应遵循如下基本原则。

1. 依据对人群健康危险的严重程度排序　包括疾病的致残率、致死率高;疾病受累人群数量大;与该疾病相关的危险因素分布广;行为因素与疾病结局的关系密切。

2. 依据危险因素的可干预性排序　如明确的致病因素;可测量的,可以定量评价其消长;可预防控制,且有明确的健康收益;干预措施是患者能够接受的,具有可操作性。

3. 按成本‐效益估计排序　选择经测算可以得到较好效果和社会效益的项目。在成本相当时,选择效益好的干预方案;在效益相当时,选择成本低的干预方案。

4. 依据环境排序　将影响行为改变的环境因素进行划分,与个体关系密切的环境称为小环境,与社会整体有关的环境称为大环境。当大环境和小环境都有利于行为改变时,应作为优先干预的环境因素。

（三）制订干预策略

任何一种行为都是由多种因素决定的,并对行为产生不同的影响,只有全面分析这些决定因素后,才能制订出恰当的干预策略。教育者的任务在于克服消极作用,发挥积极作用,所以项目干预策略的制订应考虑到相关内容,包括教育对象(目标人群)、教育内容、教育方法、教育材料、教育队伍、教育时间、教育场所、组织管理和政策,所有这些共同构成健康教育干预策略的框架。

1. 制订实施计划　包括制订项目实施进度表、控制实施质量、建立实施的组织机构、培训项目的实施人员、配备所需的设备器材。

2. 确定目标人群　根据计划目标决定应该对谁进行教育,确定正确的教育对象能够使教育计划达到事半功倍的效果。目标人群可分为三类。

一级目标人群:希望这些人实施所建议的健康行为,目标将通过他们的行动实现,他们是项目的直接受益人。

二级目标人群:对一级目标人群有重要影响的人,或能激发教育和加强一级目标人群行为和信念的人。

三级目标人群:决策者、经济资助者及其他对项目成功有重要影响的人。

3. 确定教育(干预)策略　包括健康教育策略、社会策略和环境策略三个方面。

(1)健康教育策略:①信息交流类,如人际传播中的讲课、小组讨论、个别咨询;电视讲座、广播讲座、广告以及各种文字资料、健康日历、挂图等。②技能培训类,如开展的技能培训讲座、组织观摩学习、设计示范家庭和示范学校等。③组织方法类,如社区开发、社会运动等。

(2)社会策略:包括政府制定的各项政策和法规,以及学校、商业机构制订的正式和非正式的规定。如吸烟干预计划的社会策略,包括政府制定公共场所禁止吸烟,禁止商店向未成年人售烟的政策或地方法律,出台学校鼓励禁烟和惩罚吸烟的规定等。

(3)环境策略:改变社会环境和物质环境。如一项关于控烟的社区健康促进计划,环境政策可包括公共场所不设立售烟亭,在一定场所设立明显的禁烟区等。

4. 确定干预场所 常见的干预场所包括教育机构、卫生机构、公共场所、工作场所和居民家庭,而任何健康教育和健康促进项目,均可同时选用五类场所或根据条件和需要选择其中的几类。

5. 确定教育活动日程 任何健康教育和健康促进项目都要包括以下四个方面。

(1)项目计划:制订监测和评价计划。

(2)项目准备阶段:包括制作健康教育材料和预试验、人员培训、物质资源准备等。

(3)执行(干预)阶段:包括各种媒介渠道的应用,监测与评价计划的执行等。

(4)总结阶段:包括整理、分析所收集的材料和数据,撰写项目总结评价报告,规划今后工作等。计划一般以年为单位,多使用图或日程表的形式列出该年的行动计划,日程表应包括活动内容、活动执行时间、各个步骤的负责人和经费等内容。

6. 确定组织网络与执行人员 执行人员可以专业人员为主体,吸收政府各部门、大众传播部门、各级医药卫生部门、中小学校等参加。组织具有多层次、多部门、多渠道特点的网络,以确保计划目标的实现。对于执行计划的各类人员要根据工作性质分别给予培训,提高执行计划和评价计划的多种技能。

7. 质量控制 确保整个计划的高质量实施和持续改进。建立监督机制,对教育活动的各个环节进行实时监控和记录。建立畅通的反馈渠道,及时收集和处理参与者、讲师及其他利益相关方的意见和建议。根据评估结果和反馈意见,及时调整和完善教育计划的内容、形式和流程。引入第三方机构进行质量认证和评估,提升计划的公信力和专业性。

课堂互动

李某,男,70岁,退休工人,肥胖、有吸烟史、嗜油炸饮食、不喜运动、平素性格较为急躁,有高血压病史,但是未监测血压,未按时服药,相信服用保健品降压"副作用小"。

1. 如何对他进行健康危险因素方面的指导?

2. 如何帮助老年人进行慢性病的自我管理?

第三节 老年健康教育与健康促进的项目评价

一、项目评价的种类与内容

(一)形成性评价

形成性评价指在项目执行前或执行早期对项目内容所作的评价。包括为制订干预项目所做的需求评估及为项目设计和执行提供所需的基础资料。评价内容包括：了解目标人群对干预措施的看法；选择教育信息并做预实验；了解教育资料发放系统,包括生产、储存、批发、零售以及免费发放渠道；通过调查获得有价值的信息（如文盲率、方言、术语用词）,为制订评价问卷提供依据；问卷的项目通过预调查进行修改；提供定性资料,为定量资料作解释或补充说明；发现实施早期阶段可能出现的问题。

（二）过程评价

过程评价指的是投入、活动和产出的过程。通过过程评价能够发现项目执行过程中存在的问题,以便采取修正行动。过程评价的重点在于项目日常持续进行的操作运转情况,旨在改善项目及其管理。过程评价的目的在于控制规划质量,因此又称为质量控制或规划质量保证审查。评价内容包括以下几方面。

1. 教育干预是否适合教育对象,并为他们所接受。

2. 教育干预是否按既定程序得以实施（时间、频率）。

3. 干预实施质量如何,是否出现敷衍了事、不负责任的工作作风。

4. 教育材料是否全部发放给目标人群。

5. 教育干预的覆盖率是多少,是否覆盖全部目标人群。

6. 目标人群参与情况如何,是否愿意或有可能参与规划,原因何在。

7. 干预方法是否有效,何种方法为佳,针对教育对象应如何调整干预方法。

8. 教育服务利用情况,如设立各类展览、咨询等服务项目,应了解其利用情况、利用率低的原因何在。

9. 信息反馈系统是否健全,是否建立完整的信息反馈体系,及时有效地反映规划情况,是否建立必要的记录保存制度,记录的完整性和质量如何。

（三）效应评价

效应评价又称近期和中期效果评价,是评估健康教育项目的某方面对目标人群的知识、态度、行为的直接影响。评价内容包括评估健康行为的倾向因素、促成因素、强化因素,以及评估健康相关行为改变情况、评估政策、法规制定情况等。

（四）结局评价

结局评价又称远期效果评价,指评价健康教育和健康促进项目的最终目标是否实现。评价内容包括以下几方面。

1. 效果 指项目对目标人群健康状况的影响。其评价指标包括生理指标、心理指标、疾病与死亡指标。

2. 效益 指项目改变人群健康状况所带来的远期社会效益和经济效益,指标主要是生活质量指标。

3. 成本 - 效果 成本 - 效果分析就是通过计算实施健康促进项目所花费的资源与健康收益进行分析比较,目的在于确定以最少的投入产生最大效果的规划,比较不同项目的成本 - 效果以决定规划是否有继续实施的必要。

（五）总结性评价

总结性评价是指综合形成性评价、过程评价、效果评价以及各方面资料做出总结性的概括。综合性指标更能全面地反映规划的成败。总结评价从规划的成本 - 效果、各项活动的完成情况作出判断,以期做出该规划是否有必要重复、扩大或终止的决定。

二、项目评价的步骤与方法

一个完整的健康教育与健康促进项目评价应遵循以下步骤,即识别项目评价结果的使用者,了解项目信息需求,确定项目评价问题,报告和推广项目评价结果,使评价具有系统性、逻辑性、全面性。

(一)了解项目信息需求

在项目评价中,正确识别项目评价结果的使用者,明确他们希望从项目中获得的信息,对于项目评价具有重要意义。首先,及时地将评价结果报告给使用者,可以使其掌握项目进展情况,以便加强对项目的控制,及时纠偏;其次,项目评价结果可以帮助决策者对是否继续支持项目做出客观判断;最后,项目评价结果可为扩大项目范围、推广项目经验等提供依据。

健康教育和健康促进项目使用者一般可分为五类:政策制定者、项目资助者、项目管理者、项目受益者、项目团队。对于政策制定者和项目投资者,这两类使用者趋向于得到能够帮助他们解决更广泛健康教育与健康促进问题的项目信息,更关注项目的整体效果;对于项目管理者来说,他们的主要任务是按照设计方案严格执行项目,更关心如何使项目实施得更好;项目团队最关心的是每天的工作和技术,以及与项目实施相关的细节;项目受益者对服务项目的效果和费用,以及成本-效益的信息更感兴趣。

(二)确定项目评价问题

项目评价的实施就是回答项目评价问题。好的评价问题必须能够说明项目的成效,满足项目利益相关者的信息需求。评价问题是项目评价的核心。要想设计出好的问题,必须了解项目利益相关方对哪些问题感兴趣,将评价问题集中在利益相关者所关注的问题和信息需求上,根据现有评价技术、数据可得性、评价可操作性和社会伦理标准,通过与利益相关者协商确定。

(三)报告和推广项目评价结果

当评价问题的提出、数据收集、分析和解释完成后,接下来的任务就是撰写评价报告和推广评价结果。评价报告如何撰写决定于评价报告的读者是谁。不同读者对项目会有不同的期待,因此评价报告内容将因读者不同而有所侧重。为满足资助者和项目管理需求,必须撰写一份综合性评价报告。如项目进展情况报告、项目结果或影响报告、项目的公平性报告、政策建议摘要、项目经济学评价报告等。

一份完整的评价报告应具备以下特点。

1. 清晰 尽可能使用易于理解的语言,避免使用难懂的统计学、社会理论和参考文献中的专业术语。

2. 图表化 图和表是最直观的信息传递方式。评价报告的读者并不全是本领域的专业人员,因此应避免使用复杂的表格和方程式。

3. 项目理论报告 应陈述项目理论是什么,谁参与这个项目,评价多大程度上检验了项目假设,同时应指出哪些假设在项目中得到支持,哪些假设无效。无效的原因是什么? 有效假设是在什么样的环境下得以支持的? 如何支持的? 等等。

4. 时间性 当评价报告在项目结束前完成时,这个报告具有很大的影响,显示出报告在决策上的信息优势。报告的及时性能够增加报告对决策影响的概率。如果时间非常有限,可以提交一份关键问题的临时性评估报告,呈现那些能够合理解释的结果,不必阐述分析过程。

5. 评价的优势和局限 评价报告应指出评价的自信等级和局限性,使读者能够合理地应用这些评价结果。同时报告应提出样本代表性、样本量、项目在什么样的环境下进行等问题,使读者能够把握这些评价结果的外推性。

6. 外推性 项目管理人员和政策制定者希望知道这个项目能否被推广到其他地区。评价报告应提供清晰的项目信息,包括项目开展了什么、投入哪些人财物资源、谁是受益者及样本量等。这些信息能够帮助读者掌握这些结果在多大程度上能被用于其他具体环境中。

三、影响项目评价结果的因素

（一）时间因素

时间因素又称历史因素,是在项目执行或评价期间发生的可能对目标人群健康相关行为及其影响因素产生影响的事件,如健康相关的公共卫生政策颁布、居住地自然环境改善、自然灾害发生等。

（二）观察因素

在评价过程中,需要对项目实施情况、目标人群健康相关行为、健康状况等进行观察和测量。测量与观察的真实性、准确性取决于测试(观察)者、测量工具、测量对象(目标人群)三方面。

（三）回归因素

回归因素是指由于偶然原因,个别被测量对象在被测量过程中,某些指标表现出过高或者过低,测量后又恢复到实际水平的现象,这种现象常见于危险因素的筛检和测量。

（四）选择偏倚

在健康教育与健康促进的研究中,为了消除时间因素、测量因素和回归因素对评价效果的影响,需要设立对照组。如果研究组与对照组受试者基本特征不一致或差异太大导致的研究结果偏离真实的现象,称选择偏倚。

（五）失访偏倚

在项目的执行与评价中,目标人群有可能由于某种原因而未被干预或评价,称为失访。当失访比例过高(超过10%)或为非随机失访时,将导致评价结果偏离真实,称失访偏倚。

第四节　老年健康信息的传播

一、传播特点

1. 明确的目的性　健康传播是以健康为中心,力图达到改变个人和群体的知识、态度、行为,使之向有利于健康方向转化的目的。健康传播按照由低到高的效果,可分为四个层次：知晓健康信息、健康信念认同、形成健康态度、采纳健康行为。

2. 对传播者有特殊素质要求　健康传播者属于专门的技术人才,有其特定的素质要求。因此,健康教育工作者与医疗保健工作人员都是健康传播活动的主体。

3. 公共性和公益性　健康传播活动提供现代社会不可缺少的健康信息,在满足公众和社会健康信息需要方面,起着公共服务的作用;健康传播是健康教育与健康促进的基本策略和方法,而健康教育与健康促进作为公共卫生服务的重要内容,具有显而易见的社会公益性。

二、健康信息传播的主要模式

（一）拉斯韦尔五因素传播模式

1. 传播者(communicator)　传播者又称传者、信源等,是传播行为的引发者,即在传播过程中信息的主动发出者。在社会传播中,传播者可以个人的形式出现,比如人际传播活动；也可以群体组织的形式出现，如群体传播、大众传播。在生活中，每个人都在扮演着传播者的角色。

2. 信息（information） 信息泛指情报、消息、数据、信号等有关周围环境的知识，用一定符号表达出来的对人或事物的态度、观点、判断及情感。健康信息泛指一切有关人群健康的知识、技能、观念和行为模式，例如：戒烟限酒、限盐、控制体重、合理膳食、有氧运动等预防慢性病的健康信息。

3. 传播媒介（media） 也可称为传播渠道、传播工具等，是传播内容的载体。传播媒介有两层含义：一是指传递信息的手段，如电话、计算机及网络、报纸、广播、电视等与传播技术有关的媒体；二是指从事信息的采集、选择、加工、制作和传输的组织或机构，如报社、电台和电视台等。

4. 受传者（audience） 又称传播对象、受者、受众。是指信息通过各种途径所到达并被接受的个人或群体，具体包括观众、听众、读者，是传播的构成要素之一。受传者可以是个人，也可以是社会团体、机构、组织等。不同的人对相同的信息也会有不同理解，主要原因：一是信息本身的意义会随着时代的发展而变化；二是受传者有不同的社会背景。

5. 传播效果（effect） 传播效果是指传播对人的行为产生的有效结果。具体指受传者接收信息后，在知识、情感、态度、行为等方面发生的变化，通常意味着传播活动在较大程度上实现了传播者的意图或目的。

（二）施拉姆双向传播模式

该模式由美国传播学者威尔伯·施拉姆（Wilbur Schramm）于 1954 年提出，即用双向传播模式将传播过程描述为一种反馈信息的交流过程。其特点是：一种高度循环的传播模式，传者与受者作为传播主体不断传出与接受信息。由于反馈的存在使传播过程实现了双向互动、循环往复。这个模式的贡献在于将传统的直线、单向的传播模式发展成为循环模式。更加准确地表明了人类传播的交流、互换，共享信息的实际过程。

在施拉姆双向传播模式中，有两个重要的传播要素。

1. 传播符号（communication symbol） 传播符号是指能被感知并揭示意义的现象形式，即能还原成"意思"的传播要素。人类传播信息，主要靠语言符号，也经常借助非语言符号。人们进行信息交流的过程，实质上就是符号往来的过程。作为传播者，编码、制作和传递符号；作为受传者，接收和还原符号，并做出自己的判断和理解。传播者和受传者相互沟通必须以对信息符号含义的共通理解为基础。例如：在健康咨询中，医生和患者的交流不断进行着这样的沟通和互动。

2. 反馈（feedback） 指受传者在接受传播者的信息后所引起的心理和行为上的反应。在传播过程中，反馈是传播者进行传播的初衷，也是受传者做出的自然反应。反馈是体现信息交流的重要机制，其速度和质量因传播媒体而有所不同。反馈的存在体现了传播过程的双向性和互动性，是一个完整的传播过程不可或缺的要素。

三、老年健康信息传播材料的制作

（一）材料分类

1. 根据传播关系分类 分为人际传播材料、组织传播材料、大众传播材料。

2. 根据健康信息传播载体分类 分为纸质材料（书籍、报纸、杂志、折页、小册子、海报、传单等）、音像材料（网络平台、录音带、录像带、光盘等）、电子类材料。

3. 根据健康信息表现形式分类 分为文字图片类、声音类、影像类、电子类和新媒体类等。

（二）制作原则

除遵循健康教育基本原则外，为取得预期的传播效果，恰当选择与合理制作传播材料，还应遵循如下原则：

1. 科学性　应遵循科学、完整的制作程序。该程序在健康传播材料制作与实际运用过程中周而复始，促使健康传播材料不断发展和完善。忽略其中任一程序都有可能导致材料在制作过程中出现失误。

2. 适宜性　由于受众对象的文化水平、生活阅历和习惯、健康意识与传统观念均存在显著差异，在材料制作上，如果采取"一刀切"的方式，只能满足部分人的喜好，其效果肯定是不理想的。

3. 可及性　根据传播者的能力、目标人群的使用习惯和对媒介的拥有情况来选择传播材料。从传播者角度考虑，如果材料开发的专业人员只具备开发平面材料的实力，就不要超越能力范围，强求开发视频、动漫作品；从目标人群角度考虑，如在偏远山区，就尽量避免使用网络作为传播媒介；从媒介拥有角度考虑，应尽量选择目标人群方便使用的材料形式。

4. 及时性　力求将健康信息以最快、最畅通的渠道传递给目标人群。一般来讲，互联网是新闻传递最快的渠道。

5. 经济性　传播材料制作必然涉及经费问题，应在选择材料之初即考虑预算情况。如可支配经费较少，则尽量采用板报、墙报，发掘团队内部力量，以评比形式开展活动；有一定活动经费可选择折页、手册、健康简报、杂志等形式；经费充足，则可考虑开发动漫或光盘作品。在实际工作中，这一原则最具决定性。

（三）制作过程

健康传播材料在制作过程中一定要符合特定的活动内容和目的，以及目标人群的真实需求，并适应当地实际情况，只有这样，才能达到真正的传播效果。因此，健康传播材料在制作过程中需要遵循一定流程。

1. 根据目标人群实际情况进行需求分析　收集目标人群需求，初步确定传播材料的内容和形式。

2. 筛选、凝练和加工信息，提出制作项目　根据传播主题和目的、目标人群的特点等，对所收集的信息进行筛选、凝练和加工，对不同内容的信息进行认真分析，从而确定最需要传播的核心信息。然后，根据传播者自身条件，将目标人群的需求与现有制作条件相结合，提出详细的制作项目。制作项目应考虑使用传播材料的目标人群、材料种类、适用范围、使用方法、发放渠道、如何进行预实验、确定数量、如何评价和经费使用等。

3. 根据项目制作初稿　初稿设计是健康信息研究和展示的过程。在这个过程中，要充分考虑目标人群的特征，尤其是目标人群的文化程度和接受能力，并以此决定信息量的大小和复杂程度。同时，在设计初稿时，最好设计几种不同的形式，以供选择使用。

4. 预实验　是指在传播材料还没有正式制作之前，针对设计初稿在一定数量的目标人群中进行传播，结合相应指标对目标人群进行调查，了解目标人群对信息的理解程度和表达方式的满意程度，达到完善传播材料设计的目的。主要是了解传播材料是否满足目标人群的需要，其针对性与适应性如何，目标人群有什么要求，材料中还存在哪些不足等。为传播材料的进一步完善提供依据，也是合理利用有限资源、提高传播效果的重要环节。

5. 修改设计稿　在对传播材料初稿进行预实验后，设计者根据预实验中发现的问题和目标人群的意见对初稿进行修改。主要包括内容与形式两个方面：对内容的修改要以科学性和实用性为前提；对形式的修改可以多参考目标人群的建议。一般来说，设计稿要经过多次修改后才能最后定稿，进入正式制作阶段。

6. 制作成品　设计稿经过多次修改,目标人群满意后,就可以正式制作了。在制作过程中,要注意把好质量关。对于印刷类材料,要注意纸张的选择、油墨与颜料的运用、压膜与塑封的挑选等;音像类材料要注意信息载体(磁盘、光盘等)的质量,声音与画面的清晰度,以及健康信息传播中人物表演的准确性等。同时,大批量制作成品时,一定要进行抽样检查,以保证成品质量。

知识链接

老年健康促进纳入 15 个专项行动

随着我国人口老龄化进程的加快,老年人成为卫生健康服务需求最大的群体。党中央、国务院高度重视并大力推进老年人健康工作。2019 年印发实施的《健康中国行动(2019—2030 年)》,将老年健康促进纳入 15 个专项行动,强调要做好老年人慢病管理。国家卫生健康委与国家发展改革委等 8 部门联合印发《关于建立完善老年健康服务体系的指导意见》,提出着力构建包括健康教育、预防保健、疾病诊治、康复护理、长期照护、安宁疗护的综合连续、覆盖城乡的老年健康服务体系,努力提高老年人健康水平。将老年人健康管理纳入国家基本公共卫生服务项目,每年为 65 岁以上老年人免费提供一次健康管理服务,包括生活方式和健康状况评估、体格检查、辅助检查与健康指导等。

(张晓天　井珊珊)

复习思考题

1. 在老年健康教育与健康促进项目设计阶段,需求评估需要做哪些工作?
2. 老年健康教育与健康促进项目实施的五大环节包括哪些内容?
3. 老年健康教育与健康促进项目评价的种类和作用是什么?

第二部分

实践应用篇

◆◆◆ **第八章** ◆◆◆

老年营养与健康管理

> ❙ **学习目标**
>
> **知识目标**
>
> 掌握营养学中各类营养素的组成和基本功能、老年人合理营养和平衡膳食的概念和基本要求、保健品的概念及分类、老年人营养与膳食干预的具体方法。
>
> **能力目标**
>
> 了解老年营养与健康管理的内涵,能够调查、监测和评估老年人的营养状态,对老年人进行营养健康管理。
>
> **素质目标**
>
> 具备营养学的综合素养,能够科学理解和分析营养信息,培养对老年人营养健康的关注和责任感,推广老年营养健康理念,促进老年人的整体健康水平。
>
> **课程思政目标**
>
> 了解我国对居民膳食营养的重视程度、未来的国民营养计划,以及推动实现老年营养健康膳食的举措。
>
> 【学习要点】
>
> 1. 老年营养与健康管理的具体方法。
>
> 2. 合理营养、平衡膳食的配制原则及方法。

第一节 营养学基础

一、能量与营养素

（一）能量

1. 概述 机体需要能量维持生命活动,包括细胞代谢、神经传导、呼吸、循环及肌肉收缩和维持体温恒定等。在生命过程中伴随的能量释放、转移和利用被称为能量代谢。

（1）能量单位:能量的国际单位是焦耳（J）,营养学上常用的能量单位一般是千卡（kcal）,其换算关系如下:1kcal=4.184kJ,1kJ=0.239kcal。

（2）能量系数:能量系数是指每克产能营养素在体内氧化产生的能量值。

2. 人体的能量消耗 成年人每日的能量消耗主要包括维持基础代谢、身体活动以及食物热效应三个方面。

3. 膳食能量来源 食物中的碳水化合物、脂肪和蛋白质是人体能量的主要来源,这三种产能营养素普遍存在于各类食物中,且各自具有独特的生理功能,不能相互替代。

（二）蛋白质

1. 概述 蛋白质是一切生命的物质基础,是人体细胞、组织及多种具有重要生理功能的物质的组成成分。

（1）蛋白质的组成:氨基酸是蛋白质的基本构成单位,组成蛋白质的氨基酸主要有 20 种,分为以下三类:必需氨基酸、非必需氨基酸和条件必需氨基酸。

（2）氨基酸模式及蛋白质的分类:根据食物蛋白质的氨基酸模式不同,常将食物蛋白质划分为三类:完全蛋白质、半完全蛋白质和不完全蛋白质。

2. 蛋白质的生理功能 构成人体细胞和组织的重要成分、构成体内生物活性物质、免疫功能、维持机体内环境稳定、供给能量。

3. 蛋白质的食物来源 可分为两大类:一类为动物性食物,如牲畜的奶、肉类、蛋类、水产等,这类食物富含完全蛋白质,是优质蛋白质的重要来源。另一类为植物性食物,包括粮谷类、豆类、水果、蔬菜等,除大豆所含蛋白质为优质蛋白质外,其余植物蛋白质均为非优质蛋白质。

（三）脂类

1. 概述 脂类是人体必需的重要营养素之一,是脂肪和类脂的统称。

（1）分类:脂类包括脂肪和类脂,脂肪又称甘油三酯,是体内重要的储能及供能物质。类脂主要包括磷脂和固醇类,是细胞膜、组织器官尤其是神经组织的重要组成成分。磷脂主要存在于脑、神经组织和肝脏中;固醇类多见于动物内脏、蛋黄等食品中。

（2）脂肪酸的分类:按脂肪酸碳链的长短,可分为长链脂肪酸（碳链中碳原子数大于 12 个）、中链脂肪酸（碳链中碳原子数为 6~12 个）和短链脂肪酸（碳链中碳原子数少于 6 个）,一般食物所含的脂肪酸是长链脂肪酸。按脂肪酸的饱和程度分类,可分为饱和脂肪酸和不饱和脂肪酸。不饱和脂肪酸又可分为单不饱和脂肪酸和多不饱和脂肪酸。按脂肪酸的空间结构分类,可分为顺式脂肪酸和反式脂肪酸。

2. 脂类的生理功能 类脂的生理功能主要是维持生物膜的机构与功能、参与脑和神经组织的构成、改善脂肪吸收和利用、合成维生素和激素的前体等。

3. 脂类的食物来源 膳食脂类主要来源于动物的脂肪组织、肉类和植物的种子。动物脂肪中饱和脂肪酸含量高,如肥肉、奶油等,但鱼虾贝类富含多不饱和脂肪酸（polyunsaturated fatty acid, PUFA）,尤其深海冷水鱼体内富含二十碳五烯酸（eicosapentaenoic acid, EPA）和二十二碳六烯酸（docosahexoenoic acid, DHA）,两者均属于 ω-3 系列多不饱和脂肪酸,为人体必需脂肪酸。

（四）碳水化合物

1. 概述 碳水化合物是由碳、氢、氧三种元素组成,含有多羟基醛类或酮类的有机化合物,是人类能量的主要来源。

2. 碳水化合物的功能 提供和储存能量、构成组织及重要生命物质、节约蛋白质作用、抗生酮作用、解毒作用、调节肠道功能。

3. 碳水化合物的食物来源 食物中碳水化合物的来源有五大类:谷物、蔬菜、水果、奶和糖。其中,单糖和双糖主要来源于甜味水果、蜂蜜、糖果等。

（五）常量元素

现已发现有 20 多种矿物质是构成人体组织、维持生理功能及生化代谢所必需的元素。通常按照矿物质元素在体内含量的多少分为两类,即常量元素和微量元素。占人体总重量 0.01% 以上的矿物质称为常量元素或宏量元素,常量元素依照人体内含量多少排列,依次为钙、磷、钾、钠、硫、氯和镁。

1. 钙　钙是人体含量最多的元素之一,是构成骨骼和牙齿的成分,可维持正常神经和肌肉功能、血液凝固、调节体内多种酶的活动、维持细胞膜稳定。老年人长期钙缺乏易患骨质疏松和龋齿,过量摄入则会使肾结石、高钙血症、碱中毒等患病风险增加,并且高钙摄入可影响其他矿物质如铁、锌、镁和磷的吸收。

2. 磷　磷是构成骨骼和牙齿的重要成分,参与能量和糖脂代谢、参与生物膜和遗传物质的构成、调节体内酸碱平衡。

(六) 微量元素

1. 概述　占人体总重量 0.01% 以下的矿物质称为微量元素,有铁、锰、锌、铜、碘、硒、氟、钼、铬、镍、锡、矾、硅、钴等 20 余种,每一种都有其特殊的生理功能。按生物学的作用将其分为三类:第一类为人体必需的微量元素,第二类为人体可能必需的微量元素,第三类为具有潜在毒性,但在低剂量时,可能具有人体必需功能的微量元素(表 8-1)。

表 8-1　微量元素分类

分类	微量元素	数量 / 种
人体必需的微量元素	铁(Fe)、碘(I)、锌(Zn)、硒(Se)、铜(Cu)、钼(Mo)、铬(Cr)、钴(Co)	8
人体可能必需的微量元素	锰(Mn)、硼(B)、镍(Ni)、钒(V)、硅(Si)	5
具有潜在毒性,低剂量时可能具有人体必需功能的微量元素	氟(F)、砷(As)、锂(Li)、锡(Sn)、铅(Pb)、镉(Cd)、汞(Hg)、铝(Al)	8

2. 铁　铁的主要生理功能包括参与体内氧的运送和组织呼吸过程,维持正常的造血功能,以 Fe-S 基团形式参与一系列基本生化反应等。常见的膳食铁缺乏症为缺铁性贫血,老年人铁缺乏易出现呆板冷漠,免疫功能障碍,抗感染能力下降。

3. 碘　碘的生理功能主要包括促进生长发育、促进脑发育、调节新陈代谢等。老年人碘缺乏的典型症状为甲状腺肿大,长时间的高碘摄入会导致高碘性甲状腺肿,还可能引起甲状腺功能亢进症、甲状腺功能减退、桥本甲状腺炎等。

4. 锌　锌在人体发育、认知行为、创伤愈合、味觉、免疫调节等方面发挥着重要作用。老年人长期缺乏会导致免疫力低下。

(七) 维生素

1. 概述　维生素是一类维持机体正常生理功能和细胞内特异代谢反应所必需的微量低分子有机化合物,它既不属于构成机体组织的主要原料,也不产生能量。在天然食物中,维生素大多以本体或可被机体利用的前体形式存在,机体内不能合成,也不能在组织中大量储存,因此食物供给是不可或缺的。

维生素的种类很多,主要分为两大类:脂溶性维生素和水溶性维生素。脂溶性维生素包括维生素 A、维生素 D、维生素 E 和维生素 K;水溶性维生素主要包括 B 族维生素和维生素 C。B 族维生素包括维生素 B_1、维生素 B_2、维生素 PP、维生素 B_5、维生素 B_6、维生素 B_7、维生素 B_9 和维生素 B_{12}。

2. 维生素 A　主要生理功能包括维护视觉功能、维持皮肤黏膜完整性、维持和促进免疫功能、维持生长发育和生殖功能等。

3. 维生素 D　维生素 D 是钙、磷代谢的重要调节因子,在维持血清钙、磷水平的稳定中发挥重要作用。维生素 D 缺乏会影响钙、磷的吸收,造成骨骼和牙齿的矿物质异常。成年人尤其是老年人维生素 D 缺乏时,会使成熟的骨骼脱钙,导致骨质软化症和骨质疏松症。

另外,缺乏维生素 D 还可引起手足痉挛症。

4. 维生素 E　维生素 E 具有抗氧化,维持生育及免疫功能的生理作用。维生素 E 缺乏会导致视网膜退行性病变、溶血性贫血等。

5. 维生素 B_1　维生素 B_1 又称硫胺素、抗神经炎素。具有参与能量代谢、维持神经和肌肉功能的生理作用。长期缺乏维生素 B_1,可引起成人脚气病。

6. 维生素 B_2　维生素 B_2 又称核黄素,具有参与能量代谢、参与维生素 PP 及维生素 B_6 代谢、维持抗氧化功能等生理作用。缺乏可引起口角炎、唇炎、眼睑炎等。

7. 维生素 B_9　维生素 B_9 又称叶酸,缺乏的典型症状是巨幼细胞贫血、舌炎和腹泻。

8. 维生素 C　维生素 C 又称抗坏血酸,缺乏会导致坏血病。维生素 C 具有抗氧化、调节免疫功能和解毒的生理作用。维生素 C 缺乏起病缓慢,一般缺乏 4~7 个月后会出现体重减轻、全身乏力、食欲减退、牙龈炎等现象;全身出现点状出血,血肿或瘀斑;可引起胶原蛋白合成障碍,导致骨质疏松。

二、水

(一)概述

水是生命之源,是人类赖以生存的重要营养物质。为维持正常生命活动,人体必须每天摄入一定量的水。健康的机体可通过自我平衡机制来调节水分的摄入与排出,维持组织中的水分处于最佳水平。

(二)水的生理功能

1. 人体组成成分　水是人体保持细胞形状和构成体液的必需物质。

2. 新陈代谢的介质　水的溶解力很强,并有较大的电解力,是营养物质代谢的载体,可使水溶物质以溶解状态和电解质离子状态存在。

3. 维持体液正常渗透压及电解质平衡　正常情况下,体液在血浆、组织间液及细胞内液这三个区间,通过溶质的渗透作用,维持渗透压平衡。

4. 调节体温　水可吸收机体代谢过程中产生的能量,使体温不至于过度升高。

5. 润滑作用　水与黏性分子结合可形成润滑液、黏液,对器官、关节、肌肉、组织起到缓冲、润滑、保护作用。

(三)水的摄入量及来源

老年人处于特殊生理阶段,与成年人相比,人体成分发生变化,机体含水量逐渐减少,《中国居民膳食营养素参考摄入量(2023 版)》表明老年男性机体水分含量占体重的 47%~67%,老年女性机体水分含量占体重的 39%~57%。水的摄入量和排出量每日均维持在 2 500ml 左右。

三、膳食纤维

(一)概述

中国营养学会 2021 年发布了《膳食纤维定义与来源科学共识》,明确了膳食纤维的定义,即:糖的聚合度(degree of polymerization,DP)≥ 3,不能被人体小肠消化吸收,且对人体有健康意义的可食用碳水化合物聚合物。

(二)生理功能

1. 对肠道健康的影响　膳食纤维对肠道健康的影响有以下两点:一是增加粪便体积,促进肠道蠕动;二是为结肠发酵提供底物,增加有益菌数量或增强活性。

2. 对血糖、胰岛素调控的影响　膳食纤维调控血糖作用主要有三方面:一是直接降低摄食后葡萄糖吸收率,从而使餐后血糖应答变得平缓;二是通过改变与消化、发酵有关的激素释放,延迟淀粉水解及分解产物向小肠微绒毛的扩散;三是通过与黏膜相互作用形成吸收屏障层,有助于血糖调控。

3. 对血脂的影响 可溶性膳食纤维,可阻止胆固醇分子在肠上皮细胞的吸收,抑制胆汁酸的重吸收,并干扰其肠肝循环;黏性可溶性膳食纤维还可通过结肠发酵产生的有益代谢产物减少内源性胆固醇的产生;食用可发酵膳食纤维,可通过提高血液循环中丙酸和乙酸的比值,为清除低密度脂蛋白胆固醇带来有利影响。

(三)膳食纤维的来源及需要量

谷薯类、蔬菜、豆类、水果及菌藻类是膳食纤维的主要来源,坚果和种子中的膳食纤维含量也相当丰富。部分食物中的膳食纤维含量如表8-2所示。

表8-2 食物中的膳食纤维含量

食物种类	食物名称	膳食纤维含量 / [g·(100g)$^{-1}$]
全谷物	黑大麦	15.2
	荞麦	13.3
	藜麦	11.3
	玉米(面)	6.4
	糙米	3.4
根茎类蔬菜	甜菜根	5.9
	苦菜(拒马菜)	5.4
	艾蒿	3.6
	羽衣甘蓝	3.2
其他蔬菜和大部分水果		1.0~2.0
特殊水果	软梨	9.1
	乐陵枣	8.8
	库尔勒香梨	6.7
	番石榴	5.9
豆类	大豆(黄豆)	15.5
	白扁豆	13.4
	鹰嘴豆	11.6
	赤小豆	6.4
	绿豆	7.7

(四)膳食纤维的摄入缺乏与过量

1. 摄入不足 短期摄入过低或无膳食纤维摄入,会引起便秘,长期膳食纤维摄入过低将增加心血管疾病、肠道疾病、2型糖尿病等的发病风险。长期缺少蔬菜和全谷物,而摄入过多高蛋白、高脂食物的膳食模式,可能引起代谢紊乱,诱发多种慢性病。

2. 摄入过量 膳食纤维摄入过量的现象极少发生,摄入过量膳食纤维会导致胃肠不适,影响矿物质生物利用率、其他营养素的吸收代谢、能量和营养素的充足摄入等。

四、其他膳食成分

食物中除了含有多种营养素外,还含有许多对人体健康有益的其他物质,这类物质被称为其他膳食成分。其他膳食成分不是维持机体生长发育所必需的,但对促进健康、降低膳食相关非传染性疾病风险具有重要作用。

大量研究揭示了植物化学物中的多酚、萜类、含硫化合物及醌类等物质具有促进健康、降低慢性病风险的作用。研究发现某些主要来源于动物性食物的其他膳食成分,如牛磺酸、左旋肉碱、辅酶 Q_{10} 等也有促进健康的作用。

与营养素比较,其他膳食成分种类繁多,化学结构差异大,加上研究时间较短,目前还难以制订与营养素相同概念上的膳食营养素参考摄入量(dietary reference intake,DRI)。鉴于此,《中国居民膳食营养素参考摄入量(2023 版)》将这类成分归入"其他膳食成分"。常见的其他膳食成分的特定建议值(specific proposed level,SPL)和可耐受最高摄入量(tolerable upper intake level,UL)见表 8-3。

表 8-3　其他膳食成分的 SPL 值和 UL 值

其他膳食成分	SPL	UL
酚类		
原花青素 /(mg·d⁻¹)	200	—
花色苷 /(mg·d⁻¹)	50	—
大豆异黄酮 /(mg·d⁻¹)	55(绝经前女性) 75(围绝经期和绝经女性)	120(绝经女性)
绿原酸 /(mg·d⁻¹)	200	—
萜类		
番茄红素 /(mg·d⁻¹)	15	70
叶黄素 /(mg·d⁻¹)	10	60
植物甾醇 /(g·d⁻¹)	0.8	2.4
植物甾醇酯 /(g·d⁻¹)	1.3	3.9
含硫化合物和醌类		
异硫氰酸酯 /(mg·d⁻¹)	30	—
辅酶 Q₁₀/(mg·d⁻¹)	100	—
氨基酸衍生物		
甜菜碱 /(g·d⁻¹)	1.5	4.0
糖聚合物及其衍生物		
菊粉或低聚果糖 /(g·d⁻¹)	10	—
β- 葡聚糖(谷物来源)/(g·d⁻¹)	3.0	—
硫酸 / 盐酸氨基葡萄糖 /(mg·d⁻¹)	1 500	—
氨基葡萄糖 /(mg·d⁻¹)	1 000	—

注:特定建议值是指某些传统营养素以外的膳食成分达到有利于维护人体健康的目的时所需要的摄入量;可耐受最高摄入量是指营养素或食物成分的每日摄入量的安全上限,是一个健康人群中几乎所有个体都不会产生毒副作用的最高摄入水平。

第二节 老年人合理营养与平衡膳食

一、合理营养概述

人类为了维持生命和健康,每天都需要从膳食中摄取各种营养物质。营养缺乏或不足,不能满足机体生理活动需要,会引起机体生理功能改变和生化活动异常,损害人体健康,导致体弱多病;营养过剩,会增加机体的生理负担,干扰其他营养物质的体内利用,影响机体正常代谢,甚至引起中毒,对老年人健康造成严重危害。通过合理营养,可以预防营养不足或营养过剩,增强老年人体质,促进老年人健康。

（一）合理营养概念

合理营养就是向人们提供观感良好、种类齐全、数量充足、容易消化吸收的食物,以保证从食物中摄取的热能和各种营养素能满足机体需要。合理营养可以促进机体的生长发育,提高机体的劳动能力和抗病能力,维持人体健康。

（二）合理营养的基本要求

1. 满足机体热能和营养素的需求 提供的食物要多样化,保证其蛋白质、脂肪、碳水化合物、无机盐、维生素和水等营养素能满足不同年龄、性别、生理状态,以及不同作业人群的需要。

2. 食物对人体无毒害 食物必须符合国家食品卫生标准,新鲜、干净、无污染,不得含有任何对人体有害的物质,使用的食品添加剂不得超标。

3. 科学加工和烹调 在食物加工、烹调过程中,既要色、香、味俱全,以刺激食欲,提高食物的消化吸收率,又要尽量减少营养素的损失。

4. 合理的膳食制度 膳食制度中以定时定量最为重要。正常人的胃排空时间一般是4~5h,这就形成了人类一日三餐的"生物钟",定时定量进餐可以使胃的负担适度,并通过条件反射刺激大脑皮质形成动力定型,保证消化液的充分分泌,产生良好的食欲,促进食物消化吸收。

5. 良好的就餐环境 就餐环境对人的食欲有明显影响,温馨、舒适、安静而卫生的就餐环境可以舒缓身体,增进食欲。因此,可以通过灯光、装饰品、餐具和餐桌椅的搭配美化就餐环境,进餐时可以播放轻音乐,谈论轻松的话题,营造轻松、愉快的膳食氛围。

二、老年人膳食结构

（一）膳食结构的概念

膳食结构是指膳食中各类食物的品种、数量及其所占的比例。由于影响膳食结构的因素是处在动态变化之中的,可以通过适当的干预促使其更有利于人体健康发展。

（二）膳食结构的类型及特点

膳食结构类型的划分依据是动物性食物和植物性食物在膳食中的构成比例。以膳食中动物性和植物性食物所占的比例,能量、蛋白质、脂类和碳水化合物的供给量作为划分膳食结构的标准,将世界不同地区的膳食结构分为五种类型。

1. 动植物食物比例适当的膳食结构 该类型以日本餐为代表。来自植物性食物和动物性食物的营养素种类齐全、含量丰富,动物脂肪占比不高。有利于预防营养缺乏性疾病和营养过剩性疾病,促进健康,已成为世界各国调整膳食结构的参考。

2. 以动物性食物为主的膳食结构 该类型以西餐为代表,其膳食构成以动物性食物为主,属于营养过剩型的膳食模式。其特点是高能量、高脂肪、高蛋白质、低纤维。心脏病、心脑血管疾病和恶性肿瘤的发病率明显高于其他国家。

3. 以植物性食物为主的膳食结构 该类型以大多数发展中国家的饮食为代表。膳食构成以植物性食物为主、动物性食物为辅。其特点是膳食能量基本可以满足人体需要,但蛋白质、脂肪摄入不足。营养缺乏性疾病是此类膳食结构国家人群的主要健康问题,但有利于冠心病和高脂血症的预防。

4. 地中海膳食结构 该膳食结构是居住在地中海地区的居民所特有的,意大利、希腊为此种膳食结构的代表。其突出特点是蔬菜、水果、谷类摄入量比较高,食用适量奶酪、酸奶、红肉较少,大部分成年人有饮用葡萄酒的习惯。这种膳食结构使得心脑血管疾病的发病率很低。

5. 东方健康膳食结构 东方健康膳食结构模式是在《中国居民膳食指南(2022)》发布会上首次提出来的代表我国饮食文化、符合我国膳食状况的一种新的膳食模式。东方健康膳食模式是以东南沿海地区膳食结构为主,结合各地的饮食习惯,提出食物多样、清淡少盐,蔬菜、水果和鱼虾等的摄入量要高,大豆制品和乳类要多,并具有较高身体活动水平。这样的模式避免了营养素的缺乏、肥胖以及相关慢性病的发生,提高了预期寿命,被认为是较为健康的膳食结构代表。

三、膳食指南及平衡膳食宝塔

(一)膳食指南

《中国居民膳食指南》由中国营养学会根据营养学原理,紧密结合我国居民膳食消费和营养状况制订,在优化我国居民饮食结构、帮助居民实践平衡膳食、提升国民营养素质、改善居民健康状况、减少营养不良和预防慢性病的发生、提高民众健康水平方面发挥重要作用。《中国居民膳食指南(2022)》总结了一般人群膳食的八大准则。

1. 食物多样,合理搭配。
2. 吃动平衡,健康体重。
3. 多吃蔬果、全谷、乳类、大豆。
4. 适量吃鱼、禽、蛋、瘦肉。
5. 少盐少油,控糖限酒。
6. 规律进餐,足量饮水。
7. 会烹会选,会看标签。
8. 公筷分餐,杜绝浪费。

(二)中国居民平衡膳食宝塔

《中国居民膳食指南(2022)》中,平衡膳食宝塔共分五层,包含人们每天应吃的主要食物种类。宝塔各层位置和面积不同,这在一定程度上反映出各类食物在膳食中的地位和应占的比重。平衡膳食宝塔第一层是谷薯类食物,第二层是蔬菜水果,第三层是鱼、禽、肉、蛋等动物性食物,第四层是奶类、大豆和坚果,第五层是烹调油和盐。除此之外,平衡膳食宝塔还将身体活动和饮水包含在可视化图形中,强调增加身体活动和饮水的重要性(图8-1)。

(三)中国居民平衡膳食餐盘

中国居民平衡膳食餐盘是按照平衡膳食原则,描述了一个人一餐膳食中的食物组成和大致比例。餐盘分成4部分,分别是谷薯类、动物性食物和富含蛋白质的大豆及其制品、蔬菜和水果,餐盘旁的一杯牛奶提示其重要性。老年人群可参照此结构计划膳食,即便是对素食者而言,也可以将肉类替换为豆类,以获得充足的蛋白质(图8-2)。

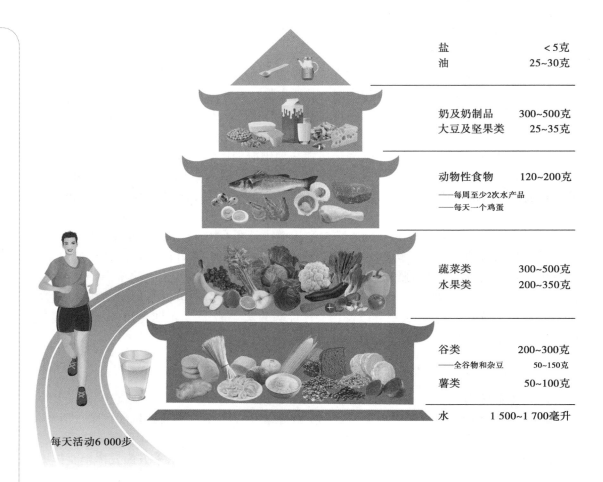

盐	<5克
油	25~30克
奶及奶制品	300~500克
大豆及坚果类	25~35克
动物性食物	120~200克
——每周至少2次水产品	
——每天一个鸡蛋	
蔬菜类	300~500克
水果类	200~350克
谷类	200~300克
——全谷物和杂豆	50~150克
薯类	50~100克
水	1 500~1 700毫升

每天活动6 000步

图 8-1 中国居民平衡膳食宝塔(2022)

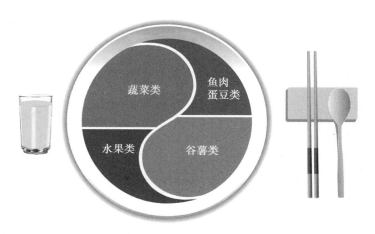

图 8-2 中国居民平衡膳食餐盘

四、老年人的营养与膳食

(一) 老年人的生理特点

与青年和中年时期相比,老年人身体功能可出现不同程度的衰退,如咀嚼和消化能力下降、酶活性和激素水平异常、心脑功能衰退,视觉、嗅觉、味觉等感觉器官反应迟钝,肌肉萎缩、瘦体组织量减少等。这些变化可明显影响老年人食物摄取、消化和吸收的能力,使得老年人营养缺乏和慢性非传染性疾病发生的风险增加。

(二)老年人的营养需求

1. 能量　老年人基础代谢率(basal metabolism rate,BMR)逐渐降低,一般比青壮年低10%~15%,加上体力活动减少,所以能量供给也要相应减少。老年人能量摄入过多,可引起肥胖,易产生动脉粥样硬化、糖尿病等疾病。老年人每日能量供给可根据体力活动强度确定。

(1)能量的参考摄入量:指能达到能量平衡所需的膳食能量摄入量,即可使机体长期保持良好的健康状态、维持良好机体构成以及理想活动水平的能量摄入量。65 岁以上老年人的估计能量需要量按成年人的计算方法外推,65~74 岁和 75 岁及以上老年人的基础代谢率较 18~49 岁分别下调 7.5% 和 10%,65 岁以上人群没有高强度身体活动水平,低强度和中等强度身体活动水平值(PAL)与成年人一致。65 岁以上老年人膳食能量需要量(estimated energy requirement,EER)见表 8-4。

表 8-4　65 岁以上老年人膳食能量需要量(EER)

性别	年龄	目标参考体重 /kg	BMR		EER	
			kcal/d	kcal/(kg·d)	PAL=1.40kcal/d	PAL=1.70kcal/d
男性	65~	61.0	1 343	22.0	1 900	2 300
	75~	60.5	1 300	21.5	1 800	2 200
女性	65~	53.0	1 091	20.6	1 550	1 850
	75~	51.5	1 042	20.2	1 500	1 750

(2)能量的来源与供能比:食物中的碳水化合物、脂肪和蛋白质是人体能量的主要来源,根据中国人的膳食特点和饮食习惯,特别是为了预防慢性病,建议 65 岁及以上老年人碳水化合物、脂肪和蛋白质的摄入比分别为 50%~65%、20%~30% 及 15%~20%。

2. 蛋白质　随着年龄增长,老年人蛋白质的合成能力降低,瘦体组织逐步减少,而脂肪组织相对增多,消化吸收功能与排泄能力不同程度地减弱,肝脏及肾脏功能减退,部分内分泌代谢改变,如男女分别出现雄激素及雌激素的组织浓度下降,这些改变都直接或间接影响蛋白质的需要和供给。

65 岁及以上老年人蛋白质平均需要量和推荐摄入量分别为 0.91g/(kg·d) 和 1.17g/(kg·d)。建议优质蛋白应至少占总蛋白摄入量的 50%,结合老年人体重代表值,65 岁及以上男性膳食能量需要量(EAR)和推荐摄入量(recommended nutrient intake,RNI)分别为 60g/d 和 72g/d,女性 EAR 和 RNI 分别为 50g/d 和 62g/d。

3. 脂肪　我国老年居民的平均脂肪供能比已超过 30%,且地区差异大,北方城市低于南方城市。研究表明,相较于高脂膳食人群,低脂膳食人群体重、腰围、血压以及血清胆固醇水平显著降低,脂肪供能比维持在 30% 以下,在老年人群中具有积极的健康效应。因此,推荐老年人膳食脂肪的宏量营养素可接受范围(acceptable macronutrient distribution range,AMDR)与成人相同,为 20%E~30%E。

4. 碳水化合物　中国营养学会建议成人碳水化合物占膳食总能量的 50%~65% 为宜;一般成年人膳食纤维的适宜摄入量为 25~30g/d;限制添加糖的摄入量<50g/d。尽管一些观察性研究显示老年人群碳水化合物摄入水平与慢性病发生风险有关,但是没有证据显示在满足脑组织需要和避免糖异生方面,老年人群对碳水化合物的需求与年轻人群有差异。因

此,该年龄段人群碳水化合物 EAR 与成人一致,为 120g/d。

5. 膳食纤维　老年人的胃肠功能减弱,膳食纤维不仅可以促进肠蠕动,而且可以降低餐后血糖及血胆固醇浓度,预防结肠癌发生,因此老年人应摄取足量的膳食纤维。对于老年人,虽然有观察性研究显示了膳食纤维摄入水平与慢性病发生风险的关系,但有关老年人膳食纤维适宜摄入量的研究少有报道,且 18 岁以上人群摄入量的年龄差异尚不充分,所以建议 18 岁以上人群采用同一适宜摄入量。

6. 常量与微量元素　老年人钙的推荐摄入量为 800mg/d,65 岁以上老年人磷的推荐摄入量为 680mg/d。铁的参考摄入量方面,若 50 岁以上女性仍有月经,则铁的需要量与 30~49 岁年龄段相同,EAR 和 RNI 分别为 12mg/d 和 18mg/d;中老年男性和绝经期女性的 EAR 分别为 9mg 和 8mg,RNI 分别为 12mg/d 和 10mg/d。65 岁以上老年人碘的 EAR、RNI 及 UL 与成年人一致,EAR 为 85μg/d,RNI 为 120μg/d,UL 为 600μg/d。老年人锌的 EAR、RNI 及 UL 同成年人,男女成年人的 EAR 分别为 10.1mg/d 和 6.9mg/d,RNI 分别为 12.0mg/d 和 8.5mg/d,UL 为 40mg/d。

7. 维生素　65 岁以上老年男性维生素 A 的 EAR 和 RNI 分别为 520μgRAE/d 和 730μgRAE/d,老年女性的 EAR 和 RNI 分别为 460μgRAE/d 和 640μgRAE/d,老年人维生素 A 的 UL 为 3 000μg/d;65 岁以上老年人维生素 D 的 EAR 为 8μg/d,RNI 为 15μg/d,UL 为 50μg/d;65 岁以上老年人维生素 E 适宜摄入量(AI)与成人相同,为 14mgα-TE/d;老年人维生素 K 采用与成年人一致的 AI 值,即 80μg/d;老年人维生素 B_2 RNI 与 18~65 岁成年人一致,男性为 1.4mg/d,女性为 1.2mg/d;中老年人(50 岁及以上人群)的叶酸 RNI 与成年人一致,为 400μgDFE/d;65 岁以上老年人维生素 C 的 EAR 和 RNI 与 18~64 岁的数值一样,EAR 为 85mg/d,RNI 为 100mg/d。

(三) 老年人的合理膳食

1. 一般老年人膳食指南核心推荐　《中国居民膳食指南(2022)》在一般人群膳食指南基础上,对 65~79 岁一般老年人的核心推荐如下。

(1)食物品种丰富,动物性食物充足,常吃大豆制品。

(2)鼓励共同进餐,保持良好食欲,享受食物美味。

(3)积极户外活动,延缓肌肉衰减,保持适宜体重。

(4)定期健康体检,测评营养状况,预防营养缺乏。

知识链接

一般老年人应牢记的关键事实

随着年龄增长,衰老意味着机体逐渐出现退行性变化。衰老的普遍性、内因性、进行性、个体性差异、可干预性和有害性,作为衰老的特征被普遍接受。

合理膳食与健康老龄化密切相关。在食物多样的前提下,保证摄入足量的动物性食物有助于提高膳食营养素密度和吸收利用率,预防营养不良,尤其是贫血、低体重等。

摄入足量蛋白质有利于延缓老年人的肌肉衰减,蛋白质应每日摄入,其中来自动物性食物和大豆类食物的蛋白质应占一半以上。

消瘦或肥胖都会增加老年人患病风险,老年人的适宜体重范围是体重指数在 20.0~26.9。积极进行身体活动,特别是户外运动有助于保持老年人心肺、运动和神经系统功能。

定期开展健康体检和营养状况测评能够及时掌握老年人的营养和健康状况,实施有针对性的个体化膳食改善。

资料来源:《中国居民膳食指南(2022)》

2. 高龄老年人膳食指南核心推荐 《中国居民膳食指南(2022)》在一般人群膳食指南基础上,对 80 岁及以上老年人的核心推荐如下。

(1)食物多样,鼓励多种方式进食。

(2)选择质地细软、能量和营养素密度高的食物。

(3)多吃鱼、禽、肉、蛋、乳和豆类,适量蔬菜配水果。

(4)关注体重丢失,定期营养筛查评估,预防营养不良。

(5)适时合理补充营养,提高生活质量。

(6)坚持健身与益智活动,促进身心健康。

📖 知识链接

高龄老年人应牢记的关键事实

高龄、衰弱老年人,多种慢性病的患病率高,身体各系统功能显著衰退,生活自理能力和心理调节能力明显下降,营养不良发生率高。专业化、个体化的膳食营养管理,有助于改善营养状况、维护身体功能、提高生活质量。

食物品种丰富,多种方式鼓励进食,减少不必要的食物限制,有助于增加老年人的能量和营养素摄入。

鱼禽肉蛋奶和豆类食物,营养密度和生物利用率高,适量的蔬菜和水果,精细烹制,质地细软,适应老年人的咀嚼、吞咽能力。

体重下降可增加患病、住院和失能风险。膳食摄入不足目标量的 80%,应在医生和临床营养师指导下,适时合理补充营养,如特殊医学用途配方食品、强化食品和营养素补充剂等。

减少静坐躺卧,适宜形式、适当强度的身体和益智活动,有益于身心健康。

第三节 保健食品

一、保健食品的概念与功能

(一)保健食品(功能食品)定义

保健(功能)食品,是指声称并具有特定保健功能或者以补充维生素、矿物质为目的的食品,即适用于特定人群食用,调节机体功能,不以治疗疾病为目的,并且对人体不产生任何急性、亚急性或慢性危害的食品[《食品安全国家标准 保健食品》(GB 16740—2014)]。欧盟则将保健食品称为功能食品(functional food),定义是"一种食品如果有一个或多个与保持人体健康或减少疾病危险性相关的靶功能,能产生适当的和良性的影响,它就是有功能的食品"。这种食品主要是具有一定功能的天然食品、添加某种成分的食品、去除某种成分的食品或提高一种或多种成分的生物利用率的食品,或者是以上四种情况结合的食品。

我国保健食品的标志俗称"小蓝帽","小蓝帽"下方有"批准文号",是该产品独有的唯一编号,相当于产品的"身份证号码",表示该产品是经过国家行政许可部门批准注册或者备案的保健食品。

（二）保健食品必须具备的基本条件

保健食品必须具备的基本条件,目前认可度较高的是由日本功能食品专家千叶英雄提出的:一是制作目标明确;二是含有已被阐明化学结构的功能因子(有效成分);三是功能因子在食品中稳定存在,并有特定存在的形态和含量;四是经口服摄取有效;五是安全性高;六是作为食品为消费者所接受。

知识链接

《保健食品标注警示用语指南》解读

2019 年 8 月 20 日,国家市场监督管理总局发布《保健食品标注警示用语指南》,明确指出,从 2020 年 1 月 1 日起,所有保健食品都需要设置警示,并且标注"保健食品不是药物,不能代替药物治疗疾病"警示语。警示区面积不少于其所在版面的 20%,警示用语使用黑体字,让消费者特别是老年人看得更加清楚。

《保健食品标注警示用语指南》还提醒广大消费者,选购保健食品要认准产品包装上的保健食品标志,注意保健食品批准文号、标签说明书的要求和禁忌。一旦对所购买的保健食品质量安全有所质疑,或遇到夸大保健食品功效、宣传疾病治疗功能的,及时拨打 12315 投诉举报。

二、保健食品的分类

保健食品的分类有多种方法,我国多是按调节人体功能的作用来分类。

1. 按所选用原料不同分类 在宏观上可分为植物类、动物类和微生物(益生菌)类。

2. 按保健因子种类不同分类 可分为多糖类、功能性甜味料类、功能性油脂类、自由基清除剂类、维生素类、肽与蛋白质类、益生菌类、微量元素类以及其他类保健食品。

3. 按保健作用不同分类 2023 年 8 月国家市场监督管理总局颁布了《允许保健食品声称的保健功能目录 非营养素补充剂(2023 年版)》,将保健食品的保健功能分为 24 项。

4. 按产品形态不同分类 可分为饮料类、口服液类、酒类、冲剂类等保健食品。

三、保健食品的常见功能

《允许保健食品声称的保健功能目录 非营养素补充剂(2023 年版)》中保健食品的保健功能目录见表 8-5。

表 8-5 保健食品的常见功能

序号	保健功能名称
1	有助于增强免疫力
2	有助于抗氧化

续表

序号	保健功能名称
3	辅助改善记忆
4	缓解视觉疲劳
5	清咽润喉
6	有助于改善睡眠
7	缓解体力疲劳
8	耐缺氧
9	有助于控制体内脂肪
10	有助于改善骨密度
11	改善缺铁性贫血
12	有助于改善痤疮
13	有助于改善黄褐斑
14	有助于改善皮肤水分状况
15	有助于调节肠道菌群
16	有助于消化
17	有助于润肠通便
18	辅助保护胃黏膜
19	有助于维持血脂（胆固醇/甘油三酯）健康水平
20	有助于维持血糖健康水平
21	有助于维持血压健康水平
22	对化学性肝损伤有辅助保护作用
23	对电离辐射危害有辅助保护作用
24	有助于排铅

课堂互动

讨论："保健食品"的简称是不是"保健品"？

在我国，保健食品是指声称具有保健功能或者以补充维生素、矿物质等营养物质为目的的食品，其本质属性是食品。保健食品受《中华人民共和国食品安全法》《保健食品注册与备案管理办法》等法规的约束，其功能范围甚至广告宣传都会受到严格的限制，且所有的保健食品都必须经国家审批，取得保健食品批准文号后才可上市售卖。那"保健食品"可不可以简称为"保健品"呢？

第四节　老年营养干预

一、老年人营养调查

近年来,我国经济社会发展和卫生服务水平不断提高,居民人均期望寿命逐年增长,健康状况和营养水平不断提高。但是老龄化、城镇化、工业化以及不健康生活方式等也深刻地影响着人们的健康,居民营养与慢性病状况呈现出新的变化。因此,营养调查对于及时掌握居民营养和健康状况至关重要。

（一）概念

老年人营养调查是指运用各种科学手段了解老年人群或个体的膳食摄入状况以及各种营养指标的水平,以准确评估老年人群或个体的营养和健康状况及其变化规律。营养调查是个体营养咨询、人群营养干预,以及国家制定相关政策及发展规划的基础。良好的营养和健康状况既是社会经济发展的基础,也是社会经济发展的重要目标。

（二）内容

营养调查主要由膳食调查、人体测量、人体营养水平的生化检验,以及营养相关疾病临床检查四部分构成,一般应同时进行。

1. 膳食调查　目的是了解调查对象在一定时间内通过膳食摄入能量、营养素的数量与质量,据此评价调查对象能量和营养素需求获得满足的程度,方法有称重法、记账法、回顾法、食物频率法和化学分析法。

2. 人体测量　又称体格测量,可作为营养状况的综合观察指标。包括身高、体重、上臂围以及皮褶厚度。当进行专题调查时,也可选用胸围、头围、骨盆径、小腿围、背高、坐高、肩峰距和腕骨 X 线检查等指标。

3. 生化检验　是指借助实验室检测,发现人体营养储备水平低下、营养不足或营养过剩等状况,以便早期发现营养失调与动态变化,及时采取预防措施。可为观察某些因素对人体营养状况的影响提供科学依据。由于民族、体质、环境、测定方法、测定技术等均可影响生化检验的数值,因而各指标的参考值范围是相对的。

4. 临床检查　临床检查是根据症状或体征判断人体是否存在营养不足或过剩所致营养相关疾病以及严重程度的一种方法。营养缺乏或过剩引起的相关疾病在不同发展阶段可呈现出相应的特征性症状与体征。由于同一个体可能存在多种营养素摄入不足或过剩,因此表现出的症状和体征可能并不典型。

（三）设计

目前较为成熟的营养风险筛查量表有：主观全面评定（subjective global assessment,SGA）、营养不良通用筛查工具（malnutrition universal screening tool,MUST）、营养风险筛查2002（nutritional risk screening 2002,NRS 2002）及微型营养评定（mini-nutritional assessment,MNA）等。营养风险筛查量表是评估老年人群营养状况的重要工具,通过主客观的评估结果,可为老年人群提供个性化的膳食建议和营养指导。

然而,营养风险筛查量表也存在一定局限性,在实际营养调查过程中,常结合营养调查问卷来进行老年人营养风险的筛查。如设计的调查问卷中收集调查老年人的食物摄入量,进而计算膳食能量和营养素摄入状况,这是最直接和有效的手段之一,营养调查问卷质量的高低直接关系到营养调查的成败以及调查结果的可靠性。下面以食物频率法调查问卷作为示例,进行营养调查问卷的设计。

食物频率法调查问卷应考虑调查对象摄入的食物种类,以调查个体或群体经常摄入食物的种类和频率为基础,根据每日、每周、每月,甚至每年所食用的各种食物的次数或种类来评价个体或群体的膳食营养状况。

1. 食物频率法调查问卷的内容、原则与分类 包括两方面内容:一是食物名单;二是食用频率,即在一定时期内所食用某种食物的次数。食物名单的确定要根据调查目的,选择含有所要研究营养成分的食物,或调查对象经常食用的食物,或调查对象之间摄入状况差异较大的食物。食物频率调查问卷有定性和定量两种,一般定量问卷更常用。

2. 定量食物频率调查问卷的设计程序

(1)工作准备:笔、尺、计算机、食物成分表等。

(2)确定调查目的:在设计时要考虑是进行综合膳食分析,还是特殊食物摄入分析;根据调查目的,确定膳食回顾的时间间隔,如 1 个月、半年、1 年等。

(3)确定食物名称:根据调查目的和内容,利用已有资料确定调查对象经常食用的食物种类。要注意食物种类不宜列出过多,通常以 25~30 种为宜,具体步骤如下。

1)列出各类经常摄入的食物大类名称。

2)列出各类经常摄入的食物小类名称。

3)考虑老年人目标人群状况,食物的具体名称根据《中国食物成分表标准版》(第 6 版)核查。

4)确定各种食物的食用频率。

5)设计表格、说明与注释。

6)调查表的修改与完善。

(四)程序

营养调查的程序主要包括:确定营养调查的目的、对象、抽样方法,制订营养调查的工作内容和方法、质量控制措施,调查前人员准备,现场调查 - 体格检查 - 样本采集及指标检测,营养调查资料的整理与分析,调查报告的撰写等。

二、老年人营养监测与评价

(一)老年营养监测的概念

老年营养监测是指长期动态监测老年人群的营养状况,同时连续、系统收集影响老年人群营养状况的相关环境和社会经济条件等方面的资料,经过科学分析和解释后获得重要的信息,并及时反馈给需要这些信息的人或机构,用以探讨从政策、措施上改善营养状况的条件与途径的一种手段。营养监测还收集与食物生产、消费以及分配有关的信息,因此营养监测又称食物营养监测。

营养监测包含三阶段的工作任务:一是连续、系统地收集人群营养状况以及影响因素的资料,以发现人群营养状况的分布特征与变化趋势;二是对所收集的资料进行科学地整理、分析和解释,使其转化为有价值的、重要的信息;三是及时地将信息反馈给有关部门和人员,并充分合理地利用,从而实现监测的最终目的。

(二)老年人营养监测的内容

1. 老年人营养及健康状况 是营养监测的主体内容,通过对监测数据的分析,可以对老年人营养及健康状况进行纵向比较,分析出变化趋势。

2. 老年人食物、能量和营养素摄入情况 在获得老年人食物消费量数据的基础上,可以实现老年人食物、能量和营养素摄入情况的监测。

3. 老年人营养知识、营养态度、饮食行为和生活方式　知识、态度、行为是进行营养干预的基础,因此在进行营养监测时,可对此方面内容进行监测,不健康的生活方式也是重要的监测内容。

4. 食物成分和营养数据库　食物成分数据对指导老年人树立良好的食物消费观念及科学选择食物至关重要,我国 2010 年起陆续在 19 个省(自治区、直辖市)启动全国食物营养监测,评估覆盖各地居民主流消费食物、地方特色食物的营养富集状况,分析可能存在的健康问题。

5. 食品供应情况及其影响因素　直接决定居民的营养与健康状况,因此在进行营养监测时,通常也对此进行监测。

6. 社会经济发展水平　老年人营养与健康状况会随着社会经济发展水平的改变而变化,因此除以上五项监测内容外,通常也对此方面内容进行监测。

(三) 老年人营养监测的程序

在老年人营养监测实践中,监测目的的确定、监测人群和监测点的选取、监测指标的确定是开展营养监测的重要前期工作。除此之外,数据收集、数据分析、信息发布及利用是营养监测的核心内容。

1. 确定营养监测的目的　包括以下几方面。

(1)分析老年人群营养状况及人群、时间、地理位置的分布。

(2)动态监测老年人群营养状况的变化趋势。

(3)找出营养状况不良的易感老年人群。

(4)确定影响老年人群营养状况的有关因素。

(5)分析、评价营养干预措施的效果。

(6)确定预防策略,制定工作重点。每次营养监测的重点都会有所不同,因此营养监测的目的是选择监测方式和监测内容的前提。

2. 监测人群和监测点的选取　监测人群的确定和监测点的选择是建立营养监测系统的基本环节。监测人群的选择既要保证样本的代表性,又要避免过多耗费人力、物力和财力。监测点的选择可以是随机抽样,也可以根据监测目的选择其他抽样方法。确定监测点的标准通常包括以下几方面。

(1)领导重视、组织健全。

(2)有健全的监测工作网络。

(3)具体监测工作由经过培训的专人负责。

(4)有健全的工作制度、工作程序、工作质控、考核制度和资料管理制度。

(5)能保质保量完成监测任务。

(6)能分析、利用当地的营养监测资料,为制定政策提供科学依据。

3. 老年人监测指标的确定　老年人营养监测常用指标包括健康指标、社会经济指标和饮食行为与生活方式指标。选择老年人营养监测指标时应考虑其灵敏性、特异性与可行性。指标宜少不宜多,以便营养监测容易进行,并尽可能多地选择无损伤性的监测指标。监测食物营养现状时,一般需要较大的样本;而在监测营养状况的变化趋势或做预测时,只采用一个有代表性的小样本即可。

4. 老年人营养监测的数据收集　包括以下几种常见方式。

(1)人口普查资料。

(2)政府部门的统计资料。

(3)国家卫生行政部门常规收集的资料。

笔记栏

（4）社区资料。

（5）监测过程中调查获得的家庭资料和个人资料，如食物消费和营养素摄入情况，体格检查和生化检查数据等。

5. 老年人营养监测的数据分析　根据老年人营养监测系统收集的资料性质、涉及人群、营养素摄入状况、相关影响因素及其趋势、干预效果评价等，可以从多方面对数据进行分析。具体方法包括描述性、趋势性和干预性分析方法。

6. 老年人营养监测资料的信息发布及利用　老年人营养监测的结果可以通过监测系统、正式简报、非正式报告（会议、专业接触）、出版物等综合方式发布。老年人营养监测结果的利用包括：发现老年人高危人群，制订或评价营养目标以及监测食物的生产和销售；制订营养干预措施；制定相关法律、政策和指南；营养的科学研究。此外，还可用于建立国家老年人营养领域的信息系统，加强信息交流，促进信息资源共享。

（四）营养监测系统与评价

1. 老年人营养监测系统　老年人营养监测系统需要建立组织机构，配备人员，提供所需物资和经费；制定政策，建立工作程序和工作制度，保证数据的准确性，设置和完善监测质量的评价体系。营养监测系统的功能包括如下几方面。

（1）制定国家及部门的规划和政策。

（2）项目监控与评价。

（3）食物短缺的预警。

（4）确定问题与宣传动员。

（5）监测结构调整政策的效应。

2. 老年人营养监测系统的评价　当前，我国老年人营养监测系统尚无可靠的评价指标，可根据我国公共卫生监测系统的评价指标对营养监测系统进行评价。一是质量评价，主要包括完整性、敏感性、特异性、及时性、代表性、简单性、灵活性等方面。二是效益评价，除了卫生经济学的成本 - 效益、成本 - 效用分析外，还有监测系统间的互联与共享功能等指标。

三、老年人食谱的编制

（一）理论依据

食谱的编制是一项重要而又复杂的工作，其理论依据如下。

1.《中国居民膳食指南》　膳食指南是根据营养学原则，结合我国国情，教育人们采用平衡膳食，以达到合理营养、促进健康为目的的指导性意见。它是合理膳食的基本原则，将复杂的营养理论转化为通俗易懂、简单明了且操作性强的指南。因此，《中国居民膳食指南》是食谱编制的依据，可指导人们合理选择食物的种类和数量。

2. 中国居民平衡膳食宝塔　膳食宝塔是根据《中国居民膳食指南（2022）》的核心内容和推荐，结合中国居民膳食的实际情况，把平衡膳食的原则转化成各类食物的数量和比例并以图形化表示，是膳食指南的量化和形象化的表达，也是人们在日常生活中贯彻膳食指南的工具。膳食宝塔建议的各类食物的数量既以人群的膳食实践为基础，又兼顾食物生产和供给的发展，具有实际指导意义。同时，膳食宝塔还提出了实际应用时的具体建议，如同类食物互换的方法，方便制订出营养合理、搭配适宜的食谱。

3. 中国居民膳食营养素参考摄入量　膳食营养素参考摄入量（DRI）是一组每日平均膳食营养素摄入量的参考值，它是在推荐的每日膳食营养素供给量（RDA）的基础上逐渐发展而来的，其目的是保证人体摄入合理的营养素，避免缺乏和过量。DRI是营养配餐中能量和主要营养素需要量的确定依据。主要包括七项指标：平均需要量（EAR）、推荐摄入量

笔记栏

（RNI）、适宜摄入量（AI）、可耐受最高摄入量（UL）、宏量营养素可接受范围（AMDR）、预防非传染性慢性病的建议摄入量（PI-NCD）和特定建议值（SPL）。在编制营养食谱时，首先需要以 RNI 为依据，确定膳食中能量和各种营养素的需要量。制订食谱后，还需要以各营养素的 RNI 作为参考评价食谱的制订是否合理。

4. 食物成分表 食物成分表（FCT）是描述食物成分及其含量数据的表格，是食谱编制的工具。通过食物成分表，才能将营养素的需要量转换为食物的需要量，从而确定食物的品种和数量。在评价食谱所含营养素摄入量是否满足需要时，同样需要参考食物成分表中各种食物的营养成分数据。

5. 营养平衡理论 膳食中三种宏量营养素（蛋白质、脂肪、碳水化合物）需要保持一定的比例平衡，以提供合理的能量来源；优质蛋白质与一般蛋白质要保持一定比例，在膳食构成中，动物性蛋白、一般植物性蛋白和大豆蛋白要进行适当搭配；要保证饱和脂肪酸、单不饱和脂肪酸和多不饱和脂肪酸之间的平衡；酸性食物和碱性食物要平衡。

（二）方法

食谱编制的方法可分为两种，一种是营养素计算法，另一种是食物交换份法。从操作角度，也可分为手工计算方法和软件设计方法。

1. 营养素计算法 是食谱编制最基本的方法，即根据用餐老年人的年龄、性别、身高、体重、劳动强度等，依据食物成分表中的数据，计算其营养素需要量。该方法的特点是计算步骤严谨、数值准确，但工作效率较低，所反映的营养数据有限。近年来，由于营养配餐软件的使用，极大方便和简化了操作，也使营养食谱更加科学和准确。

2. 食物交换份法 简单易行，易于被非专业人员掌握。该法首先将常用食物按其所含营养素量的近似值归类，计算出每类食物每份所含的营养素和食物质量，然后将每类食物的内容列出表格供交换使用，最后计算出各类食物的交换份数和实际重量后，进行同类互换，灵活组织配餐，以达到合理营养的目的。食物交换份法编制食谱时，需要先了解用餐老年人的个体情况，确定能量和三大产能营养素的需要量后，计算出各类食物的交换份，并按每份食物的等值交换表选择食物。将所选择的食物按照一定比例分配到每日膳食中，形成一日食谱。

（三）健康老年人的食谱设计举例

以下是健康老年人膳食设计食谱举例（表 8-6），在不同能量的基础上，提供了食物量化和菜肴设计，可根据该食谱举一反三，完成对目标老年人的食谱设计。

表 8-6 健康老年人的食谱设计举例（提供能量平均 1 500~1 700kcal）

		食谱计划一（1 500kcal）		食谱计划二（1 700kcal）	
	菜肴名称	食物和用量	菜肴名称	食物和用量
早餐	杂粮粥	大米 10g，小米 10g，赤豆 10g	香菇菜包	小麦粉 50g，香菇 5g，青菜 50g
	烧卖	面粉 10g，糯米 15g	白煮蛋	鸡蛋 30g
	鸭蛋拌黄瓜	咸鸭蛋 20g，黄瓜 50g	豆浆	豆浆 250ml
	酸奶	酸奶 1 盒（100~150ml）	奶酪	奶酪 10~20g
加餐	香蕉	香蕉 100g	柚子	柚子 200g
中餐	红薯饭	大米 40g，红薯 50g	赤豆饭	大米 75g，小米 10g，赤豆 25g
	青菜烧肉圆	青菜 150g，猪肉末 20g	青椒土豆丝	青椒 100g，土豆 100g
	海带豆腐汤	海带结 20g，内酯豆腐 150g	腰果鸡丁	腰果 10g，鸡腿肉 50g
			紫菜蛋汤	紫菜 2g，鸡蛋 10g

续表

食谱计划一（1 500kcal）		食谱计划二（1 700kcal）	
菜肴名称	食物和用量	菜肴名称	食物和用量
加餐	橙子 橙子 150g	牛奶	牛奶 300ml
晚餐 鸡丝面	小麦粉 75g,鸡胸脯肉 40g,胡萝卜 100g,黄瓜 50g,木耳 10g	黑米饭 小黄鱼炖豆腐	大米 50g,黑米 25g 小黄鱼 50g,北豆腐 50g
盐水虾	基围虾 30g	清炒菠菜	菠菜 200g
牛奶	半杯(100~150ml)	梨	梨 100g
烹调油 花生油	20g	大豆油	25g
食盐 食盐	<5g	食盐	<5g

第五节 案 例 分 析

广东省深圳市某社区,共调查常住老年居民 2 152 名,其中男性 888 名,女性 1 264 名,调查人群年龄分布为 60~98 岁。调查共发现 1 521 人患有一种及以上慢性病,患病率为 70.7%,其中男性 662 人,患病率为 74.5%,女性 859 人,患病率为 68.0%。本次调查发现的慢性病患病情况为:血脂异常(1 195 人)、高血压(567 人)、糖尿病(204 人)、心脏病(92 人)、脑血管病(60 人)、肾脏病(55 人)。

请根据该社区慢性病患病情况,从营养与健康管理角度,为该社区血脂异常患者进行营养监测、评估和干预,并对干预效果进行评价。

1. 老年人营养状况评估　通过营养风险筛查 2002(NRS 2002)结合食物频率法,采用定性食物频率问卷调查该社区血脂异常老年人膳食营养状况,连续调查 1 个月。同时配合人体测量、生化检验及临床检查等方式,对老年人的营养状况进行全面、系统评估。主要评估内容有以下几方面。

(1)营养及健康状况的监测。

(2)食物、能量和营养素摄入情况的监测。

(3)老年人营养相关知识、对营养概念的态度、饮食行为和生活方式的监测。

(4)食物成分和营养数据库变化的监测。

(5)食品供应情况及其影响因素,以及社会经济发展水平的监测等。

建立老年人营养与健康档案,档案内容包括:一般情况、膳食营养状况、健康状况、经济状况、文化教育程度、宗教信仰、生活方式、供水情况、食物生产和储存、可能的资金来源等。

2. 老年人营养干预　根据该社区老年人存在的营养问题,确定干预手段,如营养教育、编制食谱等。将已选定的干预方法在纳入项目前,向有关专家、社区营养师和居民代表咨询,最终确定老年人营养干预方案并实施。以下以营养教育和编制食谱为例进行说明。

(1)营养教育举例:无论何种类型的高脂血症,合理营养、控制饮食是治疗本病的重要措施。

1)单纯高胆固醇血症:宜选择低胆固醇或含单不饱和脂肪酸、多不饱和脂肪酸丰富的食物。若肥胖或超重者,应限制总热能,尽量保持理想体重。胆固醇摄入量适当控制,应增加多糖类或含膳食纤维高的食物。脂肪在总热量中的比例可降至 20%,可选择糙米、全麦片、粗粮、大豆制品、鸡蛋白、脱脂奶、瘦肉、鱼虾等食物;蔬菜和瓜果类可多食洋葱、香菇、大蒜、木耳、苹果、鸭梨等增加食物纤维,加速胆固醇排出,降低血液胆固醇水平。

2)单纯高甘油三酯血症:应控制热能的摄入,防止肥胖。控制碳水化合物的摄入,并注意种类的选择,多吃复合的碳水化合物,少吃蔗糖及甜味制品,少食含糖多的水果。同时补充蛋白,尤其是植物蛋白,如大豆蛋白。对食物中的胆固醇不必严格限制,每周可食鸡蛋 3个,食瘦肉、鱼虾等。新鲜蔬菜可增加食物纤维及饱腹感,又可提供丰富的维生素和矿物质。

3)混合型高脂血症:治疗重点是控制总热能,使体重尽可能维持在标准范围之内。控制胆固醇的摄入量,每天控制在 200mg,禁食含高胆固醇的食物,如鱼子、蟹黄、沙丁鱼、肝、肾、松花蛋等。脂肪占总热能的 30% 以内,多食单不饱和脂肪酸或多不饱和脂肪酸。禁食蔗糖、冰糖、蜂蜜、巧克力、冰激凌、各种水果糖、甜点心等。适当增加蛋白质的摄入,尤其是大豆蛋白,以占总热能的 15%~20% 为宜。多吃新鲜蔬菜及瓜果,增加食物纤维、多种维生素和矿物质,戒烟,限制饮酒。

4)食物的选择:宜选蛋白质食物,如瘦肉、去皮的禽类、鱼类,特别是海鱼。建议多用大豆及其制品代替部分动物蛋白,对降低血胆固醇含量有利。多吃粗粮、蔬菜和水果,以增加膳食纤维和维生素 C。食用有降脂作用的食物,如香菇、木耳、海带、紫菜、山楂、淡茶等。少吃精制糖及其制品,少吃动物脂肪。

(2)编制食谱举例:本部分以食谱组成和中医食疗方举例说明。

1)食谱组成:根据老年人群饮食特点,按照早餐、午餐、加餐和晚餐来编制食谱,具体如下。

早餐:大米粥(大米 50g)、馒头(面粉 50g)、豆腐丝 50g。

加餐:牛奶 200ml。

午餐:米饭(大米 150g),肉丝炒四季豆(肉丝 40g、四季豆 100g),黄瓜汤(黄瓜 100g)。

加餐:橘子 150g。

晚餐:米饭(大米 100g),素炒茭白(茭白 100g),鲫鱼汤(鲫鱼 100g、冬瓜 100g)。

全天食用盐 5g,橄榄油 25g。

2)中医食疗方举例:高脂血症属于"痰湿""痰瘀"等范畴。

高脂血症的食疗方参考山楂饮(《本草纲目》引《简便方》)。

原料:山楂 20g。

做法:将山楂洗净,放入锅中,加入适量水,武火煮沸,改用文火继续煎煮 5~10min,代茶饮用即可。每日 1 次。

功能:消食滞,化瘀结。方中山楂味甘酸,性微温,归脾、胃、肝经,可消食导滞,《日用本草》谓其可"化食积,行结气,健胃宽膈,消血痞气块"。现代研究发现,本品含有的黄酮类能扩张血管,增加冠状动脉血流量,预防血栓形成,多用本品及其制剂治疗高血压、冠心病、高脂血症,有较好疗效。

3. 营养监测系统与评价

(1)老年人营养监测系统

1)组织机构与人员配备:社区需设立专门的营养监测中心,配备营养师、公共卫生人员和医疗专家,负责监测、分析和管理老年居民的健康状况。此次社区调查涉及 2 152 名老年人,慢性病患病率达 70.7%。因此,监测系统要有充足的人力资源,进行定期健康评估、营养咨询和疾病预防指导。

2)政策制定与健康干预:根据调查数据,男性慢性病患病率为 74.5%,女性为 68.0%,监测系统需为不同性别和年龄段的老年人制定差异化的营养干预政策。对高发慢性病(如血脂异常、高血压、糖尿病)的老年人,监测系统应提供专门的营养建议,减少高脂饮食,增加富含纤维、低盐低糖的食物摄入。

3)数据收集与监测内容:调查发现社区内 1 195 人患有血脂异常,567 人患有高血压,因此监测系统应重点收集与这些疾病相关的生物指标,如血脂水平、血压、血糖值等。系统需定期进行营养与疾病状况的动态监测,包括食物摄入量、体重、体重指数(BMI)、腰围和基础代谢率等。

4)慢性病风险评估与预警机制:基于当前调查结果,社区内慢性病的高患病率需要监测系统具备预警功能,如实时追踪高危个体(如血脂异常患者)的健康数据,及早发现恶化风险。对血脂异常的个体,系统应发送预警,建议进行饮食调整,定期运动,必要时进行药物干预。

5)教育与宣传:针对社区慢性病高发问题,营养监测系统还应承担健康教育的功能,普及健康饮食、合理运动、生活方式调整等内容,减少疾病发生率。通过定期组织健康讲座、提供营养手册等方式,增强老年居民对慢性病的认识,鼓励他们积极参与健康管理。

(2)营养监测系统的评价

1)质量评价

①完整性:此次调查覆盖了社区内全体常住老年居民,监测内容包括慢性病的多种类型(血脂异常、高血压、糖尿病等),保证了数据的全面性。

②敏感性与特异性:监测系统应具备高敏感性,能够发现慢性病早期症状,并且针对不同慢性病(如血脂异常和糖尿病)提供有针对性的干预措施。

③及时性:系统需定期收集数据,并迅速反馈健康信息。以血脂异常为例,需每季度检测一次血脂水平,并及时调整个体化饮食方案。

④代表性:此次调查涵盖了年龄 60~98 岁的老年居民,男女比例适中,具有一定代表性。监测系统数据具有较好的群体代表性。

⑤简单性与灵活性:系统操作应简便易行,数据采集方法应方便老年人理解和参与。灵活性则体现在对不同疾病和营养需求个体的差异化管理。

2)效益评价

①成本 - 效益分析:通过及时的营养监测和干预,能够降低社区老年人慢性病加重的医疗成本。比如,针对血脂异常患者的干预可以降低未来心血管疾病发生的概率,从而减少治疗费用。

②成本 - 效用分析:监测系统的有效运行,能够改善老年居民的生活质量,延缓疾病进展,减少并发症的发生率。老年人通过健康管理和合理膳食,身体状况会显著改善。

③系统互联与共享:社区监测系统应与当地医院、卫生部门的系统互联共享,确保不同机构间的数据能够流通,避免重复检查,提升效率。

●(张 震)

复习思考题

1. 某 65 岁男性患者,身材匀称,有抽烟、喝酒、喝浓茶的习惯,热爱慢跑运动,近期因剧烈运动后腿部异常疼痛到医院就医,骨密度检测结果显示 T 值为 −3.1,医生诊断为骨质疏松症。请分析:该患者的饮食习惯中是否有导致其疾病发生的因素?

2. 老年营养与健康管理的具体方法有哪些?

3. 合理营养、平衡膳食的配制原则及方法是什么?

4. 简述如何对老年人进行营养与膳食干预。

◇◇◇ 第九章 ◇◇◇

老年运动与健康管理

学习目标

知识目标

了解老年生理变化特点及其对老年人运动能力和健康状态的影响。掌握适合老年人的运动类型、强度、频率、时间及注意事项。

能力目标

根据老年人的身体状况,设计安全、有效的个性化运动计划,包括目标设定、运动进度安排与调整策略。

素质目标

关注老年运动与健康管理领域的最新研究动态与技术进展,培养持续学习的习惯与创新能力,树立积极服务社会、关注健康老龄化的社会责任感。

课程思政目标

了解国家关于健康中国战略的方针政策,特别是针对老龄化的健康促进措施,将个人职业发展融入国家健康事业发展大局中,为实现健康老龄化贡献力量。

【学习要点】

1. 老年人群的体适能评估。
2. 老年人群运动处方的制订。

第一节　老年人的人体运动特点

老年人随着年龄的增长,机体结构和功能都会发生一系列衰退,这些变化会对他们的运动以及日常活动能力产生重大影响。如骨密度下降、肌肉质量减少、关节僵硬、脂肪分布改变、身高降低、皮肤松弛、视力和听力下降等。这使得老年人难以进行高强度和高频率的运动或无法长时间保持某种姿势,还容易在运动过程中发生安全意外。

1. 动力学特点　老年人做动作时产生的内力中,肌拉力减少,组织间的摩擦力增多,使得其抵抗外力的能力减弱。因此,老年人通常更需要增加力的作用时间来缓冲外力。但由于老年人在关节上的衰退,肢体的灵活度与活动幅度都会显著下降,所以他们的缓冲能力也并不良好,这使得老年人在运动时有很高的受伤风险。

2. 静力学特点　老年人的平衡能力和协调性随年龄增长通常会下降,这会增加他们在进行静态或低动态运动时受伤的风险,同时活动某个肢体时,也难以维持身体其他部位的稳定。例如,他们可能在站立或行走时摇晃不稳,或者在进行需要精细协调的运动时表现不佳,或者在喝水时仰头倒地。人的一切动作都是基于自身平衡状态,所以维持老年人的平衡能力可显著减少意外发生,也能提高其日常生活活动能力。

3. 转动力学特点　老年人对转动惯量和角速度控制的能力也会下降,这会影响他们的动作。例如,他们可能在转身或旋转时速度较慢,或者无法精确控制旋转的角度和方向,甚至无法停止或过度转动正在进行的某个肢体动作。极大增加了老年人在日常生活中受伤的风险。

老年人在运动时面临的挑战会因机体的衰退而越来越多。然而,适当的运动和锻炼仍然很有必要,以保持其日常活动,提高生活质量。

第二节　体适能测量与评价

一、体适能概述

体适能是从体育学角度评价健康的一个综合指标,即机体有效与高效执行自身机能的能力,也是机体适应环境的能力。一般分为健康体适能、运动技能体适能和功能性体适能。健康体适能是指与健康相关的体适能,直接与个体从事日常生活和工作的能力有关,主要用于评价机体呼吸循环系统、身体成分和肌肉骨骼系统三方面的机能。运动技能体适能是指运动者为在比赛中获得最佳成绩所追求的体适能,包括灵敏性、平衡性、协调性、爆发力、反应时和速度等。功能性体适能主要针对老年及体弱人群。

二、体适能测量方法

测量体适能对于老年人尤其重要,可评估老年人的整体健康状况,包括心肺功能、肌肉力量、柔韧性、平衡能力等;为老年人制订个性化的运动处方,帮助他们达到适宜的健康状态;监测老年人的运动及治疗效果,如果发现效果不佳,及时调整计划;早期发现老年人存在的健康问题,如肌肉力量下降、平衡能力减弱等,从而预防疾病发生;帮助老年人了解自己的身体状况,从而采取适当措施,如改变饮食习惯、增加运动量等,提高生活质量。

（一）79 岁及以下或身体状态较好的老年人群测量方法

可以通过国家体育总局发布的《国民体质测定标准(2023 修订)》"老年人部分"提供的方法,测量其健康体适能。该方法适用于 79 岁及以下或身体状态较好的老年人群(表 9-1)。

表 9-1　79 岁及以下或身体状态较好的老年人群测量方法简介

评估类别	测试项目	测试描述
身体形态	身高	测量受试者赤足、自然状态下直立时的身高,以厘米为单位,精确到小数点后一位
	体重	测量受试者赤足、穿短裤或薄衣时的体重,以千克为单位,精确到小数点后一位
	体脂率	使用体脂率测试仪,测量受试者赤足、安静状态下的体脂率,精确到小数点后一位
身体机能	肺活量	受试者头部略向后仰,尽力深吸气后,将嘴对准肺活量传感器的嘴匀速地呼气,至不能呼出气体为止。连续测试两次,最大值为最终结果。结果以毫升为单位
	2 分钟原地高抬腿	受试者在原地尽量快速地进行左右腿交替高抬腿,抬高角度约 80°(膝盖抬高的高度与受试者同侧髂嵴和髌骨垂直距离的中点高度相当),计算 2 分钟所抬腿次数

续表

评估类别	测试项目	测试描述
身体素质	握力	使用握力测试仪,测试前调到适宜的用力握距。测试时,受试者身体直立,用最大力紧握上下握柄。连续测试两次并保持最好成绩。结果以千克为单位,精确到小数点后 1 位
	坐位体前屈	受试者赤足,坐在座板上,全脚掌蹬在挡板上。测试时掌心向下平伸,膝关节伸直,用双手中指指尖越过脚尖前进,直到不能前屈为止。连续测试两次并保持最好成绩。结果以厘米为单位,精确到小数点后 1 位
	30 秒坐站	测试者坐在椅子上,双臂交叉抱在胸前,背部保持挺直状态,测试从坐在椅子上开始,测试者反复起立 - 坐下,计算 30 秒所做的次数
	闭眼单脚站立	受试者闭目,赤足,自然直立,然后抬起非惯用脚,计算单脚站立的时间,结果以秒为单位,不计小数
	选择反应时	使用选择反应时测试仪,计算测试者完成五个信号的应答所用时间。连续测试两次并保存最好成绩,结果以秒为单位,精确到小数点后 2 位

该法结合我国国情与世界前沿的相关研究,适用于大面积的筛查归纳和区域性的健康指导,需要在专业人员的指导下使用专业器具进行测量,但也因此具有极高的准确度和较好的测量效果。

(二)80 岁及以上或身体状态较差的老年人测试方法

对于 80 岁及以上或身体状态较差的老年人,以及缺少测量设备情况下的体适能测量,可以参考老年人功能性体适能测量法(表 9-2)。

表 9-2 老年人功能性体适能测量法简介

评估类别	测试项目	测试描述
上肢力量指标测试	30 秒前臂弯曲	测试者坐在椅子上保持上体正直,手持哑铃,测试从手臂直立开始,测试者在安全范围内举起哑铃,计算 30 秒所做次数。哑铃要求女性 2.3kg,男性 3.6kg
下肢力量指标测试	30 秒坐起测试	测试者坐在椅子上保持上体正直,双臂交叉抱在胸前,测试从坐在椅子上开始,测试者反复起立 - 坐下,计算 30 秒所做的次数
上肢柔韧性	抓背伸展测试	受试者在安全范围内双臂尽可能向后弯曲,一只手从上过肩膀往后伸,一只手从下伸到背部中间,计算双手中指之间的距离
下肢柔韧性	椅上坐位体前屈测试	受试者坐在靠墙的椅子上,将惯用脚抬起伸直,另一腿支撑,用手指去碰抬起侧脚尖,测量中指与脚尖的距离
有氧耐力	6 分钟步行或2 分钟原地踏步	测量在 50 米跑道上 6 分钟内走的距离,以米为单位;或计算 2 分钟原地踏步时右侧膝盖抬起至左侧髌骨到髂前上棘之间的中点所处水平位置的次数
敏捷动态平衡	8 步起身往返	从坐姿站起,走 8 步,转身,回到椅子上坐下所需的时间
体态状况	BMI	BMI= 体重(kg)/ [身高(m)]^2

相比于其他测试,该方法可为高龄老人提供评估身体健康特定方面所需的详细信息,并且适配年龄范围更大,可为老年人的个性化健康管理提供帮助。

三、体适能评价标准

(一)79岁及以下或身体状态较好的老年人群测试标准

采用单项评分和综合评级方法进行评定。单项评分采用100分制,综合评级根据受试者各单项得分乘以各自权重后加和确定,各指标权重见表9-3。共分为优秀、良好、及格和不及格四个等级。单项指标评分标准(以65~69岁男性为例)见表9-4。

表9-3 79岁及以下或身体状态较好的老年人群评价指标及其权重

评估类别	测试项目	权重
身体形态	BMI	10%
	体脂率	10%
身体机能	肺活量	10%
	2分钟原地高抬腿	10%
身体素质	握力	15%
	坐位体前屈	10%
	30秒坐站	15%
	闭眼单脚站立	10%
	选择反应时	10%

表9-4 79岁及以下或身体状态较好的老年人群各单项指标评分标准(以65~69岁男性为例)

评估类别	测试项目	40分	60分	80分	100分
身体形态	体重指数 /(kg/m²)	<18.5 或>28	24~28	—	18.5~24
	体脂率 /%	<13.0 或>29.2	22.8~29.2	—	13.0~22.7
身体机能	肺活量 /ml	1 389	1 874	2 562	3 637
	2分钟原地高抬腿 /次	25	37	54	88
身体素质	握力 /kg	22.5	30.1	37.9	47.4
	坐位体前屈 /cm	−12.4	−3.6	4.5	15.5
	30秒坐站 /次	7	9	13	19
	闭眼单脚站立 /秒	3	5	10	26
	选择反应时 /秒	1.00	0.82	0.66	0.53

根据以上各项权重可得出受试者的综合得分,综合得分大于83分为优秀;75分及以上为良好;60分及以上为合格;60分以下则不合格。综合得分虽然有利于大规模归纳,判断某地区老年人的体适能水平,但不能用于个体化的评价。综合成绩良好的受试者并不代表他是功能健全的老年人。例如单侧下肢瘫痪或患有糖尿病足的老年人,虽然2分钟高抬腿可能成绩为零、30秒坐站成绩会较差,但如果其他部位机能正常还是可以使综合成绩达到良好的水平,不过实际上下肢的功能障碍已经对他的身体活动能力和日常生活造成了严重影响,其健康体适能不太可能处于良好的程度,这与测量结果相违背。所以针对个体化的测量评价,不应只考虑其综合得分。以上测量的所有测试项目可以分为三类,即身体形态、身体机能和身体素质,下面分别阐述每一类的建议评价标准。

1. **身体形态**　包括体脂率和 BMI。

(1)体脂率：体脂率是指身体脂肪重量占总体重的百分比。因其考虑了肌肉和其他非脂肪组织的重量，因此更准确地反映了个体的脂肪储备。对于健康评估，一个较低的体脂率通常被认为是有益的，因为它与较低的慢性疾病风险相关。

(2)BMI：即体重(kg)除以身高(m)的平方。用于初步评估个体是否处于健康的体重范围内。但是，BMI 并不区分体重中的脂肪、肌肉和骨骼。因此，它不能准确地反映个体的体脂百分比或身体成分。

一个肌肉发达的人可能会有一个相对较高的 BMI，但他的体脂率可能很低。相反，一个有大量脂肪的人可能会有一个较低的 BMI，但他的体脂率可能很高。因此，将两者结合可以更全面地判断受试者的体态是否健康。

2. **身体机能**　测试项目包括肺活量和 2 分钟原地高抬腿，实际上测量的是受试者的心肺耐力和无氧耐力。

(1)肺活量：肺活量是指一个人在深吸气后能够呼出的气体总量。反映了肺部和呼吸肌肉的健康状况，以及身体对氧气的吸收和心血管运输能力。肺活量越大代表心肺能力越强。

(2)2 分钟高抬腿：2 分钟高抬腿所表现出的无氧耐力是指人体在没有氧气补充的情况下，能够持续进行高强度运动的能力。主要反映肌肉的糖酵解能力、乳酸耐受能力和爆发力。

3. **身体素质**　身体素质的测试包括握力、坐位体前屈、30 秒站坐、闭眼单脚站立、选择反应时，实际上分别代表上肢肌力、躯体灵活度、下肢肌力、平衡能力和神经反应速度。

(1)握力：握力大小可以体现人的上肢肌力，正常的上肢肌力维持着日常生活能力，例如提物、端碗、签字等，还可支撑和保护老年人重要的骨骼结构，减缓其衰退。

(2)坐位体前屈：反映人体的躯体灵活度，躯体灵活度是指身体各部位关节的活动范围和灵活性。良好的灵活度对于一些常用动作如弯腰、扭腰、伸展等都非常有帮助，还可预防肌肉拉伤、关节僵硬和其他运动相关损害。

(3)30 秒站坐：30 秒站坐所代表的下肢肌力主要与走路、上下楼梯等移动方式有关。同时，膝关节和髋关节等部位也需要一定肌力来维持其健康。下肢肌肉的功能完整性是维持人体活动和预防或延缓残疾的重要因素。

(4)闭眼单脚站立：反映人的平衡能力，而平衡能力则反映了身体在稳定或不稳定环境下保持自身的能力。保持平衡是进行各种运动甚至生活活动的基础，不仅与下肢肌肉活动有关，还在一定程度上反映了老年人中枢神经的协调能力，甚至是感觉反馈能力。

(5)选择反应时：选择反应时与神经反应速度相关，神经反应速度反映了中枢神经系统的协调性和兴奋度。还与认知功能有关，体现大脑处理信息的速度和效率。

(二)80 岁及以上或身体状态较差的老年人群测试标准

老年人功能性体适能测量法由于受个体因素影响较大，不太适用于整体的综合评价，各项目虽然相互关联，但也彼此独立，同时根据年龄不同，每一项也没有绝对的数值标准。因此，这里分别阐述每一项测试项目的建议评价标准。80 岁及以上或身体状态较差的老年人群测试项目参考见表 9-5。

1. **上肢力量指标测试**　测试项目为 30 秒前臂弯曲。该测试是为了验证受试者是否能较好地调动上臂肌肉，且测试二头肌肌腱相对于肌肉动作的有效性。上肢力量在执行许多正常的日常活动时很重要，如做家务、搬运食品、提箱子、抱孩童等。虽然上肢力量下降引起的生活障碍相比下肢要稍微轻一些，但仍易发生很多事故以及带来不便，影响生活质量。

表 9-5　80 岁及以上或身体状态较差的老年人群测试项目参考

评估类别	测试项目	正常参考
上肢力量指标测试	30 秒前臂弯曲	12~16 次
下肢力量指标测试	30 秒坐起测试	10~14 次
上肢柔韧性	抓背伸展测试	5~8.5cm
下肢柔韧性	椅上坐位体前屈测试	−1~3cm
有氧耐力	6 分钟步行或 2 分钟原地踏步	400~600m(60~80 步)
敏捷动态平衡	8 步起身往返	6~8s
体态状况	BMI	20~26kg/m²

2. 下肢力量指标测试　测试项目为 30 秒坐起测试。下肢肌力下降会显著影响独立性。

3. 上肢柔韧性　测试项目为抓背伸展测试。该测试与肩带功能有关,许多日常功能都需要肩部有足够的灵活性,如梳头、拉拉链、穿衣服(T 恤衫、运动衫等)、从后口袋中取出钱包、洗背等。肩带的活动范围缩小会导致疼痛和姿势不稳定。

4. 下肢柔韧性　测试项目为椅上坐位体前屈测试。正常步行对下肢的柔韧性有很高要求,下肢的关节活动范围不足和软组织延展性下降很容易导致异常步态,长期的异常步态可能与老年人的腰背痛、肌肉骨骼损伤和体能下降有关。

5. 有氧耐力　测试项目为 6 分钟步行(2 分钟原地踏步)。许多日常活动,如散步、购物或从事娱乐或体育活动,必须有足够的有氧耐力。有氧耐力也决定了老年人可进行哪种程度的运动锻炼。

6. 敏捷动态平衡　测试项目为 8 步起身往返。该测试反映了老年人独立生活所需的移动能力和步态动作,如从座位上站起来,或迅速起来接听电话或开门,或在厨房里进行活动。

7. 体态状况　测试项目为 BMI,用于评估个体是否处于健康的体重范围内。

四、老年体适能训练建议

体适能训练对老年人有诸多好处,如提高穿衣、行走、上下楼梯等日常生活能力;延缓衰老过程,保持良好的生理状态,减少疾病发生;预防和控制心血管疾病、糖尿病、骨质疏松等慢性疾病;提高心理健康,减轻抑郁和焦虑症状;延缓认知衰退,提高认知功能。通过训练,维持甚至提高老年人的健康或功能性体适能,更好地度过晚年生活。老年人的体适能训练需要根据身体状况和能力进行个性化设计,还要参考体适能测量与评价结果。

1. 身体形态不良的老年人　可通过合理饮食和适当运动来改善。饮食应增加钙、蛋白质和纤维素的摄入,控制糖和盐的摄入,并避免过度饮食。老年人不能通过高强度节食或暴饮暴食的方式减肥或增重,应在保持正常三餐饮食的情况下合理调整食物的营养结构。这类老年人的运动锻炼可以参考有氧耐力训练,并与饮食习惯的改变相结合。

2. 上肢力量与灵活度缺乏的老年人　针对障碍部分进行专项或代偿训练。握力训练:使用握力球或水瓶等家中常见物品进行训练;手臂伸展训练:手臂向上伸展,再慢慢放下;肩部旋转训练:肩部缓慢地向前、后、上、下旋转;肘部弯曲训练:弯曲手肘,再慢慢伸直;手腕弯曲训练:手腕向上弯曲,再慢慢放下;上肢拉伸训练:在家人的帮助下,手臂向后、向上拉伸,注意不要过度伸展。

3. 下肢力量与灵活度缺乏的老年人 针对障碍部分进行专项或代偿训练。坐姿抬腿训练：坐在椅子上，双手放在大腿上，然后慢慢抬起一条腿，保持几秒后再放下；蹲起训练：站立，双手放在腰部，缓慢微蹲，保持几秒后再站起来；散步：在室内或室外进行散步，每次20~30min；踏步：可原地踏步或在台阶上进行踏步训练；踝关节旋转训练：使踝关节缓慢、轻柔地进行旋转。

4. 有氧耐力不足的老年人 可通过有氧耐力训练，逐渐提高心肺能力。做家务：低强度有氧运动，如扫地、擦桌子等；做园艺：修剪花草、浇水等；舞蹈：如广场舞、老年舞等，注意循序渐进，避免疲劳；太极拳：可有效提高心肺能力，放松身心。

5. 移动与步态异常的老年人 常合并中枢神经系统功能异常，建议结合上述训练的同时进行以下训练。平衡训练：可在保证安全的前提下，进行单脚站立、闭眼站立训练；站起坐下训练：在稳固的椅子上，缓慢地反复站起与坐下；训练使用步行器或拐杖：对于移动能力较差的老年人，合理使用步行器或拐杖也能使其具有正常的移动能力；使用轮椅进行训练：对于难以移动的老年人，可以学习使用电子轮椅等器材；物理治疗：对于步态异常严重，且对步行有较高要求的老年人，可在物理治疗师的指导下，进行针对性的步态训练。

以上这些训练，要求在家属陪同或专业人士的指导下进行，不能让老年人独自进行，以免发生意外。每次训练时间不宜过久，以不引起疲劳为宜。训练可与日常生活相结合。告知老人及其家属，训练需长期坚持才有效果，避免他们因训练效果不佳而感到沮丧或焦虑。

五、老年人在体适能测量过程中的注意事项

(一)测量前

1. 选择合适的测试时间。老年人在进行体适能测试时，最好选择在身体状态良好、没有疲劳感时进行，以保证测试结果的准确性，尤其注意因时间差而导致的血压波动。

2. 选择合适的测试地点。最好在灯光充足，温度适宜，没有噪声干扰，空间充足且不容易滑倒的环境下进行。

3. 保持良好心态。老年人在进行体适能测试时，应保持良好的心态，不要担心测量结果。同时，测量人员也要鼓励老年人完成测试。

4. 受试者应有正常的精神状态与认知。精神与认知异常的老年人很可能测量出错误的结果，应在测量前确认其精神状态与认知水平。

5. 充足的休息时间。在每项测试之前，应让受试者充分休息以避免疲劳。由于疲劳而无法一次性完成测量时，可分几次完成，但不应间隔过长时间，以免受试者身体状态发生变化，导致测量结果与实际不符。

6. 遵医嘱。如果老年人存在任何现有疾病，应在医生的指导下进行体适能测量。

7. 合理的测试人员。原则上应由受过相关培训的专业人员进行测量，也可在培训教导后由亲属进行。但注意，一般不允许老年人自我测量。

(二)测量时

1. 以良好的状态进行测试。测量前1h不要进食、饮水、沐浴，不能进行剧烈运动，需提前进行适当的热身活动(如拉伸肌肉以增加关节活动度等)。测量时受试者应脱掉外套，除去身上所戴金属类物品。

2. 避免用力过度。老年人在进行体适能测量时，可能由于心理等因素导致用力过度而造成损伤，应尽量避免，并且提前说明。

3. 避免多余动作。测试人员应向受试者讲解测试要领，做示范演示，受试者可试测一次，或提前进行相关练习。

4. 注意安全但不要过度防护。在进行体适能测试和训练时,受试者应注意安全,避免跌倒和其他意外伤害,但同时也注意不能防护过度而影响测量结果。如在测试中出现头晕、目眩、胸闷、恶心等不良反应,应立即停止测试。

5. 不要强行进行无法完成的测试。一些老年人如行为异常,无法活动某个肢体或活动肢体时引起疼痛等,可直接判断其无法进行某项测试,以避免意外发生。另外,在进行测量时如果察觉受试者无法进行,应及时终止测量。

6. 做好沟通协调工作,合理解释测量方式与意义,避免与受试者之间的矛盾,同时减少受试者的紧张等不良情绪,要取得受试者同意再进行测量。

7. 保证测试顺利进行。测试过程中,如遇外力阻止或机械发生故障时,需要关机,解决故障后再进行。

8. 按实记录结果。允许受试者多次进行同一项测试,但对于使用器具或外力帮助下完成测试者,应特别标明或标记为无法完成。

第三节　老年运动处方

一、运动处方

(一) 概述

运动处方(exercise prescription)是 20 世纪 50 年代由美国生理学家 Peter Karpovich 提出的。1969 年世界卫生组织正式采用这一术语。《运动处方中国专家共识(2023)》将运动处方定义为:由运动处方技术培训合格人员,依据处方对象的基本健康信息、体力活动水平、医学检查与诊断、运动风险筛查、运动测试等结果,以规范的运动方式和规定的运动频率、强度、时间、周运动总量、进阶以及注意事项,形成局部和整体相结合、近期和远期目标相结合的个性化健康促进及疾病防治的主动运动指导方案。

运动处方的制订包含运动频率(frequency)、运动强度(intensity)、运动时间(time)、运动方式(type)、运动总量(volume)及运动进阶(progression)六个核心要素。其中,运动方式是运动处方安全质量的关键,应符合科学规范。指导和培训处方对象掌握规范的运动方式是运动处方制订者和执行者的重要责任。运动强度应设定出安全有效范围;运动时间应设定出最低有效推荐量;运动频率与运动总量以周为基本计量单位。制订运动处方需要在循序渐进发挥运动益处的同时,最大限度避免运动风险。

老年人群随着年龄增长,人体的生理功能逐渐衰退,包括肌肉力量下降、心肺功能减弱、关节灵活性降低、平衡能力减退等。运动处方作为一种促进健康、预防疾病、提高生活质量的手段,对于老年群体尤为重要。考虑到老年人可能存在的慢性疾病,如高血压、糖尿病、骨质疏松等,需据此调整运动强度和类型。运动处方需充分考虑这些生理变化,以安全有效地促进老年人的身体健康。

(二) 老年运动处方的基本原则

运动处方的基本原则包括因人而异、循序渐进、持之以恒、安全优先、全面性。针对老年人运动处方的具体原则如下。

1. 根据每个老年人的具体身体条件、健康状况、兴趣爱好及生活环境,制订个性化运动方案。

2. 从低强度、短时间开始,随着体能的逐步提升,适度增加运动量和难度,避免过度负荷。

笔记栏

3. 鼓励并支持老年人养成规律运动的习惯,长期坚持。

4. 充分考虑运动的安全性,包括运动前后的热身和放松,运动过程中的监护,以及针对特定健康问题的运动调整。

（三）老年运动处方的目标

维护和提高基本的身体功能,如心肺耐力、肌肉力量、关节灵活性和平衡能力;预防或管理慢性疾病,降低发病率和并发症;提升心理健康,增强幸福感和自信心;支持社会参与,增进人际关系,丰富日常生活内容。最终目的是延长预期寿命,让老年人享受高品质生活,并最大限度地维持其独立自主的生活能力。

（四）老年运动处方的分类

1. 有氧运动　如步行、慢跑、游泳、骑自行车等,可有效提高心肺功能,增强血液循环,有助于预防心血管疾病和改善情绪。

2. 抗阻运动　通过使用器械、自身体重或弹力带进行抗阻训练,有助于提高肌肉质量,缓解钙流失、维持骨密度,防止跌倒和骨折。

3. 柔韧性训练　包括瑜伽、太极、普拉提以及各种伸展动作,可以提升关节活动范围,保持软组织的弹性与柔韧性,减少因僵硬导致的疼痛与损伤风险。

4. 平衡能力训练　比如单脚站立、闭眼站立、走直线等平衡练习,有助于增强中枢神经系统对肢体位置的感知和调整能力,降低跌倒发生率。

依据老年人健康评估结果、兴趣爱好、体能水平等因素,制订个性化的运动方案,并确保方案具有渐进性和可持续性。每3~6个月或定期重新评估老年人的身体功能和运动能力,据此调整运动内容、强度、频率和持续时间。同时,关注运动过程中的反应,如有任何不适或病情变化,及时调整运动计划并与医生沟通。此外,鼓励老年人记录运动日记,以便更好地跟踪和反馈锻炼效果。

（五）特殊老年群体的运动处方

1. 患有慢性疾病(如高血压、糖尿病、骨质疏松等)老人的运动处方

(1)高血压患者:推荐低至中等强度的有氧运动,如快走、慢跑、太极拳、游泳等,以及有助于舒缓压力、降低血压的放松类运动,如瑜伽、气功等。避免高强度无氧运动和突然剧烈的动作。

(2)糖尿病患者:除了常规的有氧运动外,结合抗阻训练以提高胰岛素敏感性,促进血糖控制。规律的餐后散步,有助于改善餐后血糖水平。同时,运动前后要监测血糖变化,并根据医生指导调整饮食和药物使用。

(3)骨质疏松症患者:重点在于强化骨骼和肌肉力量的锻炼,包括承重运动(如行走、爬楼梯)以及阻力训练,尤其是针对髋部、脊柱周边肌肉的力量训练。此外,柔韧性练习和平衡训练可以减少跌倒风险,但需避免高冲击力活动以免增加骨折风险。

2. 身体功能受限或残疾老年人的运动处方

(1)对于关节炎、肌无力、脑卒中康复期等身体功能受限的老年人,运动计划应由专业物理治疗师或康复医师制订。可包括温和的关节活动范围练习、渐进式力量训练、辅助下行走训练、功能性恢复训练等。

(2)使用轮椅的老年人可进行上肢力量和灵活性训练,以及在安全指导下进行坐姿转体、抬腿等动作,提升核心肌群力量和维持基本生活能力。

(3)针对视力障碍者,提供触觉、听觉引导的运动方式,如盲人瑜伽、定向行走训练等。

3. 高龄、衰弱及卧床老人的运动处方

(1)高龄老人:鼓励参与低强度、节奏缓慢且安全易行的集体活动,如太极、广场舞或水

中健身操等。同时,加强日常生活活动能力训练,如自理能力训练、购物推车助力训练等。

(2)衰弱老人:根据个体情况进行针对性的体力与耐力训练,着重增强平衡感和步态稳定性,预防跌倒。轻度活动,如在床上或椅子上的伸展、深呼吸练习也是有益的。

(3)卧床老人:即使不能站立,也可以进行床上被动和主动运动,如四肢关节活动、翻身、起坐练习、肢体按摩等,防止长期卧床导致的各种并发症,如压疮、肺部感染、深静脉血栓等。同时,利用床边站立架进行适当的站立训练,有助于保持心血管系统的健康和延缓骨密度流失。

(六)制订老年人群运动处方的意义

老年人群运动处方的制订在健康管理中具有重要地位,科学运动不仅有利于改善老年人的生理功能,延缓衰老进程,还能有效防治慢性疾病,提升生活质量。通过科学合理的运动干预,增强老年人的心肺功能、肌肉力量、柔韧性和平衡能力,减少跌倒风险和骨折发生率,对心理健康产生积极影响。此外,个性化的运动处方有助于提高老年人的依从性,使其能够在安全、适度的前提下积极参与锻炼,实现健康老龄化。

二、有氧运动

(一)概述

有氧运动(aerobic exercise),是指身体大肌群参与的、较长时间的持续运动,这类运动所需的能量是通过有氧氧化产生的。有氧运动可改善心肺耐力及人体代谢功能,控制血糖、血脂水平。常见运动方式包括快走、跑步、广场舞、太极拳、骑自行车和游泳等。

有氧运动在老年人群运动处方中扮演着核心角色,对维持和改善老年人生理功能具有积极作用。能够增强心肺功能,提高血液循环效率,促进脂肪代谢,降低心血管疾病风险,同时有助于控制体重、稳定血糖、预防骨质疏松,并通过释放内啡肽等物质改善心理健康状况,减少抑郁情绪,提升生活质量。此外,规律的有氧运动还可以提高老年人的认知功能,延缓大脑衰老进程。

(二)运动方式

1. 步行　是最简单且普及率最高的有氧运动方式,尤其适用于身体条件较弱的老年人。可以是日常生活的散步,也可以是有目的的健步走。

2. 慢跑或快走　对于体能较好的老年群体,适度的慢跑或快速行走可以在提高心肺功能的同时增强下肢力量。

3. 游泳　对关节冲击小,全身肌肉群均可得到锻炼,有助于改善心肺耐力,同时也是有效的康复性运动。

4. 太极拳　结合呼吸调控和柔韧度训练,有助于提升平衡能力,减少跌倒风险,并对心血管健康有益。

5. 自行车骑行　特别是固定式自行车,能够安全地进行中低强度的心肺锻炼,有利于关节保护。

6. 有氧健身操　如广场舞、健身球操等,既可锻炼心肺功能,又可增强社交活动,对心理健康也有积极影响。

(三)运动强度和频率

1. 运动强度　根据世界卫生组织(WHO)2020年发布的《关于身体活动和久坐行为指南》,老年人应进行有规律的身体活动,推荐每周至少150~300min的中等强度有氧运动,或至少75~150min的高强度有氧活动,或同等效果的中等强度和高强度活动的组合运动。

(1)靶心率法:老年人群的靶心率通常根据年龄和最大心率进行计算,中等运动强度的计算公式为(220- 年龄)×(40%~60%),高强度的计算公式为(220- 年龄)×(60%~90%)。在实际应用中,要结合老年人的身体状况来确定合适的运动强度。

(2)代谢当量法:代谢当量(metabolic equivalent of task,MET)是衡量运动强度的一个指标,1MET 相当于安静、坐位时的能量代谢率,摄氧量约等于 3.5ml/(kg·min)。MET 是一种有效、便捷、标准地定量描述多种行为和体力活动绝对强度的方法。一般建议老年人进行 3~6MET 的中等强度运动。

(3)自我感知用力程度:通过主观用力感觉量表(rating of perceived exertion,RPE)让老年人根据自己的感受评估运动强度,从 6~20 分不等,老年人一般建议维持在 11~14 分的中低强度,以“有点吃力”到“比较吃力”的级别作为适宜强度。

2. 运动频率　中等强度运动每周不少于 5d,或较大强度运动每周不少于 3d,或中等强度加较大强度运动每周不少于 3~5d。

(四)注意事项

1. 每次运动前后均应做好充分的热身和拉伸活动,确保运动安全有效。另外,任何锻炼计划都应在医生或健康管理专家指导下制订,并定期进行效果评估与方案调整。

(1)运动前热身:老年人在开始有氧运动前,应进行 5~10min 的轻度活动作为热身,如慢走、关节旋转和轻松的体操动作等。热身有助于升高体温,增强肌肉柔韧性,减少运动损伤风险。

(2)运动后拉伸放松:完成有氧运动后,进行至少 5min 的静态拉伸,以缓解肌肉紧张,改善血液循环,加速乳酸代谢,防止肌肉酸痛。重点关注主要运动肌群,如腿部、背部和肩部的拉伸。

2. 根据老年人的身体反应、健康状况变化,以及体能的逐渐提升来进行适时调整。例如,随着身体适应性增强,可以适当增加运动时间和强度;反之,如出现不适症状,应降低运动强度并及时咨询医生意见。

三、抗阻运动

(一)概述

抗阻运动(resistance exercise)是指患者主动进行对抗阻力运动的训练方式,阻力可以来自器械或他人,以提高肌力和肌肉耐力。

抗阻运动对于老年健康具有重要作用,能够有效提升肌肉力量和耐力,改善骨密度,减少骨折风险,提高关节稳定性及身体平衡能力,对抗衰老带来的肌肉萎缩和功能衰退。此外,抗阻运动还有助于控制体重,改善血糖调节能力,增强心肺功能,并对心理健康产生积极影响,减轻抑郁症状。

(二)运动方式

1. 自由重量训练　使用哑铃、杠铃等进行训练,例如坐姿推举、弯举、硬拉等动作,可针对性地锻炼各个肌群。

2. 弹力带训练　弹力带因其轻便、易携带和适应性强的特点,特别适合老年人在家中或户外进行抗阻运动,可用于肌肉力量的全面提升以及关节活动度的改善。

3. 自身重量训练　如靠墙蹲、桥式挺身、俯卧撑等,利用自身体重提供阻力,对关节冲击较小且易于掌握。

4. 器械训练　在健身房或社区健身中心,使用专门针对老年人设计的安全性高的固定器械进行训练,如腿推机、臂屈伸机等。

(三)运动强度和频率

老年人通常使用较低的 1 次重复最大力量(1 repetition maximum,1RM)百分比进行训练,推荐中等强度(即 60%~70% 的 1RM),至少练习 1 组,每组重复 10~15 次,保证每个肌群得到充分刺激且不过度疲劳。每周进行 2~3 次抗阻运动。每次抗阻运动总时长约 30~60min,包括热身、主训练环节和拉伸放松。热身活动约 5~10min,主训练环节控制在 20~30min,最后用 5~10min 进行拉伸放松。确保在有效锻炼的同时避免过度劳累。

抗阻运动以增强肌肉耐力为主,兼顾力量提升。初期应选择低至中等强度的抗阻运动,随着体能的提高和适应性的增强,逐步增加负荷或难度,但要确保在安全范围内。尤其是绝经后的女性,由于激素原因导致钙流失严重,在锻炼过程中要特别注意不能用力过度。依据老年人在每次锻炼后的恢复情况、健康状态变化以及定期的体能测试结果,灵活调整训练计划。如出现疼痛、不适或其他不良反应,应及时降低强度并咨询专业意见。

(四)注意事项

1. 运动前热身　热身活动应包括全身关节的动态拉伸,如肩部旋转、颈部侧屈、腰椎转动等,以及轻度有氧运动(如快走或骑自行车),持续 5~10min,以提高体温、增加关节润滑和肌肉弹性,预防运动伤害。

2. 运动后拉伸放松　结束后进行静态拉伸,针对训练过的肌群进行深度舒展,可以结合热水、温水浴来进一步缓解肌肉疲劳。如腿部股四头肌、臀部肌群、背部肌群等。每个拉伸动作保持 15~30s,有助于缓解肌肉紧张、促进血液循环和乳酸清除,降低第二天的肌肉酸痛感。

3. 全关节活动范围内活动肢体　在抗阻运动时要采用适当的呼吸方法,向心阶段呼气、离心阶段吸气,并避免 Valsalva 动作。

4. 器械使用规范　正确设置器械重量和座位高度,熟悉器械操作方法,确保在有人监督的情况下使用;避免使用可能导致关节过度伸展或受压的器械。

5. 技术动作指导　学习并掌握正确的姿势和动作技巧,避免因动作不标准导致肌肉拉伤、关节扭伤等问题。建议在专业人员指导下进行,尤其对于初次接触抗阻运动的老年人。

6. 安全保障　确保锻炼环境整洁、地面防滑,提供必要的辅助设备如椅子、平衡杆等;穿戴合适的运动服装和鞋子;在进行站立或移动性动作时要有支撑设施或人员协助,减少跌倒风险;每次训练前后检查身体状况,有任何不适及时调整训练计划或就医咨询。

7. 对于骨质疏松症患者,应选择低冲击力的抗阻训练,如弹力带、自重训练或水中训练,避免高冲击力动作及过量负重练习,同时配合钙质和维生素 D 的补充。

四、柔韧性训练

(一)概述

柔韧性训练(flexibility exercise)是指提高人体关节在其整个运动范围内活动幅度的运动。关节活动幅度与韧带、肌腱、肌肉、皮肤和其他组织的弹性与伸展能力,以及关节周围组织的量有密切关系。随着年龄增长,人体的结缔组织会逐渐僵硬,导致关节活动范围减小、肌肉弹性减弱,柔韧性下降。这种生理变化可能引发一系列问题,如行动不便、关节疾病风险增加、易受伤等。同时,柔韧性差还会影响日常生活自理能力,如弯腰拾物、坐下起身等基本动作受限,从而严重影响老年人的生活质量和独立生活能力。

通过柔韧性训练,可以有效改善关节活动度、肌肉韧带的伸展能力,以及身体姿态调整能力,有助于预防和缓解因年龄增长带来的肌肉僵硬、关节疼痛和运动受限等问题。此外,良好的柔韧性还能降低日常生活中跌倒风险,提高生活质量,并对心血管健康、情绪调节及睡眠质量等产生积极影响。

(二)训练方式

1. 静态牵伸　在不涉及肌肉收缩的情况下,将肌肉或肌群保持在一个固定位置并持续一段时间(通常为 15~60s),如坐姿体前屈、站姿侧弯等。进行静态牵伸时,应确保身体稳定,避免摇晃或借助惯性牵伸。例如,在做腿部后侧肌群牵伸时,可以采取坐姿或站姿,保持脊柱中立位,将脚尖向身体方向拉动,感受大腿后侧肌肉被拉长但不引起疼痛。推荐每个牵伸动作保持 15~60s,重复 2~4 次。切忌快速和剧烈地突然牵伸到极限,应在舒适的范围内缓慢牵伸至深度。

2. 动态牵伸 通过一系列流畅且有控制的动作,使肌肉在其活动范围内进行温和地伸展和收缩,如行走式踢腿、旋转臂摆动等。动态牵伸强调的是温和流畅的动作转换,一般在运动前进行,动作速率适中,如手臂划圈、踢腿等。动作范围应从小幅度开始,逐渐增大,而不是一开始就达到最大幅度。通过控制动作的方向和幅度,确保每次动作都能充分覆盖并刺激到目标肌肉。例如,髋关节的动态牵伸可以通过前后摆腿、内外侧摆腿等方式来激活臀部、大腿内侧及外侧肌群。

3. 本体感神经肌肉易化法(proprioceptive neuromuscular facilitation,PNF) 该疗法是一种结合了被动牵伸与主动肌肉收缩的复杂技术,通过刺激本体感觉神经,增加肌肉组织的柔韧性和关节活动范围。在训练人员的帮助下到达某个牵伸位置后,被牵伸者对拮抗肌进行短暂而有力的收缩,然后放松。紧接主动收缩阶段之后,再次由训练人员引导进行更深的牵伸,此时由于肌肉松弛,可以获得更大的柔韧度提高。比如在股四头肌 PNF 牵伸中,先由训练人员帮助弯曲膝关节使股四头肌处于牵伸状态,随后被牵伸者用力绷直膝盖,再放松后训练人员进一步加深牵伸角度。

4. 针对颈部、肩部、脊柱、髋关节和下肢关节的柔韧性训练

(1)颈部:缓慢地向左右转动头部,尽量让下颌触碰肩膀;向前、向后缓慢倾斜头部,感受颈部肌肉的牵伸。

(2)肩部:肩关节环绕动作,双手举过头顶,尽量让手指触及对侧肩膀;使用毛巾或弹力带进行肩部前伸和外展牵伸。

(3)脊柱:猫式与骆驼式瑜伽动作可有效锻炼脊柱灵活性;侧弯体操动作有助于牵伸腰椎两侧肌肉。

(4)髋关节:坐姿髋关节内旋和外旋牵伸,也可通过蝴蝶式瑜伽动作来提高髋关节内收肌群的柔韧性。

(5)下肢关节:大腿前侧股四头肌牵伸(站立位或跪姿),后侧腘绳肌牵伸(坐位,腿伸直并尝试接触脚踝);小腿三头肌牵伸(站稳,脚跟放在台阶上,前脚掌保持贴地)。

(三)强度与频率

在制订老年人柔韧性训练计划时,应遵循"无痛"原则,即所有牵伸动作应在不引起疼痛或强烈不适的情况下进行。过度牵伸不仅导致肌肉或肌腱损伤,还可加重关节负担。建议老年人在牵伸过程中保持舒适并能维持正常呼吸,感觉轻微紧张但不痛苦。通常,静态牵伸达到"轻度不适"的程度即可,动态牵伸和 PNF 牵张则可以随着活动幅度逐步递增。

推荐老年人每周至少进行 2~3 次柔韧性训练,每次训练可以在有氧运动或抗阻训练前、后进行,也可单独安排。每次柔韧性训练的时间控制在 15~30min,确保每个主要肌群得到充分而不过量的牵伸。每次牵伸动作持续时间约为 15~60s,每组动作间休息 10~30s,并重复 2~4 次。

(四)注意事项

1. 热身准备 在进行柔韧性训练之前,先进行轻度有氧活动(如慢走、踏步或轻松的关节旋转)以提升体温和心率,为肌肉和关节做好准备。

2. 牵伸放松 训练结束后,进行静态牵伸作为恢复手段,有助于降低肌肉紧张度并促

进血液循环。每个牵伸动作保持15~30s,重复2~3次,并确保呼吸平稳,避免憋气。

3. 增强自我保护意识,学会识别并避免潜在运动损伤的风险

(1)正确姿势:确保所有柔韧性训练动作均采用正确的姿势和技术,防止因错误动作造成伤害。

(2)适度原则:遵循"无痛范围"内的牵伸标准,切勿强求达到极限状态,以免引发肌肉拉伤或其他运动损伤。

(3)个人体感反馈:密切关注身体反应,若出现剧烈疼痛、头晕、胸闷等症状,应立即停止训练,并及时就医咨询。

(4)专业指导:对于初学者或患有慢性疾病的老年人,应在专业人士的监督下进行柔韧性训练,以便根据个体情况进行调整和安全指导。同时,定期评估训练效果和健康状况,适时优化训练计划。

(5)骨质疏松患者应避免过度弯腰和扭转脊柱动作,尤其是颈部和腰部;应使用稳定的支撑物辅助,防止因失去平衡导致摔倒。

五、平衡功能训练

(一)概述

平衡功能训练能够有效预防跌倒事故,维持老年人的独立生活能力,减少因跌倒导致的骨折和其他伤害。通过平衡功能训练,可以改善老年人步态稳定性和身体协调性,增强对突发状况的反应能力,提高生活质量。

(二)类型

1. 静态平衡训练 要求个体在静止状态下保持某一特定姿势,如单脚站立等,提高单一或双侧下肢的静态稳定性。

2. 动态平衡训练 涉及更复杂的动作序列,如行走、转身、跳跃等,在移动过程中练习保持平衡,增强应对不稳定因素的能力。

3. 反应性平衡训练 模拟突发状况下的平衡恢复,如突然改变重心、应对外力干扰等,旨在提高快速调整姿势及防止跌倒的能力。

(三)方法和频率

1. 单脚站立 选择平稳支撑面,一只脚完全负重,另一只脚轻轻抬离地面,尽量保持直立,双手可以自然垂放于身侧或前方保持平衡,每次持续约30s至1min,然后换腿进行。

2. 闭眼站立 在稳定的环境中,双脚站立,闭上眼睛尝试保持平衡,此动作可强化本体感觉系统的功能。

3. 跨步行走 向前迈出一步,使前后脚分别呈弓箭步,保持一段时间后返回原位;也可向侧面或绕圈进行跨步行走,锻炼多方向的平衡能力。

建议老年人每周至少进行2~3d的平衡功能训练,每次至少20min,每周需要累计至少60min的练习方可达到训练效果。所有训练动作均需根据老年人的实际健康状况和体能水平进行个性化调整,从静态到动态,再到外力干扰,逐渐增加难度,确保安全有效。在训练过程中要强调呼吸的均匀和平稳,有助于放松身心,更好地完成训练任务。

(四)注意事项

1. 热身准备 运动前进行5~10min的轻度有氧运动和关节活动,如步行、慢跑、关节旋转等,提升心率、体温,润滑关节,为平衡训练做好准备。

2. 放松恢复 运动后进行拉伸及深度呼吸练习,帮助肌肉放松,促进血液循环,减少乳酸堆积,加快恢复速度。

3. 训练过程中的监护　确保训练环境的安全,提供必要的辅助工具和设备,如瑜伽垫、椅子、手杖等。必要时由专业人员全程指导,随时纠正错误动作,预防意外发生。

4. 应急处理策略　制订并普及跌倒防范知识,培训参与者如何在跌倒时保护自己,如滚动卸力、抓住附近稳固物体等。同时,在现场配备急救箱,掌握基本的急救技能,以便及时应对突发状况。

5. 帕金森病患者应着重进行步态训练和协调性练习,同时使用稳定支撑物以降低跌倒风险,并结合药物治疗改善运动症状。

知识链接

做好老年人体育工作

为深入学习贯彻习近平总书记关于老龄工作和体育工作的重要指示精神,建立健全老年人体育政策、丰富老年人赛事活动、扩大老年人场地设施供给、健全老年人体育组织、加强老年人科学健身指导,持续推动老年人体育工作高质量发展,国家体育总局于2022年发布《体育总局关于进一步做好老年人体育工作的通知》,通知包括五部分内容:

1. 深刻认识新时代老龄工作的重大意义,进一步提升老年人体育工作的质量和水平。有效应对我国人口老龄化,事关国家发展全局,事关亿万百姓福祉和社会和谐稳定,对于全面建设社会主义现代化国家具有重要意义。

2. 认真贯彻落实有关标准规范,积极创造条件为老年人健身提供更多场地设施。

3. 丰富老年人体育赛事活动,推广适宜老年人的健身休闲运动。继续开展新年登高、全民健身日、"行走大运河"全民健身健步走、重阳健身联动等主题活动,广泛开展老年健身赛事、社区运动会等群众身边的赛事活动,设置适合老年人参与、受老年人欢迎的体育项目和健身休闲活动,突出展示性、娱乐性、趣味性和多样性。

4. 健全老年人体育组织,加强老年人科学健身研究和指导。充分发挥老年人体育组织"桥梁纽带、得力助手"的协调服务职能,引导、支持各级老年人体育协会加强自身建设,提高管理水平,助力其广泛开展丰富多彩的老年人体育赛事和健身活动。

5. 统筹推进老年人体育工作,完善相关体制机制,营造老年人体育健身氛围。完善支持老年人体育工作的财政投入政策和多渠道筹资机制,加大财政支持力度,支持老年人体育社会组织购买公共服务。

第四节　案例分析

数据显示,我国超半数老年人患有高血压疾病,≥80岁的高龄人群患病率高达90%。运动锻炼作为一种保持健康的生活方式已被证实能为高血压患者带来多种益处,包括调节血压状态,改善心肺功能,缓解负性情绪,以及提升睡眠质量等。一项关于福州市某社区414例老年高血压患者运动训练的调查显示,老年高血压患者有规律锻炼者(每周有氧锻炼时间≥150min)144例(34.78%),无规律锻炼者270例(65.22%)。其中,选择较多的锻炼项目为散步(20.77%)和太极/八段锦(7.25%)。请根据该社区老年人群的高血压患病现状,从高血压患者运动训练角度,对该社区高血压患者进行运动评估、设计运动方案和训练目标,并对干预效果进行评价。

根据以上数据分析发现,该社区老年高血压患者的规律锻炼情况不佳,需要通过教育和支持来提高他们的运动参与度。设计的运动方案应注重安全性、适宜性和有效性,并根据个体差异进行个性化调整。通过定期评估和目标设定,激励患者积极参与运动训练,改善健康状况。社区应提供必要的资源和支持,如运动指导、健康教育和运动设施,以促进老年高血压患者的运动参与。下面以常见高血压患者的运动训练为例。

1. 老年高血压患者运动状况评估　收集一般资料如性别、年龄、身高、体重、文化程度、疾病史等。使用标准化血压测量方法,确保准确性。监测早晨、中午、晚间不同时间点的血压,以评估血压波动。记录血压日志,包括测量日期、时间、收缩压、舒张压和脉搏。围绕以下三个方面进行运动状况评估:

(1)健康状况评估:对每位高血压患者进行全面的健康状况评估,包括有无躯体疼痛、身体活动能力、有无跌倒经历,30秒椅子站立测试评估下肢力量和耐力,使用伯格平衡量表(Berg balance scale)评估平衡能力,通过关节活动度测试评估柔韧性。

(2)运动史评估:评估患者的日常生活活动量,如使用计步器记录日常步数。了解患者以往的运动习惯、喜好和能力,以及任何可能影响运动的健康问题。

(3)风险评估:评估运动可能带来的风险,包括跌倒风险、心血管事件风险等。检查患者的用药记录,评估药物对运动反应的影响。

2. 老年高血压患者运动干预

(1)训练目标

1)提高心肺功能,增强日常活动能力。

2)控制高血压症状,降低心血管疾病风险。

(2)运动方案

1)有氧运动:作为主要的运动类型,有助于降低血压和改善心肺功能。①运动方式:快走、慢跑。②运动频率:每周5~7次。③运动强度:中等强度,靶心率[静息心率+(20~30)次/min],主观用力感觉等级在12~13。④运动时间:每次持续30min,若需分次完成,每次运动不少于10min,包括5min热身和5min牵伸放松。

2)抗阻运动:增强肌肉力量,改善身体功能。①运动方式:弹力带锻炼。②运动频率:每周2~3次,隔天进行。③运动强度:选择中等重量的弹力带,动作控制到位,避免快速、突然的动作。上肢训练弹力带拉伸50%,下肢训练弹力带拉伸80%。④运动时间:进行8~10个不同肌群的训练,每个动作2组,每组12~20次,保持动作平稳且无疼痛感。

3)柔韧性训练:提高关节灵活性,减少受伤风险。①运动方式:静态牵伸和渐进式动态牵伸。②运动频率:每周2~3次,每次训练后进行。③运动强度:牵伸至感觉紧张或轻微酸胀。④运动时间:每个牵伸动作保持15~30s,重复2~4次。

4)平衡功能训练:预防跌倒,提高生活质量。①运动方式:双腿半前后站立、前后站立、单脚站立。②运动频率:每周2~3次,每次训练包含2~3个平衡训练动作。③持续时间:每次训练不少于20min。

(3)注意事项

1)在开始任何新的运动计划之前,建议先咨询指导人员的意见。

2)运动前后应做好充分的热身和拉伸活动,以减少运动伤害风险。

3)注意身体反应,如有不适立即停止并寻求医疗帮助。

4)根据个体体能情况和适应性,适时调整运动强度和频率。

笔记栏

3. 运动干预效果评价 建立电子血压监测系统,自动记录和分析血压数据。每3个月进行一次详细的体能测试,并与基线数据对比。建立电子健康记录系统,方便收集和分析医疗数据。建立患者健康档案,记录每次随访和评估结果。

(1)短期效果:3个月,评估血压控制情况、心肺功能、肌肉力量、平衡能力和柔韧性的变化。

(2)中期效果:6个月,评估患者的运动习惯、运动能力和生活质量的改善情况。

(3)长期效果:1年后,评估患者的血压控制稳定性、心血管健康和长期坚持运动的情况。

(方志鹏 李海军)

复习思考题

1. 比较传统养生方式(如太极拳、八段锦)与现代运动方式(如有氧健身操、抗阻运动)在促进老年人身心健康方面的异同,并论述在现代老年健康管理中如何有效融合这两种方式。

2. 预测未来十年老年运动与健康管理领域可能出现的主要变化和挑战,包括人口结构变化、科技发展、服务模式创新等方面,并讨论个人如何准备以适应这些变化。

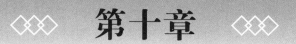

第十章

老年睡眠与健康管理

📋 学习目标

知识目标

掌握老年人睡眠结构和规律变化,熟悉影响老年人睡眠的因素并列举老年人常见的睡眠障碍。

能力目标

正确评估老年人的睡眠质量,指导老年人实施有效的日常睡眠健康管理及正确服用促进睡眠的药物。

素质目标

给予老年人精神和心理关怀,帮助其促进睡眠。

课程思政目标

理解睡眠障碍对老年人身心健康造成的影响,加深"老吾老以及人之老"的情怀。

【学习要点】

1. 老年人典型的睡眠特征改变。

2. 老年人常见的睡眠障碍。

3. 老年人睡眠的健康管理。

睡眠是人类生存的基本需求,也是人体重要的生理现象,对人的体力、精力恢复和机体的生长发育起着重要作用。充足有效的睡眠不仅可以消除疲劳,还能保护大脑神经细胞、稳定神经系统的平衡。老年人中枢神经系统的结构和功能会随着年龄的增长而发生改变,如神经元脱失、神经突触减少等,导致睡眠周期的节律受到影响,睡眠调节功能下降,因而老年人睡眠质量普遍降低。睡眠质量的降低会影响老年人的身心健康,造成注意力不集中、记忆力减退和生活质量下降等问题。因此,了解与年龄有关的睡眠障碍,掌握促进老年人睡眠健康管理的方法,进而帮助老年人提高睡眠质量。

第一节　睡眠科学与规律

一、正常睡眠结构

正常睡眠结构包括快速眼动(rapid eye movement,REM)睡眠和非快速眼动(non-rapid eye movement,NREM)睡眠两个时相,两个睡眠时相在整个睡眠过程中交替出现。

（一）非快速眼动睡眠

非快速眼动睡眠状态的特点是脑电波呈睡眠表现，眼球运动相对较少，肌肉活动较清醒时减弱，脉搏、血压和呼吸相比于清醒时稍低。非快速眼动睡眠包括四个阶段：

第一阶段（NREM1）：Ⅰ期非快速眼动睡眠，刚入睡时，脑电波中的 α 波逐渐消失，出现一些不规则波形并混有小振幅波，相当于平常的瞌睡期或朦胧期，持续时间因人而异。

第二阶段（NREM2）：Ⅱ期非快速眼动睡眠，脑电图的最大特点是不时出现一种特殊的纺锤波，波幅先由小到大，再由大到小，形似纺锤，频率 12~14 次/s。此期睡眠最长，占总睡眠时间的 50% 左右。

第三阶段（NREM3）：Ⅲ期非快速眼动睡眠，脑电波频率明显变慢，4~7 次/s，波幅增高，呈 0.5~3 次/s 的极慢波即 γ 波，此期占总睡眠时间的 3%~8%。

第四阶段（NREM4）：Ⅳ期非快速眼动睡眠，此期睡眠最深。占总睡眠时间的 10%~15%。

Ⅱ 期睡眠称"浅睡眠"，睡眠较浅，易被唤醒；Ⅲ、Ⅳ 期睡眠合称"慢波睡眠"（slow wave sleep，SWS）或 δ 睡眠，因为睡眠程度很深，所以又叫"深睡眠"，是十分有意义的睡眠阶段。

（二）快速眼动睡眠

在快速眼动睡眠中，肌肉张力、脉搏、血压和呼吸频率明显升高，脑电图显示低振幅、快频率的活动图像，与清醒时相似，与做梦有关。

非快速眼动睡眠占据整个睡眠周期的 75%~80%，快速眼动睡眠占据 20%~25%。睡眠周期计算方法是以人体进入睡眠状态后经过多次 REM 和 NREM 睡眠交替的循环为一个周期，每个周期约为 90min，一晚上有 4~6 次的循环周期。其中，NREM 睡眠占大部分时间，而 REM 睡眠则逐渐增加，每个周期 REM 睡眠时间逐渐延长。随着夜晚的深入，每个睡眠周期的 REM 睡眠时间会逐渐增加，而 NREM 睡眠时间则逐渐减少。因此，一个完整的睡眠周期包括 NREM1、NREM2、NREM3、NREM4 和 REM 五个阶段。

睡眠周期是一个平均值，不同人的睡眠周期可能会略有不同。此外，睡眠周期并不是固定的，它会随睡眠时间的增加而发生变化。在深度睡眠阶段，人体处于最深的睡眠状态，此时较难被外界声音或光线干扰，因此在这个阶段醒来会比较困难。

（三）正常睡眠阶段的特点

睡眠周期中的第一阶段和第二阶段构成轻度睡眠；第三和第四阶段构成深度睡眠。深度睡眠通常更提神。每个阶段都有不同的特点（表 10-1）。

表 10-1　各睡眠阶段的特点

睡眠阶段	睡眠特点
非快速眼动期	
阶段 1	浅睡眠，易被唤醒
阶段 2	中等睡眠深度，较阶段 1 更为放松；慢速眼动，易被唤醒
阶段 3	中等睡眠深度，肌肉放松，脉搏缓慢，体温下降；中等强度刺激可唤醒
阶段 4	深度睡眠，养精蓄锐；身体活动减少；强刺激可被唤醒
快速眼动期	主动睡眠，快速眼动；脉搏、血压、呼吸频率升高或波动；进入梦境

二、与年龄相关的睡眠改变

睡眠觉醒周期如核心体温、激素分泌一样,大约每24h波动一次。睡眠觉醒周期受内源性和外源性刺激的影响。下丘脑视交叉上核是昼夜节律中枢。昼夜节律受到外部刺激或时间影响,包括对时间的感知、跨时区旅行、光照、季节变化、生活习惯、压力、疾病和药物治疗等。随着年龄增长,睡眠结构会发生变化,快速眼动睡眠的总时长会减少,第一阶段睡眠时长增加,第三和第四阶段睡眠深度会减少。

对老年人而言,与衰老相关的因素是导致节律失调的主要因素。随着年龄增长,生理节律会退化,幅度也在逐渐减小,这可能导致24h内的睡眠觉醒周期不太一致。此外,夜间褪黑素的分泌也随着年龄增长而减少,导致昼夜节律较弱。昼夜节律变化最常见的临床后果是昼夜节律提前,老年人表现为傍晚感到困倦,早晨醒得很早。

(一)老年人典型的睡眠特征改变

随着年龄增长,睡眠结构会发生以下特征性变化。

1. 夜间睡眠总时间减少 老年人的总睡眠时间一般比中青年少。主要因为老年人大脑皮质功能减退,新陈代谢减慢,体力活动逐渐减少,所需睡眠时间也随之减少。60~80岁老年人的睡眠平均时间为6~6.5h。

2. 入睡时间延长 由于老年人睡眠的生理节律分布发生变化,睡眠能力降低,入睡时间明显延长。由青壮年的5~15min延长为30min,甚至更长。

3. 觉醒次数增多 老年人浅睡眠增多,深睡眠减少,年龄越大睡眠越浅。且易受到光、声等外界因素,以及自身疾病如老年前列腺炎、糖尿病等的影响,使夜间睡眠变得断断续续,觉醒次数增多,醒后难以再入睡。

4. 睡眠效率降低 随着年龄增长,睡眠效率(睡眠时间占总卧床时间的百分比)逐渐下降。青壮年的睡眠效率一般可达95%,而老年人多为80%~85%,甚至更低。

5. 睡眠昼夜节律重新分布 老年人深睡眠减少,觉醒次数增多,夜间总睡眠时间减少,睡眠效率下降,不能保证有效休息。因此,白天常通过频繁小睡来弥补夜间睡眠缺失。

6. 超过50%的老年人主诉睡眠质量下降 正常情况下,随着年龄增长,人的总睡眠时间会缩短:如婴幼儿平均每天睡眠16~20h;成年人则为7~8h;60岁以上则为每天6.5h。深度睡眠(阶段3和4)随着年龄的增长而减少。许多老年人经历的睡眠变化包括睡眠潜伏期增加、睡眠效率降低、夜间醒来次数增多、清晨醒来次数增多以及白天嗜睡。一项调查显示,在55~64岁的人群中,有10%的人白天嗜睡,而在75~84岁的人群中,这一比例为25%。睡眠不足会增加老年人身体功能下降、记忆力减退、跌倒和死亡的风险。

(二)导致睡眠障碍的因素

充足的高质量睡眠对人体的健康至关重要。夜间睡眠不足会导致白天活动效率降低。正常情况下,与年龄有关的睡眠变化本身并不会导致病态的睡眠问题。更多的睡眠障碍是由其他疾病引起的。老年人睡眠障碍是由多种原因造成的,主要包括以下因素。

1. 生理因素

(1)年龄:老年人昼夜节律生理变化是增龄本身的一个基本特征,年龄越大,其伴随的器官系统的生理储备下降越明显,抵抗和忍受外界影响睡眠应激源的能力就会下降。

(2)性别:老年男性的睡眠质量普遍高于老年女性,中国睡眠研究会等机构发布的《中国睡眠研究报告2023》显示,年龄越大睡眠状况越差、男性睡眠质量比女性好。

(3)褪黑素分泌减少:褪黑素是由松果体分泌的一类吲哚激素,具有促进深睡眠、提高睡眠质量、调节时差等多项功能。

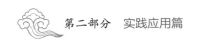

2. 睡眠习惯 老年人白天活动量减少,容易打盹,造成白天睡眠过多,夜间难以入睡。另外,睡前吸烟、饮酒、饮茶、饱餐等也会影响睡眠质量。

3. 睡眠环境 老年人睡眠对环境要求较高,声、光、过冷、过热等都会影响其睡眠。另外,睡眠环境的改变也会对老年人睡眠造成影响。

4. 疾病因素 老年人常患有各种慢性病,疾病引起的夜间尿频、尿急、疼痛、咳嗽、气喘等症状都会影响睡眠。阻塞性睡眠呼吸暂停综合征、不宁腿综合征等也是导致睡眠障碍的重要疾病。

5. 心理因素 老年人对躯体疾病的担忧,生活变化如退休、丧亲之痛、社会交往减少等引起的心理状态变化也会影响其睡眠质量。其中,抑郁、焦虑与睡眠质量的关系最为密切。

6. 药物的影响 老年人因合并疾病较多,存在多种药物共用,部分药物会影响老年人的睡眠,如苯海拉明、奥美拉唑、马来酸氯苯那敏等易导致老年人困倦;抗精神病药戒断症状会引起兴奋、失眠。

第二节 睡眠质量评价

一、老年人睡眠质量的评估

为提高老年人睡眠质量而制订干预措施的第一步就是收集睡眠状况相关的资料。睡眠状况的评估有助于了解老年人健康状况变化和对干预措施是否有效作出评价。

(一)睡眠状况的评估

睡眠状况的评估包括睡眠结构、习惯和影响因素等信息。相关的个人和社会因素(如孤立、孤独感、丧偶、住所改变、安全或经济问题)可能会造成短暂性情境性失眠。此外,还应仔细调查可能损害睡眠的身体和精神疾病,包括药物和饮酒史。睡眠状况的评估内容包括以下几方面。

1. 睡眠质量 通过自我感知和他人观察来评估睡眠质量,常见的工具包括匹兹堡睡眠质量指数(PSQI)、睡眠信念与态度量表(DBAS)、阿森斯失眠量表(AIS)等,这些量表通过回答一系列与睡眠相关的问题,评估近期的睡眠情况。

2. 睡眠时间 每 24h 内睡眠时间,包含日间睡眠、常规就寝时间。

3. 睡眠地点。

4. 床铺的特征以及卧室睡眠环境。

5. 夜间摄入的食物以及饮品 服用酒水或含咖啡因饮料的情况、服用药物情况。

6. 睡眠障碍的表现特征 如入睡困难、睡眠维持困难、夜间频繁觉醒及日间困倦等,还包括对老年患者睡眠障碍的原因分析。

(二)睡眠日记

睡眠日记是睡眠相关信息的每日记录,是跟踪睡眠、监控睡眠习惯和记录睡眠问题的有效工具。无论是照顾者还是医务人员,在老年人的睡眠日记中都可找到有用信息。睡眠日记可以提供很多睡眠细节,有助于回忆睡眠时间、就寝时间,以及 24h 内可能出现的睡眠紊乱症状,是最实用、最经济和应用最广泛的睡眠评估方法之一。睡眠日记不尽相同,以下列举常见的记录内容(表 10-2)。睡眠日记一般需记录至少 2 周。

表 10-2　睡眠日记常见记录内容

记录内容	具体情况
1. 日间活动	
2. 小睡(几次、多长时间)	
3. 酒精和咖啡因(数量、多少)	
4. 食品和饮料(重量、食用时间)	
5. 感觉(很累、有点累、相当警觉、清醒)	
6. 压力／睡前易怒水平(没有、一些、温和、高)	
7. 促进睡眠的药物或其他辅助措施(类型、剂量、时间)	
8. 睡前最后一小时的活动	
9. 睡前常规(冥想、休闲时间)	
10. 就寝时间,熄灯时间	
11. 入睡及觉醒时间	
12. 起床时间	
13. 入睡时间 /min	
14. 睡眠休息(觉醒数量和清醒时间)	
15. 睡眠质量(0~10,0 为最差,10 为最好)	
16. 总睡眠时间 /h	

（三）睡眠相关辅助检查

多导睡眠图（polysomnography,PSG）是目前记录最为详细、准确的睡眠状态检测方式,通过脑电图、眼动电图和肌电图数据对睡眠进行分期,获得夜间睡眠参数、呼吸暂停及低通气时间等。PSG 不作为常规检查,在初始睡眠评估和常规体格检查后发现有下列情况,可考虑进行 PSG 检查。

主要标准:习惯性打鼾／干扰性打鼾、睡眠期呼吸停止或有窒息感、原因不明的白天嗜睡或缺乏熟睡感、原因不明的睡眠期心律失常及原因不明的血氧饱和度降低。

次要标准中的危险因素:肥胖、40 岁以上男性、闭经后女性、甲状腺功能减退、脑血管疾病、神经肌肉及鼻咽喉结构异常(鼻塞、扁桃体肥大、巨舌、软腭过长、咽部气道狭窄)等。

PSG 主要用于睡眠障碍的评估和鉴别诊断。

（四）睡眠量表

睡眠量表主要用于全面评估睡眠质量、睡眠特征和行为,以及与睡眠相关的症状和态度。目前较常使用的有匹兹堡睡眠质量指数(Pittsburgh sleep quality index,PSQI)及艾普沃斯嗜睡量表(Epworth sleepiness scale,ESS)等。

1. PSQI 量表　由匹兹堡大学睡眠研究专家于 20 世纪 80 年代开发,是目前最常用的睡眠质量评估量表之一。有助于筛查家庭环境中的睡眠问题,监测睡眠质量变化。PSQI 量表包括七个维度,即睡眠质量、入睡时间、睡眠时间、睡眠效率、睡眠障碍、药物使用和日间功能障碍。每个维度根据不同的标准评分,总分为 0~21 分,总分越高代表睡眠质量越差。总分小于等于 5 分,表示睡眠质量很好;6~10 分表示睡眠质量较好;11~15 分表示睡眠质量一般;大于 15 分表示睡眠质量很差。

PSQI量表各维度评分标准如下。

(1)睡眠质量:包括当天晚上的整体睡眠质量,评分标准为0~3分,分值越高代表睡眠质量越差。

(2)入睡时间:评分标准为0~3分,分值越高代表入睡时间越长、延迟入睡时间越长、入睡效率越低。

(3)睡眠时间:包括总的睡眠时间和睡眠质量,评分标准为0~3分,分值越高代表睡眠时间越短、睡眠质量越差。

(4)睡眠效率:包括睡眠时间与床上时间之比,评分标准为0~3分,分值越高代表睡眠效率越低。

(5)睡眠障碍:包括醒来次数和睡眠质量受到的打扰,评分标准为0~3分,分值越高代表醒来次数越多、睡眠质量受到的打扰越大。

(6)药物使用:包括使用药物帮助入睡的频率和药物对睡眠质量的影响,评分标准为0~3分,分值越高代表药物使用的频率越高、对睡眠质量的影响越大。

(7)日间功能障碍:包括白天的注意力、精力和情绪状况,评分标准为0~3分,分值越高代表白天的功能障碍越明显。

由于PSQI量表维度齐全、评分标准明确,因此被广泛用于研究睡眠质量以及睡眠障碍,同时也被临床医生用于评估睡眠质量、诊断睡眠障碍以及制订治疗方案。

2. 艾普沃斯嗜睡量表　由澳大利亚艾普沃斯(Epworth)医院默里·约翰斯(Murry Johns)编制,用来评定在社区环境中筛选白天嗜睡的严重程度。此量表的临床意义在于作出对于嗜睡半客观的评定,总分24分,评分>6分提示瞌睡,>11分表示过度瞌睡,>16分提示有危险性的瞌睡。如果一个到医院看病的患者有无法解释的瞌睡或疲劳,应到睡眠专科或神经、呼吸、精神科去做进一步检查,以明确诊断和治疗措施。需要注意的是,任何原因引起的总睡眠时间不足,也会影响这一评分。

二、老年人常见的睡眠障碍

(一) 失眠

失眠是指尽管有充足的睡眠条件,仍持续出现睡眠启动困难、睡眠维持困难、睡眠质量下降,并伴有日间功能障碍的表现。失眠的定义不是一个人睡了多少小时或需要多长时间才能入睡。每个人对睡眠的需求和满意度都是不同的。失眠可能会导致白天的问题,如疲劳、缺乏能量、难以集中注意力和易怒。

失眠是老年人最常见的一种睡眠障碍。有数据显示,中老年人的睡眠障碍患病率为49.9%,其中失眠症状最为常见,占患者的77.8%。失眠影响所有年龄段,流行病学调查资料显示:随着年龄增长,失眠发生率增加,并且老年女性较男性更易出现失眠症状。

老年人的失眠多继发于躯体疾病、精神障碍或药物。根据病程长短,失眠可分为急性失眠、亚急性失眠和慢性失眠。急性失眠也称为短暂性失眠,持续时间小于1周,可能与压力体验、生病及睡眠规律改变有关,一般不需药物治疗,一旦导致失眠的原因解除,症状即可消失。亚急性失眠也称为短期性失眠,时间持续1周至1个月,这种失眠与压力明显存在相关性,如重大躯体疾病或手术、亲朋好友过世,发生严重的家庭、工作或人际关系问题等。慢性失眠,持续时间大于1个月,其原因复杂且较难发现,许多慢性失眠是多种因素联合作用的结果,需经过专门的神经心理和精神等测试。

治疗老年人失眠,首选对因治疗和培养健康的睡眠习惯等非药物手段,必要时采取药物治疗。药物治疗应遵循最小有效剂量、短期治疗(3~5d)的原则,不主张逐渐加大剂量,同时要注意密切观察。

（二）阻塞性睡眠呼吸暂停

阻塞性睡眠呼吸暂停（obstructive sleep apnea，OSA）是较为常见的睡眠呼吸障碍，由于睡眠中上气道塌陷，反复出现打鼾、呼吸暂停，引发氧饱和度降低及睡眠结构紊乱，出现日间嗜睡和头痛等，并可导致高血压、冠心病、心律失常、脑血管病、认知功能障碍、2 型糖尿病等多器官多系统损害。

老龄使 OSA 发生风险增高，男性患病率是女性的 2 倍。老年咽部气道塌陷为关键因素，上气道扩张肌群松弛，咽喉肌对化学和机械刺激的反应下降等，共同导致了老年 OSA 的发生。OSA 的危险因素有高龄、性别、肥胖、家族史、上呼吸道结构改变等，疲劳、安眠药、酒精、吸烟等因素也可加重睡眠呼吸暂停。

OSA 临床表现为睡眠间断、打鼾、可见呼吸暂停、夜尿增多、日间困倦或思睡等，可出现的神经精神症状包括注意力不集中、记忆力下降、易怒、焦虑或抑郁，并出现多系统功能损害。

OSA 常规体格检查包括血压、心率、体重指数，以及颌面、鼻腔、咽腔及心肺结构和功能等。诊断的客观检查为多导睡眠监测或睡眠中心外睡眠监测（out of center sleep testing，OCST），主观评估可使用 STOP-BANG 量表、艾普沃斯嗜睡量表。睡眠呼吸暂停低通气指数（sleep-related apnea-hypopnea index）是指每小时睡眠时间内呼吸暂停和低通气的次数，当该指数 ≥ 15 次 /h，患者即可诊断为 OSA。

阻塞性睡眠呼吸暂停的处理措施包括避免饮酒、吸烟，采取侧卧位，减肥，适当运动等。对于老年患者，外科治疗有一定风险，有条件的患者可采取持续气道正压通气（continuous positive airway pressure，CPAP）治疗，这是目前最可靠的治疗方法。

（三）周期性肢体运动障碍和不宁腿综合征

周期性肢体运动障碍（periodic limb movement disorder，PLMD）和不宁腿综合征（restless leg syndrome，RLS）均为睡眠相关的神经—肌肉功能失调。

PLMD 是指在睡眠时出现的周期性反复发作的高度刻板肢体运动所导致的睡眠障碍。且这些运动症状不能以其他睡眠障碍、神经系统疾病及精神障碍解释。肢体运动每次持续时间为 0.5~5s，每隔 20~40s 出现 1 次，可引起睡眠觉醒。特点是每小时睡眠中至少出现 5 次，每次都会引起觉醒。老年人 PLMD 的患病率为 45%，而年轻人为 5%~6%。

RLS 是一种内源性的睡眠紊乱，其特点是腿部感觉异常，患者主诉深部疼痛、虫咬、烧灼或爬行感觉，这些症状多发生在入睡时，从而导致患者入睡困难、睡眠中觉醒次数增多。

RLS 和 PLMD 的病因尚不清楚，它们相互关联，大约 80% 的老年 RLS 患者并发 PLMD，30% 的老年 PLMD 患者并发 RLS。PLMD 和 RLS 患者最常见的症状是难以入睡和白天嗜睡。患者可能意识不到自己的腿在抽搐，但同床的其他人往往能注意到患者的腿部运动。

对于 PLMD 和 RLS 患者，首先要避免使用可加剧症状的含咖啡因的食物、饮料，以及药物，包括钙通道阻滞剂、甲氧氯普胺、抗组胺类、苯妥英钠等。罗匹尼罗等多巴胺受体激动剂对这两种疾病有效，可减轻症状和减少发作次数。

（四）快速眼动睡眠行为障碍

快速眼动睡眠行为障碍（rapid eye movement sleep behavior disorder，RBD）是以 REM 睡眠期肌肉弛缓状态消失为特点，并出现与梦的内容有关的复杂运动行为，包括讲话、大笑、喊叫、哭泣、咒骂、伸手、抓握、拍击、踢腿、坐起、跃下床、爬行和奔跑等，并可能对自身和同伴造成伤害。RBD 在老年人中更为常见，尤其是老年男性患病率较高。通常与神经退行性疾病有关,如帕金森病、多发性硬化和阿尔茨海默病。

对于帕金森病或多系统萎缩的患者来说,保证安全的睡眠环境非常重要;对患者和同伴进行教育,预防夜间对自身和同伴的伤害;避免使用诱发和加重 RBD 的药物,如选择性 5- 羟色胺再摄取抑制药(selective serotonin reuptake inhibitor,SSRI)类抗抑郁药物。药物治疗方面,氯硝西泮一般常规用于该病的治疗,如果该药物无效或者有禁忌证,可以使用左旋多巴、多巴胺激动剂和褪黑素等。

第三节 老年人睡眠健康管理

一、老年人日常睡眠健康管理

1. 对老年人的睡眠进行评估,如睡眠结构、习惯和影响因素等信息。

2. 积极治疗原发病,在治疗过程中认真照护 如左心功能不全者应安排专人看护,减轻老年患者因担心疾病而不能入睡产生的焦虑感,协助老年人采取半坐位以减轻呼吸困难症状;呼吸道感染患者应减少夜间咳嗽引起的睡眠不适。照护者通过采取各种措施,最大限度减少疾病给老年患者带来的不适感,以减轻对其睡眠的影响。

3. 创造良好的睡眠环境 老年人的卧室要经常通风,保证室内无异味,空气清新。除保持适宜的温度和湿度外,因老年人睡眠较浅,易受到周围声光的刺激,故卧室应保持安静。老年人视觉适应能力下降,晚上起夜时若光线过暗则易跌倒,故应安置地灯或夜灯等照明设施。

4. 开展睡眠健康教育

(1)养成良好的生活规律:加强睡眠时间管理,午睡时间不超过 1h,同时缩短日间卧床时间,待就寝时便可自然进入睡眠状态。老年人适当进行日间锻炼活动有助于睡眠,鼓励他们坚持参加力所能及的日间运动。晚餐宜清淡,不宜过饱,避免消化器官负担过重影响睡眠。

(2)保持睡前情绪安定:睡前避免喝浓茶、咖啡等兴奋性饮料,避免看刺激性的影视节目、书或报纸等,保持思绪平静以利于睡眠。睡前不宜过多思考问题,调整情绪,晚间不宜和老年人谈论可能引起情绪波动的事情。

(3)坚持睡前温水泡脚:该法一方面能促进全身的血液循环,使足部血管缓慢扩张,血流增加,从而减少供给头部的血流,使大脑皮质的兴奋性降低,起到催眠作用。另一方面可以保持足部清洁卫生,减轻下肢浮肿,还会使全身感到舒适,有助于睡眠。

(4)选择正确的睡眠姿势:睡眠的姿势应以自然、舒适、放松、不影响睡眠为原则。良好的睡眠姿势应取右侧卧位,上、下肢半屈曲状,这样不仅可使机体大部分肌肉处于松弛状态,而且有利于心脏排血,促进胃的排空。

知识链接

患者睡眠健康教育

行为模式

1. 保持正常的作息时间(包括周末以及假期)。

2. 若不困倦就不睡觉。

3. 减少日间睡眠时间（≤ 30min）。

4. 常规锻炼（入睡前 3~5h 尽量避免）。

5. 增加自然光照时间，入睡前或醒来时避免接受强光照射刺激。

6. 睡前 3h 避免过量饮食。

7. 限制或减少酒精、咖啡因以及尼古丁的摄入，尤其是睡觉之前。

8. 日常保持放松（睡觉前放下窗帘、做好入睡准备、洗个热水澡）。

9. 穿着舒适的睡衣。

10. 避免与他人夜间谈话。

11. 不在床上阅读或看电视。

12. 醒来后立即起床。

13. 若上床 30min 内无法入睡，起床进行放松（通过听轻音乐或阅读）。

睡眠环境

1. 保持卧室清凉黑暗。

2. 尽量消除噪声干扰。

3. 将钟表置于视线之外。

4. 安置好干扰睡眠的宠物。

二、睡眠障碍的非药物治疗

（一）认知行为疗法

认知行为疗法（cognitive behavioral therapy，CBT）综合了认知疗法、行为疗法以及睡眠健康教育，可有效治疗失眠，被认为是药物疗法的有效替代。认知行为疗法帮助患者树立信心，减少恐惧，重建睡眠信念，一般包括刺激控制疗法、睡眠限制疗法以及放松训练等。

1. 刺激控制疗法　目的在于恢复床作为睡眠信号的功能，减弱床和睡眠不相关活动的联系，建立规律性睡眠 - 觉醒节律。该疗法要求当患者只在有睡意时才上床，如果 15~20min 无法入睡，则起床离开卧室，做些轻松的活动，直到产生睡意才回卧室睡觉；必要时重复以上活动；该疗法试图打破床和清醒之间的联系，通过限制患者在床上停留的时间来提高睡眠效率。

2. 睡眠限制疗法　通过减少花在床上的非睡眠时间来提高睡眠效率，主要用于治疗心因性失眠。具体做法如下。

（1）先记录一周的睡眠日记，包括几点上床、几点睡着、几点醒来等。

（2）根据日记计算出该周每晚平均的睡眠时间和睡眠效率（睡眠效率为睡眠时间占全部躺在床上时间的百分比）。

（3）以上周平均每晚睡眠时间作为本周每晚可躺在床上的时间，但要固定起床时间，且卧床时间不能低于 4h。

（4）如本周平均每晚的睡眠效率达到 90%，则下周可提前 15~30min 上床；如睡眠效率在 80%~90%，则下周维持原来时间；如睡眠效率低于 80%，则下周上床时间要推迟 15~30min。

（5）根据上述原则，通过周期性方法促进睡眠效率，直至达到足够的睡眠时间。

3. 放松训练　通过渐进式肌肉放松来减轻睡前的身心压力，包括肌肉放松、冥想放松及自我暗示等。因焦虑情绪或对睡不好的恐惧引起的失眠，适宜采用放松训练。本法的基本目的是使人体进入一种广泛的松弛状态，而不是直接达到特定的治疗目的。

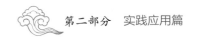

（二）光照治疗

光照治疗（light therapy，LT）可以帮助老年人重新调整生物钟，对睡眠-觉醒节律改变的老年失眠患者有一定治疗效果。本法可调节褪黑素的释放，老年人进行适当定时的灯光照射，能缓解夜间躁动，提高睡眠效率，增加总睡眠、快速眼动睡眠和慢波睡眠时间。

（三）持续气道正压通气

重度阻塞性睡眠呼吸暂停综合征老年人运用持续气道正压通气（continuous positive airway pressure，CPAP）治疗具有显著疗效。该疗法能有效减少睡眠呼吸暂停及低通气事件的发生，纠正缺氧及呼吸相关的微觉醒，改善日间嗜睡，提高认知能力、记忆力和注意力。还可降低心脑血管并发症的发生率，如脑卒中、冠心病、心律失常等。

三、睡眠障碍的药物治疗

因老年人较易发生药物不良反应，因此，只有当老年人不能或不愿接受非药物干预，或非药物干预效果不理想时，才应考虑用药物治疗睡眠障碍。

（一）苯二氮䓬类药物

苯二氮䓬类药物（benzodiazepine）是临床上常用的治疗睡眠障碍药物，根据药物效力可分为：①短效制剂，包括咪达唑仑、三唑仑；②中效制剂，包括艾司唑仑、阿普唑仑、劳拉西泮；③长效制剂，包括地西泮、硝西泮、氯硝西泮、氟西泮。苯二氮䓬类药物可以缩短睡眠潜伏期、增加总睡眠时间。但在老年人中不良反应明显，包括日间困倦、头晕、跌倒、认知功能减退等。对有入睡困难的老年人推荐使用短效制剂，对睡眠持续困难的老年人推荐使用中效制剂。长效制剂可能增加老年人髋骨骨折风险，不推荐在老年人中使用。

（二）非苯二氮䓬类药物

非苯二氮䓬类药物包括唑吡坦、唑吡坦控释剂、佐匹克隆、扎来普隆。由于此类药物半衰期短，次日残余效应被最大程度地降低，一般不产生日间困倦，治疗失眠较传统的苯二氮䓬类药物更安全，但有可能会在突然停药后发生一过性的失眠反弹。

（三）褪黑素受体激动剂

褪黑素参与调节睡眠-觉醒周期，可改善因时差变化引起的睡眠时相延迟综合征和昼夜节律失调性睡眠障碍。褪黑素受体激动剂包括雷美替胺、阿戈美拉汀等。雷美替胺是目前临床使用的1型褪黑素受体和2型褪黑素受体激动剂，可缩短睡眠潜伏期、提高睡眠效率、增加总睡眠时间，用于治疗以入睡困难为主诉的睡眠障碍。

与所有老年用药一样，采用低剂量、短疗程给药，减量时循序渐进，才不会导致严重的戒断症状。用药期间要持续监测老人的反应，包括老年人对于药物剂量的依从性。有药物滥用史、肌无力、中度至重度呼吸系统疾病和近期脑卒中的患者最好避免使用镇静助眠药。在治疗的第一周内对老年人进行随访，以评估药物的有效性和不良反应。药物更换时，嘱老年人每两周复查一次，鼓励他们写睡眠日记。如果治疗后仍然失眠，要重新评估失眠原因，如是否有严重的抑郁、焦虑或睡眠相关障碍。药物治疗和非药物治疗结合的优点就是药物作用更快，非药物治疗效果更持久。

第四节　案例分析

患者，女性，68岁，因"睡眠障碍5个月"就诊，患者5个月前因老伴儿生病而出现入睡困难。表现为每晚10点上床，需1~2h方能入睡，入睡后2h左右醒来，难以再入睡，夜间睡眠时间 4~5h。白天常感觉疲乏无力,记忆力下降,困倦但难以入睡。食欲差,体重无变化,既往高血压病史 15 年,口服氨氯地平和吲达帕胺治疗。体格检查:心率 80 次 /min,血压 150/85mmHg,其他无明显异常。

请判断该患者存在睡眠障碍的类型及影响睡眠的因素,做出下一步必要的评估,并帮助患者进行睡眠健康管理。

1. 睡眠问题评估　该患者为老年女性,临床表现为睡眠异常症状,并出现与失眠相关的日间症状,至少每周 3 次,至少持续 3 个月,且不能被其他类型睡眠障碍解释。因此,该患者的睡眠问题为慢性失眠。该患者失眠的原因如下。

(1)心理因素:老伴儿生病,心理担忧、焦虑。

(2)药物因素:患者服用利尿剂吲达帕胺治疗高血压,可能会因夜尿增多而影响睡眠。

2. 进一步评估　因该老年人存在食欲下降、记忆力减退情况,故应进一步使用简易智力状态检查量表(mini-mental state examination,MMSE)和蒙特利尔认知评估量表等相关量表评估是否存在认知功能下降,用汉密尔顿抑郁量表(Hamilton depression scale,HAMD)、汉密尔顿焦虑量表(Hamilton anxiety scale,HAMA)评估其抑郁和焦虑心理状态。另外,可选择匹兹堡睡眠质量指数、艾普沃斯嗜睡量表进一步评估睡眠质量。

3. 睡眠健康管理　患者睡眠质量很差,在排除认知功能障碍后,针对慢性失眠和高血压,须进行如下健康管理。

(1)消除可能引起失眠的药物因素:在医生的指导下,停用可能引起夜尿增多而致觉醒的吲达帕胺,更换其他抗高血压药。同时注意低盐饮食、适当增加运动。

(2)心理疏导:引导患者正确认识疾病,减轻患者对老伴儿生病的担忧和恐惧,鼓励子女陪伴,给予更多的关怀和安慰。

(3)认知治疗:指导患者不要过分关注睡眠,保持合理的睡眠期望,形成良好的睡眠习惯。同时进行睡眠健康教育,如避免下午和晚间饮用茶、咖啡等刺激性饮品;避免就寝前吃东西;避免就寝前 3h 锻炼运动;避免傍晚或睡前打盹等。

(4)行为治疗:使用刺激控制疗法,告知患者只有感到睡意时才上床,如果卧床 20min 不能入睡则起床离开卧室,待出现睡意再上床,不在床上进行与睡眠无关的活动,如看手机等。不管何时入睡,保持规律的起床时间。可联合应用渐进式放松训练,引导患者深呼吸,依序调节全身肌群的紧张度,同时辅以太极拳及按摩等。

(5)药物治疗:认知行为疗法无效时,可考虑药物治疗。首选褪黑素受体激动剂雷美替胺,次选非苯二氮䓬类药物,如右佐匹克隆等。应短期用药,一般不超过 4 周,由最小有效剂量开始,按需间歇给药。须谨慎使用苯二氮䓬类药物,因其可能引起肌张力降低而致老年人跌倒,出现幻觉、呼吸抑制,增加痴呆发生率。老年慢性失眠长期接受药物连续治疗的患者应避免突然停药,应逐渐减量或变更连续治疗为间歇治疗,避免引起药物戒断反应。

高质量的睡眠是老年人体力和精力恢复、获得健康的重要因素。老年人的睡眠受生理因素、心理因素、睡眠习惯、睡眠环境、疾病因素及药物因素等影响。老年人的睡眠障碍主要有:失眠、阻塞性睡眠呼吸暂停、周期性肢体运动障碍、不宁腿综合征及快速眼动睡眠行为障碍。老年服务与管理人员可以通过老年人的睡眠史、睡眠日记、相关实验室检查,以及睡眠量表等对其睡眠状况进行评估,了解睡眠质量,从而通过日常睡眠健康管理、非药物及药物疗法促进老年人的睡眠质量,保持和提高其健康水平。

(郭　宏)

复习思考题

1. 老年人睡眠结构和规律的变化是怎样的?

2. 影响老年人睡眠的因素有哪些?

3. 请列举老年人常见的睡眠障碍。

4. 案例分析　张某,68岁,因"白天困倦2年"就诊,张某近2年出现白天困倦,时常开车、看电视时易入睡。夜间打鼾,有时憋醒,起夜2~3次。晨起口干,睡醒后无明显清醒感。自觉记忆力下降,无发作性肢体无力。饮酒史30年,250ml/d。既往高血压病史3年,糖尿病病史1年,均未服药。体格检查:心率68次/min,血压150/90mmHg,身高173cm,体重90kg,体重指数30kg/m²,神志清楚,双侧扁桃体不大,心肺腹(−)。空腹血糖7.1mmol/L,糖化血红蛋白8.1%。

请问:张某可能存在哪种睡眠障碍? 如何对其进行睡眠相关的健康管理?

第十一章

老年人常见心理问题与健康管理

学习目标

知识目标

掌握老年人心理健康标准及评估内容,熟悉老年人心理健康影响因素,了解老年人心理特点。

能力目标

识别老年人常见心理问题,并对存在心理问题的老年人开展评估,掌握与老年人沟通的正确技巧。

素质目标

增强对老年人心理障碍风险评估的意识。

课程思政目标

了解老年人心理健康的重要性,树立正确的尊老爱老观念。

【学习要点】

1. 老年人心理特点及心理健康标准。

2. 老年人心理健康评估内容。

3. 老年人常见心理问题及正确应对策略。

4. 老年人心理咨询与相应沟通技巧。

第一节 老年心理健康概述

人体进入老年期后,组织器官老化,各种生理功能逐渐衰退,机体对于复杂变化的应激能力和承受挫折的能力明显下降。老年人面临退休、空巢、丧偶等不良生活事件冲击,常出现失落、孤独、悲观、无助、抑郁等复杂心理变化,对疾病及日趋临近的死亡表现出焦虑和恐惧心理。老年人若出现适应不良,常会出现心理问题,影响生活质量。随着人口老龄化的加速发展,老年心理健康问题已受到全社会的关注。这不仅是心理学研究的重要内容,更是严峻的社会问题。因此,正确认识老年人的心理特点,对老年人提供必要的心理支持和健康管理干预,保持老年人的心理健康水平,有利于实现健康老龄化。

一、老年人心理特点

心理活动分为心理过程和人格两部分。老年人某些心理活动伴随生理功能的减退而表现出不同程度的下降、衰退,而某些方面仍趋于稳定,甚至出现新的适应和代偿。老年人心理特点主要表现在以下几方面。

（一）认知能力

1. 感知觉 老年人由于感知器官的老化和功能衰退,首先出现视觉功能减退,随后听觉、嗅觉、味觉、痛觉、触觉等功能出现不同程度的减退。这些变化会给老年人的生活带来诸多不便,导致老年人产生孤独、悲观、猜疑、愤怒等负面情绪,使老年人产生与周围环境的隔绝感。

2. 记忆力 老年人记忆变化特点为远期记忆良好,近期记忆容易遗忘,表现为对多年前的事情记忆犹新,而对于刚发生的事却可能毫无印象,常出现"随记随忘""转身即忘"的现象;老年人理解性记忆和逻辑性记忆较好,机械性记忆衰退较快,对新事物学习较年轻人困难;由于记忆力减退,老年人定向力常发生障碍。老年人记忆力下降是一种生理变化,但出现的时间、速度、程度因人而异。

3. 思维 思维随年龄增长而发生衰退的现象一般出现较晚,尤其是自己熟悉专业相关的思维能力,这种能力在年老时仍能保持。但由于老年人感知觉和记忆力下降,思维的敏捷性、灵活性、流畅性和创造性明显下降,表现为话到嘴边说不出来、说话不利索或翻来覆去说同一内容。有些老年人则形成思维定式,"老眼光"看问题、"老做法"处理事情,容易与子女、年轻人产生"代沟"。老年人思维能力的弱化存在明显个体差异,有些年龄相对较小的老年人思维衰退明显,而一些高龄老年人则仍然思维敏捷。

（二）智力

人的智力受个体因素(年龄、遗传因素、身体状况等)和社会环境(职业、文化水平等)的影响。智力分为液化智力和晶化智力。液化智力是个体在新的情境中能够随机应变、解决目前尚无固定答案问题的能力,基于先天的禀赋和大脑的神经功能,较少受到后天文化教育的影响;晶化智力是个体在解决存在固定答案问题的能力,即可以依靠对资料信息的记忆、辨认和理解来解决问题的能力,主要依赖后天文化教育的影响,是个体知识经验的结晶。老年人两类智力的衰退不同步,液化智力随年龄增长呈逐渐下降趋势;晶化智力并不随着年龄增长而衰退,对于经常用脑的人来说,反而还会有所发展和提高。老年人可以利用优势智力类型来补偿劣势智力类型,通过不断训练来延缓智力衰退。

（三）情绪与情感

在老年人群中,情绪改变差异很大,有些老年人变得多疑善感,容易激动,对周围事物总感到不称心,有的变得情绪低落或者显得淡漠无情。老化过程中的情感活动相对稳定,老年人能较为理智地控制自己的情感,即使有变化也与生活条件、社会地位改变有关,并非年龄本身所决定。

（四）人格

人格也称个性。老年人的人格总体趋于稳定,但由于机体老化、生理功能减退和负性生活事件的影响,其人格也会发生相应变化。老年人需要不断完善自己的人格,来面对新的社会生活。老年人的人格模式有不同的社会适应形态。

1. 整合良好型 多数老年人属于这一类型。其特点为成熟,能正视新的生活,对自己的生活很满意,有良好的认知能力与自我评价能力。该类型又分为三个亚型。

(1)重组型:退休后继续积极、广泛参加各种社会活动,是最成熟的人格特征。

(2)集中型:属于不希望完全退休的人格形态。退休后,在一定范围内选择性参与一些适合的社会活动。

(3)离退型:退休后,人格整合良好,生活满意,但活动水平低,满足于逍遥自在。

2. 防御型 此型老年人年高志不减,刻意追求新目标,完全否认衰老,分为两个亚型。

（1）坚持型：继续努力工作，退而不休，并保持高水平的活动，活到老、干到老。

（2）收缩型：热衷于养生保养或体育锻炼，保持自己的整体外观形象。

3. 被动依赖型 分为寻求援助型和冷漠型两个亚型。

（1）寻求援助型：表现为强烈需要得到他人的帮助，寻求外界支持，以帮助自己适应老年生活。

（2）冷漠型：表现为不与他人交往，不关心外界事务，几乎不参加任何社会活动。

4. 整合不良型 是适应老年期生活最差的一种人格类型。此型老年人通常有明显的心理障碍，不善于调控情绪，需要在家庭照顾或社会组织的帮助下才能生活。

二、老年人心理健康标准

（一）心理健康内涵

1946 年第三届国际心理卫生大会将心理健康（mental health）定义为："在身体、智能以及情感上与他人的心理健康不相矛盾的范围内，将个人心境发展成最佳状态。"心理健康包括两层含义：一是心理功能正常，无心理疾病；二是能积极调节自己的心理状态，顺应环境，建设性地发展完善自我，充分发挥自己的能力。也就是说，心理健康不仅意味着没有心理疾病，还意味着个人的良好适应和充分发展。

（二）心理健康标准

心理学家马斯洛曾提出心理健康的十个标准，具有较广泛的影响力：①充分的安全感；②充分了解自己；③生活目标切合实际；④与外界环境保持接触；⑤保持个性的完整与和谐；⑥具有一定的学习能力；⑦保持良好的人际关系；⑧情绪能做适度的表达与控制；⑨在不妨碍团体利益的前提下，有限度地发挥自己的才能与兴趣爱好；⑩在不违背道德规范下，个人的基本需要得到一定程度的满足。

世界卫生组织对心理健康制定了七条标准。

1. 智力正常。

2. 善于协调和控制情绪。

3. 具有较强的意志和品质。

4. 人际关系和谐。

5. 主动地适应并改善现实环境。

6. 保持人格的完整和健康。

7. 心理和行为符合年龄特征。

（三）老年人心理健康标准

综合国内外心理学专家对心理健康标准的研究观点，老年人心理健康的标准主要体现如下。

1. 智力正常 智力正常是老年人生活所应具备的最基本的心理条件，是心理健康的首要标准。老年人智力正常一般表现为：感知觉正常，判断事物不常发生错觉；不总需要有人提醒该记住的重要事情；思路清晰，回答问题时条理清楚、不答非所问；想象力丰富，不拘泥现状，善于为自己设计愉快的奋斗目标；具有一定的学习能力，能不断适应生活中新的变化。

2. 善于协调和控制情绪 保持愉快而稳定的情绪是心理健康的重要标志。如时刻保持乐观、开朗、自信，知足常乐，随遇而安，对生活充满希望；情感反应适度，能适当地表达和控制自己的情绪。

3. 具有较强的意志和品质 办事有始有终，不轻易冲动。能经受得起各种意外的精神打击，面对精神刺激或压力有较强的承受能力。还可以长期忍受生活中的一些精神刺激，不使自己从此个性改变,萎靡不振,甚至出现严重的躯体疾病。

4. 人际关系和谐　和谐的人际关系是获得心理健康的重要途径。关系融洽主要表现在:乐于与人交往,既有稳定而广泛的人际关系,又有知己的朋友,在交往中保持独立而完整的人格;与大多数人关系融洽、宽以待人,乐于帮助他人,也乐于接受他人的帮助;能与家人保持情感上的融洽,得到家人发自内心的理解和尊重,有充分的安全感。

5. 主动地适应并改善现实环境　老年人退休在家,有过多的空闲时间,若能以积极处事的态度与外界环境保持接触,既可以对社会现状有较清晰正确的认识,又可以丰富自己的精神生活,及时调整自己的行为,更好地适应环境。适应环境主要表现在:具有积极的处事态度,与社会接触广泛,对社会现实有较清晰、正确的认识,顺应社会变化,与大多数人的心理活动相一致。

6. 保持人格的完整和健康　人格健全主要表现在:能力、兴趣、需要、性格与气质等各个心理特征必须和谐而统一;以积极进取的人生观为人格核心,积极情绪多于消极情绪;充分了解自己,能正确评价自己和外界事物,能控制自己的行为,有限度地发挥自己的才能与兴趣爱好,做事较少有盲目性和冲动性;意志坚强,能经得起外界事物的强烈刺激,欢乐时不得意忘形和过分激动、悲伤时不至于被悲痛压倒、遇到困难时能运用自己的意志和经验加以克服;当个人的需求能够得到满足时,就会产生愉快感和幸福感。

7. 心理和行为符合年龄特征　能坚持正常的生活、学习、工作、娱乐等活动,一切行为与多数同龄人相一致,并符合自己在各种场合的身份和角色。

三、老年人心理健康的影响因素

(一) 生理因素

1. 机体老化　老年人随着年龄增长出现生理功能减退,这些衰老变化会使老年人产生"力不从心""人老不中用"的感受,产生悲观、孤独等不良情绪。

2. 疾病　由于机体老化,老年人多患有不同程度的急、慢性疾病,痛苦及活动能力的受限,易出现焦虑、烦躁、抑郁、自卑等心理,尤其长期卧床、生活不能自理的老年人更容易发生心理变化。

(二) 环境因素

1. 退休　退休导致的社会角色变化是人生中的重要变化。退休后由于职业生活和个人志趣发生了很大变化,从长期紧张而规律的职业生活实然转到无规律、懒怠的退休生活,社交范围缩小,人际关系发生了变化,一些老年人很难适应现实生活,出现适应性障碍,产生空虚、孤独和无价值感。

2. 家庭　家庭是老年人的主要活动场所,对老年人影响很大。尤其是夫妻关系非常重要,一旦丧偶,出现的极度悲哀会严重危害老年人的身心健康;与其他家庭成员的关系、子女对老人的态度,也会对老年人的心理产生影响;空巢家庭不断增加,老年人常有孤独、空虚、伤感的情绪。

3. 高楼住宅综合征　指因离、退休后长期居住于城市的闭合式住宅而深居简出的老年人,与外界很少接触,也很少在户外活动,从而引起一系列生理和心理上异常反应的综合征。主要表现为不爱活动、性情孤僻、难以与人相处等,也是导致肥胖症、糖尿病、骨质疏松症、高血压及冠心病的常见原因。

(三) 经济因素

经济因素也是影响老人情绪的重要因素。退休后收入减少,有可能造成生活水平下降;而农村老人无固定收入,生活水平较低,多数患有慢性躯体疾病,常反复发作,需多次住院及常年服药,医疗费用便构成了一定的经济压力,使老人出现抑郁情绪。

第二节　老年人心理健康评估

正确评估老年人的心理健康状况,对维护和促进老年人的身心健康、有针对性地进行心理健康指导具有重要作用。在开展心理健康评估时,要强调老年人的尊严和权利,尊重他们的个人意愿和隐私,确保评估过程在平等、尊重的氛围中进行,避免对老年人有任何形式的歧视或偏见。同时,在评估过程中,要关注老年人的自我价值感和认同感,鼓励他们积极面对自我,接受自我。老年人的心理健康评估常从情绪与情感、认知功能、人格等方面进行。

一、情绪与情感评估

情绪与情感是身心健康的重要标志,其正常与否不但反映老年人的心理状态,而且间接影响躯体的功能状态。老年人的情绪相对复杂,其中焦虑和抑郁是最常见且最需要进行干预的情绪障碍。

(一)焦虑

焦虑(anxiety)是个体感受到威胁时的一种紧张的、不愉快的情绪状态,多表现为紧张不安、急躁、注意力不集中、痛苦,严重时会伴有自主神经系统失调,如头晕、心悸、失眠、噩梦与夜惊、感觉异常等。

老年焦虑症(anxiety disorder)是指老年人由于没有达到目标或无法克服某些障碍,导致自信心受挫、存在失败感,形成一种没有明确对象和内容,与现实处境不相符的紧张和担忧,并伴有自主神经症状、肌肉紧张和运动不安等神经症性障碍。

常用的评估方法有以下四种。

1. 交谈法　主要用于收集有关情绪、情感的主观资料,是最常用的评估方法。

2. 观察与测量　主要用于观察和测量老年人随情绪改变而发生的一系列生理变化,如呼吸频率、心率、血压、睡眠等。通过对老年人的生理变化进行观察和测量,获得其情绪、情感的客观资料。

3. 心理测试　评估老年人焦虑的常用量表见表 11-1,其中使用较多的为汉密尔顿焦虑量表、状态 - 特质焦虑问卷。

表 11-1　常用的焦虑评估量表

量表	功能
汉密尔顿焦虑量表(HAMA)	评估焦虑状态
状态 - 特质焦虑问卷(state trait anxiety inventory,STAI)	评估焦虑状态
焦虑自评量表(self-rating anxiety scale,SAS)	评估焦虑状态
贝克焦虑量表(Beck anxiety inventory,BAI)	评估焦虑状态

(1)汉密尔顿焦虑量表(HAMA):由 Hamilton 于 1959 年编制,是一个广泛应用于评定焦虑严重程度的他评量表。

1)量表的结构和内容:该量表包括 14 个条目,分为精神性和躯体性两大类,各由 7 个条目组成。前者为 1~6 项,第 14 项;后者为 7~13 项。

2)评定方法:采用 0~4 分的 5 级评分法,各级评分标准:0= 无症状;1= 轻度;2= 中等,有一定症状,但不影响生活与劳动;3= 重度,症状重、已影响生活和劳动,需要处理;4= 极重度,症状极重、严重影响生活。由经过训练的两名专业人员对被测者进行联合检查,然后各自独立评分。除第 1 项需结合观察外,所有项目均根据被测者的口头叙述进行评分。

3)结果解释:总分超过 29 分,提示可能为严重焦虑;超过 21 分,有明显焦虑;超过 14 分,有肯定的焦虑;超过 7 分,可能有焦虑;小于 7 分,没有焦虑。

(2)状态 - 特质焦虑问卷(STAI):该问卷由 Spieberger 等人编制,能直观反映被测者的主观感受。Cattell 和 Spieberger 提出状态焦虑和特质焦虑概念,前者描述一种不愉快的情绪体验,如紧张、恐惧、忧虑和神经质,伴有自主神经系统的功能亢进,一般为短暂性的;后者用来描述相对稳定的,作为一种人格特质且具有个体差异的焦虑倾向。

1)量表的结构和内容:该量表包括 40 个条目,第 1~20 项为状态焦虑量表,其中半数为描述负性情绪的条目,半数为描述正性情绪的条目,主要评定即刻或最近某一特定时间的体验或感受,也可用来评定应激情况下的状态焦虑;第 21~40 项为特质焦虑量表,其中 11 项为描述负性情绪的条目,9 项为描述正性情绪条目,用于评定人们经常的情绪体验。

2)评定方法:每一项进行 1~4 级评分。由受试者根据自己的体验选择最合适的分值。凡正性情绪项目均为反序计分,分别计算状态焦虑量表与特质焦虑量表的累加分,最小值为 20 分,最大值为 80 分。

3)结果解释:状态焦虑量表与特质焦虑量表的累加分,反映状态或特质焦虑的程度。分值越高,说明焦虑程度越严重。

4. 焦虑可视化标尺技术　请被评估者在可视化标尺相应位点上标明其焦虑程度(图 11-1)。

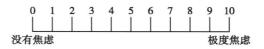

图 11-1　焦虑可视化标尺

(二) 抑郁

抑郁(depression)是指以显著而持久的心境低落为特征的一种心境障碍,常伴有思维、意志活动及生理活动不同程度但广泛受抑制的表现。典型的抑郁表现为"三低"症状,即情绪低落、意志运动减退、思维活动减少。常用的评估方法有以下四种。

1. 交谈法　用于收集有关情绪、情感的主观资料,是最常用的评估方法。

2. 观察与测量　用来观察和测量随情绪改变而发生的一系列生理变化,可获得老年人情绪、情感的客观资料。

3. 心理测试　评估老年人抑郁的常用量表见表 11-2,其中流调用抑郁自评量表(center for epidemiological survey-depression scale,CES-D)广泛用于社区人群的流行病学调查,用来筛查有抑郁症状的对象,不能用于临床诊断,亦不能用于对治疗过程中抑郁严重程度变化的监测。汉密尔顿抑郁量表、老年抑郁量表是临床上应用简便且被广泛接受的量表。

表 11-2　常用的抑郁评估量表

量表	功能
汉密尔顿抑郁量表(HAMD)	评估抑郁状态
老年抑郁量表(GDS)	评估抑郁状态
流调用抑郁自评量表(CES-D)	评估抑郁状态
抑郁自评量表(SDS)	评估抑郁状态

（1）汉密尔顿抑郁量表（HAMD）：由 Hamilton 于 1960 年编制,是临床上评定抑郁状态应用最普遍的量表。

1）评定方法：所有问题均为被测试者近几天或近一周的情况。大部分项目采用 0~4 分的 5 级评分法。各级评分标准：0= 无;1= 轻度;2= 中度;3= 重度;4= 极重度。少数项目采用 0~2 分的 3 级评分法,其评分标准:0= 无;1= 轻至中度;2= 重度。由经过训练的两名专业人员对被测试者进行联合检查,然后各自独立评分。

2）结果解释：总分能较好地反映疾病的严重程度,即总分越高,病情越重。总分超过 35 分,可能为严重抑郁;超过 20 分,可能是轻或中度抑郁;小于 8 分,则表示无抑郁症状。

（2）老年抑郁量表（GDS）：该量表由 Brink 等人于 1982 年创制,是专用于老年人的抑郁筛查表,针对老年人一周以来最切合的感受进行测评。

1）量表的结构和内容：该量表共 30 个条目,包含情绪低落、精神运动减退、思维活动减少等症状。

2）评定方法：每个条目要求被测试者回答"是"或"否",其中有些条目需用反序计分（回答"否"表示抑郁存在）。每项表示抑郁的回答得 1 分。

3）结果解释：该表可用于筛查老年抑郁症,但其临界值仍存在疑问。用于一般筛查目的时建议采用：总分 0~10 分,正常;11~20 分,轻度抑郁;21~30 分,中重度抑郁。

4. 抑郁可视化标尺技术　请被评估者在可视化标尺相应位点上标明其抑郁程度（图 11-2）。

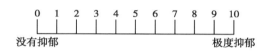

图 11-2　抑郁可视化标尺

二、认知功能评估

认知是个体认识、理解、判断、推理客观事物的思维过程,通过行为和语言表达出来,反映个体的思维能力和完成各种活动所需要的基本能力。老年人认知功能的评估包括个体的感知觉、记忆、理解判断、思维能力、语言能力、注意力及定向力等方面。在已经确定的认知功能失常的筛选测试中,最常用的是简易智力状态检查量表（MMSE）和简易操作智力状态问卷（short portable mental status questionnaire,SPMSQ）。此外,一些较短的筛查量表也被证实有效,如 1min 回忆复述 3 个事项、画钟测试和简易认知功能测试等。

（一）简易智力状态检查量表

该量表由 Folstein 于 1975 年编制,主要用于筛查有认知缺陷的老年人,是最具影响力的认知缺陷筛查工具之一,适合于社区老年人群调查。

1. 量表结构和内容　该量表共包括 11 个方面,19 项内容,30 个小项（表 11-3）。

表 11-3　简易智力状态检查量表的结构

评估范围	项目
时间定向	1,2,3,4,5
地点定向	6,7,8,9,10
语言即刻记忆	11（分 3 小项）

笔记栏

续表

评估范围	项目
注意和计算能力	12（分5小项）
短期记忆	13（分3小项）
物品命名	14（分2小项）
重复能力	15
阅读能力	16
语言理解	17（分3小项）
语言表达	18
绘图	19

2. 评定方法　评定时，向被试者直接询问，被试者回答或操作正确记"1"，错误记"5"，拒绝和说不会做分别记"9"和"7"。全部答对总分为30分。

3. 结果解释　简易智力状态检查量表的主要统计量是所有记"1"的项目（和小项）的总和，即回答或操作准确的项目和小项数，称为该检查的总分，范围是0~30。分界值与受教育程度有关，未受教育文盲组17分，教育年限≤6年组20分，教育年限>6年组24分，若测量结果低于分界值，可认为被测量者有认知功能缺损。

（二）简易操作智力状态问卷

该问卷由Pfeiffe于1975年编制，适用于评定老年人认知状态改变前后的比较。

1. 问卷的结构与内容　问卷评估包括定向力、短期记忆、长期记忆和注意力4个方面，共10项内容，如："今天是星期几？""今天是几号？""你在哪里出生？""你家的电话号码是多少？""你今天多少岁？""你的家庭住址？"，以及由被测试者回答20减3、再减3直至减完的计算。

2. 评定方法　评定时，向被测试者直接询问，被测试者回答或操作正确记"1"。

3. 结果解释　问卷满分10分，评估时需要结合被测试者的教育背景作出判断。错0~2项者，表示认知功能完整；错3~4项者，为轻度认知功能损害；错5~7项者，为中度认知功能损害；错8~10项者，为重度认知功能损害。受过初等教育的老年人允许错1项以上，受过高等教育的老年人只能错1项。

三、人格评估

人格（personality）是指个体在适应社会生活的成长过程中，经遗传与环境交互作用形成的稳定独特的身心结构，人格是以人的性格为核心内容。老年人的人格与增龄无关，总体上是稳定连续的。随着年龄增长，老人的求知欲望、动机和精神状况逐渐减退，常表现出退缩、孤独、内向和情绪波动。

人格评估的目的是测定老年人目前的精神状态和有无精神障碍等问题。老年人人格评估的方法多用投射法和问卷法，应结合老年人日常生活的行为状况、习惯、生活经历等资料进行综合评价。

1. 投射法　是在测验时对被测者给予刺激，让其在不受限制的情况下，表现出自己的反应，使其不知不觉地表露出人格特点。投射法能够动态地观察到被测对象无意识的深层表现，主要用来测量老年人的自我功能、人格特点、自我认识和对人认知的方式等。常用的评估工具为罗夏墨迹测验（Rorschach inkblot test，RIT），是由瑞士精神病学家赫尔曼·罗夏

（Hermann Rorschach）于 1921 年研制的人格测验方法。为人格测验中应用最广泛的工具。

2. 问卷法 主要指自陈式人格问卷和人格检查表。常用的评估工具包括艾森克个性问卷（Eysenck personality questionnaire，EPQ）、明尼苏达多相个性问卷（Minnesota multiphasic personality inventory，MMPI）等。

第三节 老年人常见心理问题与对策

随着我国社会和经济的持续进步，人民生活水平得到了显著提升，人类平均寿命不断延长，我国已正式进入老龄化社会。在这一背景下，老年人的全面健康管理问题日益凸显，并受到了医疗和护理领域的高度重视。老年人的全面健康管理不仅包括生理健康的管理，更包括心理健康的管理。老年人心理健康管理具有缓解压力、改善情绪、促进身心健康以及提高生活质量等重要作用。如何有效提升老年人的心理健康水平，使他们在愉悦和满足的精神状态下安享晚年，已成为当前老年人心理护理工作的重要任务。

一、老年人常见心理问题

在当前社会面临的多重老龄化挑战中，老年群体的心理健康问题已逐渐凸显，成为社会各界共同关注的焦点。世界卫生组织报告显示，受到身体机能、认知能力等多方面因素的影响，老年人口中有近五分之一的比例曾出现过一系列心理健康问题，这些问题包括但不限于焦虑情绪、抑郁状态、感知能力下降、记忆力减退、性格变化、认知功能失调等，甚至出现痴呆等严重状况。

（一）孤独感

由于老年人可能会遭遇丧偶、独居、退休以及人际交往减少等生活变迁，同时伴随着社会及家庭地位的改变，他们的生活空间可能会相对增大。此外，身体、心理或其他因素也可能导致他们的行动变得不方便。这些因素综合起来，可能使老年人感到内心空虚和寂寞，进而在心理上产生绝望或孤独的情绪。

（二）健忘

随着年龄增长，老年人的身体逐渐衰老，智力水平也可能出现一定程度的下降。这种智力下降常表现为记忆力减退，从而出现健忘现象，例如忘记吃药、出门忘记关门，忘记是否关闭水龙头、燃气阀等。这些健忘现象是老年人常见的认知障碍，也是近期记忆力衰退的明显表现。因此，老年人可能会经常回忆过去的事情，留恋青春岁月，这也是他们试图弥补记忆力下降的一种方式。

（三）性格多疑

随着年龄增长，老年人的心理防卫机制和应对能力逐渐减弱，对外界的耐受性和适应能力也相应下降。这可能导致老年人更容易出现情绪波动，特别是那些长期患病的老年人，他们的生活处理能力可能会进一步降低。由于老年人对周边环境具备高度的敏感性，他们倾向于对社会或医务人员的言行保持审慎的怀疑态度，这种审慎同样适用于他们的子女及亲朋好友。

（四）抑郁状态

相关数据显示，老年人是抑郁情绪和心理失调的高风险人群，特别是在老年慢性病患者中，抑郁状况的发生率更是高达 30.6%。随着年龄增长，他们的情绪变化愈发显著，部分老年人甚至萌生轻生之念。抑郁情绪的产生，往往源于老年人面临的疾病困扰和死亡威胁，这些因素导致他们心生恐惧和抑郁。此外,生活单调、丧偶或单身、家庭矛盾以及退休后社交减少等,也可能引发老年人的抑郁和焦虑情绪。老年人因此易感到内心空虚,缺乏归属感,遇事容易烦心、悲观失望。

(五) 恐惧

随着个体步入老年阶段,会面对多方面的变化,包括生理、社会和家庭层面。由于身体机能的衰退,老年人更易罹患各类疾病,可能导致他们对生活产生留恋,并对死亡产生恐惧。一旦患病,他们通常迫切希望获得及时的诊断和有效的治疗,对康复抱有较高的期望。然而,现实情况往往并不尽如人意,特别是面对某些慢性疾病时,其病程的反复可能使老年患者感到焦虑和沮丧,导致情绪紧张、烦躁不安,甚至产生消极心态。这种心理状态与躯体健康状况相互影响,形成恶性循环。

(六) 偏执易怒

随着年龄的增长,老年人在行动、思维、记忆和身体健康方面都会发生显著变化。他们可能会出现行动迟缓、易失眠等问题,同时,身体某些部位可能会出现退行性变化或慢性疾病积累,导致长期不适。这些生理变化会对老年人的情绪产生影响,使他们容易变得烦躁、易怒。在处理问题时,他们可能更倾向于坚持自己的老习惯和经验,对新方法和新技术持怀疑态度,表现出固执、刻板和坚持己见的特点。

(七) 依赖感

部分老年患者在罹患疾病后,往往会产生一种过度的依赖心理。这种依赖不仅体现在对药物的依赖上,还表现在对家属、医务人员的过度依赖,以及对周围环境的依赖。这些老年患者可能过分相信只有昂贵或新上市的药物才能治愈疾病,或者坚信只有进入他们认为的理想医院,才能得到有效的康复。然而,这种强烈的依赖心理导致他们对外部环境的适应能力逐渐减弱,耐受压力的能力也大幅下降,从而难以应对疾病反复带来的心理冲击。

二、老年人心理健康训练

对不良情绪进行自我调适能够对老年人的心理健康起到促进作用。自我调适的目的是减少难过、委屈、伤心、害怕等消极的负面情绪,培养开心、乐观、满足、热情等积极的正面情绪。老年人要善于调适合理情绪,对生活中的矛盾和事件引起的反应进行力所能及的排解,能以乐观的态度、幽默的情趣及时地缓解紧张。老年人情绪自我调适有以下方法。

(一) 认知疗法

由于文化、知识水平及周围环境背景的差异,人们对问题往往有不同的理解和认知。认知疗法(cognitive therapy)是根据认知过程影响情感和行为的理论假设,通过认知和行为技术来改变患者不良认知的一类心理治疗方法的总称。认知疗法的策略,在于帮助患者重新构建认知结构,重新评价自己,重建对自己的信心,改变自己认为"不好"的认知。老年人通过认知疗法学会自我情绪的管理,对改善其心理健康具有显著作用。

第一步:察觉当前的情绪是愤怒、焦虑、伤心还是失落等。老年人察觉情绪是对自身情绪认识的开始,只有这样,才能更好地控制自身情绪。

第二步:接纳自己正常的情绪。第一时间暗示自己现在的情绪是正常的,使自身的情绪张力下降,这样内心自然就变得平和。例如,当孤独时,寂寞就是正常情绪,很多时候老年人痛苦情绪的来源不是情绪本身,而是对情绪的抵触。

第三步:正确表达自己的情绪。老年人常常无法正确地表达自身的真实情绪,这会对其生活造成困扰。无论是高兴、伤心还是难过,有机会将其表达出来就是一种缓解。但人们在表达情绪时容易犯这样一些错误:弄不清楚自己的感受,所以乱发脾气;不敢直接表达情绪,所以冷漠相对,一言不发;一味指责对方;夸大别人的过错;拒人于千里之外;讨好别人,等等。因此,应该在觉察自己真正的感受后掌握良好时机表达自己的情绪。表达情绪的有效方式应是以平静、非批判的方式叙述情绪本质,描述感受而不是直接发泄,且情绪的言语表达要清楚、具体。恰当表达是为了让自己内心的感受找到出口,也是为了让对方可以更好地了解自己。

第四步:怡情养性。老年人可以从以下几个方面来进行:尽量保持规律的生活习惯;培养至少两项兴趣爱好;经常照顾或帮助他人;时常听轻音乐或者大自然的声音;与情绪稳定的人交往,等等。

（二）放松法

1. 冥想放松　在自己情绪波动较大时进行深呼吸,可以快速缓解自身情绪。随后进入冥想状态,冥想时可坐下或躺下,闭眼,以集中精神。想象一个安宁的场景,把所有思绪和精力都专注在这个场景上。最后进行身体的放松训练,有助于舒缓身心。

2. 养成健康的生活方式

（1）某些食物能降低与焦虑有关的激素,如全谷物、蔬果、豆类、海产品等,可适当食用。

（2）适度运动。

（3）做一些需要消耗少量体能但无须专注力的活动可以帮助放松思绪。

（4）研究显示,花时间和宠物相处或抚摸动物的人比很少接触动物的人较少患高血压,而且压力更小。

3. 避免接触不良情绪源　老年人较少和不良情绪源接触,情绪波动会减少,心情自然就会放松。告知老年人如果知道即将来临的问题或事件将使自己产生不良情绪,可尝试远离这些事情,以避免焦虑、烦躁等不良情绪的发生。

（三）疏导法

老年人可以通过阅读一些与情绪疏导相关的书籍,更好地管理自己的情绪,使不良情绪和积极情绪达到平衡。老年人有时还需借助别人的疏导来舒缓情绪,应允许他们有节制地发泄情绪。因此,当老年人感到苦闷时,可以主动找子女、亲人、朋友诉说内心的忧愁,以摆脱不良情绪的控制。老年人的情绪特点是比较敏感,在对他们进行情绪疏导时应采用倾听的方式。

（四）体育锻炼法

运动调节是一种情绪宣泄的方法,需要注意时间和地点的选择,应在清晨或傍晚较凉爽时进行,场地宜选择公园、河湖水边、庭院等空气清新处,不宜做剧烈运动。注意事项如下。

1. 根据身体状况选择合适的运动种类,老年人不应为了调节过激情绪而选择剧烈运动,否则可能适得其反。

2. 根据情绪问题选择适当的运动方式。紧张和焦虑不安,适合的运动项目有慢跑、太极拳、游泳等,这些运动可使肌肉放松,内心平静。愤怒、焦躁时可选择羽毛球、乒乓球等消耗性更强、节奏更快的运动,以宣泄一些负面能量。

3. 老年人在运动过程中,要做好情绪管理,不能因情绪无法控制而不断运动。如果任由情绪在运动中发泄,可能会对自己的身体和他人造成不便,增添更多困扰。需要注意的是,老年人在运动时一定不能硬拼,要适度,并专注于享受运动本身。

（五）转移情绪法

转移情绪能帮助老年人更好地控制自身情绪状态,也可防止因情绪激动出现突发的意外情况。以下是常见的情绪转移技巧。

1. 情绪升华　老年人可以将不良情绪引向积极的、有益的方向,如我们常说的"化悲痛为力量"就是指升华自己的悲痛情绪。老年人刚退休时可能会出现强烈的情绪冲动和无所事事的苦恼,这时可以寻找自己的兴趣爱好并将这些不良情绪体验转化为对生活的热爱。

2. 情绪转移 当不良情绪产生时,我们可以通过一些方式进行有效转移。如主动帮助他人,或找知心朋友谈心,或找有益的图书来阅读。生活中我们尽量远离引发不良情绪的事件或人,让自己的情绪保持在一个平稳状态。

3. 语言暗示 当老年人被不良情绪困扰时,可以通过语言暗示,来调整和放松紧张状态,使不良情绪得到缓解。如发怒时可用言辞暗示自己"不要发怒",从而使自身情绪变得不那么激动。在松弛平静、排除杂念、专心致志的情况下,进行这种自我暗示对老年人观察和了解自己的情绪有很大帮助。

4. 其他方法 老年人要学会保持积极的心态,在生活中用积极的情绪驱赶不良情绪,如通过社交活动或做自己喜欢的事情等获得好心情。

三、老年人心理健康管理

(一)加强心理健康教育

1. 丰富老年人心理健康教育内容 基层社区应积极寻求与老年大学、社会团体组织等专业团队合作,共同编写老年人兴趣读本,内容涵盖钓鱼知识、声乐技巧、书法欣赏以及太极拳等多个方面。同时,根据老年人的兴趣和爱好,成立相应的兴趣小组,以便他们在享受娱乐活动的同时,能够充分展现自己的潜能和才华。

为了提升老年群体的法律素养和网络技术能力,可定期组织活动,观看知名法制节目,普及网络学习技术,使网络流行的法制节目成为他们的新爱好。对于具备条件的社区,邀请社区法律顾问或律师为老年群体举办专题讲座。法制学习的宗旨在于帮助老年人学会运用法律知识来调节人际关系,捍卫自身合法权益,恪守法律规范,从而赢得社区群众和家人的尊重,塑造健康的心理状态。

为确保社区属地内的老年人能够获得全面的心理健康服务,社区管理人员应为他们建立详细的心理健康档案,并实施持续的心理健康跟踪服务。通过采用网格化管理模式,确保每位流动老年人都能享受到应有的心理健康支持。

2. 优化老年人心理健康教育专业队伍建设 依据社区老年人口数量合理配置专业工作人员;针对老年心理健康中常见的问题,定期开展老年心理健康咨询与交流活动;借助科研项目立项,积极促进大学相关专业师生深入研究老年心理问题,并制定相应的配套措施。

鼓励民间慈善机构积极组织相关领域的学者、专家及知识分子,为老年人提供持续、稳定的心理辅导、知识讲座及专业咨询服务。同时,完善社区老年服务政策,引导心理学等专业人士以志愿者的身份参与其中,以科学、专业的方法服务老年群体。

完善及加大市场监管与惩处力度,坚决打击以"养生专家"等身份进行欺诈的江湖骗子,有效遏制老年市场中的不法行为,以保障老年人在健康、和谐的社会环境中安享晚年。

3. 完善老年心理教育的软硬件资源 地方财政部门应将社区老年心理健康教育投入纳入支出项目,确保这一领域得到充分的财政支持。同时,必须加强对社区老年心理健康教育经费的管理、使用和监督,以确保资金的有效利用和老年群体的心理健康福祉。

关于社区场地管理,需设立专职人员负责有偿租赁事宜,涵盖闲置场地的租赁管理。对于无偿为社区提供帮助的人士,社区应予以相应奖励,以彰显其贡献与善举。关于租赁场地的日常保管、使用及清洁工作,建议交由老年群体自愿组织的人员承担。社区应发挥协调与引导作用,确保各项工作顺利进行。

社区应深入调查驻地企业、公司的会议室、活动室等场地设施的使用情况,特别是那些闲置或不是每天使用的场地设施。在此基础上,积极鼓励企业自愿赞助教育场地和设施,以推动教育事业的发展。这也是一个促进驻地企业与社区居民关系和谐融洽的契机,社区应充分利用这一机会,加强双方的沟通与协作,共同推动社区的繁荣发展。

除此之外,还应完善网络心理咨询平台、社区心理咨询室、法律咨询平台、法律知识讲座等相关软件资源的建设及管理工作。

（二）形成老年心理健康问题的防控监管体系

1. 以社区为中心的老年自治社团　社区应积极提倡并推动建立多元化的老年互助社团。此举旨在让广大退休老年人能够参与各类"集体活动"以满足其心理需求,这是防治老年心理疾病的重要策略之一。对于社区管理部门而言,其职责并非直接投资,而是扮演倡导者的角色。管理方式应侧重于倡导、鼓励和表扬,以此激发老年群体的互助精神,推动老年互助社团的形成与发展。

社区老年自治社团的主要职责在于彼此间的协助与支持,特别是要重点关注并援助那些展现出心理异常迹象的老年人。通过定期的集体恳谈和聚餐活动,为老年人提供情感上的支持和心理上的疏导,帮助他们解开内心深处的困扰和纠结。同时,社团也倡导并实践"一人有难,大家相帮"的集体友爱和关怀精神,以此推动老年群体的整体心理健康。

此外,社区鼓励社团成员主动与媒体和相关专家建立合作关系,邀请他们为老年心理问题的案例提供针对性的解读和建议。通过专业引导,我们可以帮助退休老人更好地调整心理状态,促进老年群体的心理健康共识。最终,通过自我管理和集体管理的方式,期望所有老年人能够实现"老有所学、老有所为、老有所乐、有难共帮"的目标,享受充实、快乐、有意义的晚年生活。

2. 老年心理异常的辨识与应对策略　老年人的心理异常症状,可概括为三大类别。

（1）老年心理的非正常症状:明显的偏执、极端情绪、孤寂感、忧郁情绪、抱怨心态、暴躁易怒、遗憾感以及对现实的臆想等。

（2）老年非伦理行为:语言不当、行为失范和非伦理特点,如爱占他人便宜、小偷小摸等。

（3）老年犯罪心理症状:家庭暴力、赌博以及淫秽行为等违法犯罪行为。

针对这些问题,社区管理部门应借助老年自治社团的力量,广泛传播识别这些异常症状的标准和技巧,以确保所有老年群体都能具备明确的识别能力。

老年自治社团的主要职责在于防范老年心理异常现象。首要任务是普及老年伦理观念,如"与人为善""助人为乐""邻里和睦"等,倡导老年人善待子女、朋友、伴侣以及邻里,从而正面引导并应对老年心理异常的初期症状。其次,通过普及法律常识,组织有针对性的法律讲座,邀请心理专家分享老年犯罪心理案例,甚至集资制作心理健康手册,为已有心理异常征兆的老年人提供自我反省和摆脱困惑的途径。此外,鼓励老年群体内部的心理互助调节,对诸如爱占小便宜等不良行为模式及习惯进行讨论,并通过案例学习来认识其危害。最后,社团成员应相互关心,对有前科或违法犯罪倾向的老年朋友,既要善意提醒,又要在发生意外时第一时间报警,以此实现互助互防,有效预防不良行为的发生。

（三）改善特殊老年群体的生存现状

1. 以社区为单位的特殊老年群体调研　随着人口老龄化的加剧和城市化进程的推进,留守老人、孤寡老人、流动老人等特殊群体日益增多,他们的生活和健康状况备受关注。为了更好地满足这些老年人的需求,社区服务人员应当积极行动起来,为他们提供全方位、个性化的服务。如定期进行摸排调查,深入了解这些特殊群体的基本情况。通过走访、问卷调查等方式,收集老年人的基本信息,如年龄、健康状况、家庭情况等,以便更好地了解他们的需求。同时,社区服务人员还应关注老年人的心理状况,了解他们的孤独感、焦虑感等情绪问题,为他们提供心理支持和关爱。

此外,社区服务人员还应加强与居民的沟通和联系,多方面了解老年人的生活状况。通过与社区居民的交流,了解老年人的生活习惯、兴趣爱好等,为他们提供更加贴心的服务。同时,社区服务人员还应积极宣传老年人的权益和保障政策,提高社区居民对老年人的关注度和尊重度。

为了更好地开展调研,社区服务人员还需要具备一定的专业知识和技能。如了解老年人的生理和心理特点,掌握与老年人沟通的技巧和方法,以便更好地为老年人提供服务。此外,社区服务人员还应具备一定的组织能力和协调能力,能够整合社区资源,为老年人提供更加全面、高效的服务。

2. 打破特殊老年群体数字融入困境和信息壁垒 老年居民在数字融入方面面临困境和信息壁垒,这对其心理健康会产生一定影响,主要体现在信息技术终端使用和信息技术服务使用两个方面。针对这一问题,政府和社会应积极推动互联网行业履行社会责任,努力提升针对老年居民的信息服务能力,并创新老年用户的管理模式。同时,社区基础治理也应加强对老年协会等基层社会组织的数字支持和引导功能,提升其数字化应用和服务能力。通过信息技术手段,将老年居民的日常活动从线下拓展至线上,有效解决特殊老年群体的信息问题,从而促进其心理健康和生活的全面发展。

3. 完善特殊老年群体医疗保障体系 地方卫生部门应构建协同合作机制,着重关注特殊老年群体的医疗需求。为切实解决他们面临的看病难、看病贵问题,设立专门的绿色就诊通道。同时,要加强老年群体的心理与身体健康教育,增设家庭病房,以完善社区卫生服务体系。这些措施不仅满足特殊老年群体的日常医疗需求,更涵盖心理支持、临终关怀等多元化服务项目,旨在消除他们的恐慌与焦虑情绪,确保他们能够安享晚年。

第四节 老年人心理健康咨询与沟通技巧

一、老年人心理咨询

老年期的心理咨询工作主要是帮助老年人在最后的人生阶段避免遭受后悔情绪的困扰,积极面对死亡的挑战。咨询的技术要点如下。

1. 建立生活技巧 对于老年人的咨询,帮助他们建立生活技巧是非常具体而有效的帮助。首先帮助他们领会新的时代精神,使他们对外界的变化保持一种开放的心态。其次,在具体的生活层面上给予帮助,例如现代化设施的使用等。

2. 建立支持团体 支持团体可以帮助老人面对变化,克服孤独感,重新寻找自己的价值和生活的意义,从而更加充实快乐地生活。

3. 生命回顾 生命回顾可以强化老年人生活的价值感,从容面对死亡。对于陷入麻烦和正与死亡抗争的老年人具有很大帮助。

4. 支持性咨询 支持性咨询的实施,关键在于能与老人建立良好的关系,以高水平的同理心体会他们的处境,让他们感到咨询师的关心和信任,并可依靠咨询师来解决困难。

5. 肢体接触 在对老年人的心理咨询过程中使用肢体接触,需要非常谨慎。肢体接触是一种非言语的沟通方式,可以表示出咨询师对来访者心理痛苦的理解,传达对他们的关心;同时,也可帮助咨询师对老年来访者的内心需求、回应方式、当前的情绪情感等有更深的洞察。如果遇到老年人出现恐惧等激动情绪时,轻微的肢体接触会带来安抚效果。在进行肢体接触时,需注意老年人的反应和接触部位,通常可以通过接触手、肩膀及轻轻拥抱来安抚老年人。

二、与老年人沟通技巧和注意事项

（一）与老年人沟通技巧

1. 态度　要和蔼可亲,平易近人,脸上常带微笑,让老年人能感受到亲切感。在沟通过程中要表现得有耐心,不要使用批评或指责的语气,尽可能地表达善意。在沟通时,以合理、实际、真诚的态度和方法去对待老人,通过第三者的角度真正地去认识问题、了解问题、解决问题。

2. 非言语倾听　非言语倾听是指倾听者通过目光接触、身体语言、空间距离、沉默等传递信息,让老年人有被关注和被重视的感觉,使其愿意与倾听者建立良好的关系。一般来说,目光应停留在老年人眉毛和口构成的倒三角形区域,这样会给对方一种舒适、有礼貌的感觉,表情要轻松自然。倾听时的身体语言也十分重要,往往表现为倾听者的身体微微向老年人前倾,四肢无交叉、无紧缩感等,有利于老年人放松,减少心理戒备。

3. 重复　重复是倾听者全部或部分复述对方所表达的内容,可使对方意识到你正在注意倾听他的讲话,从而对其继续倾诉起到鼓舞作用。重复的内容多为关键内容,对这些关键内容进行重复,有利于老年人缓解或发泄隐含的情绪,避免因消极情绪过多而影响其心理健康。

4. 询问　询问是指倾听者为了鼓励老年人进行更多表达,在必要情况下,配合老年人的问题与咨询目标,提出相关问题并进行询问。适当使用询问技巧既能够让老年人进行更多的表达,使沟通的信息更加充分,又能够让他们感受到交谈被重视和倾听。询问技巧有两种,一种是封闭式询问,一种是开放式询问。两者各有优点,封闭式询问特别适合想得到老年人的基本资料或回答是与否的情形时,但如果过度使用封闭式询问,会使对方有被"审问"的感觉,从而影响沟通效果。开放式询问适合在无明确目标情况下,想要了解更多的信息时使用。

5. 澄清　澄清是指要求老年人对于"含糊、模棱两可或意义隐藏的语句"给予详细叙述,让对方表达的信息更加清楚。澄清通常以疑问句的形式表达,如"您是说……"或"您的意思……"或"您想要表达的……"澄清的目的在于帮助老年人更好地描述,确定信息的准确性,明确一些含糊混淆的信息。在与老年人的交谈中,常常会遇到交谈内容含糊不清的情况,为了维持正常沟通,保证交谈正常进行,就需要使用澄清技巧。

（二）注意事项

在与老年人进行沟通之前,应对其进行评估,了解身心状况,根据具体情况选择适合的沟通方式。为了达到良好的沟通效果,往往需要采用语言沟通和非语言沟通相结合的方式。与老年人进行沟通时,应注意以下几个方面。

1. 语速　应尽量放慢,以便于老年人理解。

2. 音量　由于老年人听力减退或受损,在与老年人沟通时,应适当提高音量,并配以柔和的表情、关心的语气等。

3. 节奏　与老年人沟通应保持有规律的节奏,同时注意老年人个性化的沟通习惯并与其相适应。

4. 发音　在与老年人进行沟通时,要注意发音的准确性,吐字清楚。

5. 内容　在与老年人进行初次沟通时,巧妙的问候和开启恰当的话题能够帮助沟通顺利进行。另外,对老年人的沟通还需要循序渐进,宜先从感兴趣的话题入手,再深入到其他方面。

6. 肢体语言　进行沟通时,沟通者应注意自己的举止,同时根据交谈内容选择合适的表情与手势,目光应诚恳、亲切。

7. 环境　恰当的氛围和适宜的环境对沟通很重要,因此沟通环境宜安全、舒适、整洁、安静。

（温红娟　贝家涛）

复习思考题

1. 如何正确看待老年心理变化?

2. 老年人存在哪些常见心理问题? 请举例说明。

3. 面对老年人不同的心理问题,应采取怎样的健康管理举措?

4. 老年人心理健康咨询有哪些注意事项? 除课本中提到的以外,还有其他注意事项吗?

第十二章

老年中医治未病与健康管理

学习目标

知识目标

掌握亚健康、治未病、体质、中医健康管理、阴阳、五行等基本概念,明确老年中医健康管理策略、状态评估和干预内容,培养老年中医健康管理的实践思维。

能力目标

了解老年中医健康管理内涵,熟悉体质辨识,列举常用中医药调理方法的适用范畴和优势特点,明确老年中医健康管理与其他健康管理的区别。

素质目标

掌握中医健康管理基础,体会中医对于全方位、全周期保障人民群众生命健康和加快推进"健康中国"建设的重要意义,加深老年中医健康管理的理解。

课程思政目标

了解中医药在老年健康管理中的重要性,树立中医药文化自信。

【学习要点】

1. 中医治未病和体质辨识的内涵。

2. 老年中医健康管理的目的、策略、评估和干预方法。

第一节 老年中医健康管理概述

一、老年中医健康管理基本概念

(一)亚健康

亚健康是指个体在身体、心理和社会环境等方面表现出的不适应,介于健康与疾病之间的临界状态。相应人群主要表现为疲乏无力、精力不充沛、肌肉关节酸痛、心悸胸闷、头晕头痛、记忆力下降、学习困难、睡眠不佳、情绪低落、烦躁不安、人际关系紧张、社会交往困难等身体或心理的不适症状。通常在经过系统检查后,未发现有确切疾病,而个人确实感觉到躯体和生理上的种种不适,即可称为"亚健康"。可见,"亚健康"多指体检指标正常、没有器质性疾病,但又有诸多不适症状的一种状态。

(二)治未病

"治未病"是指综合运用行之有效的预防保健措施或相关治疗、调理方法,防止疾病发生、发展、传变及复发,是中医治病的基本法则和中医药学的核心思想之一,同时也是老年中医预防保健和现代康复管理的重要基础理论和准则。

(三) 体质

体质是指个体受先天遗传和后天获得性因素影响,在其生长发育衰老过程中所形成的相对稳定的个性特征。可通过形态结构、生理功能和心理活动的差异性表现出来。

中医认为,体质的实质是因脏腑经络、精气血津液的盛衰偏颇而形成个体特征。体质强者,抗邪、祛邪、调节、修复能力强,不易感邪发病;体质弱者,御邪、抗病、修复能力差,易感邪发病。可见,体质是对人体生命活动整体表现特征的概括,不但决定了发病与否和修复、调节能力的强弱,还决定发病的倾向性及疾病的病性、病位和病势等。

(四) 中医健康管理

中华中医药学会将中医健康管理定义为:根据中医学基本理论,运用中医"整体观念""治未病""辨证论治"思想,结合健康管理学理念,对社会个体或群体的健康状态进行系统的信息采集、评估、调理以及跟踪服务,从而提高人口健康素质的动态服务过程。

老年中医健康管理的主体是经过系统中医理论的教育或培训,并取得相应资质的健康管理工作者;客体是未病、欲病、已病、病后老年人群。老年中医健康管理的重点是健康危险因素干预和慢性非传染性疾病的管理。其中,健康状态信息采集是基础,评估是手段,中医健康调理是关键,健康促进是目的。

二、老年中医健康管理基础

(一) 哲学基础

精气学说、阴阳学说和五行学说,是我国古代有关世界本原和发展变化的宇宙观和方法论,其内涵对中医学理论体系的形成和发展具有深远影响,也是指导老年中医健康管理的主要思维方法。

1. 精气学说 中国古代哲学中,精与气的概念时分时合,故称精气,是一种充塞宇宙之中的无形(肉眼看不见形质)而运动不息的极细微物质,是构成宇宙万物的本原。精气学说,则是研究精气的内涵及其运动变化规律,并用以阐释宇宙万物的构成本原及其发展变化的一种古代哲学思想。其认为:宇宙中一切事物都是由精或气构成的;精气是存在于宇宙中的运动不息的极细微物质,其自身的运动变化推动着宇宙万物的发生发展与变化;精气以中介的身份维系着天地万物间相互联系,使它们成为一个整体;人类作为宇宙万物之一,亦由精气构成。

中医学吸收了精气学说的精髓,并与自身理论和实践相融合,创立了中医精气理论。中医学的精,是指藏于脏腑中的液态精华物质,是构成人体和维持人体生命活动的最基本物质。既包括父母遗传的生命物质,即先天之精;又包括后天获得的水谷之精,即后天之精。中医学的气,是指人体内生命力很强、运行不息的极细微物质,既是人体的重要组成部分,又是激发和调控人体生命活动的动力源泉,感受和传递各种生命信息的载体。中医学的精气学说是研究人体精与气的内涵、来源、分布、功能、相互关系,以及与脏腑经络关系的系统理论,包括精是人体生命之本原,气是人体生命之维系,人体诸脏腑形体官窍由精化生,功能由气推动和调控等。

2. 阴阳学说 阴阳,是对自然界相互关联的某些事物或现象对立双方属性的概括。阴阳的对立统一是天地万物运动变化的总规律。阴阳学说是研究阴阳的内涵及其运动变化规律,并用以阐释宇宙间万事万物的发生、发展和变化的一种古代哲学理论。其认为:世界是物质性的整体,世界本身是阴阳二气对立统一的结果。阴阳二气的相互作用,促成了事物的发生并推动着事物的发展和变化。阴阳学说实际为一种对立统一的理论,着重用"一分为二"的观点说明事物内部阴阳两个方面存在着对立制约、互根互用、交感互藏、消长平衡、相互转化等关系。

中医把阴阳学说贯穿于理论体系的各个方面,广泛用来说明人体的组织结构、生理功能、病理变化,并指导养生保健以及疾病的诊断和治疗,具体包括人体的正常生命活动是阴阳动态协调平衡的结果;阴阳失调则会导致疾病的发生和病理改变;调整阴阳,使之保持或恢复相对平衡,促使阴平阳秘,是防治疾病的基本原则,也是阴阳学说用于老年中医健康管理的主要内容。

3. 五行学说 "五",是指木、火、土、金、水五种物质;"行",是行动、运动的意思,即运动变化、运行不息。五行,即木、火、土、金、水五种物质及其运动变化。五行学说,是研究木火土金水五行的概念、特性、生克制化乘侮规律,并用以阐释宇宙万物的发生、发展、变化及相互关系的一种古代哲学思想。其认为,宇宙间的一切事物都是由木、火、土、金、水五种基本物质所构成的,自然界各种事物和现象的发展变化,都是这五种物质不断运动和相互作用(包括五行相生与相克、五行制化与胜复、五行相乘与相侮和五行的母子相及四个方面)的结果。

中医学应用五行学说,主要是以五行的特性来分析归纳人体脏腑、经络、形体、官窍等组织器官和精神情志等各种功能活动,构建以五脏为中心的生理病理系统,同时又将自然环境与五脏相互关联,建立天人相应的五脏系统,以五行的生克制化规律来分析五脏的生理联系,以五行的乘侮和母子相及规律来阐释五脏病变的相互影响和病理变化,进而指导疾病的诊断和防治。

(二) 理论基础

气血津液学说、脏象学说、经络学说共同组成了中医正常人体学的体系,在整体观念指导下,系统阐述了人体的结构、功能及其相互关系,也是老年中医健康管理的理论基础。

1. 气血津液学说 气是人体内富有活力、运行不息的极精微物质,具有推动、调控、温煦、凉润、防御、固摄、营养、感应传导等生理功能。气运行不息,维系着人体的生命进程。血是循脉而流于全身的红色液态物质,为脏腑、经络、形体、官窍的生理活动和机体精神活动提供营养物质,具有濡养、滋润、化神的作用,是人体生命活动的根本保证。津液是机体一切正常水液的总称,包括体内各脏腑形体官窍的正常体液及其分泌物,具有滋润濡养、充养血脉和调节机体内外环境阴阳相对平衡的作用。

气、血与津液是人体脏腑经络、形体官窍生理活动的物质基础。而这些物质的生成及其在体内的代谢,又都依赖于脏腑、经络、形体、官窍的正常生理活动才得以进行。同时,气、血、津液在生理上相互依存,相互制约,相互转化。一旦气血津液发生病变,脏腑经络功能活动会受到影响;反之,脏腑发生病变,也必然会导致气血津液的变化;气、血、津液之间病理上也存在着相互影响,互为因果的关系。

2. 脏象学说 "脏",是藏于体内的内脏,包括五脏(肝、心、脾、肺、肾)、六腑(胆、胃、小肠、大肠、膀胱、三焦)和奇恒之腑(脑、髓、骨、脉、胆、女子胞)。中医学既通过解剖直接观察脏腑的形态和功能,又运用哲学思维,以整体观察的方法认识脏腑的生命活动规律,并以脏腑精气的贮藏、运动和代谢来分析脏腑功能。因此,中医学的脏腑,不仅是具有形态学结构的脏器,而且是在结构基础上赋予某些特殊功能的以五脏为中心的生理病理系统。"象",征象,指表现于外的生理、病理现象,是脏腑生理病理系统表现于外的生理病理征象及其与自然环境相适应的事物和现象。

脏象学说,是研究脏象的概念内涵,各脏腑的形态结构、生理功能、病理变化及其与精气血津液神之间的相互关系,以及脏腑之间、脏腑与形体官窍及自然社会环境之间的相互关系的学说。它是中医学特有的关于人体生理病理的系统理论,也是中医学理论体系的核心部分,对老年健康管理具有重要的指导意义。

3. 经络学说 经络是经脉和络脉的总称,经脉多行于人体的深部,有一定的循行路径,络脉是经脉小的分支,多行于较浅的部位。经脉与络脉纵横交错,网络全身,将人体内五脏六腑、四肢百骸、五官九窍、皮肉筋脉等联结成一个有机的整体,具有联络组织器官、沟通表里上下、通行气血阴阳、感应传导和调节功能活动等功能。

经络学说是关于经络的生理功能、病理变化及其与脏腑相互关系的学说,主要介绍经络的概念、经络系统的组成、十二经脉及奇经八脉等的循行与功能、经络的生理功能和应用等,在阐释人体生理功能、说明人体病理变化、指导辨证归经和临床治疗等方面具有重要价值。

4. 整体观念 整体观是从全局考虑问题的观念,强调事物是一个有机整体,体现在事物内部的各部分之间和事物与事物之间均是不可分割相互联系的。中医学的整体观是关于自身的完整性及与外界环境(自然、社会环境)的统一性认识。整体就是统一性和完整性,中医学认为我们人体是一个有机的整体,构成人体的各个组成部分之间在结构上不可分割,在功能上又相互协调、互为补充,在病理上也是相互影响的。整体观念是中国古代唯物论和辩证思想在中医学的体现,它贯穿于中医的生理病理、诊法辨证和治疗等各个方面,是中医学基础理论和临床实践的指导思想。

三、老年中医健康管理流程

老年中医健康管理的具体实施过程,有其基本的步骤与服务流程。规范化、标准化的操作流程,能保证健康服务的前瞻性、整体性、综合性,以及准确性与完整性。

(一) 老年中医健康信息采集

中医健康信息采集主要包括个人的基本信息和健康或疾病信息两个方面。基本信息包括个人的一般情况、家族史、生活方式、居住环境、中医特有的健康信息(舌、脉等)、目前的中医健康状态、体格检查和实验室检查等。对于老年人群,可按照《中医药健康管理服务规范》中的"老年人中医药健康管理服务记录表",逐项询问个体近一年的体验、感觉,查看舌苔和舌下静脉及皮肤情况等。中医通过望、闻、问、切四诊合参的方式采集的个体健康、疾病信息,对中医健康状态调整干预具有明确的指导意义。

(二) 老年中医健康风险评估与咨询

根据采集的老年中医健康或疾病信息,对个体健康或疾病状态进行评估,帮助个体正确认识健康风险,了解可能影响人体健康的行为、习惯等。同时,可按照体质判定标准计算出个体的具体得分,填入"老年人中医药健康管理服务记录表"体质辨识栏内。根据得分,判断该个体的体质类型,并将结果告知。之后,个人可以得到不同层次的中医健康咨询服务,或者前往中医健康管理服务中心咨询,或者由中医健康管理师直接与个人沟通。

(三) 老年中医健康状态调整

在前两步的基础上,由专业的中医健康管理师制订个性化的老年中医健康状态调整计划,帮助个体或社会群体改善体质、纠正不健康的生活方式等,控制老年中医健康风险因素,实现个体阴阳平衡的目标。这个过程由合格的中医健康管理师进行个体指导,并动态追踪、评估干预效果。同时定期进行中医健康教育,在保持良好健康状态、改变不良生活习惯、正确认识中医等方面都有很好的效果。

（四）老年专项管理服务

除了常规的中医健康管理服务外，还可根据老年个体和群体的具体情况提供专项管理服务。这些服务大多按患者或健康人来划分，对已患慢性病的老年个体，选择针对特定疾病或疾病危险因素的服务。将同种疾病的老年个体组合成老年群体，有助于个体之间的交流，改善个体的精神状态，增加个体面对疾病的积极性，帮助疾病的控制和改善。对于健康个体，可以根据相同的生活方式、居住环境等组成群体，给予针对性的中医健康教育、中医健康维护活动等。

第二节　老年中医健康管理策略

老年中医健康管理的策略是中医治未病。治未病是中医学的特色和优势，早在《素问·四气调神大论》中便有记载："是故圣人不治已病，治未病，不治已乱，治未乱，此之谓也。夫病已成而后药之，乱已成而后治之，譬犹渴而穿井，斗而铸锥，不亦晚乎？"这里指出，好的医生治病，能够在疾病的潜伏期或尚未恶化时即已掌握病情并早期治疗，防病于未然，治病于萌芽，使病不发生，或使易发生的疾病中止进展。其中强调了"防患于未然"的重要性。

"治未病"的核心要素包括未病养生、防病于先，欲病救萌、防微杜渐，已病早治、防其传变，瘥后调摄、防其复发。简要概括起来也就是"治未病"的基本策略，即未病先防、已病早治、既病防变和瘥后防复三个方面，贯穿于中医健康管理、防病保健的整个过程，与现代的三级预防策略，即病因预防（一级预防）、临床前期预防（二级预防）、临床期预防和临床后期预防（三级预防），基本一致。

一、未病先防

"未病先防"对应"一级预防"，是指在疾病发生之前就积极采取有效措施，防止疾病发生。如调摄情志，适当劳逸，合理膳食，谨慎起居，并倡导气功、太极拳等有益身心健康的健身功法，同时强调运用针灸、推拿、药物调养方法等调节机体的健康状态，以达到防病保健作用。疾病的发生关系到邪正两个方面，邪气是导致疾病发生的重要条件，而正气不足是疾病发生的内在原因。因此，治未病必须从这两方面着手。

1. 提升正气　《素问·刺法论》："正气存内，邪不可干。"正气对预防疾病的发生和发展具有重要意义。正气的强弱由体质决定。一般来说，体质壮实者，正气充盛；体质虚弱者，正气不足。增强体质要注意合理饮食、锻炼身体、规律起居、调摄精神等，必要时可采用药物预防及人工免疫。

2. 防止病邪侵害　病邪是导致疾病发生的重要条件，故"未病先防"除了增强体质，提高正气抗邪能力外，还要注意防止病邪侵害。中医学的"病邪"主要包括六淫、疫疠、七情、劳逸、饮食不节等。

二、已病早治、既病防变

已病早治、既病防变是指疾病一旦发生，就要早期诊断、早期治疗，防止传变。未病先防，是最理想的积极措施。但是如果疾病已经发生，则应争取早诊断、早治疗，防止疾病发展与传变。已病防变对应"二级预防"，核心在"早期诊治，阻断传变"，即根据人体阴阳失衡、脏腑功能失调的动态变化，把握疾病发生发展与传变规律，防止疾病的发展与传变。外邪初袭人体,病情轻浅,若不及时诊治,病邪由表入里,病情由轻变重,将给治疗带来困难。

1. 早期诊治 《素问·阴阳应象大论》说:"故邪风之至,疾如风雨,故善治者治皮毛,其次治肌肤,其次治筋脉,其次治六腑,其次治五脏。治五脏者,半死半生也。"这说明外邪侵袭人体,应及早治疗,否则由表传里,步步深入,以致侵犯内脏,使病情愈来愈复杂、深重,治疗也愈加困难。因此,在防治疾病过程中,一定要掌握疾病发生发展规律及其传变途径,做到早期诊断,有效治疗,才能防止其传变。

基于五行学说、六经传变等理论,中医学善于把握疾病的发生、发展规律,提前阻止疾病的发生或进一步发展。方法之一是通过望、闻、问、切四诊合参的方法获取表征信息,实现对健康状态或体质的辨识,通过中药、针灸等技术进行调整,使机体恢复至阴平阳秘、正气旺盛状态,以实现阻断疾病发生发展的目的。

2. 阻断传变 《金匮要略》:"见肝之病,知肝传脾,当先实脾。"其中"实脾"的目的就是阻断传变,既病防变。《难经·七十七难》:"……上工治未病,中工治已病者,何谓也?然,所谓治未病者,见肝之病,则知肝当传之与脾,故先实其脾气,无令得受肝之邪。故曰治未病焉。中工治已病者,见肝之病,不晓相传,但一心治肝,故曰治已病也。"肝属木,脾属土,肝木能乘克脾土,临床常见慢性肝炎患者的消化功能同样受损。据此,可以先安未受邪之地以防传变,故治肝病早期常配合健脾和胃的方法,预防脾胃受损。

三、瘥后防复

瘥,指患病初愈,"瘥后"即指疾病初愈至完全恢复正常健康状态的一段时间。"瘥后防复"是指疾病初愈时,采取适当的调养方法及善后治疗,防止疾病复发。强调通过各种手段提高疾病预后效果,防止旧病复发或进一步出现并发症,如预防外感病的反复发作,预防糖尿病的并发症出现,以及提高癌症患者术后生存质量等,相当于"三级预防"策略。

疾病初愈,虽然症状消失,但此时邪气未尽,正气未复,气血未定,阴阳未平,需调理方能渐趋康复,所以在疾病治疗后可适当用药物巩固疗效,同时配合饮食调养,生活起居规律,以期早日康复,避免疾病复发。

课堂互动

讨论:如何看待中医治未病理念在现代社会的应用?

在现代社会,随着生活节奏的加快和工作压力的增加,人们的健康问题日益突出。中医治未病理念,即强调预防和早期治疗疾病的观念,逐渐受到广泛关注。然而,在实际应用中,也存在着一些争议和挑战。

越来越多的人开始注重保健,希望通过合理的饮食、运动和心理调节等措施保持身体健康、预防疾病。然而,一些老年人过度依赖保健品,认为只要服用保健品就能预防所有疾病。他们可能会盲目跟风,购买各种名目的保健品,并将其视为一种"治未病"的方式。

对于这种"治未病"理念,一些人对其科学性和有效性提出了质疑。他们认为这种理念缺乏科学依据,没有经过严格的科学验证,从而对中医治未病理念持怀疑态度。

你对老人依赖保健品的"治未病"方式有何看法?

第三节　老年中医健康状态评估

　　状态是系统科学的常用概念,通常指系统中可观察和识别的状况、态势和特征等,泛指人或事物表现出来的形态。中医健康状态辨识具有悠久的历史传统,关于健康状态评估的理论最早源于《黄帝内经》,《素问·阴阳应象大论》指出:"善诊者,察色按脉,先别阴阳。"通过中医健康状态的辨别,能够详细地了解人体健康状态,从而实施有针对性的个性化中医健康管理。老年中医健康评估的重要性在于针对老年人的生理变化和潜在疾病风险,提供个性化、预防性的健康建议,以维护其身心健康。与其他年龄阶段相比,评估过程更加关注个体化、预防性干预,以及情志调摄等方面的特殊需求。总结研究中医学丰富的健康辨识经验,在四诊合参的精神指导下,利用现代技术,创新完善中医诊断技术方法,可以为健康状态的保持与维护提供有力支撑。目前,老年中医健康状态评估主要通过中医健康状态辨识和中医体质辨识展开。

一、中医健康状态辨识

(一)中医健康状态的内涵

　　健康状态不仅指躯体没有疾病,而且指人的生理、心理和社会适应性等都处于完好的状态。中医学的"健康"是指在精神、意识、思维活动正常的前提下,保持机体内部功能活动的稳态、协调和生化有序,且与外在的自然环境、社会环境相适应的一种生命活动状态。目前对于中医健康状态的研究尚处于起步阶段,中医健康状态的概念尚不统一。

(二)中医健康状态的分类与特点

　　中医健康状态由四方面构成:神的健康状态、脏腑调和的健康状态、经络通畅的健康状态、气血调和的健康状态。从这四个方面对健康状态进行研究,将为建立多层次、多维度的中医健康辨识和评估方法奠定基础。

　　1. 神的健康状态　神是人体生命活动的总称。中医学理论认为,人体是形与神的统一体,人体正常的生命活动是神与形相协调的结果。神的物质基础是精,《灵枢·本神》指出:"故生之来谓之精,两精相搏谓之神。"神充则身强,神衰则身弱,神存则生,神去则死。神的健康状态,即得神、有神,在生理上可表现为两目灵活、明亮有神、面色荣润、含蓄不露,肌肉不削,反应灵敏等状态;在心理上则表现为神志清晰,表情自然,心情愉悦等状态。神的异常状态,即少神、神气不足,常表现为两目晦滞、目光乏神、面色少华、暗淡不荣、精神不振、思维迟钝,少气懒言,肌肉松软,动作迟缓等。

　　2. 脏腑调和的健康状态　通过经脉联系和脏腑的生理功能相互配合,一脏一腑构成表里相合的关系。脏主藏精,腑主化物。五脏为阴,六腑为阳。阳主表,阴主里。脏腑表里相合是保持人体健康状态的基础。中医学的脏腑(脏象)学说,可通过观察人体外部征象来研究内脏活动规律及其相互关系。《灵枢·天年》曰:"五脏坚固,血脉和调,肌肉解利,皮肤致密,营卫之行,不失其常,呼吸微徐,气以度行,六腑化谷,津液布扬,各如其常,故能长久。"五脏坚固,则血脉、肌肉、皮肤等各方面都健康,表现为"血脉和调""肌肉解利""皮肤致密"等。五脏是身体强健的根本,躯体的活动状态反映了相应脏腑的健康状态,如《素问·脉要精微论》中的论述:"夫五脏者,身之强也。头者,精明之府,头倾视深,精神将夺……腰者,肾之府,转摇不能,肾将惫矣;膝者,筋之府,屈伸不能,行则偻附,筋将惫矣;骨者,髓之府,不能久立,行则振掉,骨将惫矣。得强则生,失强则死。"

3. 经络通畅的健康状态 经络是人体气血运行的通道,能沟通表里上下,联系脏腑器官。《灵枢·本脏》说:"经脉者,所以行血气而营阴阳,濡筋骨,利关节者也。"气血通达全身发挥作用,依赖于经络的传输。《灵枢·海论》云:"夫十二经脉者,内属于脏腑,外络于肢节。"通过经络的联系,人体的五脏六腑、四肢百骸、五官九窍、皮脉筋骨等进行有机活动,使机体内外上下保持统一和协调。《灵枢·经脉》云:"经脉者,所以能决死生,处百病,调虚实,不可不通。"经络通畅与否反映人体的健康状态,如《灵枢·寿夭刚柔》:"血气经络,胜形则寿,不胜形则夭。"如果经络阻塞、气血运行不畅,常会导致气滞血瘀,引起疼痛症状。

4. 气血调和的健康状态 中医还以气机升降出入有序和气血调和阐释健康状态。气是构成人体、维持人体生命活动的最基本物质。气的运动称为气机,是人体生命活动的根本,其以升降出入为运动的基本形式,《素问·六微旨大论》曰:"故非出入,则无以生长壮老已;非升降,则无以生长化收藏。"气机升降出入失常,机体就会出现各种病理变化。血含有人体需要的丰富营养物质,循环运行于脉中,滋润和维持生命活动。人体的五脏六腑、皮毛筋骨都必须在血液运行不息的状态下才能得到充分营养,维持功能。《素问·五脏生成》云:"肝受血而能视,足受血而能步,掌受血而能握,指受血而能摄。"气和血是由脾胃消化吸收的水谷精微所化生,在生理与病理上密切联系,《血证论·吐血》云:"气为血之帅,血随之而运行;血为气之守,气得之而静谧。气结则血凝,气虚则血脱,气迫则血走。"故只有气血调和,人体才能达到健康状态。

(三)中医健康状态的辨识与测量

中医整体观、动态平衡观的思想和"司外揣内"理论,为中医健康辨识提供了理论基础,形成了以下中医健康状态辨识指征。

1. 形体 胖瘦适中,各部组织匀称,形体健壮,肌肉充实,皮肤润泽,筋强力壮,是脏腑气血功能旺盛的表现。

2. 面色 面色红黄隐隐、明润含蓄是五脏气血旺盛的表现。这种正常的面色,中医称为"常色"。

3. 舌态 舌淡红,苔薄白,苔质干燥适中,舌体柔软灵活,是人体脏腑功能正常、气血津液充盈、胃气旺盛的体现。

4. 脉象 脉为气血运行通道,五脏六腑之气均通于血脉。脉象徐缓、至数分明、节律整齐说明全身气血充盛,虚实和调,阴阳互济。

5. 食欲 脾胃为后天之本,气血生化之源,食欲正常是脾胃功能旺盛的表现。

6. 二便 消化系统通畅反映人体脏腑功能正常,新陈代谢正常。

7. 呼吸 肺为气之主,肾为气之根。呼吸和缓,从容不迫,是肺气充足、肾气旺盛的表现。

8. 行动 行动自如不受限,动作协调,体态自然,腰腿灵便,是人体脏腑功能协调、强健的表现。

9. 眼神 肝开窍于目,五脏六腑之精气注于目。双目有神是肝气充足,五脏六腑精气充足之象。

10. 牙齿 齿为骨之余,肾主骨,肾气充足则牙齿坚固。

11. 听力 肾开窍于耳,手足少阳经分布于耳,耳为宗脉之所聚。双耳聪敏为健康表现,听力下降、耳鸣则提示脏腑精气衰退。

12. 毛发 发之营养来源于血,故发有"血余"之称,发之生机根源于肾气,故发为肾之外华。须发润泽反映全身气血充盛、肾精充足。

13. 心理　七情调和,无剧烈的情志波动,心情舒畅,精神愉悦,说明五脏之气平衡协调,人体的气化功能正常。

14. 记忆　脑为髓之海,肾能生髓。记忆良好说明肾气充足,脑髓充盈。

15. 社会适应性　人际关系良好,与他人和谐共处,遵守社会公德,能够适应复杂的社会变化,是心智完善的表现。

二、中医体质辨识

(一)中医体质辨识与分类

中医体质学说认为,同一致病因素作用于人体,由于体质的不同能够表现出发病与否及不同的证候。中医体质是指在形态结构、身心状态及应对疾病反应方面相对稳定的一组特性。在生理上表现为组织器官功能代谢调节方面的个体差异,在病理上表现为对某些不利环境的不易适应性、某些致病因素的易感性、产生疾病种类的特异性和疾病传变转归的倾向性等。中医学对人体体质的研究经历了不同阶段,最早见于《黄帝内经》,发展于明清时代。20世纪70年代,王琦教授针对中国人体质特征进行分析,将其分为九种基本类型:平和质、气虚质、阳虚质、阴虚质、痰湿质、湿热质、气郁质、血瘀质、特禀质。除平和质外,其他体质类型均为偏颇体质。

中医体质辨识以中医体质分类为基础,把握体质健康与疾病的整体要素及个体差异,制订防治原则,选择相应的治疗、预防、养生方法,以期进行个体化干预。

(二)中医体质辨识在健康管理中的作用

体质是健康状态的背景和重要基础。从健康到亚健康再到疾病的根本原因在于体质的改变。各种偏颇体质是健康状态重要的影响因素,也是疾病发生、发展与转归的内在因素。通过中医体质辨识,可以更加全面地了解健康状况,预测未来发病风险及疾病预后等;通过体质调护,可以有效调整偏颇体质,改善个体健康状况,实现健康管理目标。中医体质辨识在健康管理中的作用如下:

1. 中医体质辨识是体质健康管理的核心环节　中医体质健康管理是由收集体质信息、辨识体质类型、实施体质调护、评价调护效果等环节组成的长期、连续不断、动态循环的服务流程,其中最核心的环节是体质辨识。为了使体质辨识更为科学、规范、实用,研究人员开发了《中医体质量表》,制定了《中医体质分类与判定》,为体质辨识提供了标准化的测评工具。

2. 中医体质辨识是制订健康干预计划的依据　改善个体健康状况,实现健康管理目标,需要在科学辨识体质类型的基础上制订个性化的健康干预计划。因此,根据体质辨识结果及相关影响因素的分析,针对个体的体质特征,制订干预计划,通过合理的精神调摄、饮食调养、起居调护、运动健身、经络调理、药物调治及四季保养等措施,使体质偏颇得以纠正,健康状况得以改善,是体质健康管理的目的。

3. 中医体质辨识是实施三级预防的前提　中医学在防病治病上的重要思想是"治未病",即采取一定措施,防止疾病的发生与发展。通过中医体质辨识,可以未病养生,防病于先;欲病救萌,防微杜渐;已病早治,防其传变;瘥后调摄,防其复发。

4. 创新健康管理模式　随着医学模式和健康观念的转变,人们的健康保健意识不断提高。将中医体质辨识应用于健康管理,是一种新的、健康的、具有中国特色的健康管理方法,同时也能弥补西医健康状态信息采集的不足。根据《中医体质分类与判定》,结合中医四诊技术不仅可以从整体上了解个体的健康状况,对其形体结构、生理功能、心理活动等有较全面的认识,做出有效的健康评估,同时建立在体质辨识基础上的健康管理具有针对性、实用性、有效性和可操作性等特点,值得学习与推广。

(三) 中医体质辨识的原则和内容

1. 原则　将人作为一个有机整体,在进行体质辨识时,全面审查其神、形、色、态、舌、脉等体征及性格、饮食、二便等情况,结合辨证论治进行综合分析。

2. 内容　应综合构成体质的基本要素,从形态结构、生理功能和心理特征三个方面全面概括,深刻把握个体生命的本质特征,从而对个体体质做出准确判断。如痰湿体质的人,形态表现为体形肥胖、腹部肥满松软;生理上多见皮肤出油较多、多汗、汗黏、眼睑轻微水肿、容易困倦、对梅雨季节和潮湿环境适应能力较差等;心理特点以温和稳重多见。

(四) 九种基本中医体质类型的辨识

本部分基于王琦教授的中医体质九分法进行辨识。

1. 平和质(A 型)　总体特征为阴阳气血调和,体态适中,面色红润,精力充沛等。具体表现如下。

(1)形体特征:体形匀称、健壮。

(2)心理特征:性格随和开朗。

(3)常见表现:体态适中,面色红润,精力充沛,睡眠安和,胃纳佳,二便正常,舌色淡红、苔薄白,脉和缓有力。

(4)对外界环境适应能力:对自然环境和社会环境适应能力较强。

(5)发病倾向:平素患病较少。

2. 气虚质(B 型)　总体特征为元气不足,常见疲乏、气短、自汗等气虚表现。具体表现如下。

(1)形体特征:肌肉松软不实。

(2)心理特征:性格内向,不喜冒险。

(3)常见表现:平时气短懒言,容易疲劳,精神不振,易出汗,舌淡红,舌体胖大,边有齿痕,脉象虚缓。

(4)对外界环境适应能力:不耐受风、寒、暑、湿之邪。

(5)发病倾向:易患感冒、内脏下垂等症,病后康复缓慢。

3. 阳虚质(C 型)　总体特征为阳气不足,常见畏寒怕冷、手足不温等虚寒表现。具体表现如下。

(1)形体特征:肌肉松软不实。

(2)心理特征:性格多沉静、内向。

(3)常见表现:平素畏冷,手足不温,喜热饮食,大便溏薄,小便清长,舌淡胖嫩,脉沉迟。

(4)对外界环境适应能力:耐夏不耐冬,易感风、寒、湿之邪。

(5)发病倾向:易患痰饮、肿胀、泄泻等病,感邪易从寒化。

4. 阴虚质(D 型)　总体特征为阴液亏少,常见口燥咽干、手足心热等虚热表现。具体表现如下。

(1)形体特征:形体偏瘦。

(2)心理特征:性情急躁,外向好动,活泼。

(3)常见表现:口燥咽干,喜冷饮,面色潮红,手足心热,大便干燥,舌红少津,脉细数。

(4)对外界环境适应能力:耐冬不耐夏,不耐受暑、热、燥之邪。

（5）发病倾向：易患疲劳、失精、不寐等病，感邪易从热化。

5. 痰湿质（E 型）　总体特征为痰湿凝聚，常见形体肥胖、腹部肥满、口黏苔腻等痰湿表现。具体表现如下。

（1）形体特征：形体肥胖，腹部肥满松软。

（2）心理特征：性格偏温和、稳重，多善于忍耐。

（3）常见表现：皮肤油脂较多，多汗且黏，胸闷，痰多，口黏或甜，舌苔白腻，脉滑。

（4）对外界环境适应能力：对梅雨季节及湿重环境适应能力差。

（5）发病倾向：易患消渴、中风、胸痹等病。

6. 湿热质（F 型）　总体特征为湿热内蕴，常见面垢油光、口苦、苔黄腻等湿热表现。具体表现如下。

（1）形体特征：形体中等或偏瘦。

（2）心理特征：容易心烦急躁。

（3）常见表现：鼻部油腻或油光发亮，易生痤疮或疖疮，口苦或嘴里有异味，皮肤易瘙痒，大便黏滞不爽，小便短赤，舌质偏红，苔黄腻，脉濡数。

（4）对外界环境适应能力：对夏末秋初湿热气候，湿重或气温偏高环境较难适应。

（5）发病倾向：易患疮疖、黄疸、热淋等病。

7. 血瘀质（G 型）　总体特征为血行不畅，常见肤色晦黯、舌质紫黯等血瘀表现。具体表现如下。

（1）形体特征：胖瘦均见。

（2）心理特征：易烦、健忘。

（3）常见表现：平素面色晦暗，易出现褐斑、黑眼圈，胸闷胸痛，女性可出现痛经、闭经或经血紫黑有块，舌质黯，有瘀点或片状瘀斑，舌下静脉曲张，脉象细涩或结代。

（4）对外界环境适应能力：不耐受寒邪。

（5）发病倾向：易患癥瘕及痛证、血证等。

8. 气郁质（H 型）　总体特征为气机郁滞，常见神情抑郁、忧虑脆弱等气郁表现。具体表现如下。

（1）形体特征：形体瘦者为多。

（2）心理特征：性格内向不稳定、敏感多虑。

（3）常见表现：胸胁胀满，心烦，爱生闷气，常感闷闷不乐，情绪低沉，易紧张焦虑不安，多愁善感，肋部乳房胀痛，咽部有异物感，舌红，苔薄白，脉弦。

（4）对外界环境适应能力：对精神刺激适应能力较差，不适应阴雨天气。

（5）发病倾向：易患脏躁、梅核气、百合病及郁证等。

9. 特禀质（I 型）　总体特征为先天失常，常见生理缺陷、过敏反应等。具体表现如下。

（1）形体特征：过敏体质者一般无特殊；先天禀赋异常者或有畸形，或有生理缺陷。

（2）心理特征：随禀质不同而情况各异。

（3）常见表现：因季节变化、异味等原因而咳喘、打喷嚏、流鼻涕，容易过敏（对药物、食物或花粉），皮肤易出现抓痕。

（4）对外界环境适应能力：适应能力差，易引发宿疾。

（5）发病倾向：过敏体质者易患哮喘、荨麻疹、花粉症或药物过敏等；先天禀赋异常者易患遗传性疾病如血友病、先天愚型等，或胎传性疾病如五迟、五软、解颅、胎惊等。

第四节 老年中医健康干预

一、饮食调节

饮食调节,就是在中医基础理论的指导下,按照食物的特性和功能,合理搭配膳食,以达到强身健体、延缓衰老的目的。

(一) 饮食调节的作用

1. 滋养 中医学认为维持人体生命活动的基础为精、气、神,此三者均离不开饮食的滋养。合理调配膳食,保证身体有充足的营养供给,则气血充足,五脏六腑功能旺盛。《寿亲养老新书·饮食调治》曰:"主身者神,养气者精,益精者气,资气者食。食者生民之天,活人之本也。"当人体出现精、气、神不足时,可通过饮食进行有目的地滋养。

2. 调整 《素问·阴阳应象大论》曰:"形不足者,温之以气,精不足者,补之以味。"中医认为,阴阳失调导致的病理状态,可利用饮食的不同性味进行调节。根据机体阴阳盛衰情况,给予寒热适宜的饮食,不但能够保证机体健康,也可防止疾病发生。例如,羊肉、鳝鱼等性温之物,具补益阳气之功,阳虚之人多食有益;牛奶、甲鱼、银耳、蛋黄等性凉或性平之物,具滋阴生津之功,适宜阴虚之人食用;山药、莲子等甘淡之品,具阴阳双调之效,适于调理阴阳不平衡的状态。

3. 延缓衰老 《养老奉亲书》曰:"高年之人真气耗竭,五脏衰弱全仰饮食以资气血。"中医学认为,精生于先天,而养于后天,精藏于肾而养于五脏,精气充足则肾气盛,肾气充则体健神旺。因此,选用具有补精益气、滋肾强身作用的食品,并注意饮食调配,对抗衰防老具有重要意义。

(二) 饮食调节的原则

1. 合理膳食 现代营养学认为,饮食多样化是保证合理营养的首要原则。我国古代医家很早就发现合理膳食对机体的重要性,认识到可以充分利用食物营养身体,补益精气。如《素问·脏气法时论》曰:"五谷为养,五果为助,五畜为益,五菜为充。气味合而服之,以补精益气。"并认为"谷肉果菜,食养尽之无使过之,伤其正也"。因此,老年人在日常生活中应坚持合理膳食,做到营养平衡,保障健康。

2. 饮食有节 《素问·痹论》曰:"饮食自倍,肠胃乃伤。"《灵枢·平人绝谷》曰:"胃满则肠虚,肠满则胃虚,更虚更满,故气得上下,五脏安定,血脉和利,精神乃居。"《备急千金要方》曰:"不欲极饥而食,食不可过饱;不欲极渴而饮,饮不欲过多。"均说明饮食要有节制,食不可过饱,进食要定时、定量,才能使脾胃功能协调,消化系统正常运转。因此,老年人日常三餐要做到饮食有节,早餐保证营养充足,午餐要吃好,晚餐要适量。

3. 三因制宜

(1)因人制宜:就是根据年龄、性别、体质等生理特点进行饮食调节。老年人脏腑功能衰退,气血化源不足,故饮食以"温、熟、热、软、淡"为主,忌"肥、甘、生、冷、硬"。其中,清淡要符合"三多三少"原则,即维生素多、蛋白质多、膳食纤维多,糖少、脂肪少、盐少。

(2)因时制宜:就是根据四时季节和昼夜晨昏的交替规律进行饮食调节。《饮膳正要》曰:"春气温,宜食麦以凉之;夏气热,宜食菽以寒之;秋气燥,宜食麻以润其燥;冬气寒,宜食黍以热性治其寒。"说明人要根据时令气候特点来选择食物:春季,阳升阴降,万物升发,为了扶助阳气,宜多食韭菜、香菜、菠菜、芹菜、香椿苗、春笋等轻灵宣透、清温平淡之品;夏季,阳气最旺,万物茂盛,应选用西瓜、黄瓜、苦瓜、番茄、生菜、豆芽、菠萝、金银花、菊花、绿豆等清凉生津之品,以清热祛暑;秋季,阴长阳消,燥气当令,万物收敛,宜多食菠萝、芝麻、枇杷、沙参、麦冬、火麻仁、阿胶、甘草等滋阴润燥食物,少食姜、蒜、葱等辛味食物;冬季,阳气潜藏,阴气盛极,万物闭藏,是四季中进补的最好时节,宜多食牛肉、羊肉、姜、桂、胡椒、大枣、鳖、鳝鱼等温热助阳之品,以扶阳散寒。

(3)因地制宜:就是根据不同的地理环境、气候特点进行饮食调节。如我国东南地势较低,气候温暖潮湿,宜选用清淡渗湿、甘凉的食物。西北高原地区地势偏高,气候干燥寒冷,宜选用温热散寒、滋阴润燥的食物。此外,由于各地水土性质不同,易形成地方性疾病,如地方性甲状腺肿、克山病、大骨节病等。因此,更需因地制宜,结合地理环境特点,进行饮食调节以防病治病。

4. 饮食卫生　主要包括食物需新鲜干净、提倡熟食、讲究卫生等。

(三)饮食调节与药膳

药膳是在中医理论指导下,将药物和食物进行配伍,利用中国传统的烹饪技巧和现代食品加工技术,制作出具有防病、治病、保健等功能的特殊食品。药膳取药物之性,食物之味,借助食品的形式,不仅满足人们对美食口感的需求,还能充分发挥药物的疗效,增强体质,预防疾病,辅助治疗,促进康复。施膳原则包括平衡阴阳,调整脏腑,扶正祛邪,三因制宜。例如,当体内热盛时,可选用寒凉的药膳食材,如石膏粳米汤或五汁饮来清除体内热毒;若阴虚阳亢,则可用天麻鱼头煲等药膳来滋阴潜阳。总之,药膳既可以是药物治疗后的补充,用以巩固疗效;也可以改善机体衰弱状态,用于体弱人群进行滋补强壮。

思政元素

方舱医院中"大白"带领大家练起传统功法

"起势,左右野马分鬃,白鹤亮翅,左右搂膝拗步,手挥琵琶,左右倒卷肱……"熟悉的音乐响起,方舱过道上,一支"健身队"跟着"大白"练起了太极,舒展筋骨……太极拳作为中医养生的重要组成部分,具有调理身心、增强免疫力的作用。

在方舱医院内,患者面临身体不适和情绪波动等困扰。通过太极拳运动,医护人员不仅帮助患者缓解身体疲劳,还可提供心理慰藉和情感支持。这种关怀和支持不仅有助于患者康复,还增强了医患之间的信任和互动,传递了中医的养生理念,引导患者养成良好的生活习惯和健康意识。在抗击新型冠状病毒感染疫情的过程中,中医学的精神和中华民族的智慧得到了充分展现。

二、传统健身运动

传统健身运动源远流长,早在战国时期《吕氏春秋·古乐》中就有用舞蹈来宣导气血、通利关节以养生祛病的记载。传统健身运动主要是以中医基础理论为指导,运用吐纳、导引等方式,锻炼筋骨关节、调节气息、宁神安心,从而达到疏通经络、行气活血、调节脏腑、增强体质、益寿延年的目的。

(一)原则

1. 动静结合　中医运动养生认为"动以养形,静以养神"。"动"是指身体的具体运动形态,而"静"则是指在运动过程中要内敛精神,与"动"相对,两者是辩证统一的关系。传统健身运动在形式上要求动态和静态结合,即动功和静功相互作用、相互配合。"动"而不至于太疲惫,"静"而不至于太过逸,动静结合,劳逸适度,张弛有度。

2. 运动适度 传统健身运动还强调运动适度。《备急千金要方》:"养性之道,常欲小劳,但莫大疲及强所不能堪耳。"看似轻柔缓慢的健身运动,因其持续时间长,每个动作都有严格的身法、步法等要求,所以消耗的能量并不小,对于老年人更应注意不可过量。

3. 三因制宜 传统健身运动,要遵循因人、因时、因地制宜的原则,根据个人身体状况、年龄、体质等因素,在合适的时间和场地,选择适宜自身的运动项目和运动量。

4. 持之以恒 传统健身运动,要达到抗衰益寿的效果,往往需要一段时间的积累才能反映出来,其效果也随着运动进程而逐步积累和显现。因此,只有坚持不懈、持之以恒,才能达到健身功效。

(二) 方法

1. 太极拳 太极拳是我国传统的运动项目,在运动过程中始终贯穿"阴阳"平衡和"虚实"调和思想,通过形体导引,将意、气、形融为一体,使运动者精神和悦、经络气血畅通、脏腑功能旺盛,最终达到"阴平阳秘"的健康状态。太极拳源远流长,流派众多,国家体育总局根据各大流派特点编制了简化的二十四式、四十八式太极拳,方便广大群众学习,也利于太极拳的传播。

在老年健康管理中,太极拳已得到广泛应用,可提高老年人的心肺功能,调节迷走神经功能,改善帕金森病患者肢体运动功能;还可调节血压、血脂、血糖水平,提高机体免疫力,改善脑血流状况。

2. 八段锦 八段锦也是我国传统运动项目之一,其含义既是指八段不同的动作功法,也表示其动作功法之间要相互制约,动作连绵不断、循环运转。古人认为这八段动作美如锦绣,故称为八段锦。八段锦流派较多,由于站势八段锦便于群众习练,故流传较广。具有柔筋健骨,通经脉、调气血、养脏腑的保健功效。

在老年健康管理中,八段锦可防治高脂血症、冠心病,有利于糖尿病的康复。作为辅助治疗手段,其对运动系统疾病有着良好的改善作用,可减轻疼痛和活动受限症状;还可加速血液和淋巴回流,促进炎症和水肿消退。此外,对老年便秘型肠易激综合征、老年慢性肾炎症状也有良好的改善作用。

3. 五禽戏 五禽戏是中国民间广为流传的传统健身项目,据传是东汉末年名医华佗所创,为华佗在前人导引术的基础上,模仿虎、鹿、熊、猿、鸟五种动物的动作和特征,创编的主要以肢体运动为主,辅以呼吸吐纳与意念配合,达到强身健体、防治疾病目的的保健功法。五禽戏在后世流传中形成了不少流派。国家体育总局在吸取了各流派的精华后,重新编排出"健身气功——五禽戏",并向全国推广,鼓励群众习练。

在老年健康管理中,五禽戏能显著提升老年肥胖人群血液中抗氧化酶的活性、脂质过氧化作用,有益于老年肥胖人群的身体健康;调节机体免疫平衡;有效防止骨丢失,从而维持骨密度;有效促进人的心境变化,改善抑郁和焦虑状态。此外,五禽戏对肩颈、后背、四肢及五脏都有良好的锻炼效果,可疏通经络、调和气血、活动筋骨,改善身体素质、增强抗病能力,还可调理身心,增强肌肉力量,改善关节活动。

4. 易筋经 易筋经是一种以强壮筋骨为目的的中国古代健身方法。强调对肢体,尤其是脊柱的屈伸、扭转和牵拉,增强对机体的调节。具有强筋健骨、和畅经脉、充沛精力、增强体质的作用。

在老年健康管理中,易筋经可改善身体柔韧性、平衡性和肌肉力量,提高思维敏捷性、短时记忆力和注意力,延缓智力衰退。还可改善强直性脊柱炎所致颈肩背痛、类风湿关节炎所致手指拘挛疼痛；调理脾胃功能，促进营养吸收及药物代谢。

5. 六字诀　六字诀是以呼吸吐纳为主要手段的传统健身方法。通过呬、呵、呼、嘘、吹、嘻六个字的不同发音口型，唇齿喉舌的用力不同，牵动不同脏腑经络气血的运行，达到健身防病功效。

在老年健康管理中，六字诀功法可调节人体的呼吸、循环、内分泌等系统，以促进血液循环、增强身体免疫力、延缓衰老。

三、睡眠调节

1. 睡前调节

（1）调和情志：《景岳全书·不寐》曰："心为事扰则神动，神动则不静，是以不寐也。"因此，睡前应避免情绪过激，保持情志平稳，心静神安才能保证高质量的睡眠。

（2）濯足：可促进血液循环，疏通经脉，有利于消除疲劳，对帮助入睡大有益处。

2. 睡眠时间　与诸多因素有关，如年龄、性别、体质、环境、工作性质、生活行为习惯等。睡眠好坏并不完全取决于时间长短，而在于睡眠质量。中医提倡"子午觉"（23 时至 1 时为子时，11 时至 13 时为午时）的养生方式。研究显示，老年人坚持"子时大睡，午时小憩"，可降低心脑血管疾病的发生率。

3. 睡眠姿势　包括仰卧、侧卧和俯卧。良好的睡眠姿势有利于消除疲劳和恢复体力，不当的睡姿则影响身体健康。建议采取右侧卧位，即身体侧向右边，双上肢略为前置，下肢自然弯曲，躯体呈弓形。根据人体生理结构，右侧卧时心输出量较大，食物消化和营养物质代谢得到加强，自身感觉也更为舒适。

4. 睡眠环境　包括卧室环境和卧具。良好的卧室环境和舒适的卧具是提高睡眠质量的基本条件。

（1）卧室环境：重在安静，尽量不要选择临街房间。卧室应保持空气新鲜，每天定时开窗通风换气，以免潮湿秽浊之气滞留。卧室内色彩宜柔和，家具宜少，面积要适中。

（2）卧具：主要包括床铺、枕头等。床铺高低适宜，主张以偏低为宜，不仅方便上下床，而且利于膝关节及整理床铺时躯干的活动。床铺软硬应适中，睡眠时可使肌肉放松，有利于消除疲劳。《老老恒言·被》曰："被取暖气不漏，故必阔大，使两边可折。"被子应宽大，有利于翻身转侧，重量也应较轻，以防压迫胸部、四肢。枕头是睡眠时直接接触头颈部的卧具，宜软硬适中有弹性。《老老恒言·枕》曰："高下尺寸，令侧卧恰与肩平，即仰卧亦觉得安舒。"枕头高度以躺卧时头与躯干保持水平为宜，侧卧时枕高一拳半，仰卧时枕高一拳。

四、情志调节

中医认为，情志主要包括喜、怒、忧、思、悲、恐、惊，统称七情。《素问·气交变大论》："有喜有怒，有忧有丧，有泽有燥，此象之常也。"人人都有喜悦、愤怒、忧伤、悲痛等情绪表现，此属正常生理现象。通过情志调节，保持精神愉快，乐观豁达，心理健康，才能更好地适应老年生活。

1. 情志与老年健康的关系　中医学认为：情志和悦，动而中节，则气血调和，脏腑生机盎然，百病不生；情志变动，过激过久，则气血逆乱，脏腑功能失常，疾病丛生。《素问·举痛论》云："百病生于气。"情志失和是引起脏腑气机功能失调的重要原因，可致人体出现"气上""气下""气结""气郁化火"等病理变化。

2. 情志对老年疾病康复的影响　对于患病的人来说，情志调节失常，轻则旧病复发，重则新病加重、变生他症，甚至造成阴阳逆乱、亡脱而死亡。因此，对于老年人而言，注重病后情志调节尤为重要。情志调节得当，心无思、欲能节、情能舒，则脏腑安宁不受扰动，利于疾病康复。

3. 情志调节的具体方法

（1）**修身养性**：即努力提高自身的思想道德修养水平，使心智之本性不受损害。通过修身养性，自我反省和体察，使身心达到更高境界，方能健康长寿。

（2）**疏泄移情**：即适度宣泄不良情绪，以免郁而为患。

1）疏泄情绪：指当人们产生不良情绪时，通过哭诉等适当方式，把压抑在心中的不良情绪宣泄出去，使失衡的心理尽快得到恢复。《医述·医学溯源》曰："神者，伸也，人神好伸而恶郁，郁则伤神，为害匪浅。"疏泄情绪符合中医学"郁则发之""结则散之"的防治思想。具体方法有直接疏泄法，如痛哭、倾诉、大喊等；间接疏泄法，如唱歌、跳舞、作诗、运动等。

2）移情易性：指通过一定的方法和措施，改变人的不良情志；或改变环境，脱离不良刺激，进而从不良情绪中解脱出来。《理瀹骈文》曰："七情之病者，看书解闷，听曲消愁，有胜于服药者矣。"古人认为可通过琴棋书画影响人的情感，排除内心的杂念和抑郁，调节情志。

（3）**情志节制**：即调和节制情感，避免七情过激，从而达到心理平衡。喜怒之情，人皆有之，喜贵于调和，而怒宜于戒除。《老老恒言·戒怒》曰："人借气以充身，故平日在乎善养。所忌最是怒，怒气一发，则气逆而不顺，窒而不舒，伤我气，即足以伤我身。"此外，还应尽量避免消极悲观等不良情绪，使心境处于怡然自得的积极乐观状态。

第五节　老年中医健康管理实践

一、老年中医健康管理档案

老年中医健康管理档案是运用中医学的四诊方法，结合健康管理学的相关理论，记录老年人所有生命体征的变化，以及他们所从事过的与健康相关的一切行为与事件的档案。具体内容主要包括老年人的生活习惯、以往病史、诊治情况、家族病史、现病史、中医体质辨识问卷、舌脉诊信息、体检结果，以及疾病的发生、发展、治疗和转归的过程等。它是一个连续且全面的记录过程，通过详细完整的健康记录，为每个老年人提供全方位的中医健康服务。

1. 目的　在中医理论指导下建立的老年健康管理档案，充分发挥中医学"治未病"思想，针对老年群体个体化的差异，以数据挖掘技术为基础，将中医的四诊方法与西医的检查方法有机结合，早期发现疾病，通过中西医结合的方式早期开展治疗，减少并发症，降低致死率及病死率。同时，依据中医健康档案提供的四诊信息，可以更好地应用中医理论对老年群体做出健康评估，包括体质辨析与中医健康状态辨识等，以便采取个性化的治疗方案。

2. 内容

（1）老年健康状态辨识与评估：对采集到的四诊（望诊、闻诊、问诊、切诊）信息、症状和体征进行分析，辨清体质、原因、性质、部位，以及邪正之间的关系，予以脏腑或六经辨证，对老年人的健康状态、可能趋势及相关危险因素的预警有一较为客观准确的评估。

（2）身体功能状态信息采集与管理：老年人身体功能状态信息主要有三条采集途径，即中医四诊情况、体格检查及各项理化指标。各类信息经过处理后存储于云平台或计算机，是中医进行老年健康状态数字化分析的基础。

（3）干预效果评估：利用互联网优势，中医健康管理可以更加方便地记录干预结果，更加直观地观察到老年人身体有哪些方面的改善，哪些方面还需要加强。

（4）老年健康管理养生：根据检测结果，在专业中医师的指导下，选择适合的养生方式，或相关中医特色疗法进行干预，如情志调摄、食疗药膳、经络穴位调理等。

（5）慢性病管理的相关服务：对于高血压、冠心病、糖尿病、肿瘤等慢性病老年患者，中医健康管理有其独特优势，通过中医调治可达瘥后防复或延缓病情进展的目的。

3. 主要特点　就是辨证论治。辨证论治的独特之处在于能够客观评估个体的健康状况和可能趋势，及时预警相关危险因素，并为老年人提供个性化的治疗方案，符合现代健康管理理念。老年中医健康管理档案系统在这一理念下发挥关键优势。通过全面监测和深入分析望、闻、问、切所得的各种信息，该系统能够根据老年人个体情况评估健康危险因素，提供个性化的养生调治指导和临床评估。有助于建立老年人整体健康状况数据库，为中医学在老年人健康状态鉴别、疾病预测及养生方面提供宝贵资源。

课堂互动

讨论：中医健康管理档案和单纯健康管理档案有何区别？

中医健康管理档案和单纯健康管理档案在方法和内容上存在一些区别。

1. 方法差异　中医健康管理档案强调个体的阴阳平衡、气血调和，关注整体健康。中医健康管理注重通过中医辨证施治的方法，维护人体的整体平衡，防患于未然，注重调养养生，强调治未病。而单纯健康管理档案侧重于以生物医学的知识和技术为基础，通过生化指标、体检结果等数据进行健康评估，强调早期发现和干预潜在的生理病理问题。

2. 内容差异　中医健康管理档案包含个体的中医体质辨识、经络腧穴、脏腑功能状况等中医辨证要素。这些信息可以帮助中医医生进行辨证论治，提供个性化的调治建议。单纯健康管理档案包括基础生理指标、生化检测、医学影像等现代医学的检测手段，例如血压、血糖、血脂等生化指标，以及 X 线、CT、MRI 等影像学检查。

总体而言，中医健康管理档案更加注重个体的整体健康状况，强调防患于未然的中医养生理念，而单纯健康管理档案则更注重生化指标和医学技术的检测和干预。在实际应用中，综合两者的优势可以更全面地了解和管理个体的健康状况。

中医学注重整体状态，常采用人性化和个性化的诊察手段。中医学的"证"是理解人体状态和用药的主要依据。在健康管理档案中，中医学的优势为研究疾病机制和解决途径提供了宝贵价值。构建中医健康管理档案符合"重健康、重预防"的理念。通过自我健康监测、智能分析和医生判断的结合，以及多维动态健康数据的获取，可以提高医生的工作效率，为疾病预防和卫生保健提供关键支持。中医健康管理档案的不断运行，使老年人能够持续接受健康调理，提高生活质量。

二、老年中医健康常用调理技法

1. 拔罐疗法　古称"角法"，又名"吸筒疗法"。拔罐疗法历史悠久，主要是以罐为工具，利用燃火、抽吸等方法产生负压，使罐体吸附于体表的腧穴或疼痛部位，造成局部皮肤充血甚至产生瘀血，使得病理产物排出体外，局部新陈代谢增强，营养状况得以改善，达到防治疾病的目的。本疗法作为中医传统特色外治法的一种，具有行气活血、舒筋活络、扶正祛邪、消肿止痛等功效，在养生、医疗保健等方面应用广泛。老年群体可通过拔罐来达到防治疾病的效果。例如，预防高血压，可以选曲池、足三里、肝俞穴；预防糖尿病，可以选肾俞、关元、脾俞穴，等等。

2. 艾灸疗法　艾灸疗法是指将艾绒或其他药物置于患者体表腧穴或腧穴上方烧灼、温熨等，通过经络传导灸火的温、热及药物作用，温通气血、扶正祛邪，达到治疗疾病和预防保

笔记栏

健作用的方法。临床常分为艾条灸、艾炷灸、温针灸、温灸器灸等。随着年龄增长,人体的生理功能逐渐下降,老年人容易出现气血不足导致的虚寒性疾病,艾灸可以温通经脉、调和气血,对于此类疾病疗效显著。

3. 刮痧疗法　刮痧是指应用刮痧器具蘸取润滑物在人体皮肤或特定腧穴部位施以相应手法,起到促进血液循环、疏通经络、缓解肌肉紧张、改善气血流动的作用。在老年中医健康管理中,刮痧可用于治疗疼痛性疾病、呼吸系统疾病、骨性关节炎等,还可增强老年人免疫力。

4. 推拿疗法　推拿是在中医基础理论指导下,根据整体观念和辨证施治原则,通过特定的手法在人体体表的特定部位或穴位施加一定的力量和技法,以调节机体自身的功能活动。推拿手法包括揉、捏、推、拿、点、按、摩等多种技法。可以调整气血,促进气机流通,舒筋活络,消除疲劳,防治疾病。推拿在老年中医健康管理中可用于疾病的辅助治疗,如颈椎病、腰椎间盘突出、关节炎等运动系统疾病;神经痛、面瘫等神经系统疾病;哮喘、慢性支气管炎等呼吸系统疾病;胃痛、慢性胃炎、慢性腹泻等消化系统疾病;还可治疗睡眠障碍、慢性疲劳综合征等其他系统疾病。

5. 耳穴贴压　即在耳穴表面敷贴压丸的一种简易疗法。这一方法基于耳与经络、脏腑之间的密切联系,奇经八脉中阳跷脉并入耳后、阳维脉循头入耳,六阴经通过各自的经别间接上达于耳,六阳经则循行于耳或分布于耳周。耳穴贴压法的特点在于以丸代针、易学易懂、取材方便、操作简便、刺激持久、不良反应小。可用于各种疼痛性疾病如扭挫伤、头痛、神经痛;炎性疾病如急慢性结肠炎、牙周炎;功能紊乱性疾病如心律不齐、高血压;过敏及变态反应性疾病如哮喘、过敏性鼻炎、荨麻疹;还可用于预防感冒、晕车、晕船,以及处理输血、输液反应等。

6. 中药敷贴　是指在中医理论指导下,采用相应的中药制剂敷贴于皮肤、孔窍、腧穴及病变局部等,以预防或治疗疾病。常见的贴敷剂型包括散剂、糊剂、膏剂、饼剂、酊剂、丸剂等。敷贴配方中通常包含具有温通经络、温肺化痰、散寒祛湿、通行气血、补养阳气、增强体质等作用的药物,如延胡索、甘遂、细辛、吴茱萸等。现临床应用较多的三伏贴即属于此。

知识链接

积极应对人口老龄化,发展中医药老年健康服务

2023年2月,国务院办公厅印发的《中医药振兴发展重大工程实施方案》提出,积极应对人口老龄化,发展中医药老年健康服务,发挥中医药在老年人慢性病、重大疑难疾病治疗和疾病康复中的重要作用和优势,增加中医药老年健康服务供给,创新服务模式,建成老年医学中医药高地。一是推动有条件的省份依托现有资源,开展老年中医药健康(治未病)中心试点,探索完善中医药老年健康服务模式,提升临床、康复、护理、慢性病管理、科学研究、健康管理能力。二是推动二级以上中医医院加强老年病科建设,增加老年病床数量,开展老年病及相关慢性病防治和康复护理。

进一步完善中医医院老年病科建设标准,制定省级老年中医药健康(治未病)中心建设指南。各地要将中医药老年健康服务纳入本地区健康服务或养老服务相关规划,加大对中医药老年健康服务的支持力度。在中医药老年健康人才培养、学科建设、岗位管理、薪酬分配等方面给予更灵活的政策支持。加强中医药健康、养老服务模式和服务内容探索创新,形成好的经验和做法。

●(卢圣锋　张浩琳)

复习思考题

1. 老年中医健康管理的概念是什么？其理论基础有哪些？

2. 老年中医健康管理的策略有哪些？有什么特点？

3. 如何理解中医体质辨识与老年中医健康管理的关系？

4. 老年中医健康状态按体质类型可分为哪几类？

5. 中医学注重整体状况的评估,你认为这种医学理念是否符合现代社会对老年医疗服务和健康管理的需求？有哪些挑战需要克服？

◇◇◇ 第十三章 ◇◇◇
老年常见慢性病健康管理

📐 学习目标

知识目标

掌握老年常见慢性病的健康管理内容及措施。熟悉老年常见慢性病的致病因素或发病原因。了解老年常见慢性病的概念、诊断依据。

能力目标

具备对老年常见慢性病患者实施健康管理的能力。

素质目标

了解老年常见慢性病患者健康管理和干预的重要意义,提高专业素养,能够运用相关理论知识对老年健康管理实例进行分析。

课程思政目标

1. 崇尚人与自然和谐共生,顺应自然规律,养成良好的生活方式。

2. 传递人文关怀理念,肩负起社会责任,树立尊老爱老服务意识。

【学习要点】

1. 常见慢性病医院管理、社区管理、自我/家庭管理内容要点。

2. 常见慢性病的致病因素或发病原因。

第一节 高 血 压

🩺 导入案例

张某,女,68 岁,退休教师,平时的生活和饮食习惯不规律。近几个月时感头痛、头晕、疲劳、心悸。多次测量血压,收缩压均超过 140mmHg,舒张压均超过 90mmHg。就诊于社区医院,经检查,确诊为高血压。医生开处方药物以控制血压,并建议其改变生活方式,包括饮食调整、增加体育锻炼。

请思考:

1. 医生确诊高血压的诊断标准是什么?

2. 患者有哪些潜在的高血压致病因素?

3. 患者如何通过社区管理减少高血压对生活的影响?

一、概述

(一) 高血压的概念

高血压,是指在一定遗传背景下,由于多种后天环境因素作用,使正常血压调节机制失代偿所出现的以血压升高为主要临床表现的综合征。高血压是一种常见的慢性疾病,患病率在全球范围内持续上升,已成为公共卫生面临的重要挑战之一。高血压的临床症状主要为头痛、头晕、视力模糊、心悸等,常在无明显症状的情况下持续存在,其危害主要表现在对心血管系统的损害,易导致冠心病、心力衰竭等严重并发症。此外,高血压还增加了脑卒中、动脉硬化、肾功能损害等风险。我们需要深入了解高血压对人体产生的不良影响,以制订更有效的预防和管理策略。

(二) 高血压的影响及应对

随着全球老年人口的迅速增长,老年高血压问题引起了广泛关注。据统计,全球 65 岁以上人群中,超过 60% 患有高血压,老年高血压可导致心脏疾病和脑卒中等严重并发症,极大加重了社会医疗负担。在此背景下,迫切需要采取更有效的健康管理措施。除了关注医学治疗进展、提升老年人健康素养、强化血压监测和自我管理能力之外,社会和医疗系统应加强全方位的健康管理,借助科技手段和健康政策,全面关注老年人的健康需求。

二、致病因素

(一) 遗传因素

1. 家族史

(1)遗传:特定的高血压易感基因可以在家族中遗传。如果父母中的一方或双方患有高血压,子女患病的风险较正常人明显升高。这种遗传可能涉及一系列与血压调控有关的基因。

(2)共同生活环境:家庭成员通常共享相似的生活环境和生活方式,包括饮食、运动习惯等。如果家庭中的一员患有高血压,其他成员可能会受到相似环境因素的影响,增加患病可能性。

(3)早发高血压的可能性:有高血压家族史的个体可能更容易在较早的年龄发展成高血压。这意味着家族史可能影响高血压的起病年龄和发展速度。

此外,家族史与环境因素相互作用,共同影响个体高血压的发病风险。即使有家族史,通过健康的生活方式和定期监测,个体仍有可能降低高血压风险。因此,家族史虽然是高血压的重要风险因素,但并非确定因素,个体可以通过积极的健康管理减缓高血压的发展。

2. 特定基因突变　高血压发病过程中,特定基因的突变可以对血压调控系统产生直接而重要的影响。这些基因突变可能改变体内关键调节通路,导致血压升高,成为高血压的遗传因素之一。

(1)肾素 - 血管紧张素 - 醛固酮系统(renin-angiotensin-aldosterone system,RAAS)相关基因突变:RAAS 是血压调节的重要系统,其中包括肾素(renin)、血管紧张素(angiotensin)、血管紧张素转换酶(angiotensin converting enzyme,ACE)和血管紧张素 Ⅱ 受体(angiotensin Ⅱ receptor,AT2R)等关键成分。特定基因突变可能导致 RAAS 过度激活,增加血管收缩和体液潴留,最终引起高血压。例如,ACE 基因的 I/D(插入 / 缺失)多态性与高血压的发病风险相关,Ⅱ 型(缺失型)基因型携带者具有较高的高血压患病风险。

(2)钠转运蛋白(sodium transporter)相关基因突变:钠离子在体内液体平衡和血容量调节中发挥关键作用。某些基因突变可能导致肾小管对钠的重吸收增加,引起体内水钠潴留,增加血容量,最终导致高血压。ENaC(上皮钠离子通道)基因突变可能导致过度的钠离子吸收,是一些家族性高血压病例的原因之一。

(3)钙离子通道(calcium ion channel)相关基因突变:钙离子参与血管平滑肌和心脏肌肉收缩等生理过程。基因突变可能导致钙离子通道功能异常,引起血管痉挛,增加血压。L-type 钙通道基因突变可能与一些家族性高血压病例相关。

(4)内皮型一氧化氮合酶(eNOS)基因突变:一氧化氮(NO)在血管舒张和抑制血小板聚集等方面发挥重要作用。eNOS 基因突变可能导致 NO 合成减少,影响血管张力平衡,使血压升高。eNOS 基因多态性与高血压发病风险相关,特别是 Glu298Asp 突变。

需要注意的是,特定基因的遗传突变具有复杂性,遗传突变并非高血压的唯一发病因素。环境、生活方式和基因突变相互作用,共同决定高血压的最终发病风险。突变对高血压的影响可能表现出明显的遗传倾向,但也可能在环境压力下才真正显现。

(二)代谢因素

1. 肥胖和超重 肥胖和超重是高血压的独立危险因素,发病机制如下:

(1)血容量和心输出量增加:肥胖者体重增加导致脂肪组织扩张,引起体内血容量增加。血容量上升导致心脏需要输送更多血液,使心输出量增加。

(2)血管阻力增加:脂肪组织中的炎症因子和代谢产物影响血管壁正常功能,导致血管阻力和心脏负荷增加,血压升高。

(3)脂质代谢异常:肥胖与胰岛素抵抗相关,使得胰岛素在调节葡萄糖代谢的同时,也在脂质代谢中发挥作用。胰岛素抵抗引起脂肪组织中脂质分解和释放脂肪酸增加,这可能导致激素水平改变,进而影响血压调控。

(4)炎症和激素异常:脂肪组织中的炎症因子和激素过度分泌可能直接干扰血管功能,导致血管内皮损伤,影响一氧化氮释放,进而加剧高血压的发病过程。

2. 糖尿病 糖尿病影响高血压发病的机制主要包括以下几点。

(1)血管壁结构和功能改变:糖尿病患者的血管壁发生结构和功能改变,如内皮细胞损伤、一氧化氮生物利用性下降等。这些改变影响血管弹性和舒张功能,增加血管阻力,导致血压升高。

(2)炎症和氧化应激:糖尿病患者血液中的炎症因子和氧化应激物质水平增加,直接影响血管内皮细胞正常功能,导致血管内皮炎症反应,血管壁损伤,加重高血压发病。

(3)RAAS 激活:糖尿病患者中 RAAS 常处于过度激活状态,导致肾小管对钠的重吸收增加,引起水分潴留,增加血容量,导致高血压发病。

(4)糖脂代谢异常:糖尿病患者常伴随脂质代谢异常,包括高脂血症和胰岛素抵抗。这可能导致脂质在动脉壁内沉积,形成动脉粥样硬化,增加血管阻力,引发高血压。

(三)个体因素

1. 年龄增长 年龄增长是高血压的独立危险因素。

(1)血管弹性下降:随着年龄增加,血管壁逐渐失去弹性,形成动脉硬化,导致血管阻力增加,从而血压升高。

(2)血管内膜损伤和炎症:随着年龄增加,血管内膜可能会遭受长期的损伤和炎症,形成动脉粥样硬化,从而导致血压升高。

(3)肾功能下降:随着年龄增加,肾脏功能下降,对水分和电解质的调节能力减弱,导致水分潴留和血容量增加,影响血压稳定性。

(4)激素水平变化:随着年龄增加,一些激素的分泌可能发生变化,如 RAAS 活性增加,引起水钠潴留,增加血容量,从而升高血压。

2. 性别差异 男性和女性的高血压发病率存在差异。一般而言,在中年期(40~50岁)男性比女性更容易患上高血压,这是由于男性在这个阶段更容易积累心血管疾病的危险因素,如高脂血症和糖尿病。在围绝经期后,女性的高血压发病率开始迅速上升,并且在60岁之后,女性的高血压患病率通常高于同龄男性。这与女性围绝经期激素变化有关。在患高血压相关的并发症上,男性易患心肌梗死,而女性更易患脑卒中和心力衰竭。

3. 饮食

(1)钠盐摄入过多:不同地区的人群血压水平和高血压的患病率与钠盐平均摄入量呈显著正相关。虽然同一地区的人群中血压水平与摄盐量并不完全相关,但摄盐过多导致血压升高主要见于对盐敏感的人群。

(2)钾摄入不足:钾摄入量与血压呈负相关,低钾饮食可能导致血压升高。

(3)高蛋白质摄入:高蛋白质摄入属于升压因素,可能增加高血压风险。

(4)饱和脂肪酸摄入过多:饱和脂肪酸主要来源于动物性食品,如肉类、全脂乳制品和某些植物油(如椰子油、棕榈油)。长期摄入过多饱和脂肪酸,可能导致血脂异常,从而增加心血管疾病风险,包括升高血压。

(5)叶酸缺乏:叶酸缺乏导致血浆同型半胱氨酸水平增高,与高血压发病呈正相关。

4. 吸烟 吸烟可使交感神经末梢释放去甲肾上腺素而使血压升高;同时,还可通过吸烟时产生的氧化应激反应破坏一氧化氮的生物活性,使其介导的血管舒张功能受损,从而引起血压升高。

此外,老年人的生活习惯和健康状况也可能影响高血压水平。例如,缺乏运动、过量饮酒等不良生活习惯都可能导致血压升高。

(四)环境因素

城市脑力劳动者高血压的患病率通常超过体力劳动者;从事精神紧张度高的职业发生高血压的可能性较大;长期生活在噪声环境中,听力敏感性减退的患者,高血压的患病率也可能增加。

三、临床表现

1. 头痛和眩晕 高血压可能引起头痛、头晕和视物模糊等症状,尤其是在血压迅速升高时。这些症状通常是由于血管痉挛或病理性改变导致的。

2. 心血管系统疾病 心血管是高血压的主要靶器官。患者可能出现心悸、胸闷、心绞痛等症状。长期未控制的高血压可导致心肌肥厚、心力衰竭、冠状动脉疾病等并发症。

3. 视网膜改变 高血压可引起视网膜动脉硬化、出血和渗出,甚至导致视网膜病变,对眼部造成损害。检查眼底可发现狭窄的动脉、出血点和视网膜水肿。

4. 肾脏受损 高血压引起的肾小动脉病变可导致肾小球硬化,患者可能出现蛋白尿、血尿等肾功能异常表现,最终发展为慢性肾脏疾病。

5. 神经系统症状 长期高血压可对中枢神经系统产生影响,引起认知功能下降、记忆力减退等神经系统症状。高血压也是脑卒中的主要危险因素,患者可出现头晕、言语不清等症状。

6. 周围血管病变 高血压可导致周围血管病变,引起下肢动脉硬化、间歇性跛行等症状。患者可感到肢体冰冷、无力和疼痛等。

7. 无症状性 高血压有时没有明显症状,许多患者可能长时间未察觉到高血压存在,因此定期测量血压非常重要。

四、诊断依据和评估

(一)诊断依据

高血压的诊断主要基于多次血压测量,并结合患者的临床特征。以下是高血压的诊断依据。

1. 多次测量 高血压的诊断通常需要非同日三次以上测量血压,以避免单一测量的误差。

2. 测量方法 患者于安静环境中,处于静息状态10min后进行,被测手臂位于心脏水平。使用标准血压袖带,确保袖带大小适当。

3. 高血压标准 根据世界卫生组织和国际高血压联盟的定义,成人静息状态下收缩压(systolic blood pressure,SBP)≥140mmHg和/或舒张压(diastolic blood pressure,DBP)≥90mmHg可被诊断为高血压。

4. 24h动态血压监测 诊断高血压的标准为24h平均收缩压/舒张压≥130/80mmHg,或白天血压≥135/85mmHg,或夜间血压≥120/70mmHg。

5. 排除继发性高血压 在诊断原发性高血压时,需要排除继发性高血压的可能,包括肾脏疾病、内分泌疾病和其他潜在的引起高血压的原因。

6. 定期监测 一旦确诊为高血压,患者应接受定期的血压监测,以评估治疗效果和调整治疗计划。

(二)健康评估

1. 血压测量 定期测量血压是评估老年高血压的首要手段。

2. 24h动态血压监测 对于存在"白大衣高血压"情况的患者,24h动态血压监测有助于了解患者在日常活动中的血压变化,减少误诊。

3. 家庭血压监测 鼓励老年高血压患者在家中进行定期血压监测,这有助于了解患者的日常情况,并作为治疗决策的参考。

4. 患者评估 对老年高血压患者进行全面评估,包括病史、家族史、生活方式和潜在的高血压并发症风险。考虑到老年患者的特殊情况,评估还应包括认知功能、情绪状态和社会支持等方面。

5. 实验室检查 包括血常规、尿常规、肾功能、血脂水平等。这有助于评估高血压对全身的影响,并排除继发性高血压的可能性。

6. 心电图 心电图是评估心脏功能的重要工具,可检测心律失常、左心室肥厚等情况。老年患者常伴随多种心血管疾病,因此心电图对于综合评估至关重要。

7. 超声心动图 超声心动图用于评估心脏结构和功能,包括心腔大小、射血分数、瓣膜功能等。这对于确定高血压是否引起心脏的结构和功能改变非常有帮助。

8. 眼底检查 有助于评估高血压对视网膜的影响,检测动脉硬化、出血和渗出等病变。

9. 尿蛋白定量 有助于评估肾功能。

五、健康管理

(一)居家管理

家庭成员为老年高血压患者提供健康管理服务包含以下内容:

1. 建立健康档案 家庭成员帮助老年患者建立详细的健康档案,包括病史、用药情况、过往检查等,方便及时了解患者的健康状况。

2. 定期测量血压　家庭成员需学会正确使用血压计,定期为老年患者测量血压,建立血压监测记录,及时发现异常。

3. 药物管理和用药提醒　帮助患者管理药物,确保按时按量服用,并设置用药提醒,防止漏服或重复用药。

4. 生活方式调整　共同制订健康的生活方式,包括合理饮食、适度运动、戒烟戒酒等,鼓励患者积极参与。

5. 心理支持　给予患者心理支持,鼓励患者积极面对治疗,减轻心理负担。

6. 监测体征变化　关注患者的体征变化,包括体温、脉搏、心率等,及时发现异常并向医生报告。

7. 社交活动和支持　组织患者参与社交活动,建立支持团体,促进患者与他人交流,减轻患者的孤独感。

8. 定期复诊　协助患者定期复诊,确保患者及时接受专业的医疗服务。

9. 应急预案　制订应急预案,包括紧急联系人、就医路线等,以便在紧急情况下迅速采取行动。

10. 健康教育　提供高血压相关的健康教育,帮助患者了解病情、治疗方案和自我管理的重要性。

11. 定期评估和调整计划　定期评估健康管理计划的效果,根据实际情况调整治疗计划。

12. 社区资源利用　积极利用社区资源,参与社区健康活动,获取更多关于老年高血压管理的信息和支持。

通过家庭成员和患者的共同努力,实施全面的老年高血压居家管理,有效提高生活质量,降低并发症发生风险。

（二）社区管理

社区基层医疗服务机构为老年高血压患者提供健康管理服务包含以下几个方面。

1. 健康宣教和预防　提供高血压相关的健康宣教,包括饮食控制、适度运动、戒烟戒酒等预防措施,增强老年人对高血压的认知。

2. 定期体检和血压监测　定期组织老年高血压患者进行体检,包括血压监测、血常规、肾功能等项目,早期发现问题并进行干预。

3. 建立慢性病管理档案　为每位老年高血压患者建立健康档案,记录病史、用药情况、体征变化等信息,方便医护人员进行全面管理。

4. 多学科协同　促进内科医生、护士、社工等多学科协同合作,形成整体化的医疗服务,满足老年患者的多方面需求。

5. 康复服务　提供康复服务,包括生活方式干预、体育锻炼指导,帮助老年高血压患者恢复身体功能,提高生活质量。

6. 家庭医生团队　建立家庭医生团队,负责老年高血压患者的全程健康管理,提供连续性的医疗服务。

7. 用药管理　定期审核患者用药情况,提供用药指导,确保患者按时按量用药,减少药物副作用。

8. 远程医疗服务　利用互联网技术,提供远程医疗服务,包括在线咨询、远程血压监测等,方便老年患者在家中获取医疗支持。

9. 社区活动和支持团体　组织高血压患者参与社区活动,建立支持团体,提供情感支持和交流平台,增强患者的社会支持力度。

10. 健康档案智能化管理 借助信息技术,实现老年高血压患者健康档案的智能化管理,提高信息共享和管理效率。

11. 预约挂号服务 提供便捷的预约挂号服务,减少患者等待时间,提高就诊效率。

社区基层医疗服务机构通过以上多方位的健康管理服务,能够更好地满足老年高血压患者的需求,实现早期干预、规范治疗、全程管理的目标。

（三）医院管理

医院为老年高血压患者提供健康管理服务包含以下几个方面。

1. 医生

（1）通过详细的病史、体格检查和实验室检查,全面评估老年高血压患者的健康状况,制订个体化的治疗方案。

（2）定期随访患者,监测血压变化,评估治疗效果,并根据需要调整治疗方案。

（3）选择合适的药物治疗,监测患者的药物反应和副作用,根据患者的个体差异进行调整。

2. 科室

（1）不同科室的医疗团队应协同合作,包括内科、心血管科、神经科等,以提供全面的医疗服务。

（2）设立老年高血压专科门诊,由专业医生和护理团队提供综合服务。

3. 学科 为医生提供持续的高血压治疗方面的培训,确保医疗团队掌握最新的治疗方法和科研进展。

4. 治疗

（1）根据患者的年龄、合并症、药物耐受等因素,选择合适的抗高血压药物,权衡治疗效果和副作用。

（2）强调健康的生活方式,包括饮食、运动、戒烟戒酒等。

5. 康复 针对老年高血压患者的康复需求,制订个性化的康复计划,包括体育锻炼、康复训练等。

6. 互联网医疗

（1）利用互联网平台提供远程血压监测服务,方便患者随时随地监测血压。

（2）建立在线健康管理平台,为患者提供健康教育、用药提醒等服务,提高患者的自我管理水平。

通过以上多角度的综合性健康管理,医院能够更好地为老年高血压患者提供全方位的医疗服务,提高治疗效果。

第二节 冠 心 病

导入案例

李某,男,75岁,退休教师,平时喜欢阅读和散步。近年来,随着年龄增长,偶尔出现胸闷和气短,特别是在进行体力活动或情绪激动时。最近一次在社区组织的健康检查中,李某的心电图显示有心肌缺血的迹象,且血压和血脂均高于正常值。经过进一步专业检查,他被确诊为冠心病。

请思考：
1. 如何帮助老年冠心病患者有效调整生活方式？
2. 如何对老年冠心病患者进行心理支持？
3. 如何促进老年冠心病患者的社会融入和康复？

一、概述

（一）冠心病的概念

冠心病是指因冠状动脉粥样硬化造成心脏供血动脉狭窄、供血不足而引起的心肌功能障碍和器质性改变的疾病。动脉硬化是指冠状动脉内层逐渐堆积胆固醇、脂肪和其他物质，形成斑块，随着时间的推移逐渐增大。这些斑块可导致冠状动脉狭窄，甚至阻塞，使心脏的血液供应减少直至完全停止，导致心绞痛、心肌梗死等心血管事件的发生。

随着年龄增加，老年人往往伴随多种慢性疾病，如高血压、高胆固醇和糖尿病等，这些因素相互交织，使冠心病的风险进一步升高。此外，老年冠心病的症状表现可能不典型，例如仅出现轻度的疲劳和呼吸急促，这使得早期诊断变得更加复杂。

在老年冠心病的管理中，深入了解冠心病的临床表现、诊断和治疗是实现有效预防和管理的基础。健康管理需要制订更为细致、全面的策略，提供针对性更强的医疗保健服务，以满足老年冠心病特有的医疗需求。

（二）流行病学

冠心病是全球范围内最主要的致死疾病之一，每年导致数百万人死亡。发展中国家的冠心病负担相对更重，但工业化国家也存在显著的健康不平等现象。《中国心血管健康与疾病报告 2023》显示，我国心血管疾病患病率持续上升，患病人数已达 3.3 亿，其中冠心病患者超过 1 100 万。随着人口老龄化和生活方式的改变，冠心病的发病率、病死率均呈上升趋势，这对我国各级医疗卫生机构为老年冠心病患者提供良好的健康管理方案提出了新的挑战。

二、致病因素

1. **饮食**　饮食是影响动脉硬化的关键因素之一。高胆固醇饮食，特别是过度摄入饱和脂肪酸和胆固醇的食物，如油炸食品等，直接与动脉粥样硬化的形成相关。此外，高盐饮食与高血压的发生有关，从而增加了冠心病风险。过量摄入高糖食品与代谢综合征和糖尿病的发生紧密相连，间接导致动脉硬化的恶化。

2. **吸烟**　吸烟是冠心病的重要危险因素。烟草中的尼古丁和其他有害物质可引发动脉内皮损伤和炎症，促使动脉粥样硬化的形成。此外，吸烟会导致血管痉挛，增加心脏负担，进一步加速动脉硬化的进展。因此，戒烟被认为是预防和治疗冠心病的重要手段之一。

3. **脂质代谢紊乱**　随着年龄增加，机体的代谢逐渐减缓，脂质代谢紊乱的风险增加。血清总胆固醇（total cholesterol，TC）增高，低密度脂蛋白胆固醇（LDL-C）增高或高密度脂蛋白胆固醇（HDL-C）降低均可增加冠心病的发病风险，其中 LDL-C 是动脉粥样硬化斑块的重要成分，LDL-C 增高也是致病的核心因素。

4. **高血压**　血压升高、脉压增大与冠心病的发生关系密切，如血压升高可损伤血管壁，促进动脉粥样硬化形成。

5. **老化**　老年人心血管系统老化表现为心肌减少和心脏瓣膜退行性改变。心肌减少

笔记栏

导致心脏泵血功能下降,心脏瓣膜老化导致瓣膜狭窄或关闭不全。这些结构和功能的改变使得老年人更容易受到冠状动脉硬化的影响,增加冠心病风险。

6. 社会心理因素 老年人往往面临更多的心理和社会压力,如长期的精神紧张、抑郁和焦虑等。这些因素可能通过激活炎症过程、干扰血栓形成等机制,对心血管系统产生负面影响。

三、临床表现

冠心病是一种由冠状动脉供血不足引起的心脏疾病,其临床表现主要涉及心绞痛和心肌梗死两个类型。心绞痛通常表现为胸痛或胸闷感,常伴随激动、体力活动或情绪波动而发作。这是由于冠状动脉狭窄或阻塞导致心肌供血不足,引起心肌缺血的结果。心绞痛发作时,患者可感到胸部沉重、压迫感,有时辐射至左臂、颈部、下腭等部位。严重时,心绞痛可能演变为心肌梗死,这是由于冠状动脉完全阻塞导致心肌缺血坏死。心肌梗死常表现为突发性、剧烈的胸骨后或心前区压榨性疼痛,这种疼痛可能持续较长时间,甚至数小时,且休息或服用硝酸甘油后不能缓解;部分患者可能仅表现为胸闷、气短或胸部不适。

老年人由于存在多种潜在的健康问题,临床表现可更为复杂、不典型,如疲劳、呼吸急促、晕厥等,而非典型胸痛。这增加了冠心病的诊断难度。同时,老年人的心肌弹性减退,心脏适应能力降低,心绞痛的发作可能较为隐匿,不如年轻患者明显。此外,老年人往往伴随其他慢性疾病,如高血压、糖尿病等,这些病症的相互影响可掩盖冠心病的表现。

因此,对老年冠心病患者的临床观察和诊断需要更加细致入微,包括全面的体格检查、心电图、心脏超声等多方面评估,以充分了解患者的整体状况。

四、诊断依据和评估

(一)诊断依据

1. 病史 了解患者是否有冠心病的高危因素,如长期食用高热量、高糖、高饱和脂肪酸等食物,不经常运动,吸烟或接触"二手烟",有血脂异常、糖耐量异常、超重或肥胖现象,或患高脂血症、高血压、糖尿病等情况。

2. 临床表现 患者可能出现不同程度的临床表现,如心悸、胸痛、胸闷、喘憋等。部分患者可能合并神经病变,典型症状不明显。

3. 心肌损伤标志物检查 通过检查心肌损伤标志物,如肌钙蛋白、肌酸激酶同工酶等,判断是否存在心肌损伤及损伤的严重程度。

4. 心电图检查 可明确是否存在心肌缺血、梗死等情况。

5. 影像学检查 心脏彩超:了解心脏结构、功能及室壁运动情况。冠状动脉计算机体层血管成像(CTA):通过造影剂显示冠状动脉情况,明确病变部位、范围、严重程度,并为进一步检查或制订治疗方案提供依据。冠状动脉造影:是冠心病确诊和治疗的主要方法。

此外,老年人由于生理功能减退,可能合并多种疾病,因此在诊断冠心病时,还需要考虑与其他疾病的鉴别诊断,如心力衰竭、心律失常、心肌病等。同时,老年人在接受冠心病诊断和治疗时,也需要特别关注其身体状况和合并症,制订个性化的治疗方案。

(二)健康评估

1. 病史评估 详细询问患者的冠心病病史,包括既往心绞痛、心肌梗死等发作情况;评估患者是否存在冠心病高危因素;了解冠心病、心肌梗死等心血管疾病的家族史。

2. 临床表现评估 评估患者冠心病的症状,如心绞痛、胸闷、气短等,以及症状的频率、持续时间和诱发因素。观察患者的心率、心律、血压等生命体征,了解心脏功能状态。

3. 生理功能评估 通过心电图、心脏彩超等辅助检查,评估患者的心肌缺血、心室壁运动异常等情况。进行冠状动脉造影或计算机体层血管成像检查,明确冠状动脉狭窄的程度和范围,为治疗提供依据。

4. 生活质量和心理状态评估 使用生活质量评估量表,了解患者的生活质量、活动能力和社交功能等。评估患者的心理状态,如焦虑、抑郁等情绪问题,为心理干预提供依据。

5. 风险评估 根据患者的病史、临床表现和辅助检查结果,进行冠心病的风险评估。评估患者是否存在其他慢性疾病或并发症,如心力衰竭、心律失常等,为综合治疗提供参考。

6. 治疗需求评估 根据患者的病情严重程度和治疗需求,制订个体化的治疗方案,包括药物治疗、介入治疗和手术治疗等。评估患者的治疗意愿和配合程度,为治疗方案的顺利实施提供保障。

7. 健康教育和康复指导 根据患者的病情和康复需求,提供个性化的健康教育和康复指导,如饮食调整、运动锻炼、心理调节等。鼓励患者积极参与自我管理,提高健康素养和生活质量。

五、健康管理

（一）居家管理

居家管理在为老年冠心病患者提供健康管理服务方面发挥着至关重要的作用。

1. 建立健康档案 家庭成员可以协助患者整理和更新健康档案,包括就医记录、用药情况、体检报告等,以便医生更好地了解患者的健康状况。

2. 饮食管理 共同制订营养均衡的饮食计划,限制高胆固醇、高盐和高脂肪食物的摄入,促进患者的心血管健康。此外,控制饮食中的糖分,对于合并糖尿病者具有重要意义。

3. 定期监测生命体征 通过测量血压、心率、体重等指标,了解患者的生理状况,及时发现异常。对于老年冠心病患者来说,稳定的生命体征是保持心血管系统稳定的基础。

4. 药物管理 家庭成员需要确保患者按时、按量、按医嘱服药,监测药物的副作用和疗效,及时向医生报告。此外,对于服用多种药物者,还需协助患者建立良好的用药习惯,避免药物相互作用和滥用。

5. 心理支持 老年冠心病患者往往伴有心理问题,家庭成员的关心和支持对于缓解这些问题具有积极作用。通过与患者建立沟通渠道,关注患者的情绪变化,提供良好支持。

6. 定期的康复锻炼 在医生的指导下,家庭成员可以帮助患者进行适度锻炼,以促进身体康复和心血管系统健康。

（二）社区管理

1. 建立完善的健康档案 社区卫生服务中心和基层医疗机构应收集患者的详细病史、药物使用情况、家庭状况等信息,建立电子健康档案,以便随时了解患者的健康状况和治疗进展。

2. 定期进行健康评估 通过监测血压、血糖、血脂水平等指标,医护人员能及早发现患者的生理变化,制订相应的干预计划。对于老年患者,心理健康的评估也是重要一环,因为心理状态与冠心病的发展密切相关。

3. 健康教育 通过定期举办健康讲座、分发健康教育材料,帮助患者和家属更好地理解老年冠心病的病因、症状及预防措施。重点强调生活方式的干预,包括合理膳食、适量运动、戒烟限酒等,以降低患者的心血管风险。

4. 药物管理 社区和基层卫生机构应确保患者按时服药,并监测药物的疗效和副作用。在患者需要的情况下,可为患者提供药物配送服务,提高依从性。

5. 建立定期的随访制度 通过电话、门诊或家访等方式,及时了解患者的健康状况,解答其疑虑,调整治疗方案。这有助于建立医患沟通的桥梁,增强患者对健康管理的参与度。

（三）医院管理

1. 建立全面而个体化的健康评估 通过详细的病史采集、全面的体格检查以及必要的实验室检查,医生能够全面了解患者的身体状况、疾病危险因素和慢性病史。为后续的健康管理计划奠定基础。

2. 药物治疗的评估和调整 老年冠心病患者通常同时患有多种慢性病,需要长期服用多种药物。医生应仔细评估患者的药物组合,确保药物之间的相互作用最小化,同时保证疗效。对于老年人来说,药物治疗个体化尤为重要,需要综合考虑患者的年龄、肾功能、代谢情况等因素。

3. 心脏康复计划 包括定期的运动训练、饮食指导、心理支持等多方面服务。对于老年人来说,心脏康复不仅有助于改善心血管功能,还可提高生活质量。医院通过开展心脏康复课程,帮助患者合理制订锻炼计划,并提供专业的饮食建议,全面促进患者的康复过程。

4. 健康教育 医院应为患者提供关于疾病管理、生活方式调整、药物使用等方面的信息。通过定期的健康教育讲座、个体化咨询,帮助患者更好地了解疾病,掌握自我管理技能,提高对健康的责任心。

5. 定期的随访和监测 医生需要与患者建立长期的合作关系,通过定期随访了解患者的病情、生活方式以及药物的依从性等情况,以便及时调整治疗方案。

第三节 脑 卒 中

导入案例

张某,男性,72 岁,退休前是一名教育工作者。最近,突然出现右侧肢体无力、口齿不清等症状。家人迅速送医,经过检查,张某被确诊为脑卒中,左侧脑半球主要受累。脑卒中给他的生活带来了巨大变化,导致其不能够独立行走,语言表达能力也受到影响。

张某因为行动不便,无法独自完成日常生活活动,对此感到沮丧和失落。同时,脑卒中还带来了沟通上的障碍,使得他与家人和朋友的交流变得困难,加重了他的孤独感。

在康复过程中,张某接受了康复医学团队的综合治疗,包括物理治疗、言语治疗和作业治疗。物理治疗旨在帮助他恢复肢体功能,提高行走能力;言语治疗有助于改善他的语言表达能力,使得沟通更加顺畅;作业治疗则帮助他重新适应日常生活,提高自理能力。

请思考:

1. 脑卒中康复过程中,患者及其家人面临的主要挑战是什么? 他们是如何应对的?

2. 脑卒中康复的长期性对于老年患者有哪些影响?

3. 康复团队应采取哪些措施来支持患者的心理康复?

一、概述

(一)脑卒中的概念

脑卒中,俗称中风,是一种由于脑部血管突然破裂或因血管阻塞导致血液不能流入大脑而引起脑组织损伤的疾病。这种损伤可能是局灶性的,也可能是整体性的,会对患者的神经系统功能造成严重影响。脑卒中主要分为两大类型:缺血性脑卒中和出血性脑卒中。缺血性脑卒中是由于脑部供血动脉发生狭窄或闭塞,导致脑部供血不足,进而引发脑组织坏死;出血性脑卒中则是由脑血管突然破裂而导致的脑组织损伤。脑卒中具有发病率、致残率、复发率和病死率高的特性,是我国居民的主要死亡原因之一。脑卒中是一种严重的脑血管疾病,对老年人的健康构成严重威胁。从老年健康管理专业的角度来看,加强脑卒中的预防和治疗,对于提高老年人的生活质量,降低脑卒中的发病率和死亡率具有重要意义。

(二)流行病学

脑卒中作为一种常见而严重的脑血管疾病,在我国老年人群中日益引起广泛关注。据国家卫生健康委员会的统计数据显示,我国 60 岁以上人口中每年发生脑卒中的患者数量占比显著增加。全球疾病负担(global burden of disease,GBD)研究结果显示,2019 年我国新发卒中 394 万例,卒中患者达到 2 876 万例,卒中死亡人数为 219 万例;发病率为 145/10 万,患病率为 1 256/10 万。《中国卫生健康统计年鉴 2020》显示,2019 年我国农村居民卒中粗死亡率为 158.63/10 万,城市居民卒中粗死亡率为 129.41/10 万。

二、致病因素

1. **动脉粥样硬化** 是最常见的致病因素。动脉粥样硬化,即血管壁内层的胆固醇和钙质沉积形成动脉斑块,导致血管狭窄或阻塞。其他包括心脏病变,如心房颤动导致的血栓形成,以及大血管的血栓形成或栓塞等。

2. **高血压** 可引起脑动脉破裂出血,导致脑组织损伤。

3. **遗传因素** 在一定程度上影响脑卒中的发病风险,某些基因变异与脑卒中的易感性相关。

4. **其他** 如吸烟、酗酒、高脂血症、糖尿病等生活方式和代谢因素也是脑卒中的危险因素。这些因素可引起血管损伤、炎症反应,增加动脉斑块形成的风险。

三、临床表现

1. **缺血性脑卒中** 患者常出现突发性的面瘫、言语不清、肢体无力等。这些表现常是局部的,出现在脑卒中受累的脑部特定区域,其程度取决于缺血程度和脑部受损的具体位置。有些患者可能还会经历突发的视觉障碍、平衡失调或晕倒等表现。对于缺血性脑卒中,早期的急救和治疗至关重要,以最大限度减少脑组织损伤。

2. **出血性脑卒中** 患者通常表现为剧烈的头痛、恶心、呕吐等全身症状,同时还伴有局部神经功能障碍,如肢体活动障碍、感觉丧失等。由于出血性脑卒中导致脑组织直接受损,其症状常较缺血性脑卒中严重。

老年脑卒中患者的临床表现特点应予以重视。首先,临床表现不典型,因为老年人通常伴有多种慢性疾病,如高血压、糖尿病等,这些疾病可能影响脑卒中的临床症状。其次,老年人在脑卒中后更容易出现认知功能障碍,如记忆力减退、思维迟缓等,这增加了康复难度。最后,老年脑卒中患者的运动障碍也可能更为显著,难以进行康复训练,恢复期较长。同时,老年患者的生理状态较为脆弱,更容易出现并发症,如肺部感染、深静脉血栓等,对医疗团队提出了更高的要求。除此之外,患者在康复过程中,还需关注其心理健康。他们可能面临更多的心理压力,包括对失去独立生活能力的恐惧和对未来的担忧。因此,在老年脑卒中的健康管理中,不仅需要关注其身体症状,还需要综合考虑其心理和社会层面的需求。

四、诊断依据和评估

(一)缺血性脑卒中的诊断依据

1. 临床症状　突然出现脑功能损伤症状,如言语障碍、吞咽障碍、运动障碍等,特别是当这些症状在短时间内迅速恶化时,应高度怀疑缺血性脑卒中。

2. 神经系统查体　可发现神经系统损伤体征,如肌力下降、感觉异常、出现病理反射等。这些体征对于缺血性脑卒中的诊断具有重要价值。

3. 影像学检查　头颅 CT 和 MRI 是诊断脑卒中的关键工具。CT 检查可迅速发现出血性脑卒中,但对于缺血性脑卒中的灵敏度较低。MRI 则能更准确地显示缺血性脑卒中病灶,包括新发脑梗死和脑缺血表现。

4. 实验室检查　血浆 D- 二聚体升高等凝血指标异常可能提示缺血性脑卒中的发生。此外,血糖、血脂、血压等指标的检测也有助于评估老年人的整体健康状况和缺血性脑卒中的风险。

5. 流行病学调查　了解老年人的生活习惯、家族病史、既往疾病史等流行病学信息,有助于识别缺血性脑卒中的高风险因素,如肥胖、高血压、糖尿病、冠心病等。

6. 血管评估　通过脑血管造影、计算机体层血管成像或磁共振血管成像等检查,可以了解老年人脑血管的病变情况,如动脉狭窄、闭塞或扭曲等,从而更准确地评估缺血性脑卒中的风险。

(二)出血性脑卒中的诊断依据

1. 临床症状　突发的严重头痛,通常与以往头痛的性质不同;恶心和呕吐;意识水平改变,如嗜睡、昏迷;肢体无力或麻木;言语不清或理解困难;视力问题,如复视或视野缺损等。

2. 神经系统查体　可能出现脑膜刺激征,如颈项强直;特定的神经定位体征,如偏瘫、感觉障碍等。

3. 影像学检查　对于出血性脑卒中,头颅 CT 是首选的影像学检查方法,它能迅速、准确地显示出血的部位、大小和范围,为诊断提供重要依据;在某些情况下,如 CT 检查未显示出血但临床高度怀疑出血性脑卒中时,可进行头颅 MRI 检查。MRI 对于脑干和小脑区域的出血显示更为敏感。

4. 实验室检查　血液检查可能显示红细胞比容和血红蛋白水平升高,这通常是由脑出血后红细胞丢失引起的。凝血功能检查可能显示异常,但并非所有出血性脑卒中患者都会出现凝血功能异常。

5. 病史与风险因素　了解患者是否有高血压、糖尿病、高脂血症等脑卒中风险因素。询问患者是否有近期外伤、手术或使用抗凝药物等可能诱发出血性脑卒中的情况。

6. 其他诊断工具　在某些特殊情况下,如需明确血管病变情况或进行介入治疗时,可以进行脑血管造影检查。

(三)脑卒中的健康评估

1. 认知功能评估　老年患者在脑卒中后更容易出现认知功能障碍,如记忆力减退、注意力不集中等。通过认知功能评估,可以更好地了解患者是否存在认知损伤,有助于制订更全面的治疗和康复计划。

2. 病史和用药情况　老年患者通常伴有多种慢性疾病,如高血压、糖尿病、心脏病等。

详细了解患者的病史和用药情况,有助于确定患者的整体健康状况,为脑卒中的诊断提供更多线索。

3. 多模态影像学检查　老年患者的脑卒中可能伴随多种病变,如小血管病变、脑萎缩等。除了常规的头部 CT 和 MRI 检查外,可能需要进行更详细的影像学评估,如脑皮层 MRI、脑灰质体积测量等,以全面了解脑部结构和功能变化。

4. 心脏监测　心脏疾病是脑卒中的重要危险因素,心电图(electrocardiogram,ECG)等检查有助于检测心律失常、心房颤动等与脑卒中相关的心脏问题。

5. 血管评估　老年患者常伴有动脉硬化、高血压等血管病变,因此血管评估,包括颈动脉超声、脑血管超声等,有助于评估血管状况,为脑卒中的原因提供更多信息。

五、健康管理

(一) 居家管理

1. 提供心理支持　脑卒中患者可能面临情绪波动、焦虑和抑郁等心理问题,家属的耐心倾听和鼓励可以极大地缓解患者的心理负担,促进康复过程。

2. 协助患者进行日常生活活动　如洗漱、穿衣、进食等,鼓励患者尽可能地保持独立性。

3. 确保患者按时、规律地服药　家属可以帮助整理和监控药物的使用;协助患者参与医疗随访,了解康复进展,及时向医生反馈患者的身体状况。

4. 制订饮食计划　家属可以准备易于咀嚼和消化的食物,保障患者的饮食健康,确保患者获得充足的营养。

5. 协助患者进行康复锻炼　有助于提高康复效果。

6. 健康教育　积极获取有关老年脑卒中的健康信息,了解疾病特点和康复知识。

7. 与医疗团队合作　定期对患者的健康状况进行评估,并根据评估结果调整康复计划。家属的参与有助于更全面地了解患者需求,提供更有效的健康管理服务。

(二) 社区管理

1. 定期的家庭访视　社区医生可以深入了解患者的家庭环境、生活方式和康复需求。进行社区评估,了解社区资源和支持系统,为患者提供更全面的服务。

2. 健康教育活动　向老年居民普及脑卒中知识,通过宣传,使其树立脑卒中的预防观念,鼓励老年人积极参与体育锻炼、合理饮食和定期体检。

3. 康复护理服务　协助患者进行日常生活活动,如洗澡、穿衣、进食等。通过康复护理,帮助患者尽快恢复独立生活能力。

4. 药物管理　社区医生负责患者的药物管理,确保患者按时、规律地服药。定期随访,有助于监测药物疗效和及时调整治疗方案,防止并发症的发生。

5. 心理健康管理　关注患者的心理状态,提供社会支持和心理健康服务。

6. 团队合作　社区医疗服务机构建立多学科团队,包括医生、护士、康复师、社会工作者等,共同协作,为患者提供全方位的医疗服务。

7. 健康评估　社区医疗服务机构定期对患者进行健康评估,记录病史、用药情况和康复进展。有助于更好地跟踪患者的健康状况,及时调整健康管理计划。

(三) 医院管理

1. 为患者提供全面的健康管理服务　通过综合评估,全面了解患者的神经系统状态、认知功能和生活能力等方面。根据评估结果,考虑个体差异、康复目标和潜在并发症,为每位患者制订个性化的康复计划。

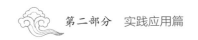

2. 康复治疗　通过物理治疗和作业治疗,帮助患者恢复肌肉力量、平衡和协调能力,提高日常生活活动水平,降低跌倒风险。对于言语障碍者,提供专业的言语治疗,包括言语理解、表达能力的训练,以及口腔肌肉功能的改善等,全面提升交流能力。

3. 认知康复　通过认知训练、记忆训练等,帮助患者提升认知功能水平,提高解决问题的能力,促进康复。

4. 饮食管理　专业的营养师可以为每位患者制订个性化的饮食计划,以满足其营养需求,促进康复。

5. 心理支持和治疗　老年脑卒中患者可能面临情绪问题和心理压力,通过提供心理支持和治疗,帮助他们积极应对情绪变化,提高康复的积极性。

第四节　糖　尿　病

一、概述

(一)糖尿病的概念

糖尿病(diabetes mellitus,DM)是由遗传和环境因素共同作用而引起的一组以慢性高血糖为特征的代谢性疾病。我国目前采用 WHO 1999 年的病因学分型体系,将糖尿病分为 1型、2 型、其他特殊类型和妊娠糖尿病,因胰岛分泌和 / 或作用缺陷导致碳水化合物、蛋白质、脂肪、水和电解质等代谢紊乱。2 型糖尿病在老年人群中更为流行。

(二)糖尿病的流行病学

随着城市化进程加快,生活方式改变及人口老龄化,糖尿病的患病率正呈快速上升趋势,成为继心脑血管疾病、肿瘤之后另一个严重危害人类健康的慢性非传染性疾病。国际糖尿病联盟发布的数据显示,截至 2021 年,全球成年糖尿病患者约为 5.37 亿,我国成年糖尿病患者约为 1.41 亿。

二、发病原因

2 型糖尿病是由遗传因素及环境因素共同作用而引起的多基因遗传病。环境因素包括内环境和外环境,内环境是机体内生理环境,主要包括年龄、肥胖、免疫异常等;外环境主要包括饮食、病毒、化学毒物等。胰岛素抵抗与 2 型糖尿病的发生密切相关。

三、临床表现

2 型糖尿病多起病隐匿,症状相对较轻,半数以上患者可长期无任何症状,常在体检时发现血糖升高。随着病程进展,会出现各种急、慢性并发症。

(一)代谢紊乱综合征

多尿、多饮、多食和体重减轻为糖尿病的典型症状。患者常伴有皮肤瘙痒,四肢酸痛、麻木,腰痛,性欲减退,便秘,视力模糊等。

(二)并发症

1. 急性并发症

(1)糖尿病酮症酸中毒(diabetic ketoacidosis,DKA):临床以高血糖、高血酮和代谢性酸中毒为主要表现。

(2)高血糖高渗状态(hyperglycemic hyperosmolar status,HHS):临床以严重高血糖、显著

增高的血清渗透压、明显脱水为特点,无明显酮症酸中毒,常有不同程度的意识障碍和昏迷。

(3)糖尿病乳酸酸中毒:表现为疲乏无力、厌食、恶心或呕吐、呼吸深大、嗜睡等,酸中毒表现明显;血、尿酮体不升高,血乳酸水平升高。

2. 慢性并发症

(1)糖尿病大血管病变:是糖尿病最严重和突出的并发症。主要表现为动脉粥样硬化,侵犯主动脉、冠状动脉、脑动脉、下肢动脉等,引起冠心病、缺血性脑血管病、高血压、下肢血管病变等。

(2)糖尿病微血管病变:是糖尿病的特异性并发症。主要危险因素包括病程长、血糖控制不良、高血压、血脂异常、吸烟等。病变可累及全身各组织器官,主要表现在视网膜、肾脏。

3. 感染　糖尿病患者中,泌尿系统感染最常见,如肾盂肾炎和膀胱炎,真菌性阴道炎常见于女性患者。

(三) 低血糖表现

对于非糖尿病患者来说,低血糖的诊断标准为血糖低于 2.8mmol/L,而糖尿病患者只要血糖水平 ≤3.9mmol/L 就属于低血糖范畴。常见诱因包括:不合理的胰岛素或降糖药物应用;未按时进食或进食过少;运动量过大;空腹饮酒;胰岛素瘤等疾病;胃肠外营养治疗等。临床表现呈发作性,多有肌肉颤抖、心悸、出汗、饥饿感、软弱无力、面色苍白、心率加快、四肢冰冷、精神不集中、思维和语言迟钝、头晕、嗜睡、视物不清、步态不稳、幻觉、躁动、易怒、性格改变、认知障碍、抽搐、昏迷等症状。老年糖尿病患者因常有自主神经功能紊乱,导致症状不明显,应特别注意观察夜间低血糖症状的发生。

四、诊断依据

典型病例根据"三多一少"症状,各种急、慢性并发症,结合实验室检查结果即可诊断。目前我国采用的是 WHO(1999)提出的糖尿病诊断标准(表 13-1)。

表 13-1　糖尿病诊断标准

诊断标准	静脉血浆葡萄糖水平 /(mmol·L⁻¹)
1. 典型糖尿病症状(多饮、多尿、多食、体重下降)+ 随机血糖检测	≥11.1
或	
2. 空腹血糖检测	≥7.0
或	
3. 葡萄糖负荷后 2h 血糖检测	≥11.1
无糖尿病症状者,需改日重复检查	

注:"空腹"是指至少 8h 没有热量摄入;"随机血糖"是指一天当中任意时间的血糖而不考虑上次进餐时间,不能用于诊断空腹血糖调节受损或糖耐量降低。

五、健康管理

(一) 居家管理

1. 居家管理方法　包括健康教育、同伴教育、情绪管理及角色管理等。

(1)健康教育:健康教育是提高患者居家管理能力以及获得知识来源的关键途径,糖尿病确诊后应立即施行。让患者在病情监测、控制血糖、运动锻炼过程中对待疾病的态度得到改善。可以通过网络知识平台等进行健康宣教,从病情发展的原因、机制、临床表现、治疗方法等方面进行宣传,从而使患者有效地控制血糖,减少并发症的发生。

(2)同伴教育:同伴教育是指具有相同经历或者社会地位的人相互间的教育和帮助,能有效提高患者的居家管理能力。同伴教育模式可以让同等经历的患者在社会支持水平和自我效能上得到提高。

(3)情绪管理及角色管理:糖尿病患者的主要压力来源有担心预后和费用、害怕并发症、怀疑治疗效果、畏惧疾病终身伴随,主要情绪有失望、愤怒、内疚、焦虑、恐惧等表现,有些人会出现自我价值感降低和自我形象紊乱。患者应及时寻求医务人员和家属的支持,帮助自己适应现阶段的角色,重新塑造自我价值观,使自己尽早恢复社会角色定位。

2. 居家管理工具　糖尿病自我管理教育与支持(diabetes self-management education and support,DSME/S)是指通过专业的教育和支持,帮助糖尿病患者学会居家管理疾病,提高居家管理能力,有效控制血糖水平,减少并发症的发生,提高生活质量。这种教育和支持通常由医疗机构、专业医务人员、糖尿病专科护士等提供。

居家管理处方是将 2 型糖尿病全方位居家管理所需的知识和技能以处方形式综合为一体的个体化教育管理工具,既是 DSME/S 的实践工具,也是 DSME/S 的支持形式之一。

为更好地开展 DSME/S 和推广居家管理处方,四川大学华西医院的袁丽和杨晓玲教授等人参考 Triangle 分层管理模型及《中国 2 型糖尿病防治指南》等资料,建立了一个糖尿病分层分级管理路径(表 13-2),以便高效管理患者,优化患者的转归。

表 13-2　糖尿病分层分级管理路径表

DSME/S 分级	DSME/S 内容
一级教育与支持	1. 门诊随访　首次半个月,以后每月 1 次
	2. 电话随访　频次 1、2、3、6 个月,针对患者 APP 记录内容进行反馈及答疑,并补充 APP 遗漏信息,调整或重新制订自我管理处方
	3. APP 管理　患者按照处方要求执行并记录血糖、饮食、运动、病情变化等信息,信息输入后由人工智能系统完成简单信息反馈,危急指标时预警并短信通知教育者处理。教育者每周查阅信息 1 次
	4. 行为管理　强化疾病知识,树立信念,发现患者存在的主要问题针对性解决,并与其协商初步建立行为改变的方案
二级教育与支持	1. 门诊随访　首次半个月,以后每 2 个月 1 次
	2. 电话随访　频次 1、3、6 个月,针对患者 APP 记录内容进行反馈及答疑,并补充 APP 遗漏信息,调整或重新制订自我管理处方
	3. APP 管理　患者按照处方要求执行并记录血糖、饮食、运动、病情变化等信息
三级教育与支持	1. 门诊随访　首次半个月,以后每 2 个月 1 次
	2. 电话随访　频次 1、6 个月,针对患者 APP 记录内容进行反馈及答疑,并补充 APP 遗漏信息,调整或重新制订自我管理处方
	3. APP 管理　患者按照处方要求执行并记录血糖、饮食、运动、病情变化等信息,信息输入后由人工智能系统完成简单信息反馈,危急指标时预警并短信通知教育者处理。教育者每周查阅信息 1 次
	4. 行为管理　维持健康行为,鼓励参与同伴教育

我国糖尿病教育起始于 20 世纪 90 年代初,但目前糖尿病教育和管理现状仍存在很多不足,如教育内容单调、讲者随意性强、缺乏系统评估和随访、教育与行为改变脱节、脱离患者需求等。《中国 2 型糖尿病自我管理处方专家共识(2017 年版)》(以下简称《共识》)的发

布,为中国糖尿病教育和管理提供了参考标准。该《共识》以规范糖尿病教育管理为目标,充分结合患者的个体化需求,选择合适的时机,量化居家管理的内容、目标和预期效果,旨在最终实现糖尿病患者的行为改变,减少慢性并发症,提高生活质量。中华医学会糖尿病分会糖尿病教育与管理学组开发了依托互联网智能管理系统的 2 型糖尿病居家管理电子处方,极大提高了糖尿病教育管理效率。

3. 居家管理处方的流程 基于已经建立的糖尿病分层分级管理路径,在患者首诊时即通过综合评估建档,按年龄、血糖、糖化血红蛋白、低血糖、居家管理行为、并发症等指标将患者分为高危层、中危层和平稳层,分别制订 DSME/S 的等级和不同层级的居家管理处方。若发现患者出现影响居家管理新的复杂因素、管理方案发生改变时,以及最终 6 个月管理结束时,需调整或重新制订居家管理处方。

有效的糖尿病管理,可以使患者的疾病得到不同程度的良好控制。政府部门以及医疗工作者可以根据地域、人口分布、患者群文化程度以及医疗从业环境等不同,尝试建立易于本地操作的管理模式,使卫生资源得到更合理的运用,提高疾病的控制水平,同时可将合理的管理模式推广至高血压、慢性阻塞性肺疾病等慢性非传染疾病领域,使更多患者受益。

（二）社区管理

社区卫生机构对患者进行管理和随访,确保糖尿病教育和治疗的有效落实,建立双向转诊体制,轻症患者由社区管理,重症患者转诊至三级医院,保证医疗资源的合理利用,避免医疗资源的浪费。

1. 向二级及以上医院转诊的标准

（1）诊断困难和特殊患者:初次发现血糖异常,临床分型不明确者。

（2）治疗困难:①原因不明或经基层医生处理后仍反复发生低血糖者;②血糖、血压、血脂长期治疗不达标者;③血糖水平波动较大,基层处理困难者;④出现严重降糖药物不良反应难以处理者。

（3）并发症严重:①糖尿病急性并发症:严重低血糖或高血糖(疑似为 DKA、HHS 或乳酸性酸中毒);②糖尿病慢性并发症的筛查、治疗方案的制订和疗效评估在社区处理有困难者;③糖尿病慢性并发症导致靶器官严重损害需要紧急救治者;④糖尿病足病情加重者。

（4）其他:医生判断患者需上级医院处理的情况或疾病时。

2. 转回基层医疗卫生机构的标准

（1）初次发现血糖异常,已明确诊断和确定治疗方案且血糖控制比较稳定。

（2）糖尿病急性并发症治疗后病情稳定。

（3）糖尿病慢性并发症已确诊、制订了治疗方案和疗效评估标准,且病情已得到稳定控制。

（4）其他经上级医疗机构医生判定可以转回基层继续治疗管理的患者。

3. 社区糖尿病分类管理方法 在社区管理中,根据老年糖尿病患者所面临的危险因素不同,可以简单进行分类管理。

（1）一般管理:即老年患者的参与性较高、自我控制力较好,对于社区医疗工作者的健康管理方案可以认真执行,能主动配合医生进行健康管理计划的调整和改进。

（2）互动管理:针对老年患者中具有很强的自主力,能通过科学的计划进行自我健康管理,并且能通过信息平台进行数据记录与分析,与医生合作进行自我健康管理。

（3）强化管理:针对那些病情较严重或配合度不高的老年患者实施。

4. 基层糖尿病管理流程 来源于《国家基层糖尿病防治管理指南(2018)》,适用于基层医疗卫生机构,包括社区卫生服务中心、乡镇卫生院、村卫生室等(图 13-1)。

笔记栏

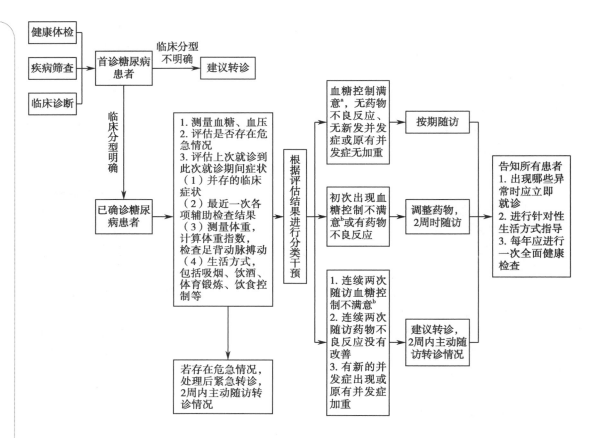

图 13-1 基层糖尿病健康管理流程图

注:a. 血糖控制满意为空腹血糖<7.0mmol/L,非空腹血糖<10mmol/L,糖化血红蛋白<7.0%;b. 血糖控制不满意为空腹血糖≥7.0mmol/L,非空腹血糖≥10.0mmol/L,糖化血红蛋白≥7.0%。

(三)医院管理

我国住院患者血糖管理分为科室管理模式、会诊管理模式和互联网管理模式。

1. 科室管理模式 由患者所在科室的医护人员、健康教育工作者、营养师、患者共同参与的血糖管理模式。这一模式适用于:①集中收治在内分泌科的患者及非内分泌科病区患者;②入院前血糖控制尚可,住院期间可继续入院前降糖方案的患者;③住院期间按照临床指南给予基础 - 餐时胰岛素注射方案,血糖容易达标的患者;④医师能按照临床指南规范使用并合理调整胰岛素方案的重症病区患者。

2. 会诊管理模式 血糖控制不良、临床状态特殊、降糖方案制订困难时,由内分泌科医师通过会诊方式参与血糖管理。在会诊管理模式中,有一种由内分泌科医生及糖尿病教育小组的护士组成核心管理团队,其他非内分泌科室的护士也参与其中共同管理住院血糖的会诊模式,称为糖尿病团队管理模式。此模式适用于:①住院期间按照临床指南使用及调整胰岛素治疗方案,但血糖仍不能达标的患者;②合并特殊情况的患者,包括进食不规律、需肠内营养、应激、带有糖尿病急性并发症、糖尿病妊娠、围手术期、合并使用糖皮质激素 / 免疫抑制剂等情况。

3. 互联网管理模式 即住院患者互联网管理系统与患者血糖监测数据管理系统相结合,使院内任何科室的糖尿病患者都能及时接受医护的远程系统指导,包括糖尿病教育、血糖监测及治疗方案的制订与调整等。该模式适用于:已纳入系统管理且录入信息准确、能配合医护治疗方案执行的患者。互联网管理模式通过对患者连续的主动的个性化服务与管理,实现了院内内分泌科与非内分泌科血糖管理无缝衔接,是未来极具前景和应用推广价值的住院血糖管理模式。

第五节　慢性阻塞性肺疾病

一、概述

(一)慢性阻塞性肺疾病的概念

慢性阻塞性肺疾病(chronic obstructive pulmonary disease,COPD)是一种以持续存在的气流受限为特征,以逐渐进展的咳嗽、咳痰、气急为主要临床表现的呼吸系统常见疾病。与肺部对香烟烟雾等有害气体或有害颗粒的异常炎症反应有关。主要累及肺脏,但也可引起全身(或称肺外)不良反应。

(二)慢性阻塞性肺疾病的流行病学

慢性阻塞性肺疾病是呼吸系统的常见病和多发病,患病率和病死率均居高不下。据统计,我国约有1亿慢性阻塞性肺疾病患者,60岁及以上人群中患病率已超过27%,70岁及以上的老年人患病率高达35.5%。在我国,慢性阻塞性肺疾病是导致慢性呼吸衰竭和慢性肺源性心脏病最常见的病因。因肺功能进行性减退,严重影响患者的劳动力水平和生活质量,造成巨大的社会和经济负担。

二、发病原因

1. 遗传因素　遗传和环境可以影响易感性,患有严重慢性阻塞性肺疾病父母的吸烟子女们出现气流受限概率高。遗传性α-1抗胰蛋白酶缺乏是记录最详尽的遗传因素。

2. 年龄　随着年龄增长,呼吸系统结构改变和功能退化可以导致慢性阻塞性肺疾病的发生。从病理表现来看,气道和肺实质的老化与慢性阻塞性肺疾病相关的结构改变相似;并且随着有害物质长期积累,本病的发生概率亦随之增大。

3. 颗粒暴露

(1)吸烟:是慢性阻塞性肺疾病最常见的危险因素。相较非吸烟者,吸烟者的呼吸道症状及肺功能异常发生率更高,肺功能下降速度更快,罹患本病后病死率更高。

(2)职业暴露(包括有机或无机粉尘,化学介质及烟尘):越来越多的证据表明,在通气不良的居住点烹饪和取暖的生物燃料污染是慢性阻塞性肺疾病发病的重要危险因素。

(3)空气污染:对存在心、肺疾病的个体十分有害。研究表明,环境中细颗粒物与慢性阻塞性肺疾病的患病率相关;降低环境中二氧化氮及细颗粒物水平可显著降低发生肺功能损伤的风险。

4. 哮喘和气道高反应性　哮喘可能是发生慢性气流受限和慢性阻塞性肺疾病的一个危险因素。哮喘患者相较普通人群,往往存在过多的第一秒用力呼气量下降。不过,临床上鉴别成人的慢性阻塞性肺疾病和哮喘有时十分困难。气道高反应性可独立存在于未临床诊断的哮喘人群中,是慢性阻塞性肺疾病发病和死亡的独立预测因子,也是轻度慢性阻塞性肺疾病患者肺功能快速下降的独立预测因子。

5. 慢性支气管炎及感染　慢性支气管炎造成的气道黏液分泌增加并滞留,易反复发生感染,导致第一秒用力呼气量快速下降。慢性阻塞性肺疾病最常见的定植菌感染为铜绿假单胞菌,其定植增加了慢性阻塞性肺疾病急性加重和死亡风险,也增加了治疗难度。

三、临床表现

(一)症状

起病缓慢,病程较长,可分为急性加重期和稳定期。主要症状包括以下几方面。

1. 慢性咳嗽　常晨间咳嗽明显,夜间有阵咳或伴有排痰,随病程发展可终身不愈。

2. 咳痰　一般为白色黏液或浆液性泡沫痰,偶可带血丝,清晨排痰较多。急性发作期痰量增多,可有脓性痰。

3. 气短或呼吸困难　早期在较剧烈活动时出现,逐渐加重,以致在日常活动甚至休息时也感到气短,是慢性阻塞性肺疾病的标志性症状,也是导致患者生活质量差和焦虑的主要原因。

4. 喘息和胸闷　重度或急性加重期患者可出现喘息和胸闷。

5. 其他　晚期患者可出现体重下降、食欲减退等。

(二)体征

早期可无异常,随疾病进展出现以下体征:视诊可见桶状胸,呼吸变浅、频率增快,严重者可有缩唇呼吸等。触诊:触觉语颤减弱。叩诊:呈过清音,心浊音界缩小,肺下界和肝浊音界下移。听诊:两肺呼吸音减弱、呼气期延长,部分患者可闻及湿啰音和/或干啰音。

(三)并发症

1. 慢性呼吸衰竭　常在慢性阻塞性肺疾病急性加重时发生,出现缺氧和二氧化碳潴留的临床表现。

2. 自发性气胸　突然加重的呼吸困难,并伴有明显的发绀;患侧肺部叩诊为鼓音,听诊呼吸音减弱或消失。

3. 慢性肺源性心脏病　由于慢性阻塞性肺疾病引起肺动脉高压,右心肥厚扩大,最终发生右心衰竭。

四、诊断依据

主要根据存在吸烟等高危因素、临床表现及肺功能检查,并排除可能引起类似症状和肺功能改变的其他疾病,综合分析确定。持续气流受限是慢性阻塞性肺疾病诊断的必要条件。吸入支气管舒张药后第一秒用力呼气量占用力肺活量的比例<0.7为确定存在持续气流受限的界限。

五、健康管理

(一)居家管理

1. 肺康复　社区及家庭康复是医院肺康复的延续。若患者在家中或社区能保证安全及运动强度,则应鼓励患者在家中或附近社区进行运动。为了提高运动康复的依从性,居家康复是未来发展方向。训练内容包括疾病有关知识的宣教、呼吸训练、有效排痰技术、药物应用、呼吸治疗方法、自我评估和症状管理、社会心理问题、营养支持等。肺康复运动训练方案设计的原则是超负荷,循序渐进并持之以恒,强调力量及耐力训练、上下肢体育锻炼;方案内容包括运动频率、运动强度、运动时长、运动类型等。

2. 社会心理评估和干预　慢性阻塞性肺疾病患者面临疾病本身、心理和社会等多方面的压力源。患者积极的生活态度和良好的自我调节能力是决定生活质量的重要因素。肺康复在这方面的作用是提供一个社会支持环境。

3. 持续质量改善和跟踪　持续质量改善贯穿于肺康复的全过程,通过不断评估患者康复治疗结果,完善康复方案,为患者提供最适服务,在完成医院内康复计划后继续跟踪患者的家庭康复。

慢性阻塞性肺疾病患者的多层次管理是反复调整、不断完善、连贯的过程。患者在出院时延续一系列治疗措施,对改善患者健康状态及减少再入院率有良好效果,同时可以改善患者生活质量,降低死亡率。

（二）社区管理

基层医疗卫生机构主要进行慢性阻塞性肺疾病预防、高危患者的识别和筛查、患者教育、康复治疗和长期随访等。对于年龄 ≥ 40 岁和 / 或有危险因素暴露史,有慢性咳嗽、咳痰、呼吸困难等症状的患者,应考虑行肺功能检查明确诊断。当不具备肺功能检查条件时,基层医生可以通过问卷筛查发现高危人群,提醒疑诊患者到上级医院行肺功能检查,以便确诊。非高危个体则建议由基层医院定期随访。当慢性阻塞性肺疾病患者诊断明确、病情稳定、由二级及以上医院在确定治疗和管理方案后,应到基层医疗机构接受长期管理。其主要内容包括以下几方面。

1. 鼓励戒烟　可以通过口头教育、发放书面材料或播放视频等方法实施戒烟宣教,帮助患者制订戒烟计划并监测落实情况。

2. 疾病认知教育　科普慢性阻塞性肺疾病危险因素和常见症状,让患者明白疾病的发生发展规律。

3. 强调长期规律用药的重要性　慢性阻塞性肺疾病患者的气道变形、狭窄是不完全可逆的,病情呈进展性发展,肺功能会逐步下降,发展到后期会严重影响患者的生活自理能力,降低生活质量。长期、规律地用药有助于维持病情稳定,预防急性加重,改善疾病症状和健康状况。

4. 吸入装置的使用教育　确保患者正确使用吸入装置是实现治疗效果的重要措施,可通过视频、现场演示等办法实施教育。

5. 训练缓解呼吸困难的技巧,科普吸氧治疗,做好居家氧疗指引。

6. 告知到医院就诊的时机。

7. 宣传呼吸康复相关知识。

8. 教导出现急性加重时的处理方式。

（三）医院管理

1. 慢性阻塞性肺疾病的管理流程　《慢性阻塞性肺疾病全球倡议》(2024)将慢性阻塞性肺疾病治疗推荐方案细化为诊断、初始评估、初始管理、回顾、调整等步骤(图 13-2),且增加了非药物治疗,尤其是肺康复。该管理流程是基于患者症状严重程度和急性加重风险制订的,临床医生可根据患者病情进行升级或降级治疗。

2. 慢性阻塞性肺疾病的早期诊断、正确评估　对于存在慢性呼吸道症状或急性呼吸道症状加重的就诊患者,或有危险因素的患者,可通过肺功能检查,早期筛查病例,提高诊断率。对诊断明确的慢性阻塞性肺疾病患者规范化治疗,可以延缓肺功能下降,防治并发症,提高生活质量,降低病死率。

3. 稳定期慢性阻塞性肺疾病的管理

（1）药物治疗:以患者临床表现和急性加重风险评估为基础,进行起始治疗及调整治疗。首先对患者症状进行回顾分析,然后评估患者治疗中的吸入技巧和依从性及非药物治疗策略(包括肺康复和自我管理宣教)。根据评估结果进行治疗调整,包括药物升阶梯治疗,调整吸入装置或药物,或者降阶梯药物治疗等。治疗调整后再次观察患者症状,进行评估及决定是否调整治疗方案。

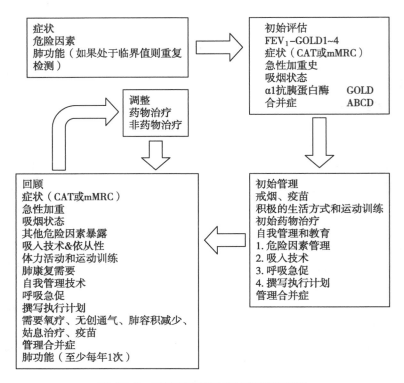

图 13-2　慢性阻塞性肺疾病管理流程图

FEV$_1$：第 1 秒用力呼气容积；GOLD：慢性阻塞性肺疾病全球倡议（Global Initiative for Chronic Obstructive Lung Disease）；GOLD1~4：《慢性阻塞性肺疾病全球倡议》的肺功能分级 1~4 级；CAT：COPD 评估实验；mMRC：改良版英国医学研究委员会呼吸困难问卷

　　一旦启动治疗，就应再次评估是否达到预期目标并识别阻碍治疗成功的因素。随访观察患者对起始治疗的反应，必要时调整药物治疗方案（图 13-3）。药物治疗方案不是一成不变的，其调整是不断评估、不断完善的过程。应依据治疗原则，考虑药物的不良反应，充分结合患者的个人情况进行调整，以达到最优的治疗效果。

　　（2）非药物治疗：应根据患者的治疗目标进行非药物治疗措施的调整。《慢性阻塞性肺疾病全球倡议》（2024）加入了非药物治疗随访措施调整表（表 13-3），可作为非药物治疗调整的辅助依据。

表 13-3　慢性阻塞性肺疾病非药物治疗随访措施调整表

1. 如果初始治疗效果理想，维持原方案，并提供：
（1）流行性感冒疫苗及其他指南推荐疫苗
（2）自我管理教育
（3）评估行为危险因素，如戒烟（如适用）和环境暴露
确保：
（1）维持运动训练和体力活动
（2）充足睡眠和健康饮食

2. 如疗效不理想，考虑主要的可治疗目标：	
呼吸困难	急性加重
自我管理教育（撰写执行计划）与综合自我管理：	个体化自我管理教育（撰写执行计划）：
（1）肺康复和 / 或肺康复后维持运动训练	（1）避免加重因素
（2）呼吸急促和能量保存技术，以及压力管理策略	（2）如何监测 / 管理症状恶化
	（3）急性加重时的联系方式

续表

所有晚期 COPD 患者都应考虑临终关怀和姑息治疗支持,以优化症状控制,并允许患者及其家属就未来的管理做出知情选择

1.若起始治疗合适,则维持原治疗方案
2.若起始治疗不合适:
1)针对最主要的症状治疗(呼吸困难或急性加重;若两个症状同时存在,则首先解决急性加重)
2)根据患者现有治疗将其放入下图中相应位置,并遵循流程图进行下一步治疗
3)评估治疗反应,调整用药,并回顾疗效

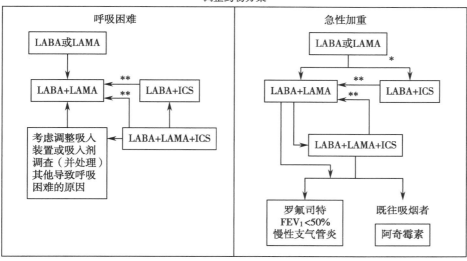

*如果嗜酸性粒细胞≥300/μl或者嗜酸性粒细胞≥100/μl且2次中等程度急性加重/1次住院
**若发生肺炎、无恰当适应证或对ICS治疗无反应,则考虑ICS降级治疗或改用其他治疗

图 13-3　调整药物方案

注:LAMA:长效抗胆碱能药物;LABA:长效 β2 受体激动剂;ICS:吸入性糖皮质激素;

FEV$_1$:第一秒用力呼气量。

4. 慢性阻塞性肺疾病急性加重的管理　治疗急性加重的慢性阻塞性肺疾病的目标是减少肺功能下降并预防并发症的发生。当患者因慢性阻塞性肺疾病加重而至急诊就医时,应给予补充氧疗并评估本次是否危及生命,考虑是否存在无创通气呼吸机做功增加或气体交换障碍。

第六节　阿尔茨海默病

一、概述

(一)阿尔茨海默病的概念

阿尔茨海默病(Alzheimer disease,AD)主要发生于老年和老年前期,是一种病因未明的原发退行性大脑疾病。发病潜隐,在数年之内缓慢但稳定地发展。发病晚期,即 65 岁以后发病者(Ⅰ型)进展缓慢,以记忆受损为主要特征;65 岁之前发病者(Ⅱ型),表现为相对较快

的衰退进程,并有明显的多种高级皮质功能障碍。该病具有特征性的神经病理和神经生化改变,包括伴有神经原纤维缠结和神经炎性嗜银斑的皮质萎缩,胆碱乙酰转移酶、乙酰胆碱及其他神经递质和神经调质明显减少。阿尔茨海默病已成为造成我国老年人功能障碍及长期入住医疗机构、养老机构的主要原因之一。

(二)阿尔茨海默病的流行病学

阿尔茨海默病的患病率随着人口老龄化的加速而逐渐增加,目前,我国 60 岁以上人群患病率为 3.5%,65 岁以上为 4.61%,患病率随年龄的增长呈上升趋势。本病是造成老年人失去正常生活能力的常见疾病。

二、发病原因

AD 是复杂的异质性疾病,病因及发病机制迄今尚不明确,多种因素与其发病有关。

1. 年龄　是常见型 AD 的主要诱发因素。

2. 遗传　是 AD 的危险因素,患者的家属成员发病率会高于一般人群。

3. 神经生化改变　AD 患者伴有神经递质乙酰胆碱、去甲肾上腺素分泌水平下降,影响记忆和认知功能。

4. 潜在的早年风险因素　如颅脑外伤史、较低的认知及学习能力、不利的家庭环境因素等,均可能与 AD 发生相关。

5. 营养　早年生活中食物缺乏与 AD 发病的风险呈正相关。

6. 心理社会因素　低学历、离异、独居、经济情况差等均可能与 AD 发生相关。

三、临床表现

AD 通常隐匿起病,呈持续进行性发展,一般分为痴呆前阶段和痴呆阶段。主要表现为认知功能减退和非认知性神经精神症状。

(一)痴呆前阶段

此阶段分为轻度认知功能障碍发生前期(pre-mild cognitive impairment,pre-MCI)和轻度认知功能障碍期(mild cognitive impairment,MCI)。pre-MCI 阶段没有任何认知障碍的临床表现或仅有极轻微的记忆力减退。轻度认知功能障碍可引起非痴呆认知损害(cognitive impairment not dementia,CIND),主要表现为记忆力轻度受损,学习和记忆新知识的能力下降,其他如注意力、执行能力、语言能力和视空间能力也可出现轻度受损,但不影响基本的日常生活,达不到痴呆程度。

(二)痴呆阶段

此阶段患者认知功能损害,导致日常生活能力下降,根据认知损害程度大致分为轻、中、重三度。

轻度:主要表现为记忆障碍。首先出现的是近事记忆减退,常将日常所做的事和常用的一些物品遗忘。随着病情发展,可出现远期记忆减退,如忘记发生已久的事和人。部分患者出现视空间障碍,外出后找不到回家的路,不能精确地临摹立体图。面对生疏和复杂的事物容易出现疲乏、焦虑和消极情绪,还会表现出人格方面的障碍,如不爱清洁、不修边幅、暴躁、易怒、自私多疑等。

中度:除记忆障碍继续加重外,工作、学习新知识和社会接触能力减退,特别是原已掌握的知识和技巧出现明显衰退。出现逻辑思维、综合分析能力减退,言语重复、计算力下降,明显的视空间障碍,如在家中找不到自己的房间,还可出现失语、失用、失认等。有些患者还可出现癫痫、强直 - 少动综合征。此时患者常有较明显的行为和精神异常,性格内向的患者变得易激惹,兴奋欣快,言语增多,而原来性格外向的患者则可变得沉默寡言,对任何事情均提不起兴趣,出现明显的人格改变,甚至做出一些丧失羞耻感(如随地大小便等)的行为。

重度:此期患者除上述各项症状逐渐加重外,还有情感淡漠、哭笑无常、言语能力丧失,以致不能完成日常简单的生活事项,如穿衣、进食;终日无语而卧床,与外界(包括亲友)逐渐丧失接触能力。四肢出现强直或屈曲瘫痪,括约肌功能障碍。此外,此期患者常可并发全身系统疾病,如肺部及尿路感染、压疮以及多器官功能衰竭等,最终因并发症而死亡。

四、诊断依据

AD的诊断非常复杂。其核心临床诊断依据为:①符合痴呆诊断标准;②起病隐袭,症状在数月至数年中逐渐出现,并非发生于数小时或数天之内;③报告或观察到明确的认知功能恶化史;④遗忘表现或者非遗忘表现。

五、健康管理

(一)居家管理

AD患者长期住院治疗的不多,大多数都采取居家管理措施。因此,对患者进行正确的护理干预,有利于提高患者的生存质量,降低社会压力,减轻家庭负担。

1. 药物管理 要求患者及其家属在医生的指导下正确服用药物,不要忘记或停止服药,并仔细观察服药后有无不良反应。

2. 心理管理 本病患者常会患上焦虑、抑郁等心理疾病,家庭护理人员要与患者保持良好的沟通,取得患者信任,用和蔼可亲的态度、浅显易懂的语言,对患者进行心理健康指导,使其逐步恢复正常的生活自理能力。另外,要避免患者出现自伤或他伤。

3. 情感管理 本病患者大都爱发牢骚、脾气古怪、喜怒无常,常会变得焦虑、躁动不安等。家庭护理人员应尊重和关爱患者,多倾听他们的要求,在日常生活中多陪伴他们进行一些活动,如打太极拳、下象棋、画画等,让其生活充满欢乐,以利于病情的良性发展。

4. 健康教育 AD患者经过医院的治疗和护理后会重新回归家庭,所以对患者家属的健康教育非常必要。健康教育内容包括:家人之间多沟通,时常陪伴患者,鼓励其自我护理;起居要有规律,保证充足睡眠;饮食宜清淡,饥饱应适宜;控制患者基础疾病,避免脑外伤;加强监督,口服药应服到口,并检查口腔有无余药;坚持功能锻炼,树立豁达乐观的生活态度;多动脑,勤思考;不用铝制炊具;定期神经内科专科复查;也可请家庭医生或护理员帮助护理者监测患者生命体征、情绪变化等。

(二)社区管理

社区卫生服务中心具有固定的医疗人员,且患者对所居住的社区环境较为熟悉,可以减少患者的陌生感,有利于对患者疾病进行长期护理和康复。AD患者日常生活能力降低,穿衣、吃饭等简单动作有时难以独立完成,认知能力的丧失使患者不再认识家人和朋友,甚至出门找不到回家的路,对周围人及环境的陌生感促使患者出现孤独感。社区医生通过专业、有效的沟通进行心理疏导,培养患者自身的兴趣爱好来转移疾病的注意力。鼓励AD患者积极参加简单的社交活动,增加活动量,分散不良情绪,增强对美好生活的向往,同时进行专业的认知和智能康复训练,刺激大脑神经活动,延缓神经功能衰退和疾病恶化。

社区卫生服务人员作为基层医务工作者,日常生活中与患者接触最多,需要付出更多的爱心和耐心,并依靠专业的医疗知识,帮助患者快乐生活的同时进行积极的康复训练,最大化发挥社区功能,提高患者的生活质量。

笔记栏

（三）医院管理

1. 密切观察病情　AD 患者无法准确表述自己的病情和身体状况，需每日定时测量生命体征，及时发现异常情况。

2. 合理饮食　合理安排饮食、饮水时间及饮水量，保持大便通畅。如有便秘，可能会诱发精神症状和行为异常，甚至导致病情恶化。

3. 口腔保健　AD 患者不能独立完成刷牙、漱口等动作，对被人强制刷牙、进行口腔护理又非常抵触，可在亲切的交流氛围中完成口腔护理工作。

4. 改善睡眠　鼓励患者养成有规律的睡眠习惯。根据患者病情严重程度制订日间活动量，尽量减少日间睡眠时间。患者在入睡前避免做剧烈运动，禁食辛辣刺激性食物和含有咖啡因的饮品及药物，所有的护理、治疗尽量集中在患者睡眠前，以减少入睡后的觉醒次数。

5. 调整不良情绪　AD 患者往往生活不能自理，心理活动也比较复杂，其中最常见的是缺乏信心和厌世心理。为患者制订全程照顾计划，引导家属共同参与，加强与患者的沟通交流，鼓励患者倾诉表达。

6. 加强认知功能训练　依据患者病情，加强记忆、智能、思维、言语、感知觉、定向力、行为能力等方面的训练。鼓励患者独立完成力所能及的日常活动，提高自理能力。

7. 保证患者安全　AD 患者最常见的安全问题包括走失、激惹行为、跌倒、坠床、骨折等。应具备较强的安全意识和预见性思维，采取相应的防范措施。例如：对患者家属进行安全教育，了解患者的行为能力，共同合作，避免意外发生；建立个人联系卡，注明联系方式，缝制在患者衣物上，在患者迷路时能够及时得到他人的帮助。

第七节　痛　风

导入案例

李某，72 岁，渔民。3 天前饮酒后出现左侧第一跖趾关节红肿、疼痛并逐渐加重，遂前来就诊。身体评估：体温 37.5℃，双足第一跖趾关节红肿、压痛，左侧较明显，局部皮肤有脱屑和瘙痒现象，双侧耳郭触及大小不一的结节数个，尿酸 575μmol/L，BMI 31.91kg/m²。血白细胞 9.5×10⁹/L。既往有高血压病史。

请思考：

1. 李某发生了什么疾病？病因是什么？

2. 建议该患者如何治疗？

3. 待该患者病情稳定后，指导其如何养成良好的生活方式。

一、概述

（一）痛风的概念

痛风（gout）是嘌呤代谢紊乱和 / 或尿酸排泄障碍所致的一组异质性疾病，其临床特征为高尿酸血症、反复发作的痛风性关节炎、痛风石、间质性肾炎、关节畸形、尿酸性尿路结石。痛风可分为原发性和继发性两大类，临床以原发性痛风占绝大多数。

（二）痛风的流行病学

近年来国内外痛风的发病率显著升高，目前我国仍然缺乏大规模的痛风流行病学调查。据统计，国内高尿酸血症发病率为 13.3%（男性为 19.4%，女性为 7.9%），痛风的合并发病率为 1.1%（男性 1.5%，女性 0.9%）。患病率随年龄增加而增加，男性高于女性，沿海高于内陆，城市高于农村。

二、发病原因

原发性痛风属遗传性疾病，由先天性腺嘌呤代谢异常所致，大多数有阳性家族史，属多基因遗传缺陷，但其确切原因未明。继发性痛风可由肾病、血液病、药物及高嘌呤食物等多种原因引起。

三、临床表现

临床多见于 40 岁以上的男性，女性多在围绝经期后发病。近年发病有年轻化趋势。常有家族遗传史。

（一）无症状期

仅有波动性或持续性高尿酸血症。从血尿酸增高至症状出现的时间可长达数年至数十年，有些可终身不出现症状。但随着年龄增长，痛风的患病率增加，并与高尿酸血症的水平和持续时间有关。

（二）急性关节炎期及间歇期

表现为突然发作的单个、偶尔双侧或多个关节红肿热痛、功能障碍，可有关节腔积液，伴发热、白细胞增多等全身反应。常在午夜或清晨突然发作，关节剧痛，呈撕裂样、刀割样或咬噬样疼痛，数小时后出现受累关节的红肿热痛和功能障碍。最易受累部位是第一跖趾关节，其次为趾、踝、膝、腕、指、肘等关节。初次发作常呈自限性，一般数天至两周内自行缓解，受累关节局部皮肤偶可出现脱屑和瘙痒。痛风急性发作时可伴高尿酸血症，但部分患者发作时血尿酸水平正常。饮酒、劳累、关节受伤、手术、感染、寒冷、摄入高蛋白高嘌呤食物等为常见的发病诱因。间歇期是指两次痛风发作之间的无症状期。

（三）痛风石及慢性关节炎期

痛风石（tophus）是痛风的一种特征性损害，由尿酸盐沉积所致。典型部位在耳郭，也常见于反复发作的关节周围，以及鹰嘴、跟腱、髌骨滑囊等处，呈黄白色大小不一的隆起，小如芝麻，大如鸡蛋；初起质软，随着纤维增多逐渐变硬如石；严重时痛风石处皮肤发亮、菲薄，容易经皮破溃排出白色豆渣样尿酸盐结晶，瘘管不易愈合，但很少感染。关节内大量沉积的痛风石可造成关节骨质破坏、关节周围组织纤维化、继发退行性改变等。临床表现为持续关节肿痛、压痛、畸形，关节功能障碍。

（四）肾脏病变期

1. 痛风性肾病　起病隐匿，临床表现为尿浓缩功能下降，出现夜尿增多、低比重尿、白细胞尿等。晚期可发生高血压、水肿、氮质血症和肌酐升高等肾功能不全表现；少数患者表现为急性肾损伤，出现少尿或无尿，尿中可见大量尿酸晶体。

2. 尿酸性肾石病　10%~25% 的痛风患者有尿酸性尿路结石，呈泥沙样，常无症状，较大者引起肾绞痛、血尿等。

（五）眼部病变

肥胖痛风患者常反复发生睑缘炎，在眼睑皮下组织中发生痛风石。部分患者可出现反复发作性结膜炎、角膜炎与巩膜炎。

笔记栏

四、诊断依据

中老年男性如出现特征性关节炎表现、尿路结石或肾绞痛发作,伴有高尿酸血症应考虑痛风,关节液穿刺或痛风石活体组织检查证实为尿酸盐结晶可作出诊断。急性关节炎期诊断有困难者,秋水仙碱试验性治疗有诊断意义。

五、健康管理

(一)居家管理

痛风作为慢性代谢性疾病,患者需长期居家治疗,但由于疾病知识掌握不足、缺乏长期监督等原因,改变动机逐渐变弱,导致其居家管理能力欠佳。通过对接移动医疗、制订宣传材料等干预措施,为提高痛风患者居家管理能力,探索更专业的护理策略提供新思路。

1. 对接移动医疗 移动医疗可弥补传统护理的局限性。痛风护理对接移动医疗不仅使医护人员及时获取反馈,为患者提供持续支持,而且于患者而言更经济便捷。基于移动医疗的痛风护理干预不仅有利于医护人员动态监测患者的健康状况,基于此的在线远程健康教育也显示出优越性。移动医疗发展潜力巨大,推进了医疗服务体系的不断完善。

2. 宣教材料 专业化便携式痛风宣教材料提高了患者对疾病知识的了解,在纠正患者错误疾病认知方面发挥着重要作用。对痛风患者的健康教育要有书面材料的支持,要求口头宣教与书面材料相结合,根据个人需求定制信息手册。痛风患者居家管理需要持久的督导。护理人员向患者发放记录本并讲解记录要点,指导患者首日记录,第二天纠正前一天记录不当的内容并教会患者动态分析数据,及时发现和纠正不健康行为。优化宣教流程,克服各层面人群对宣教材料理解的差异性,保持宣教材料的全面性、具体性、直观性。

3. 养成良好的生活方式 针对痛风的主要危险因素,养成良好的生活方式,主要包括以下几方面。

(1)科学地控制体重:避免体重突然降低或过度饥饿致使体内酮体升高,抑制尿酸从肾小管排泄,导致尿酸排出减少,痛风急性发作。

(2)合理的膳食结构:保持热量均衡分配,选择低嘌呤、低盐、低脂肪、富含维生素 C 的食物,尤其应限制摄取富含嘌呤的食物。增加碱性食品摄取,使尿液的酸碱值升高,有利于尿酸盐的溶解。

(3)液体摄入量要充足:可增加尿酸溶解,有利于尿酸排出,预防尿酸肾结石。每日液体摄入总量应达 2 000ml 以上。避免浓茶、咖啡等饮料。

(4)禁酒:乙醇可抑制糖异生,使血乳酸和酮体浓度升高,乳酸和酮体可抑制肾小管分泌尿酸,导致体内尿酸升高。

(二)社区管理

1. 痛风知识普及和健康宣教 健康教育是社区卫生服务中不可忽视的环节,也是提高痛风患者依从性的重要举措。通过以下措施对痛风患者进行管理。

(1)结合我国实际情况编写规范的痛风防治手册。

(2)定期开展专题讲座,制作宣传教育片,召开患者家属座谈会,以医患互动答疑的形式开展健康宣教。

(3)搭建专业健康信息平台,建立病友圈、医患圈等互联网互动模式,以培养医患信任感,增强患者自信心和参与感,为健康宣教信息的网络传播提供有效途径,也可减少谣言误导。

2. 痛风的筛查和治疗 应对社区人群进行血尿酸筛查,并记入健康档案,作为痛风防治和社区管理策略的依据。调整生活方式(健康饮食、限制烟酒、适量运动、控制体重)是痛风治疗的基础。在此基础上,社区医生应对痛风患者进行病因及危险因素的全面评估(图 13-4),并给予适当的个性化治疗意见。

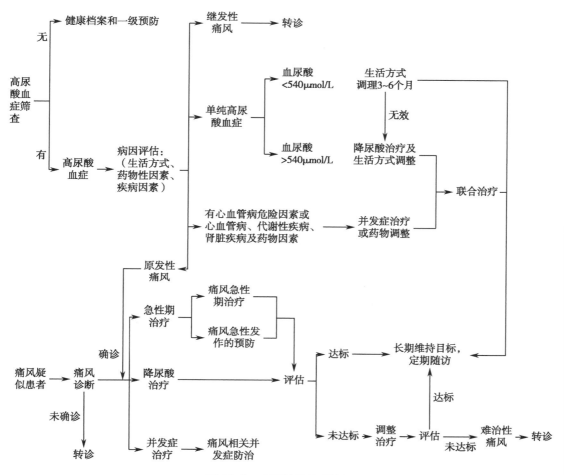

图 13-4 痛风基层管理流程

3. 痛风的诊断和治疗 痛风的诊断有赖于关节腔穿刺术和尿酸盐检查技术,但大多数基层医院、二级医院医生均依靠临床症状和体征、血尿酸水平做出诊断,所以痛风的诊断方法需要优化。尿酸持续达标是痛风"治愈"的基本保证。痛风的治疗,不仅是急性期处理,还应该意识到长期降尿酸治疗和并发症防治的重要性。当然,在其他慢性病的诊治过程中,也应该注意筛查痛风。

4. 管理效果评估 对高尿酸血症和痛风管理效果实施长期、系统、规范、客观的动态评估。评估指标包括:①患者建档率及建档合格率;②患者随访率;③痛风健康知识知晓率;④痛风疾病知晓率、干预率、控制率;⑤并发症的发生率和控制率;⑥患者生活方式改变率;⑦各种防治活动记录和归档情况;⑧医护人员培训合格率;⑨患者对卫生服务的满意度。评估可分层进行,结合当地条件制订适宜的制度和指标。

（三）医院管理

1. 急性痛风管理　应当尽早治疗。美国医师协会建议临床医师选择糖皮质激素、非甾体抗炎药或秋水仙碱治疗急性痛风,且使用小剂量秋水仙碱治疗急性痛风发作。局部冰敷可作为辅助治疗。

2. 降尿酸治疗管理

(1)不推荐对初发痛风或痛风发作不频繁的患者进行长期降尿酸治疗。

(2)针对痛风患者,降尿酸治疗有以下建议。

1)开始时机:对于复发性痛风患者(≥2次/年)、痛风石患者、合并慢性肾脏疾病或尿石症患者可以启动降尿酸治疗。

2)非药物治疗:①科学控制体重;②保持热量均衡分配,选择低嘌呤、低盐、低脂肪、富含维生素C的食物;③增加碱性食品摄取;④保证充足的液体摄入量;⑤禁酒。

3)药物治疗:非布司他、别嘌醇和苯溴马隆为一线降尿酸药物。

4)目标值:大多数痛风指南目标值设为360μmol/L。

5)终止时机:目前认为降尿酸治疗应终身进行。

(3)临床医生在开始降尿酸治疗前,应与患者讨论治疗的优缺点、费用和个人意愿。对于复发性痛风患者还应讨论预防措施。

第八节　骨质疏松症

导入案例

张某,男,76岁,农民。近3年反复出现腰膝酸痛,3个月前咳嗽后突然出现腰背痛,疼痛剧烈,不能活动,未就医。卧床休息1个月,自觉疼痛好转。久坐、久站后腰背疼痛反复发作,不能拿暖水瓶等重物,无手脚麻木及肢体运动障碍。前往医院就诊,腰椎CT提示第12胸椎、第4腰椎压缩性骨折,查骨密度提示骨质疏松,予手术治疗,并予补钙、抗骨质疏松药物治疗,患者腰背疼痛症状好转后出院。

请思考:

1. 最可能导致患者骨折的原因是什么?

2. 患者症状已经好转,是否需要对患者进行长期随访监测? 为什么?

3. 基层医疗机构应该从哪些方面指导患者进行健康管理?

一、概述

（一）骨质疏松症的概念

骨质疏松症(osteoporosis,OP)是一种以骨量低下、骨组织微结构损坏,导致骨脆性增加、易发生骨折为特征的全身性骨病。骨质疏松症最严重的后果是骨质疏松性骨折,是老年患者致残、致死的主要原因之一,严重危害老年人健康及生活质量。骨质疏松症及骨折的医疗和护理会造成沉重的家庭和社会负担。目前我国国民骨质疏松症患病率高,知晓率、诊断率、治疗率低,加强对我国老年人骨质疏松症的健康教育及医疗管理,提高诊疗水平,对保障老年人群健康、节约相关支出具有重要意义。

（二）骨质疏松症的流行病学

骨质疏松症患病率与增龄有关。我国 50 岁以上人群骨质疏松症患病率为 19.2%，65 岁以上人群患病率达到 32.0%。《骨质疏松性骨折诊疗指南（2022 年版）》指出：40 岁及以上人群男性椎体骨折患病率为 10.5%、女性为 9.7%；过去 5 年的临床骨折患病率男性为 4.1%、女性为 4.2%。预测 2035 年我国居民主要部位（腕部、椎体和髋部）发生骨质疏松性骨折将约为 483 万例次，2050 年将达到 599 万例次。

二、诊断

（一）临床表现

骨质疏松症患者初期常无明显临床症状，多在体检或者发生骨折后被发现。部分患者可出现腰背疼痛或全身性骨痛。严重骨质疏松患者可出现脆性骨折，即在轻微活动时出现椎体、髋部或其他部位骨折。若椎体出现压缩性骨折，则可导致身高变矮或驼背等脊柱畸形和伸展受限，甚至影响心、肺、胃肠道功能，出现胸闷、气短、呼吸困难、便秘、腹痛、腹胀等症状。

（二）实验室检查

血常规、尿常规、肝功能、肾功能、25-羟维生素 D、甲状旁腺素、血清蛋白电泳、尿钙、尿磷、尿肌酐，以及骨转换生化标志物等检测可用于提供骨质疏松症的诊断，尤其是鉴别诊断的思路。其中，骨转换生化标志物对于骨质疏松症的风险预测、判断骨转换类型、治疗监测、疗效评估方面有很大帮助。

（三）影像学检查

1. 骨密度测量　双能 X 射线吸收法（dual energy X-ray absorptiometry，DXA）是最常用的骨密度测量方法，用于骨质疏松症的诊断、骨折风险性预测和药物疗效评估。DXA 的主要测量部位是腰椎和股骨近端，如果无法对上述部位进行检测，可取非优势侧桡骨远端 1/3 处作为测量部位。其他骨密度测量方法包括：定量 CT（quantitative computed tomography，QCT）、外周骨密度测量、定量超声（quantitative ultrasound，QUS）、骨小梁分数（trabecular bone score，TBS）等。

2. 其他影像学检查　X 线检查不能早期发现骨质疏松，因为通常骨量减少到 30% 以下 X 线检查才能显像，但是 X 线检查是检出脆性骨折，特别是胸、腰椎压缩性骨折的首选方法。CT 和 MRI 可以更敏感地显示细微骨折。放射性核素显像在鉴别继发性骨质疏松症和其他骨骼疾病中具有一定优势，如正电子发射计算机体层显像仪（positron emission tomography and computed tomography，PET/CT）可以排查肿瘤相关骨病。

（四）诊断标准

临床上，凡存在骨质疏松家族史、脆性骨折史、消瘦、闭经、早绝经、慢性疾病、长期营养不良、长期卧床或长期服用影响骨代谢药物者，均有患骨质疏松症的可能性。目前以 DXA 骨密度检测作为骨质疏松症的诊断依据。

对于绝经后女性、50 岁及以上男性，建议参照世界卫生组织推荐的诊断标准（表 13-4），推荐使用 DXA 测量的中轴骨（腰椎 1~4、股骨颈或全髋部）骨密度或桡骨远端 1/3 骨密度的 T 值 ≤2.5 为骨质疏松症的诊断标准。如发生髋部或椎体脆性骨折，临床上即可直接诊断为骨质疏松症。如发生肱骨近端、骨盆或前臂远端的脆性骨折，且骨密度测定符合骨量减少（–2.5<T 值<–1.0），亦可诊断为骨质疏松症。

表 13-4　基于 DXA 测定骨密度的分类标准

诊断	T 值
正常	T 值 ≥ –1.0
骨量减少	–2.5 < T 值 < –1.0
骨质疏松	T 值 ≤ –2.5
严重骨质疏松症	T 值 ≤ –2.5+ 脆性骨折

（五）鉴别诊断

老年人常合并多种疾病，这些疾病及相关治疗药物都可能导致骨质疏松症的发生。在诊断骨质疏松症时，一定要重视鉴别其他疾病或药物等因素导致的继发性骨质疏松，避免发生漏诊或误诊。

三、危险因素

（一）骨质疏松症的危险因素

老年人常见骨质疏松症的危险因素包括：高龄、不健康的生活方式（如体力活动少、阳光照射不足、吸烟、过量饮酒、过量饮用含咖啡因的饮料、营养失衡）、低体重、服用可能导致骨质疏松的药物等。

（二）骨质疏松性骨折的危险因素

年龄、体重指数过低、跌倒、骨折阳性家族史、成年后骨质疏松骨折史，以及影响骨代谢的生活方式、慢性疾病和药物等都是骨质疏松性骨折发生的危险因素。

跌倒是骨折的独立危险因素，我国不同地区老年人的跌倒发生率为 10.7%~20.6%。老年人跌倒后骨折发生率约为 1/3，所以应重视跌倒相关危险因素的评估。与跌倒显著相关的危险因素包括高龄、女性、助行器使用、生活环境、慢性疾病、药物使用、视力障碍等。

四、风险评估

通过风险评估筛选骨质疏松症及脆性骨折高危人群，及早进行健康干预，以降低骨质疏松症及脆性骨折发病率。

（一）骨质疏松症的风险评估工具

常用的风险初筛工具包括国际骨质疏松基金会（International Osteoporosis Foundation，IOF）骨质疏松症风险 1 分钟测试题和亚洲人骨质疏松自我筛查工具（osteoporosis self-assessment tool for Asians，OSTA）。

1. IOF 骨质疏松症风险 1 分钟测试题　该测试题简单快速，易于操作，但仅能用于初步筛查疾病风险，不能用于骨质疏松症的诊断（表 13-5）。

表 13-5　IOF 骨质疏松症风险 1 分钟测试题

问题	回答	
是否实际年龄超过 60 岁（女性）/70 岁（男性）？	是	否
50 岁之后是否有骨折史？	是	否
是否体重过轻（BMI < 19kg/m²）？	是	否
是否于 40 岁后身高减少超过 4cm？	是	否
父母任何一方是否有髋部骨折史？	是	否

续表

问题	回答	
是否存在以下任一情况：类风湿关节炎、消化道疾病（炎症性肠病、乳糜泻）、糖尿病、慢性肾脏病、甲状腺或甲状旁腺疾病（甲状腺或甲状旁腺功能亢进症）、肺病（慢性阻塞性肺疾病）、长时间制动、艾滋病？	是	否
是否接受过以下药物治疗：曾服用类固醇激素（如持续服用泼尼松3个月及以上）、噻唑烷二酮类药物、器官移植术后免疫抑制剂、抗抑郁药物、抗惊厥药物、抗癫痫药物？	是	否
女士回答：是否存在以下任一情况，乳腺癌、接受芳香化酶抑制剂治疗乳腺癌、早绝经、不正常闭经、卵巢切除或由于性腺功能减退导致低雌激素水平？	是	否
男士回答：是否存在以下任一情况，前列腺癌、接受雄激素剥夺治疗前列腺癌、低睾酮（性腺功能减退）、是否过量饮酒（每天超过3个单位）和/或是否目前吸烟？	是	否

结果判断　上述问题，只要其中有一题回答结果为"是"，提示存在骨质疏松症的风险，并建议进行骨密度检查或FRAX®风险评估

注：世界卫生组织推荐骨折风险评估工具（fracture risk assessment tool，FRAX®）。

2. 亚洲人骨质疏松自我筛查工具（OSTA）　通过体重、年龄评估骨质疏松风险。具体计算方法是：OSTA指数＝［体重（kg）－年龄（岁）］×0.2，结果评定见表13-6。也可根据年龄和体重进行快速初步风险评估（图13-5）。

表13-6　OSTA指数评价骨质疏松症风险级别

风险级别	OSTA指数
低	>-1
中	-4~-1
高	<-4

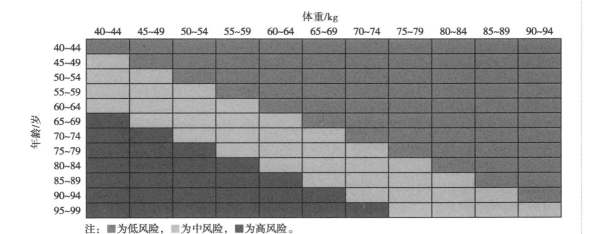

图13-5　年龄、体重与骨质疏松风险级别的关系

（二）骨质疏松性骨折的风险评估

世界卫生组织推荐骨折风险评估工具（FRAX®）来进行骨质疏松性骨折的风险评估。

FRAX® 是一个以计算机软件为基础的评估发生骨折风险的工具,根据股骨颈骨密度和骨折危险因子计算未来 10 年发生髋部骨折及主要骨质疏松性骨折的发生概率(表 13-7)。FRAX® 评估适用于具有骨质疏松性骨折风险,但未发生骨折的低骨量患者和骨密度未知的骨折高风险者。已经诊断为骨质疏松、发生脆性骨折或已接受有效抗骨质疏松治疗的患者不需要再进行 FRAX® 评估。

表 13-7　FRAX® 计算骨折发生风险判断

风险级别	FRAX® 结果
低	任何主要骨质疏松性骨折概率<10%
中	任何主要骨质疏松性骨折概率在 10%~20%
高	髋部骨折概率≥3% 或任何主要骨质疏松性骨折概率≥20%

(三)老年人群骨质疏松性骨折风险评级

2022 年《建立中国老年骨质疏松症三级防控体系专家共识》根据是否存在骨折、临床危险因素累加评分、骨密度测定(DXA 或 QCT)及 FRAX® 评估,将老年人群分为骨折低风险、中风险、高风险及极高风险人群(表 13-8)。

表 13-8　不同骨质疏松性骨折风险人群测定

项目	骨折低风险	骨折中风险	骨折高风险	骨折极高风险
脆性骨折史				
椎体或髋部	无	无	无	有 / 无
其他部位	无	无	有 / 无	有 / 无
骨质疏松性骨折临床危险因素	0 项	1~3 项	4~5 项	≥6 项
骨密度				
DXA(T 值)	≥-1.0	-2.5<T 值<-1.0	-3.0≤T 值≤-2.5	<-3.0
QCT(mg/cm³)	≥120	80~120	≤80	—
FRAX® 预测骨折概率				
主要骨质疏松性骨折	<10%	10%~20%	20%~30%	≥30%
髋部骨折	<1.5%	1.5%~3%	3%~4.5%	≥4.5%

五、健康管理

骨质疏松症的主要治疗目标是降低骨折发生风险,故其防治措施需依据骨折风险分层进行。骨折低、中风险人群以基础防治措施为主,包括饮食、生活习惯、运动等;骨折高风险及极高风险人群,则需要进一步规律使用抗骨质疏松药物。对于已经骨折的老年患者,应该多学科联合共管,手术或保守治疗,积极康复;还应关注心理健康,必要时进行心理干预。建立医院 - 社区 - 家庭三位一体的健康服务模式对于骨质疏松全程、长期有效管理十分重要。

(一)居家管理

老年骨质疏松症患者居家管理以饮食管理、运动管理及按需应用骨健康基本补充剂为主,可配合中医食疗、功法训练及理疗。高龄老人及行动不便的患者,应重视跌倒预防。还应关注有脆性骨折病史的患者的情绪变化,适时陪伴及开导。

1. 饮食　患者应均衡膳食,摄入足量蛋白质、丰富矿物质和维生素,低盐饮食。推荐每日蛋白质摄入量为 1.0~1.2g/kg。动物性食物摄入总量争取达到平均 120~150g/d,推荐摄入牛奶 300~400ml/d 或同等蛋白质的奶制品以补充蛋白质和钙元素。健康的膳食模式(多水果、蔬菜、鱼、家禽、坚果和全谷物)可降低骨折风险。严控食盐(<5g/d),限酒,避免过量饮用咖啡、浓茶及碳酸饮料也可降低骨质疏松症的风险。

2. 骨健康基本补充剂　老年骨质疏松症患者普遍存在钙与维生素 D 不足或缺乏。联合补充钙与维生素 D 可增加腰椎和股骨颈的骨密度,降低髋部骨折风险。建议 50 岁以上的中老年人每日钙元素摄入量为 1 000~1 200mg,但通常我国居民每日通过膳食可摄入的元素钙不足,故尚需口服钙剂以补充元素钙 500~600mg/d,目前常用的补钙剂包括碳酸钙、葡萄糖酸钙、枸橼酸钙等。维生素 D 缺乏或不足者可首先尝试每日口服维生素 D_3 1 000~2 000IU。

3. 充足日照　充足的阳光照射,可促进皮肤内维生素 D 的形成,进而促进肠道内的钙吸收。骨质疏松症患者需要直接暴露皮肤于阳光下接受足够紫外线照射,建议每天晒 30min 以上。戴帽子、打伞、使用防晒霜或隔玻璃晒等都会影响维生素 D 的生成,所以尽量不要涂抹防晒霜或打伞等,但要避免强烈的日光照射灼伤皮肤或眼睛。

4. 预防跌倒　为老人选择合适的衣裤及低跟、合脚、防滑的鞋子。可针对跌倒危险因素对居家环境进行改造:如地面选用防滑材质,保持地面干燥,选择合适的室内照明、减少眩光,灯具开关位置应方便使用,换鞋及穿衣的地方摆放椅凳,高跌倒风险的老人需有陪护人员。

5. 运动　老年人适当运动可以改善身体功能、降低跌倒风险、保持骨量。运动应遵循个体化(运动方式、频率、时间及强度)、量力而行、循序渐进的原则,可有规律地进行一些中、低强度的运动,如步行、广场舞、广播体操、水上运动,或八段锦、太极拳等功法训练。若老年骨质疏松症患者合并下肢骨关节炎,不建议进行下蹲、登楼梯、爬山等运动,避免弯腰、扭腰等过度运动或不恰当运动带来的副损伤。运动时尤其要注意安全,运动前应先做热身活动,运动中防止跌倒。高龄老人,或有慢性病或其他不便于运动者,功能锻炼要以保护残存功能为目标,必要时可咨询临床医生,进行相关评估和运动指导。

6. 其他　包括戒烟,根据医嘱按时服药等。

(二) 社区管理

根据骨质疏松症的病情严重程度及治疗难度,进行三级医疗机构的分级诊疗。乡镇卫生院、村卫生室、社区卫生服务中心是最基层的医疗卫生机构,完成骨质疏松症的社区管理。具体工作包括:通过建立居民健康档案、组织居民健康检查等多种方式,开展骨质疏松症高危人群筛查,登记确诊的骨质疏松症患者;开展社区人群骨质疏松症及相关危险因素的健康教育;对骨质疏松症患者进行生活指导;开展患者随访、基本治疗及康复治疗;对诊断不明者、严重并发症者及时转往上级医院诊疗。

养老机构骨质疏松患者聚集,应加强对养老机构的随访和监督,同时对养老机构护理人员进行专业化培训,加强对老年骨质疏松症患者的照顾。

(三) 医院管理

有条件的二级医院负责骨质疏松症临床初步诊断,按照诊疗指南,制订个体化治疗方案;诊断不明及重症者尽快转至三级医院诊治,对病情稳定者进行随诊。三级医院负责骨质疏松症确诊,根据需要完善相关检查,明确病因;开展综合及规范治疗;治疗后病情稳定者可以转诊到一二级医疗机构进行后续治疗、随访及康复。治疗方案包括药物干预、康复治疗、中医药康复措施等。

1. 药物干预　确诊骨质疏松症、骨量减少但具有高骨折风险,以及发生椎体或髋部脆性骨折的患者均应接受抗骨质疏松药物治疗。常见药物包括：双膦酸盐（如阿仑膦酸钠、唑来膦酸）、地舒单抗、降钙素、雷洛昔芬、特立帕肽等。药物选择应在专业医师指导下进行。大部分治疗需要长期坚持。治疗期间应定期监测，评估疗效，在治疗前和停药前均须全面评估骨质疏松性骨折的发生风险。尤其部分药物，如地舒单抗，停药后需要序贯治疗，直接停药会进一步加重病情及骨折风险。

2. 康复治疗　针对骨质疏松症的康复治疗主要包括生活干预方式和医疗干预方式。生活干预方式以运动疗法为主；医疗干预方式包括物理因子治疗、作业疗法及康复工程等。

（1）运动疗法：遵循量力而行、循序渐进的原则，制订个体化运动处方。尤其针对骨质疏松性骨折患者进行运动指导，如早期应在保证骨折断端稳定的前提下，加强骨折邻近关节的被动运动，如关节屈伸等，以预防肺部感染、关节挛缩、肌肉萎缩及失用性骨质疏松；后期应以主动运动、渐进性抗阻运动及平衡协调与核心肌力训练为主，尽可能恢复肢体功能。

（2）物理因子治疗：脉冲电磁场、体外冲击波、紫外线等物理因子治疗可增加骨量；超短波、微波、经皮神经电刺激、中频脉冲等治疗可减轻疼痛；对骨质疏松性骨折或骨折延迟愈合可选择低强度脉冲超声波、体外冲击波等治疗以促进骨折愈合。神经肌肉电刺激等治疗可增强肌力、促进神经修复，改善肢体功能。联合治疗方式与治疗剂量需依据患者病情与自身耐受程度选择。

（3）作业疗法：作业疗法以针对骨质疏松症患者的康复宣教为主，包括指导患者正确的姿势，改变不良生活习惯，提高安全性。作业疗法还可分散患者注意力，减少对疼痛的关注，缓解由骨质疏松症引起的焦虑、抑郁等不良情绪。

（4）康复工程：康复工程是指经过医疗专业人员对患者进行评估、诊断、治疗并控制病情发展后，通过体育锻炼、物理治疗、心理干预等手段，促进患者身体功能和精神状态的恢复，从而提高生活质量和社会适应能力的综合性康复计划，需要个人、家庭、社区、医院共同协作完成。如：跌倒风险高的患者可选用拐杖、助行架、髋部保护器等辅助器具，可佩戴防跌倒手表，以提高行动能力，减少跌倒及骨折的发生。急性或亚急性骨质疏松性椎体骨折的患者可使用脊柱支架，以缓解疼痛，矫正姿势，预防再次骨折等。应对不安全的环境进行适当改造。开展骨科康复医疗团队定期随访。

3. 中医药干预措施

（1）食疗：中医认为部分食物兼具营养和药物价值，专业中医师可根据辨证，指导患者饮食。如羊肉、枸杞、乌鸡、海参、龙眼、韭菜、生姜等可补益肾阳，银耳、猪肝、黑豆、玫瑰花等可养肝疏肝，山药、薏米、山楂、牛肉、大枣等可健脾益胃，配伍食用，可辅助改善骨质疏松患者骨代谢指标，提高骨密度，缓解疼痛症状。

（2）药物治疗：一般来说，骨质疏松症属中医骨痿和骨痹范畴，中药治疗应遵循辨证论治原则。骨痿是指没有明显的疼痛表现，或仅感腰背酸软无力，以虚证居多；骨痹指有腰背疼痛或全身骨痛，以虚实夹杂证居多。具体可分为肾阳虚、脾肾阳虚、肝肾阴虚和血瘀气滞四型。治疗可用补益或攻补兼施的方法（表13-9）。肾阳虚型推荐右归丸（《景岳全书》）加减；脾肾阳虚型推荐补中益气汤（《脾胃论》）合金匮肾气丸（《金匮要略》）加减；肝肾阴虚型推荐六味地黄汤（《小儿药证直诀》）加减；血瘀气滞型推荐身痛逐瘀汤（《医林改错》）加减。老年骨质疏松症患者可考虑中成药，需根据辨证选择药物，如以补益为主的左归丸。

表 13-9 骨质疏松中医分型

分型	主症	次症
肾阳虚型	腰背冷痛,酸软乏力	畏寒喜暖,遇冷加重,小便频多,舌淡苔白,脉沉细或沉弦
脾肾阳虚型	腰膝冷痛,食少便溏	畏寒喜暖,腹胀,面色萎黄,舌淡胖、苔白滑,脉沉迟无力
肝肾阴虚型	腰膝酸痛,手足心热	两目干涩,眩晕耳鸣,潮热盗汗,失眠多梦,舌红少苔,脉沉细数
血瘀气滞型	骨节刺痛,痛有定处	痛处拒按,多有外伤或久病史,舌质紫黯,有瘀点或瘀斑,脉涩或弦

(3)中医运动疗法:老年骨质疏松症患者可选择适合自身状况的运动形式和运动强度来进行康复训练。建议采用太极拳、八段锦和五禽戏等传统运动方式来缓解疼痛、增强肌力、改善步态和增强肢体功能。如果有新发骨折或者行动不便的老人功法训练应谨慎,要遵循量力而行的原则,避免跌倒或加重骨折病情。

(4)中医理疗:可酌情选用中医针灸、中药贴敷等理疗手段缓解疼痛、改善肢体功能。针刺选穴以足三里、肾俞、脾俞、关元、太溪、三阴交、大椎、太白为主,配以痛处所属经脉络穴,配合针刺补泻手法,达到补肾、健脾、活血目的,可减少骨质流失,缓解患者疼痛。灸法采用补肾填精、温阳壮骨、疏通经络等中药,通过直接灸、隔药灸等方法,借助热力刺激大椎、大杼、肝俞、中脘、膻中、足三里、脾俞、肾俞、命门、神阙、关元等穴位,以达调节机体脏腑功能之效。对于针灸治疗不耐受或不方便就诊的患者,可选取上述穴位进行按揉,也可起到一定效果。

(四)骨质疏松症的三级防控

完善骨质疏松症的一级、二级、三级防控体系,推行基层首诊、双向转诊、急慢分治、上下联动,按照疾病的轻重缓急及治疗的难易程度进行分级,不同级别的医疗机构承担不同疾病的防治任务,逐步实现从全科到专业化的医疗过程,可以提高管理效能,实现慢性病的全程长期有效管理(图 13-6)。

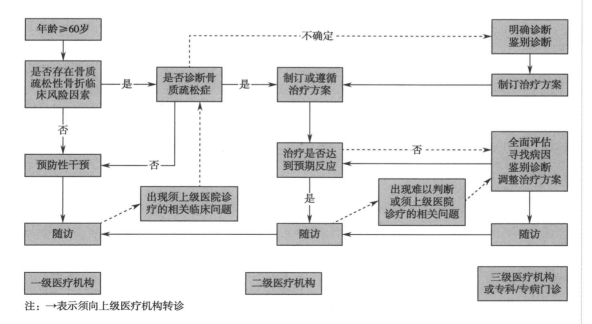

注:→表示须向上级医疗机构转诊

图 13-6 骨质疏松症三级防控流程

第九节　肌　少　症

导入案例

　　张某,女,63 岁,身高 160cm,体重 47kg,公务员退休。长期久坐,极少运动,目前自觉乏力,手劲减小,提重物也比以前费力,走路缓慢,从椅子或床上起身时有些费劲,在社区医院检查发现:小腿围测量为 30cm,握力 16kg。诊断为"肌少症"。

　　请思考:应从哪些方面对张某进行健康管理?

一、概述

(一) 肌少症的概念

　　肌少症(sarcopenia)又称肌肉减少症、少肌症,是指与增龄相关的肌肉量减少、肌肉力量下降和 / 或躯体功能减退的老年综合征,肌肉质量在 2018 年欧洲肌少症工作组更新的指南中也被建议纳入肌少症的定义中。肌少症多见于老年人,分为原发性和继发性两种,主要由衰老导致的肌少症是"原发性"肌少症,而其他因素导致的肌少症是"继发性"肌少症,这些因素包括可引起炎症的疾病、缺乏活动、能量或蛋白质摄入不足等。

　　肌少症起病隐匿,且会增加跌倒、骨折风险,导致活动障碍、生活质量下降、长期医疗护理的需求,并增加住院风险,甚至死亡。

(二) 肌少症的流行病学

　　既往对肌少症的定义、诊断标准、测量技术、研究人群背景具有差异性,因此不同研究中肌少症的患病率差异很大。全球范围内的肌少症患病率为 6%~12%,65 岁及以上的老年人患病率为 14%~33%,而失能和住院患者肌少症患病率则高达 78%。亚洲肌少症工作组(Asian Working Group for Sarcopenia,AWGS)2019 年报告,亚洲老年人群肌少症的患病率为 5.5%~25.7%,我国社区老年人肌少症的患病率为 8.9%~38.8%,男性患病率高于女性,且随增龄肌少症的患病率显著增加,80 岁及以上老年人肌少症患病率可高达 67.1%。

二、诊断

(一) 临床表现

　　肌少症起病隐匿,在临床中,病患若出现以下症状或体征,如跌倒、感觉虚弱、行走速度缓慢、从椅子上站起来困难,或体重减轻、肌肉消耗,建议进一步筛查和检测肌肉力量、躯体功能和肌肉量,以评估诊断是否为肌少症。

(二) 诊断标准

　　应尽早识别肌少症或其风险人群,可使用测量小腿围、肌少症五项评分问卷(SARC-F)或肌少症五项评分联合小腿围问卷(SARC-CalF)对 ≥ 60 岁的老年人群进行筛查,小腿围小于界值或问卷分数大于界值则为肌少症筛查阳性,问卷分数越高,肌少症风险越高。当老年人出现肌肉力量下降和 / 或躯体功能下降时,即可考虑为"肌少症可能",应在有诊断仪器的基层医院或转诊至上级医院进一步使用仪器测量肌肉量以诊断肌少症。当肌肉量减少合并肌肉力量下降或躯体功能下降时,可诊断为肌少症;若肌肉量减少合并肌肉力量和躯体功能同时下降,则诊断为严重肌少症。

三、危险因素

肌少症主要原因是增龄,随着增龄,老年人各器官功能减退、激素水平改变,均可导致运动能力下降,肌肉质量和肌肉力量丢失。可导致肌少症的其他因素:长期卧床、久坐,长期酗酒、吸烟,膳食摄入的能量、蛋白质及维生素不足,原有的慢性疾病、炎症、手术、恶性肿瘤、内分泌疾病、多器官衰竭、某些药物治疗等。

四、评估

(一) 筛查病例

建议使用小腿围、SARC-F 中文版(表 13-10) 或 SARC-CalF 进行筛查。小腿围男性<34cm, 女性<33cm 为筛查阳性。SARC-F 评分 ≥4 分为筛查阳性。SARC-CalF 在 SARC-F 评分基础上,对小腿围进行评分,女性 ≤33cm 或男性 ≤34cm 得 10 分,女性>33cm 或男性>34cm 为 0 分;总分 0~20 分,评分 ≥11 分为筛查阳性。筛查阳性者需进一步进行肌少症的评估。

表 13-10　SARC-F 中文版

项目	问题	得分
力量	您举起和搬运 4.5kg 的物品有无困难	无困难 =0 分;轻度困难 =1 分;非常困难或无法完成 =2 分
协助步行	您步行穿过整个房间有无困难	无困难 =0 分;轻度困难 =1 分;非常困难,需要协助或无法完成 =2 分
座椅起身	您从椅子或床上起身有无困难	无困难 =0 分;轻度困难 =1 分;非常困难或需要协助才能完成 =2 分
爬楼梯	您爬 10 个台阶(大约 1 层)有无困难	无困难 =0 分;轻度困难 =1 分;非常困难或无法完成 =2 分
跌倒	在过去 1 年里,您跌倒了多少次	无跌倒 =0 分;1~3 次 =1 分;4 次及以上 =2 分

注:SARC-F 得分范围为 0~10 分,分数越高肌少症风险越高,总分 ≥4 分为筛查阳性。

(二) 肌肉力量评估

肌肉力量是指一个或多个肌肉群所能产生的最大力量,推荐使用握力计测定上肢握力,作为肌少症评估诊断的首选指标。测量时,左右手分别测量 3 次,取最大值,男性<28kg、女性<18kg 通常为肌肉力量下降的界值(不同种族人群应制订不同界值)。膝关节屈伸力量是评价下肢肌肉力量最精确的方法,5 次起坐试验可作为其简便替代方法,无法测握力时可使用 5 次起坐试验测肌肉力量,测定时使用高度约 46cm 的座椅,记录受试者在不使用手臂的前提下用最快的速度连续完成 5 次起立 - 坐下动作所需的时间,以 12s 为界值。

(三) 躯体功能评估

目前用于躯体功能测量的方法包括步速、简易体能测试量表(SPPB)、起立 - 行走计时测试(TUG)、长距离步行等。步速是评价躯体功能最简便的方式,可预测肌少症相关的不良预后。测量时指导受试者以常规步速匀速通过 4m、4.57m 或 6m 距离,并至少测量 2 次,计算其平均数值,推荐使用 6m 步速,诊断界值为<1.0m/s。SPPB、TUG 和长距离步行是评估躯体功能更全面综合的指标。SPPB 包含三姿测试(双足并拢站立、双足前后半串联站立和

双足前后串联站立,各测试 10s)、步速测试和 5 次起坐试验。单项测试为 4 分,总分 12 分,界值为 ≤9 分。TUG 是让受试者从高度约 46cm 的座椅上起立,以最快最稳的速度完成 3m 往返步行,最后重新坐回椅上的时间,测量至少重复 2 次,记录最短时间。长距离步行并不适用于高龄或衰弱的老年人,目前一般仅在科研中使用。

(四)肌肉量评估

肌肉量指人体骨骼肌的总数量(单位:g),四肢骨骼肌量(ASM)是肌肉量评价的重要指标。双能 X 射线吸收法(DXA)是目前被广泛使用测量 ASM 的"金标准",准确性高,但价格昂贵,非便携式,不能在社区中广泛使用,可用于综合医院的检测。检测标准是当男性 ≤7.0kg/m^2、女性 ≤5.4kg/m^2 时被认为肌量减少。

生物电阻抗分析法(BIA)是根据全身的导电性测出脂肪、肌肉、骨骼等人体成分,技术无创、廉价、操作简单、便携,适用于社区和医院广泛筛查和诊断肌少症。检测标准是当男性<7.0kg/m^2、女性<5.7kg/m^2 时为肌量减少。

此外,MRI 和 CT 亦可无创评估肌量,但设备昂贵、不便携,需专业人员操作,还缺乏低肌量的测量界值,在实际应用中有一定的局限性。

(五)肌肉质量评估

肌肉质量指每单位肌肉所能产生的最大力量,是新的概念,目前尚无公认的评估标准,多数研究以肌肉结构和组成的微观和宏观变化来评价肌肉质量,如肌肉中脂肪浸润的程度,肌肉中的脂肪含量增加可造成肌肉力量和功能下降。MRI 和 CT 可通过测定肌肉中脂肪浸润程度来评估肌肉质量,磁共振波谱(magnetic resonance spectroscopy,MRS)则进一步通过测定肌肉代谢和组成来评价肌肉质量,目前这些方法大多仅用作科研。

(六)肌少症诊断后不良事件的风险评估

已明确诊断肌少症的老年人,应进一步进行不良事件的风险评估,包括衰弱、跌倒、失能等,从而提供个体化干预方案,以阻止和逆转肌少症的发展,预防肌少症不良事件的发生,见表 13-11。

表 13-11 老年人肌少症相关的不良风险及其评估方式

不良风险	评估方式
衰弱	生理衰弱评估量表、衰弱指数量表、临床衰弱量表
跌倒	Morse 跌倒危险因素评估量表
失能	日常生活能力量表,工具性日常生活活动能力量表
认知功能下降	简易智力状态检查量表(MMSE),蒙特利尔认知评估量表
抑郁	老年人抑郁量表(GDS)

五、健康管理

(一)居家管理

1. **饮食管理** 营养不良是肌少症发生和进展的重要原因,也是其干预的主要靶点。

应补充充足的蛋白质/必需氨基酸,如瘦肉和其他富含亮氨酸的食物(如黄豆、花生等),摄入的优质蛋白质比例最好能达到 50%,并均衡分配到一日三餐中。补充维生素 D 可以明显增加肌力,尤其对于血清 25-羟维生素浓度小于 50nmol/L 的患者及老年人群,不缺乏者不推荐常规补充维生素 D。补充 ω-3 多不饱和脂肪酸,ω-3 多不饱和脂肪酸可促进老年人肌力和肌肉蛋白的合成,改善运动能力。

推荐摄入多样性的食物,以谷类为主,杂粮占 1/4~1/2。推荐适量吃鱼、禽、蛋、瘦肉、奶制品、豆制品,保证优质蛋白摄入。多吃深色蔬菜、水果,可通过抗氧化作用和碱盐保存肌肉量。

2. 生活方式管理　不良生活习惯如久坐不动、长期卧床等运动缺乏,摄入不足、营养不良,可导致肌少症,所以老年人应坚持适宜的体力活动,如行走、太极拳等;培养良好的运动习惯,坚持抗阻运动、有氧运动等以改善肌肉量、力量和躯体功能,宜多参加户外活动,增加日晒时间。还应重视营养尤其是蛋白质的补充。长期的酒精摄入可导致肌肉萎缩。吸烟也会减少蛋白质的合成,加速蛋白质降解;且可导致食物摄入减少,从而导致肌少症,故应戒烟限酒。重视和预防跌倒,关注非自愿性体重下降,近期(半年内)下降超过 5% 者应引起重视,及时就诊。

(二) 社区管理

1. 筛查、健康教育与转诊　肌少症起病隐匿,进展缓慢,常以跌倒、失能等严重并发症作为首要表现,易被人们所忽视,因此,在社区和基层医疗机构进行广泛的肌少症筛查尤为重要。《中国老年人肌少症诊疗专家共识(2021)》推荐对所有 60 岁及以上的社区老年人使用简便有效的“筛查 - 评估 - 诊断 - 干预” 诊疗路径(图 13-7)。推荐肌少症和可能肌少症的老年人均应进行营养风险的筛查[如使用微型营养评定(MNA)进行营养状况的评估]。

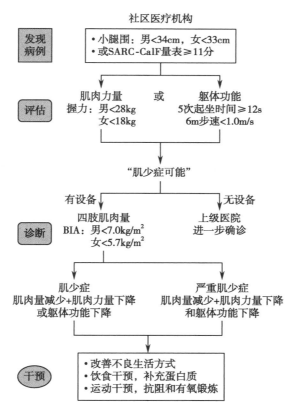

图 13-7　社区医疗机构的肌少症诊疗流程

对于缺乏诊断仪器的社区医疗机构,应尽早识别肌少症或其风险人群。当老年人出现肌肉力量下降和 / 或躯体功能下降时,即可考虑诊断为“肌少症”,应鼓励其转诊至上级医院进一步确诊。对于具备诊断仪器,主要是有 BIA 人体成分分析仪的基层医疗机构,可在社区进行快速诊断,以尽早进行肌少症的健康教育和积极的行为干预。健康教育可加深公众对肌少症的科学认识,促进其培养良好、积极的生活方式。

2. 营养管理与随访　营养不良是老年肌少症的主要病因之一,营养素缺乏及其导致的肌蛋白合成降低是肌少症发生和进展的重要原因,故对能量摄入不足的老年肌少症患者,应及时予以营养干预。建议存在营养不良或营养风险的肌少症患者在自由进食的同时,可进行口服营养补充(oral nutritional supplement,ONS)。在实施 ONS 的过程中,应对患者进行营养评估,定期监测肌肉质量、力量及功能的变化,评价脏器功能状态,及时处理并发症,科学调整营养支持方案,社区患者应每 4 周随访 1 次,干预结束后每 3 个月随访 1 次。

（三）医院管理

对于不同级别的医疗机构采用不同的肌少症诊断策略是目前肌少症诊疗的共识,大型综合医院或专科医院的肌少症诊疗流程见图 13-8。

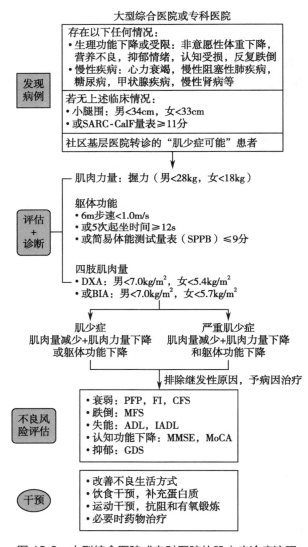

图 13-8　大型综合医院或专科医院的肌少症诊疗流程

DXA:双能 X 射线吸收法,BIA:生物电阻抗分析法,PFP:生理衰弱评估量表,FI:衰弱指数量表,CFS:临床衰弱量表,MFS:Morse 跌倒危险因素评估量表,ADL:日常生活能力量表,IADL:工具性日常生活活动能力量表,MMSE:简易智力状态检查量表,MoCA:蒙特利尔认知评估量表,GDS:老年人抑郁量表

1. 筛查与评估　在大型综合医院或专科医院,医疗人员在评估和诊断肌少症的同时,应进一步评估以明确可能存在的继发性肌少症的病因。

目前已知多种慢性疾病与肌少症的发生密切相关。

(1)可能引起营养不良的基础疾病,包括心力衰竭、慢性阻塞性肺疾病、慢性肾衰竭等,可导致老年人食欲减退和消化不良;心理障碍和认知功能减退也会导致老年人摄食量下降。

(2)导致机体活动能力受限的基础疾病,如严重肥胖、跌倒、卧床、慢性关节炎等。

(3)导致肌肉耗损的基础疾病如糖尿病、代谢综合征、甲状腺功能紊乱等。若存在以上任何情况,或有非意愿性体重下降等生理功能下降或受限表现者,需要到医院进行肌少症的评估和诊断。

如无上述临床情况,但有小腿围男性<34cm,女性<33cm,或 SARC-CalF 量表 ≥ 11 分,或被社区基层医院考虑为"肌少症"的患者,也应到大型综合医院或专科医院进行肌少症的评估和诊断。

对于已明确诊断肌少症的老年人,应进一步进行不良事件的风险评估,包括衰弱、跌倒、失能风险等,从而提供恰当的个体化干预方案,以阻止和逆转肌少症的发展,预防肌少症不良事件的发生。对住院的肌少症患者应 1~2 周进行 1 次营养评估,调整营养支持方案。

2. 营养管理　推荐对患者进行营养筛查,对于住院的严重肌少症患者,建议检测营养生化指标如白蛋白、前白蛋白、转铁蛋白、视黄醇结合蛋白等。根据营养评估结果,给予足够的能量摄入是保证肌肉量和肌肉质量的必要条件,尤其是足量的蛋白质补充。老年人的蛋白质合成效率下降,需要比年轻人更多的蛋白质进行肌纤维合成,但老年人的口腔咀嚼功能下降,胃肠道消化功能明显减退,特别容易产生蛋白质的摄入不足。因此,推荐所有存在营养不良或营养风险的肌少症患者在自由进食的同时,进行口服营养制剂的补充(ONS),并根据病情个体化选择适宜的肠内营养制剂。

推荐老年肌少症的 ONS 应选择高氨基酸 / 蛋白质含量、高维生素 D 含量、高多不饱和脂肪酸、高抗氧化素含量的制剂,尤其应将必需氨基酸含量作为首要选择标准。鉴于目前临床上所使用的 ONS 制剂多为整蛋白型,我们推荐摄入以动物蛋白(如乳清蛋白、酪蛋白等)为其主要蛋白质来源的口服营养补充剂。在 ONS 实施过程中,应定期监测相关指标,评价机体功能,及时处理并发症,调整营养支持方案,住院患者应每 1~2 周进行上述监测和评估。

建议对合并肥胖的肌少症患者进行适度能量限制,达到既防治肌少症又不会引起营养不良的目的。对肝硬化合并肌少症患者推荐摄入充足能量、蛋白质,注意适量选择芳香族氨基酸含量较低的植物蛋白,常用支链氨基酸丰富的食物(鱼肉、鸡肉、牛奶),重视夜间加餐。推荐需对吞咽障碍进行评估,如能经口进食,则提供不同咀嚼难度的食物;如不能经口进食或经口进食量不足目标量的 60%,应给予管饲喂养。

3. 康复治疗　肌少症的康复运动训练应在专业人员的指导下进行。在指导运动训练前应了解病史、完善相关辅助检查、向患者家属交代相关情况等,运动中及运动后也应监测各项生命体征等,并做好相应记录。所有在基层医院或综合医院确诊为肌少症且无运动训练禁忌证的 60 岁及以上老年人,应进行科学的运动训练。抗阻运动、有氧运动、平衡是运动干预的建议类型。国内多数研究认为运动干预对四肢骨骼肌量(ASM)有改善作用,并可使患者的步速、肌肉力量、心肺功能、运动耐力、免疫力提高,帮助机体适应抗阻训练,提高患者的身体稳定性,降低跌倒风险。营养补充与运动干预相结合是维持肌肉功能有力的措施,提倡二者相结合。

(1)抗阻运动:多个研究推荐以抗阻力训练为基础的运动干预作为肌少症的一线治疗方案。抗阻运动的特点为渐进式增加运动强度,使肌肉产生的力量能够移动或抵抗所施加的阻力,联合营养补充可显著提高躯体功能、肌肉量和力量。

抗阻运动一般分为初级、中级和高级 3 个阶段,推荐从初级逐级往上;建议每周至少 2~3 次,30~60min/ 次,两次训练间隔48h;第 1~2 周初级阶段推荐低强度阻力训练,可逐渐增加阻力,在中高级阶段推荐中高强度。初级每个动作重复 8~10 次 / 组,每次 1~2 组,组间休息 1~2min,需增加强度时先增加重复次数,再增加训练负荷。运动使用的器械要根据患者体重制订相对安全的重量阻力。

(2)有氧运动:可选择普遍推荐的 6 分钟走、2 分钟高抬腿、骑健身车,也可选择中国传统运动健身方式(如健身舞、太极拳、五禽戏、八段锦等)。建议在进行抗阻训练的前提下,每次有氧运动 10~20min;如单独进行有氧运动,时长可延长至 30~45min,每周至少 3 次。有氧运动时应监测心率变化,维持运动时的心率在中等强度(极限心率的 50%~80%)。因老年人存在多病共存、多重用药的情况,故制订目标心率需结合心血管疾病风险、运动耐量等评估结果,观察运动中及运动后的心率、血压和疲劳等生理反应,当患者适应该强度后,可在干预技术从业人员的指导下,根据个体差异性,逐渐增加训练强度。

(3)平衡训练:包括静态平衡和动态平衡。需在专业人员的指导下,根据个体差异,逐渐增加有氧运动的训练强度,调整平衡训练的内容。静态平衡是指身体不动时,维持身体于某种姿势的能力,建议每个动作从坚持 10s 开始,逐渐增加至 1~2min。静态平衡主要包括:三步势平衡,即并足站立,半足前后站立,双足前后站立,三种姿势依次进行;单腿站立训练,即睁眼或闭眼,双手叉腰或扶椅背,一腿弯曲,一脚站立,站立时注意力专注于脚底。动态平衡是指身体在运动中保持平衡的能力,主要包括:坐立坐训练,可帮助锻炼老年人日常从坐位到站位的平衡能力;行走训练,有利于步速的改善,包括直线行走、倒退走、侧身走等方式;其他训练如我国传统健身方式(健身舞、太极拳、五禽戏、八段锦等)。训练过程应根据具体情况适当调整,以免长期单调的运动训练引起患者心理和生理的疲劳。

4. 药物干预　迄今为止药物治疗肌少症的证据不足,尚无推荐的肌少症一线临床用药。过去大多数改善肌少症的药物研究仅能提高骨骼肌质量,对肌肉力量和步速等躯体功能改善并没有作用。目前治疗肌少症的药物主要包括选择性雄激素受体调节剂、肌生成抑制素和激活素Ⅱ型受体通路拮抗剂类。有综述提示,维生素 D(特别是老年女性)和睾酮(临床肌肉无力和血清睾酮水平低的老年男性)具有提高肌肉质量、肌力和 / 或身体表现的作用,尚无证据推荐其他药物干预有效。

5. 中医药干预措施　目前对于肌少症的中医治疗研究仍处于起步阶段。

(1)中医辨证论治:根据肌少症的临床表现,肌少症可参照中医"虚劳"辨证论治。中医认为肌少症病位在肌肉筋脉,以虚为本,主要与肾精不足、脾胃脏腑虚弱、气血阴阳亏虚相关,治宜补中益气、补益肝肾、气血双补等。气虚者常表现为面色萎白,语声低微,气短乏力,食少便溏,可用参苓白术散、补中益气汤加减;肝肾不足者表现为腰膝酸软,不能久立,甚至步履全废,或伴眩晕耳鸣、咽干、遗精遗尿,可用虎潜丸(以狗骨代替虎胫骨)加减;气血不足者表现为面色萎白或无华,头晕目眩,四肢倦怠,气短懒言,纳差,可用八珍汤加减。

(2)传统健身方法:太极拳、八段锦、五禽戏等中国传统健身方法能够有效训练人体的肌力。长期坚持可改善老年人膝关节、踝关节屈伸的肌肉力量以及平衡能力,还可增加姿势控制能力、心肺功能以及下肢肌肉耐力,从而降低患者的跌倒风险。

(3)针刺治疗:肌少症以虚为本,和脾肝肾相关,可根据具体辨证进行针刺治疗。脾胃虚弱者可针刺脾俞、胃俞、中脘等;肝肾亏损者,可针刺太溪、太冲、肝俞、肾俞、三阴交等。

第十节　帕 金 森 病

导入案例

李某,男,69岁。2年前患者出现左手手指"搓丸样"动作,静止时明显,随意运动时减轻或停止,紧张时加剧,入睡后消失,伴左上肢肌张力增高。近2个月来患者解纽扣、系鞋带等精细动作缓慢、笨拙,随意运动减少,语速变慢、语调变低,吞咽困难,饮食减少,书写时字越写越小,走路时左下肢拖曳,左上肢摆臂幅度减小,有时在迈步后以极小的步伐越走越快,不能及时止步,甚至跌倒。诊断为帕金森病。

请思考:

1. 李某饮食方面应注意什么?

2. 应该从哪些方面对李某进行健康管理?

一、概述

(一)帕金森病的概念

帕金森病(Parkinson disease,PD)是一种中老年人常见的缓慢进展的以运动迟缓、肌强直、震颤为特点的中枢神经系统变性疾病。

(二)帕金森病的流行病学

世界卫生组织报道2019年全球超过850万人患有帕金森病,并造成32.9万人死亡。帕金森病的患病率因地区和人口因素而异,具有显著的老年高发特性,约有1%的60岁以上老人罹患该病;我国65岁以上人群患病率为1.7%,男性发病率稍高于女性。

二、诊断

(一)临床表现

帕金森病多在60岁后发病,起病隐匿,进展缓慢,常呈不对称发病或进展。临床上的主要特征包括运动症状和非运动症状。

1. 运动症状

(1)运动迟缓:表现为随意运动减少,主要是动作速度缓慢和幅度减小。手指精细动作障碍,呈"写字过小征";面部呈"面具脸"。病情严重时可有吞咽困难、饮水呛咳,构音含糊不清等,有时有加速倾向,呈暴发性语言。

(2)肌强直:出现伸、屈肌张力增高,受累肢体运动缓慢,在关节做被动运动时,有均匀的阻力,呈"铅管样强直"。合并有震颤时,呈"齿轮样强直"。肌强直严重者可引起肢体疼痛,称为痛性痉挛。

(3)静止性震颤:即主动肌与拮抗肌交替收缩引起的节律性震颤。常见手指搓丸样动作,频率4~6次/秒,静止时出现,紧张时加重,随意运动时减轻,睡眠时消失。

(4)姿势平衡障碍:全身呈前倾屈曲体态,头颈部前倾,躯干俯屈,肘关节屈曲,前臂内收,髋及膝关节略弯曲。行走时容易跌倒,常见表现为"冻结步态""慌张步态"。

2. 非运动症状　常见有自主神经功能、精神、睡眠、感觉障碍等,包括顽固性便秘、排尿障碍、阳痿、直立性低血压、汗液分泌异常、抑郁、焦虑、淡漠、疲劳、认知障碍、痴呆、幻觉、妄想、嗅觉减退,肢体麻木、疼痛等。

(二)诊断标准

帕金森病的诊断是基于临床的。患者临床表现必须有运动迟缓和至少存在静止性震颤或肌强直2项症状中的1项,上述症状必须是显而易见的,且与其他干扰因素无关,只有这样才可考虑帕金森病诊断,具体诊断可以参照《中国帕金森病的诊断标准(2016版)》。

三、危险因素

(一)帕金森病的危险因素

常见帕金森病的危险因素包括增龄、环境因素、遗传因素。农药、甲基苯丙胺、三氯乙烯接触,以及乳制品摄入被认为可能增加PD风险;黑色素瘤以及早期创伤性脑损伤也与PD的发生密切相关。

(二)帕金森病跌倒的危险因素

既往有跌倒病史,疾病较为严重,服用抗胆碱能药物、大剂量左旋多巴等均可增加患者的跌倒风险。

四、健康管理

帕金森病的治疗目标是最大限度地延缓疾病进展,改善各种功能障碍,提高功能独立性和整体适应性,尽可能减少继发性障碍和各种并发症,最终提高PD患者的生活质量。

(一)居家管理

1. 饮食管理　依据患者的具体情况制订科学合理的营养膳食,进餐时需保证时间充足、心情愉悦,多补充蛋白质,多摄入膳食纤维,多吃瓜果蔬菜,防止便秘等症状的发生,且进餐时需保证时间充足、心情愉悦;适当饮用咖啡和绿茶;避免过多食用高脂肪等与多巴丝肼相互作用的食物;避免食用过于干硬的食物,在食用主食时可与汤一同食用,采取小口慢咽原则,以降低患者窒息风险。

2. 运动管理　持续至少12周的有氧训练、抗阻训练可以改善老年PD患者的运动功能障碍。每日进行至少30min的运动。如果难以坚持30min,可分3次进行,每次10min。每周应完成150~300min的中强度有氧运动,或至少75~150min的高强度有氧运动,或等量的中及高强度的运动组合。每周至少2d进行涉及主要肌群的抗阻运动,中等强度抗阻运动3~5组,每组重复10次,或高强度抗阻运动3组,每组重复8次。有氧运动种类包括步行、跑步、游泳、踩单车、打太极拳等,如功率自行车建议每周3次,每次20~60min,之后逐步增加运动强度与时间;抗阻训练包括使用运动器械(如杠铃、哑铃、壶铃、拉力器、阻力带等)进行抗阻运动,以及无须运动器械的仰卧起坐、俯卧撑和引体向上等,如力量训练建议每周2次,每次60min,后面逐步增加阻力和次数。同时,加强卧床、起床、翻身等日常生活能力训练,保证所有的运动训练循序渐进。

3. 预防跌倒　对居家环境进行改造:减少家具数量以及体积;加设扶手如卫生间、床旁,方便患者行动;地面选用防滑材质,保持地面干燥;选择合适的室内照明,减少眩光,灯具开关位置应方便使用;室内所有物品均应摆放在高处,避免患者弯腰,高跌倒风险的老人需有陪护人员。

4. 心理干预　对帕金森患者多进行心理疏导,多与其沟通,积极鼓励患者,增强其治疗信心。在居处,照顾者要仔细观察患者的心理状态和情绪变化。对于有自杀倾向的患者,看护者应 24h 不离身边,并对患者可能利用的药物、危险物品严加看管。

（二）社区管理

1. 建立健康档案　健康档案内容包括患者的基本信息、既往史、服药情况、定期复查情况、生命体征、生活照护情况、常见症状、风险与安全、健康教育等。每次患者随访后均要完善档案内容。

2. 开展帕金森病的健康教育和健康指导工作

（1）健康教育:是指受专业培训过的社区医生对帕金森病患者及其家属进行健康教育,内容可涉及帕金森病运动症状和非运动症状的基础知识、帕金森病的相关并发症、药物相关副作用以及识别等。

（2）健康指导:包括指导患者进行适当的康复运动、规律饮食、改变不良生活习惯、合理用药等,指导家属对患者居家照料方法。

3. 定期随访　采用电话随访、信息指导,并定期组织经过专科培训的社区医生团队入户进行个体指导,依据病情调整后续干预措施,拟订安全陪护计划,对于疾病控制差或出现并发症者,协助转诊上级医院就诊。定期对患者进行卧 - 立位血压测量、血糖监测等,以便对患者症状及时掌握。定期运用量表对患者的各项功能进行客观评估,及时调整治疗方案。

4. 转诊

（1）普通转诊:病情复杂,初诊诊断困难,且怀疑是帕金森病的患者,可建议进一步就诊上级医院以明确诊断及治疗;存在严重抑郁,出现自杀或伤人等精神症状时建议转诊;建议患者定期(6~12 个月)到上级医院复诊,重新评估是否存在非典型的临床症状,并考虑诊断是否恰当,必要时及时修正诊断。

（2）紧急转诊:出现严重的合并疾病如肺炎、骨折、严重压疮等;意识障碍,如嗜睡等;症状控制不佳或出现运动并发症,如开 - 关现象、冻结步态、异动症等;严重的精神症状;服用抗帕金森病药物的患者在突然停药后,出现发热、大汗、肌强直及震颤加重等撤药综合征表现的患者,均应紧急转诊至上级医院以及时治疗。

（三）医院管理

1. 住院期间对患者进行综合护理干预,包括以下内容。

（1）心理护理:多数患者存在焦虑、抑郁等心理状态,护理人员需加强心理疏导及沟通,积极鼓励患者,提高其治疗信心,并由专业心理指导人员对患者进行健康疏导。

（2）康复治疗

1）物理治疗:一般包括三个方面,即运动功能锻炼、运动技巧习得和运动策略训练。①运动功能锻炼:指通过有计划、有侧重、重复性的锻炼形式,提高和保持患者的躯体活动能力,目的是预防继发性症状,发挥神经保护作用。运动功能锻炼以改善体能、增强功能性活动为主,如平衡、转移和步行相关活动,包括常规物理治疗、运动跑台训练、太极拳和舞蹈等。②运动技巧习得:关键在于重复的运动执行以提高运动技能的娴熟度,既可用于原本就具备的运动技能,也适用于获得新的运动技能。核心为运动技能再学习,包括参与认知任务的技能训练和在特殊环境下的技能练习,逐渐增加运动复杂性和"开期"到"关期"的训练等。③运动策略训练:主要目的是提高运动技能,减轻对跌倒和运动的恐惧。核心内容包括提示和注意力策略,把复杂运动序列分解为简单成分,逐渐增加训练难度,以及从"开期"训练到"关期"训练的过渡等。

2）作业疗法:目的是维持和改善上肢功能和日常生活活动能力。分析患者功能障碍如关节活动范围和肌力,上肢功能,日常生活活动能力如穿衣、个人卫生管理、购物、工作、开车、书写和娱乐活动等,帮助患者保持生活自理、工作和娱乐能力,最大限度提高生活质量。

3)言语和呼吸训练:常规言语训练包括构音器官、音量、音调、节奏、语速、发声和呼吸的控制训练;呼吸训练是指通过呼吸来加强腹式呼吸和胸式呼吸运动幅度的训练方式。

4)吞咽训练:吞咽器官训练,加强舌肌力量和舌的灵活性;口咽部冰刺激,改善软腭及咽部敏感度;口腔触觉刺激,提高吞咽相关动作的敏感度和协同性。

(3)饮食护理:请营养科会诊,依据患者的具体情况制订科学合理的营养膳食,并根据个体差异将蛋白质合理分配,适当摄入对缓解 PD 有效的特殊食物,做到饮食精准化。

2. 出院后建立管理平台,加强综合管理干预,包括以下内容。

(1)建立联络群,定期在群内进行健康宣教及随访,包括知识宣教、指南分享、心理指导等内容,提高患者及其家属的依从性。

(2)社区人员培训管理:由医院专职人员定期对社区人员进行帕金森病药物治疗、康复方法、最新指南、随访内容等多方面的培训,提高社区人员的专业能力。

(3)随访质量管理:加强医院与社区的联系,通过信息化平台监测患者情况,进行全程统筹与管理。

3. 中医药干预与管理　帕金森病属中医"颤证"范畴。本病的辨证,主要分为辨标本、虚实。肝肾亏虚,气血阴阳不足为病之本,属虚;风、火、痰、瘀等为病之标,属实。本病初期,多以肝肾精血亏虚,血不濡筋或阴虚风动为主,表现为肢体拘紧、少动笨拙或肢体颤动。继则阴损及阳,气血两虚或阴阳两虚,不能收持,厥阴风动,出现肢体和头部摇动加重,行动困难等。根据不同证型,给予相应处方加减:①风阳内动证,可用天麻钩藤饮合镇肝息风汤加减治疗;②痰热风动证,可用导痰汤合羚角钩藤汤加减治疗;③气血亏虚证,可用人参养荣汤治疗;④髓海不足证,可用龟鹿二仙膏合大定风珠加减治疗;⑤阳气虚衰证,可用地黄饮子治疗。针灸治疗:主穴可选百会、四神聪、风池、合谷、太冲、阳陵泉;配穴:风阳内动配大椎、风府、太溪;痰热动风配中脘、丰隆、内庭;髓海不足配肾俞、三阴交、太溪;气血亏虚配气海、足三里;阳气虚衰配关元、肾俞。按摩推拿常用穴位为太冲、合谷、足三里、关元、内关、丰隆和三阴交等。针灸、推拿、按摩和中药治疗对 PD 多种症状均有较好疗效。

(王 丽 罗 斌 俞建洪)

复习思考题

1. 高血压的致病因素有哪些?

2. 冠状动脉粥样硬化性心脏病老年患者宜采取哪些措施实施居家健康管理?

3. 脑卒中老年患者住院期间应实施哪些健康管理措施?

4. 老年人最常见的糖尿病类型是哪一种? 其致病因素包括哪些?

5. 慢性阻塞性肺疾病老年患者在居家管理中应采取哪些措施进行肺功能康复?

6. 阿尔茨海默病老年患者住院期间应实施哪些健康管理措施?

7. 对患有痛风的老年人在降尿酸治疗中有哪些合理建议?

8. 如何筛选老年骨质疏松高风险人群?

9. 老年骨质疏松患者社区管理的具体工作包括哪些?

10. 肌少症患者推荐进行哪些类型的康复运动?

11. 肌少症患者的不良事件风险包括哪些,如何进行风险评估?

12. 帕金森病的健康管理主要从哪几个层面进行?

13. 对帕金森病患者如何进行心理干预?

14. 帕金森病患者如何进行居家运动?

第十四章

老年全过程健康管理

ER-14-1

PPT 课件

学习目标

知识目标

了解慢性病自我管理、居家医疗服务、家庭医生签约服务的基本概念,掌握不同场景下老年人健康管理的内容及注意事项,提升老年全过程健康管理的理论知识水平。

能力目标

明确不同场景下老年人健康管理的要点及区别,具备初步为其提供个性化健康管理服务的能力。

素质目标

培养老年全过程健康管理的整体思维,体会健康管理服务对提升老年人生活质量的重要意义;在为老年人提供健康照顾时,具备尊重、关爱老年人,与老年人耐心、有效沟通的职业素养。

课程思政目标

了解老年人全过程健康管理的重要性,树立正确的生命观,培养尊老、爱老、敬老美德。

【学习要点】

1. 老年个人健康管理、家庭健康管理的内容。

2. 老年社区健康管理、医院健康管理、养老机构健康管理的内容。

3. 临终老年人健康管理的内容。

第一节 个人健康管理

一、个人健康管理的意义

老年人随着年龄增加,衰老的特征愈发明显,主要体现在生理功能下降,慢性病、常见病患病率高且存在多病共存的特点。老年人作为自己健康的第一责任人,应树立主动健康的意识,自觉采纳健康生活方式;定期参加健康体检,做到早筛查、早发现、早干预影响身体健康的危险因素,做好健康管理。通过主动学习健康知识和维护健康的技能,不断提升健康素养和健康管理能力,做好慢性病、常见病的预防、监测与自我管理,延缓疾病进程,减少并发症的发生,提升生活质量,实现健康老龄化。

二、生活方式自我管理

合理膳食、适量运动、戒烟限酒、心理平衡是健康生活方式的四大基石,培养并坚持健康的生活习惯与行为方式,能够维护和促进老年人的自身健康,也可有效预防和控制慢性疾病。

(一)合理膳食

老年人因机体代谢能力下降,消化系统功能衰减,摄取、消化食物和吸收营养物质的能力也随之减弱,容易出现营养问题,导致身体抗病能力下降,罹患疾病的风险增加。因此,老年人在日常饮食中要注意营养的摄取,参照《中国老年人膳食指南(2022)》(以下简称《指南》)推荐的膳食要求进行合理膳食。

1. 一般老年人(65~79 岁)的膳食 在一般成年人平衡膳食的基础上,老年人的食物品种应丰富多样,主食粗细合理搭配;多食用富含蛋白质的动物性食物和大豆类食品等,《指南》具体推荐要求:①主食除米饭、馒头外,可以多食用小米、玉米、荞麦、燕麦、红薯等杂粮谷物;②摄入足够量的动物性食物,摄入总量争取达到平均每日 120~150g,其中鱼类 40~50g,畜禽肉 40~50g,蛋类 40~50g;③每天饮用牛奶 300~400ml 或蛋白质含量相当的奶制品,如酸奶、老年人奶粉等;④摄入充足的大豆类制品,平均每天食用大豆 15g 或相应的豆制品;⑤每餐有蔬菜,多食用深色蔬菜;⑥食用不同种类的水果。建议摄入的主要食物种类为:谷类、薯类、杂豆类、蔬菜、水果、畜、禽、鱼、蛋、奶、大豆、坚果。

2. 高龄老年人(80 岁及以上)的膳食 高龄老年人往往存在进食受限,且消化吸收能力更低,应注意摄取能量、营养价值和生物利用率高、品种多样的食物,食物质地细软,适合老年人的咀嚼、吞咽能力。《指南》具体推荐要求:①三餐:早餐 1 个鸡蛋、1 杯奶、1~2 种主食,中餐和晚餐宜各有 1~2 种主食、1~2 种荤菜、1~2 种蔬菜、1 种豆制品;各种畜禽肉、鱼虾肉选 1 种或 2 种。②每天摄入足量的鱼禽肉蛋类食物,畜禽肉 40~50g,水产品 40~50g,蛋类 40~50g。③每天饮用牛奶 300~400ml 或其他奶制品。④经常食用大豆及豆制品,每日摄入大豆 15g 或相当量的豆制品。⑤蔬菜每天至少 300g,水果种类应丰富多样。⑥高龄老年人因消化吸收的能力更弱,建议做到少量多餐,并按作息规律定量用餐,睡前 1h 内不建议用餐。

此外,患有高血压、糖尿病、痛风等慢性病的老年人有特殊营养需求,应在医生的指导下制订饮食计划,科学精准调控饮食,做好疾病治疗、康复中的营养支持。

(二)适量运动

适当的身体活动有益于老年人健康。积极进行户外活动,减少久坐静态时间,可延缓肌肉衰减,保持适宜体重,并且有助于老年人的心肺、运动和神经系统功能的增强。老年人进行身体活动应遵循安全性、个体化、循序渐进、持之以恒的原则。在运动前应先进行身体评估,根据医生开具的运动处方或运动建议,结合自己的锻炼基础、兴趣爱好、周围运动设施条件等因素综合考虑,选择与自身体质和健康状况相适宜的运动方式,如散步、快走、游泳、太极拳等有氧运动;每周活动时间不少于 150min;运动前应先做 5~10min 的热身活动,使肌肉关节韧带伸展,避免运动部位软组织损伤;运动中注意安全,运动量由小到大、动作由简单到复杂,切忌因强度过大造成运动损伤,甚至跌倒或急性事件;运动后需进行身体放松活动。老年人可以根据运动后的心率来判断运动强度是否适宜,运动目标心率(次/min)=170- 年龄(岁)。如果运动结束后 3min 内心率恢复到运动前水平,则说明运动量偏小;3~5min 恢复到运动前水平,则说明运动量适宜;10min 以上恢复者,则说明运动量过大,老年人可根据以上情况酌情调整运动量。如果是卧床老年人,则以抗阻力活动为主,避免肌肉萎缩及深静脉血栓形成。

（三）戒烟限酒

吸烟是肺癌、慢性呼吸系统疾病、心脑系统疾病等多种疾病发病和死亡的主要危险因素之一。过量饮酒对健康也有多重危害,如增加痛风、心血管疾病和某些癌症发生的风险,长期过量饮酒还可导致酒精依赖、成瘾及急慢性酒精中毒、酒精性脂肪肝和酒精性肝硬化等严重的健康问题。因此,老年人应坚决杜绝吸烟或戒烟,自觉限制饮酒量,每天饮用的酒精量不超过 15g。

（四）心理平衡

进入老年期,老年人各器官功能衰减,经常面临社会角色的改变、疾病、亲朋好友过世等生活事件,容易产生心理问题。老年人应正确认识和评价衰老、健康、疾病和死亡,坦然面对身体和环境的变化;提前规划离退休生活,做好心理调适,避免"离退休综合征";规律作息,适量运动,多参与社会交往;积极参加社会公益活动,发挥余热,实现自身价值;培养广泛的兴趣爱好,陶冶性情,充实生活。总之,老年人应保持积极、乐观的心态和稳定的情绪,通过健康的生活方式延缓衰老,预防精神障碍和心理行为问题。

三、安全自我管理

（一）安全用药

随着年龄增长,老年人肝肾功能减退,药物的代谢及排泄减缓。不合理用药容易造成药物在体内蓄积,发生药物中毒或药物不良反应。此外,老年人常多病共存,服用的药物种类多,加之老年人的视力、记忆力减退,对药物的作用、服药时间、服药剂量、服用方法容易记忆错误,出现漏服、错服的状况,导致药物不良反应发生率增高。因此,老年人的用药管理尤为重要,对老年人家庭用药指导如下。

1. 遵医嘱服用药物　老年人应在医生的指导下用药,不擅自买药,自服药物。当身患多种慢性病,需要长期服药时,应严格遵从医生交代的服药时间、剂量、用法和注意事项,准确用药,不随意停药、减药。

2. 社区人员或家人协助备药　为避免老人服错药物,社区护士或家人须将一周服用的药物提前摆放在专用的口服药盒中,药盒上醒目地标注服药时间,且用不同颜色的药盒区分上午、中午、下午、晚上等不同时间服用的药物。药物应摆放在老人随手可取的位置,方便服用。

3. 定期检查药物的有效期　老年人家里的保健箱可适当储备一些常用的药物和消毒用品,以备紧急情况下使用。部分老年人有囤药习惯,不建议储存过多药物,以防过期、失效;某些药物储存需要一定条件,如 0~4℃冷藏,避光保存等。药品需定期检查有效期,失效、过期药物严禁服用。

4. 服药自我监测　老年人应主动监测用药情况,记录用药后主观感受和不良反应,复诊时及时向医生反馈。对于一些特殊药物,如抗高血压药,服用后应注意站立、起床时动作缓慢,避免直立性低血压;调整抗高血压药种类或增减药物的剂量时,应自我监测血压的变化;使用降血糖药物时,应在服药后半小时内进食,避免剧烈运动,防止低血糖反应的发生;口服抗凝药时,应注意牙龈、皮肤黏膜有无出血、瘀斑等,如出现不良反应应及时就医。

（二）意外伤害的防范

1. 预防跌倒　老年人由于身体各系统器官功能退化,平衡能力下降、视力减退等内在原因,或其他如穿着不合体,地面湿滑,凹凸不平,光线暗等外部原因,易发生跌倒事件,导致身体部位骨折,并引发其他并发症。基层卫生服务人员应对社区中的老年人跌倒风险因素进行评估,对老年人及其照顾者开展有关安全的健康教育,让老年人认识到跌倒所造成的不良后果,主动采取防范措施预防跌倒。具体措施:①家庭环境光线充足、无障碍物,地面平坦防滑;②起身变换体位时不宜过快,避免直立性低血压;③外出时衣服、鞋子穿着合体,建议穿着颜色鲜艳的衣服,易引起路人和机动车驾驶员的注意,减少意外伤害危险;④走路不稳时使用助行器辅助,并有家人或照顾者陪伴。

2. 预防呛噎 呛噎是老年人较常见的意外。老年人因消化器官肌肉萎缩、腺体功能下降、唾液减少、吞咽功能减弱等,易发生呛噎,且随着增龄风险增高。因此,老年人进食时应注意以下事项:①进食时取坐位或半坐卧位,利于吞咽;因病平卧的老年人宜使用吸管饮水、小口均匀、缓慢进食。②食物质地宜细、碎、软,尽量避免进食干硬或黏性较强食物,若进食干食,事先备好饮用水。③易呛噎者,食物可加工成糊状;吞咽困难者,给予半流质饮食。④进食中避免谈笑、不专注。⑤如果发生呛噎,出现面色发绀、异物梗阻现象,应立即实施海姆利希手法(Heimlich maneuver)急救。

🔍 知识链接

海姆利希手法

海姆利希手法主要用于气道异物梗阻的现场急救,分为自救和互救两种方式。

自救腹部冲击法,适用于意识清醒,不完全气道梗阻者,具体做法:自救本人一手握空心拳,用拳头拇指侧抵住腹部剑突下、脐上腹中线部位,另一手紧握此拳头,用力快速向上、向内冲击5次;自救者也可将腹部抵压在坚硬的平面上,如椅背、桌缘等进行如上的腹部冲击,直到异物清除为止。

互救腹部冲击法,适用于意识清醒,伴严重气道梗阻症状,5次背部叩击法不能解除气道梗阻者。具体做法:气道梗阻者立位或坐位,施救者站在其后,双臂环绕其腰部,让其弯腰,头部前倾。施救者一手握空心拳,握拳手的拇指侧紧抵梗阻者剑突和脐之间,另一手紧握此拳头,用力快速向内、向上冲击5次,如果梗阻没有解除,继续交替进行5次背部叩击和5次腹部冲击。

四、慢性病自我管理

老年人常患有一种以上的慢性病,慢性病病程长,迁延不愈,需要长时间的治疗和康复。随着疾病进展,老年患者身体出现不同程度的功能障碍,致其生活自理能力下降,严重影响生活质量。患有慢性病的老年人应树立战胜疾病的信心,配合医生积极治疗,主动向医生咨询慢性病自我管理的知识、技能,并在医生指导下,做好自我管理,延缓病情进展,减少并发症和致残率。

慢性病自我管理(chronic disease self-management,CASM)是指患者在卫生保健专业人员的指导下,用自我管理方法来控制慢性病,主要包括生活方式的自我管理、疾病服药管理和病情的自我监测管理等。老年慢性病患者应了解自身疾病的病因、症状、可能引起的并发症及疾病的预后,主动做好疾病的自我监测,能够通过症状表现初步判断病情,病情加重随时就医,寻求医疗帮助。

第二节 家庭健康管理

一、家庭健康管理的意义

以家庭为单位的健康管理已成为社会健康重要的前提条件,培养良好的家庭健康意识,是实现社会健康的先决条件。家庭健康观、饮食结构、生活习惯,以及家庭氛围等影响着每一个家庭成员的健康。因此,有必要在社区范围内全面开展家庭健康促进行动,引导家庭树立健康生活理念,养成健康行为习惯,践行健康生活方式,倡导家庭成员相互关爱,不断提升家庭健康素养和健康促进技能。

二、家庭健康管理内容

(一)适老化的居住环境

老年人居住环境应注意适老化改造,尽量为老年人居家生活创造舒适、安全的环境。首先,室内温度、湿度应适宜,温度一般为 22~24℃,湿度以 50%~60% 为宜;每天开窗通风至少 30min,保持室内空气新鲜;光线适宜,白天能有阳光照进室内,温暖舒适,卧室的灯触手可及,夜间走廊、厕所有适度照明,以防老人起夜跌倒;室内陈设应简洁,摆放整齐,留有一定的活动空间,避免选用方正、有棱角的家具;地面平坦、防滑,走道上不放置任何障碍物,以免老年人磕碰、绊倒;卫生间使用坐式便器,淋浴间放置防滑垫,坐便器、淋浴间、浴缸旁安装扶手;床头、卫生间建议安装呼叫系统,以备紧急情况下使用。

(二)家庭成员提供生活照料

随着年龄的增长,老年人在生活自理方面可能会遇到困难,与老人共同生活的家人应提供必要的生活照顾,如日常起居、饮食照料等。家庭成员需熟悉老人的生活习惯和疾病史,在照料老人的过程中,可以帮助老人建立和坚持健康的行为习惯,如合理膳食、适量运动、充足睡眠、戒烟限酒;同时,家人比较容易发现老人的任何异常迹象或疾病风险,可以及时安排老人就医。当重大疾病冲击发生时,来自家人的经济支持和陪伴照料可以为老人提供强有力的物质保障和精神支持。

(三)家庭给予精神慰藉和情感支持

在物质条件极大改善的当今,大部分老年人的物质需求得到基本满足,但精神层次的需求却很容易被忽视。老年人常面临孤独和社交隔离的问题,家庭成员是老年人最重要的情感支持,家人的关心和陪伴能够减轻老年人的寂寞和孤独感,增强他们的生活满足感和幸福感。

三、智慧家庭健康管理

当前,信息技术已渗透到各领域,应用到不同场景。以智能家电、智能家居为健康管理工具,将生活方式数字化、数据化,利用大数据、知识图谱、机器算法等人工智能技术,实现家庭健康管理的智能化已成为必然趋势。

(一)概念

智慧家庭健康管理(smart home health management,SHHM)是以人的健康为中心,家庭为单元,专业健康知识为指导,家庭健康生活方式为主要管理内容,以智慧家庭(智能家电、智能家居等)为实施工具,辅以健康监测、健康评估、健康干预等手段,实现家庭全人全过程全生命周期的健康管理。

（二）智慧家庭健康管理的应用

智能家电、智能家居对健康大数据的采集正在逐步覆盖家庭生活。如智慧卧室，可以通过采集睡眠枕、智能手环数据，监测用户睡眠时长，在用户进入深度睡眠状态后，自动调节空调到合适的温度、风速。空调、加湿器、除湿机、空气净化器等智能家电也具备家庭环境的智能调节能力，通过监测室内的氧气、二氧化碳、细颗粒物水平等参数，从温度、湿度、洁净度、风感等方面为用户自动调节出健康、舒适的空气环境。

第三节　社区健康管理

一、社区健康管理的意义

社区卫生服务机构在老年健康管理过程中发挥着不可替代的作用，鼓励社区组织实施老年健康促进行动，在社区内广泛开展健康知识普及，倡导科学健康的生活方式，开展老年人口腔健康、营养改善、痴呆防治和心理关爱活动，为老年人提供生活方式和健康状况评估、体格检查、健康指导，以及中医体质辨识和中医药保健指导等服务，对老年人慢性病的防治，降低其患病率、致残率及死亡率，改善和提高生活质量具有积极的作用。

二、社区健康管理内容

《国家基本公共卫生服务规范（第三版）》（以下简称《规范》）是实施国家基本公共卫生服务项目的工作指引，《规范》对老年人健康管理服务的内容、流程、要求、工作指标等作出了明确规定，为基层医疗卫生机构开展社区老年人的健康管理服务提供了依据。

（一）为老年人建立健康档案

65 岁以上老年人是基层医疗卫生机构重点服务对象，乡镇卫生院、村卫生室、社区卫生服务中心（站）应为辖区内的老年人建立健康档案，以便对老年人的健康状况进行持续、动态地管理，健康档案内容如下。

1. 个人基本信息　于首次建立健康档案时填写，包括姓名、性别、出生日期等基础信息和既往史、家族史等基本健康信息。

2. 健康体检　于首次建立健康档案时及老年人年度健康检查时填写。内容包括一般健康检查、生活方式、健康状况及其疾病用药情况、中医体质辨识、健康评价等。

3. 健康管理记录　于每次老年人接受健康管理服务后记录。

4. 其他医疗卫生服务记录　包括上述记录之外的其他接诊、转诊、会诊记录等。

（二）为老年人提供健康管理服务

社区老年人每年享受 1 次由社区提供的健康管理服务，包括生活方式和健康状况评估、体格检查、辅助检查和健康指导。服务流程见图 14-1。每次随访内容及时记录在老年人健康档案中，对老年人的健康进行持续、动态管理。

1. 生活方式和健康状况评估　社区卫生服务人员通过问诊及老年人健康状态自评，了解其基本健康状况、体育锻炼、饮食、吸烟、饮酒、慢性疾病常见症状、既往所患疾病、治疗及目前用药和生活自理能力等情况，其中生活自理能力评估常用的是老年人生活自理能力评估表，分别从进餐、梳洗、穿衣、如厕、活动五个方面进行。

2. 体格 / 辅助检查　老年人每年在社区卫生服务机构可接受一次免费的身体检查，体格检查包括体温、脉搏、呼吸、血压、身高、体重、腰围、皮肤、浅表淋巴结、肺部、心脏、腹部等常规体格检查,并对口腔、视力、听力和运动功能等进行粗测判断。辅助检查包括血常规、尿常规、肝功能(血清谷草转氨酶、血清谷丙转氨酶和总胆红素)、肾功能(血清肌酐和尿素氮)、空腹血糖、血脂(总胆固醇、甘油三酯、低密度脂蛋白胆固醇、高密度脂蛋白胆固醇)、心电图和腹部 B 超(肝胆胰脾双肾)检查。

3. 健康指导　根据评估结果对老年人进行相应的健康指导。对已确诊的原发性高血压和 2 型糖尿病患者开展相应的慢性病患者健康管理;对患有其他疾病者(非高血压或糖尿病),应及时治疗或转诊;对发现有异常的老年人建议定期复查或向上级医疗机构转诊。除此之外,还要进行健康生活方式以及疫苗接种、骨质疏松预防、防跌倒措施、意外伤害预防和自救、认知和情感等健康指导。

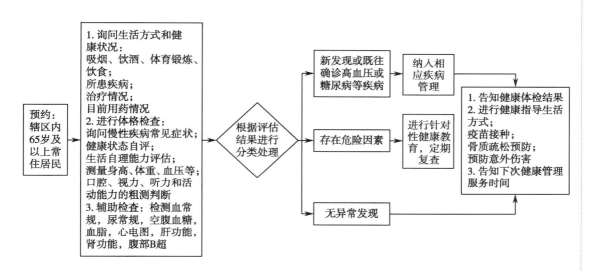

图 14-1　社区老年人健康管理服务流程

三、社区中医药健康管理服务

(一) 中医药在老年人健康管理中的作用

中医药学有治未病的独特优势。老年人随着阴阳气血、津液代谢和情志活动的变化,老年性疾病逐渐增多,平和体质相对较少,偏颇体质较多。因此,在社区推广中医治未病理念,大力普及中医养生保健知识和太极拳、健康气功(如八段锦)等养生保健方法,为老年人提供中医体质辨识、诊断治疗、康复护理、养生保健、健康管理等中医药特色服务和多样化调养服务包,可以充分发挥中医药在治未病、慢性病管理、疾病治疗和康复中的独特作用。

(二) 老年人中医药健康管理服务

为规范开展老年人中医药健康管理服务,《规范》中有关老年人中医药健康管理服务规定,社区每年为 65 岁及以上老年人提供一次中医药健康管理服务,内容包括中医体质辨识和中医药保健指导。服务流程见图 14-2。

1. 中医体质辨识　按照《老年人中医药健康管理服务记录表》前 33 项问题(见附录)采集信息,根据体质判定标准进行体质辨识,并将辨识结果告知服务对象。

2. 中医药保健指导　根据气虚质、阳虚质、阴虚质、痰湿质、湿热质、血瘀质、气郁质、特禀质、平和质 9 种不同体质类型,从情志调摄、饮食调养、起居调摄、运动保健、穴位保健等方面进行相应的中医药保健个体化指导。

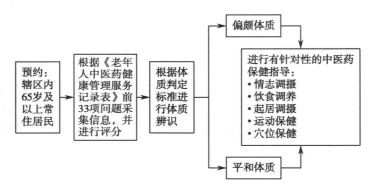

图 14-2　中医药健康管理服务流程

四、家庭医生签约服务

(一) 概念

家庭医生签约服务(family physical contracted services,FPCS)是目前国家积极推进的一项基层医疗卫生服务模式,是指基层医疗卫生机构(社区卫生服务中心或乡镇卫生院)与常住居民签订家庭医生服务协议,由协议约定的家庭医生服务团队为居民提供综合性、连续性、个性化的医疗卫生和健康管理服务。

(二) 服务团队

签约服务原则上采取团队服务形式,家庭医生是签约服务第一责任人。家庭医生团队主要由家庭医生、社区护士、公共卫生医师等组成,也可根据居民健康需求和签约服务内容选配成员,如专科医师、康复治疗师、中医药医师、健康管理师、心理咨询师、社(义)工等。

(三) 服务内容

老年人等重点人群可优先与家庭医生团队签订服务协议,家庭医生按协议内容为老年人提供基本医疗、公共卫生服务和约定的健康管理服务。基本医疗和公共卫生服务属于基础性签约服务内容,基本医疗服务涵盖常见病和多发病的中西医诊治、合理用药、就医路径指导和转诊预约等,经家庭医生转诊的患者一般优先就诊、检查、住院。公共卫生服务涵盖国家基本公共卫生服务项目和规定的其他公共卫生服务。健康管理服务主要是针对老年人健康状况和需求,制订不同类型的个性化签约服务内容,可包括康复指导、家庭病床服务、家庭护理、中医药 "治未病" 服务、远程健康监测等。随着健康信息化的时代要求,建立家庭医生信息系统,实现线上签约、健康咨询、慢性病随访、双向转诊等 "互联网 + 家庭医生签约服务" 正逐步推进。

五、社区健康管理考核指标

1. 老年人健康管理率　老年人健康管理率＝年内接受健康管理人数 / 年内辖区内 65 岁及以上常住居民数 ×100%(注:接受健康管理是指建立了健康档案,接受了健康体检、健康指导,健康体检表填写完整)。

2. 老年人中医药健康管理率　老年人中医药健康管理率＝年内接受中医药健康管理服务的 65 岁及以上居民数 / 年内辖区内 65 岁及以上常住居民数 ×100%(注:接受中医药健康管理是指建立了健康档案,接受了中医体质辨识、中医药保健指导,服务记录表填写完整）。

3. 家庭医生签约服务率　2022 年,国家卫健委等六部门联合印发的《关于推进家庭医生签约服务高质量发展的指导意见》指出,为推进家庭医生签约服务覆盖面,逐步建成以家庭医生为健康守门人的家庭医生制度。至 2035 年,全人群和重点人群签约服务覆盖率应达到 75% 以上,基本实现家庭全覆盖,重点人群签约服务覆盖率达到 85% 以上,满意度达到 85% 左右。

第四节　医院健康管理

一、医院健康管理的意义

随着年龄增长,老年人的心、脑、肾等各个脏器生理功能减退,易患高血压、糖尿病、冠心病及肿瘤等各种慢性疾病,医院是其进行健康管理的重要场所之一。医院健康管理对于老年人预防疾病、提高生活质量、增强体质和免疫力、及时发现并处理健康问题,以及提供个性化健康指导具有重要意义,主要体现在以下几个方面。

1. 早期发现疾病　通过医院健康管理,定期进行体检,可尽早发现潜在的健康问题,避免病情恶化。

2. 预防疾病发生　通过定期检查和评估,及时发现身体异常和疾病风险,采取有效的预防措施,降低疾病发生风险。

3. 减少并发症发生　通过健康管理,尽早发现和治疗慢性疾病,降低并发症发生风险,防止疾病恶化。

4. 提高生活质量　通过健康管理,老年人可以更好地了解自己的身体状况,调整生活方式和饮食习惯,提高生活质量。

5. 减轻家庭负担　通过健康管理,老年人可以及时得到治疗和管理,减轻家庭负担,避免因病致贫。

6. 维护社会稳定　通过健康管理,可以减少老年人因疾病导致的社会问题,维护社会稳定。

二、医院健康管理的主要内容

（一）医院感染的预防

医院感染指患者在住院期间获得的感染,包括住院期间感染以及出院后发病但在院内获得的感染。老年人身体功能下降,免疫系统减弱,是医院感染的高风险人群。医院内老年患者一般需接受手术、放化疗等治疗措施,机体抵抗病原菌侵袭能力下降,而接触和感染病原菌的机会增加,导致感染风险进一步增加。一旦发生院内感染,老年患者容易出现病情加重、治疗效果不佳、住院时间延长等情况,严重时甚至导致死亡。因此,做好老年患者医院内感染的预防工作十分必要,主要内容有以下几点。

1. 建立并落实医院相关规章制度和工作规范　科学设置工作流程,降低医院感染的风险。

2. 保持手清洁和手卫生　手卫生是预防院内感染最有效、最方便、最经济的方法,80% 的医院内感染是由于不规范洗手传播的。

3. 严格遵守无菌操作规程　在进行手术、注射等操作时,必须遵守无菌操作规程,避免交叉感染。

4. 保持环境清洁和通风 保持病房、治疗室等环境的清洁,定期开窗通风,减少病菌滋生的机会。

5. 做好医疗废弃物的处理 医疗废弃物应及时处理,避免病菌传播。

6. 做好个人卫生宣传教育 老年人应养成良好的生活习惯,如勤洗手、勤换衣物、保持口腔卫生等,降低感染风险。

7. 建立完善的医院感染监测系统 定期对病房、治疗室等进行空气、表面、医疗器械等的监测,及时发现并处理问题。

8. 针对特定疾病进行预防 例如恶性肿瘤放化疗的患者,当其成熟粒细胞绝对值 $\leq 0.5 \times 10^9/L$ 时,应采取保护性隔离,条件允许时宜住无菌层流病房或消毒隔离病房,同时尽量避免、减少探视以防交叉感染。

9. 提高免疫力 老年人可以通过合理饮食、适度锻炼、保持充足的睡眠等方式来提高免疫力,减少感染的风险。

（二）安全用药

老年人容易存在多重用药,导致药物不良反应的情况。因此,安全用药是老年人医院健康管理的重要内容。

1. 老年人常见药物不良反应

(1)精神症状:中枢神经系统,尤其是大脑最易受药物作用的影响。老年人中枢神经系统对某些药物的敏感性增高,可导致神经系统的毒性反应,如吩噻嗪类、洋地黄、抗高血压药和吲哚美辛等可引起老年期抑郁症;中枢抗胆碱药苯海索可致精神错乱;阿尔茨海默病使用中枢抗胆碱药、左旋多巴或金刚烷胺可加重相关症状;长期使用咖啡因、氨茶碱等可导致精神不安、焦虑或失眠;长期服用巴比妥类镇静催眠药可导致惊厥,产生身体及精神依赖性,停药会出现戒断症状。

(2)直立性低血压:老年人血管运动中枢的调节能力降低,即使没有药物影响,也会因为体位改变而易发生直立性低血压。因此,在使用抗高血压药、三环类抗抑郁药、利尿药、血管扩张药时要特别注意。

(3)耳毒性:老年人由于内耳毛细胞数量减少,听力下降,易受药物影响产生前庭症状和听力下降。前庭损害的主要症状有眩晕、头痛、恶心和共济失调;耳蜗损害的症状有耳鸣、耳聋。由于毛细胞损害后难以再生,可导致永久性耳聋。

(4)尿潴留:三环类抗抑郁药和抗帕金森病药物有副交感神经阻滞作用,老年人使用这类药物可引起尿潴留,特别是伴有前列腺增生及膀胱颈纤维病变时。所以在使用此类药物时,宜从小剂量开始逐渐加量。患有前列腺增生的老年人,在使用呋塞米、依他尼酸等强效利尿药时也可引起尿潴留,使用时要加以注意。

(5)药物中毒:老年人生理功能减退,60 岁以上老年人的肾脏排泄毒物的功能比 25 岁时下降 20%,70~80 岁时下降 40%~50%。60 岁以上老年人肝脏血流量比年轻时下降 40%,功能也相应减退。因此,老年人用药容易产生肝脏毒性反应、肾毒性反应及心脏毒性反应等。

2. 老年人用药原则

(1)受益原则:老年人用药要有明确的指征,要求用药的受益和风险比值大于 1。只有治疗益处大于风险的情况下才可用药,同时选择疗效确切而不良反应小的药物。对于有些病症,如失眠、多梦等,不要急于用药,可先通过改变生活习惯来改善。

(2)5 种药物原则:老年人人均服用药物数量为 7.5 种,多重用药比例高达 64.8%。过多使用药物会增加药物相互作用。联合用药种类越多,药物不良反应发生的可能性越高。可以单用药物时绝不联用多种药物,用药种类尽量简单,最好 5 种以下,治疗时分轻重缓急,注意药物间潜在的相互作用。

(3)小剂量原则:《中华人民共和国药典》规定,老年人用药量为成人量的 3/4,一般开始用成人量的 1/4~1/3,然后根据临床反应调整剂量,直至出现满意疗效而无不良反应为止。老年人用药要遵循从小剂量开始逐渐达到适宜个体的最佳剂量。用药剂量的确定,要遵守个体化原则,主要根据老年人的年龄、健康状况、治疗反应等进行综合考虑。

(4)择时原则:即根据时间生物学和时间药理学的原理,选择最合适的用药时间进行治疗,以提高疗效和减少药物不良反应。因此,进行择时治疗时,主要根据疾病的昼夜节律变化、发作时间、药物动力学和药效学来确定最佳用药时间。

(5)暂停用药原则:密切观察老年人的用药反应,一旦出现新的症状,应考虑药物的不良反应或是病情进展。前者应停药,后者则应调整用药。对于服药的老年人出现新的症状,停药收益可能大于加药收益。

(三)营养指导

住院老年人的营养指导应以个性化、科学化为原则,根据老年人的具体情况制订相应的饮食计划,并定期评估和调整,以确保老年人的营养需求得到满足。具体措施如下:根据老年人的身高、体重、年龄、性别、活动量等,评估其营养需求;依据老年人的饮食习惯、疾病状况、药物使用等情况,制订个性化的饮食计划;指导老年人合理搭配食物,保证足够的蛋白质、脂肪、碳水化合物、维生素和矿物质的摄入;同时针对老年人的具体情况,提供营养补充剂的建议,如维生素 D、钙、铁等;定期评估老年人的营养状况,及时调整饮食计划。

针对患有慢性疾病的老年人,提供相应的饮食建议,例如:高血压患者应多食瓜果蔬菜,减少钠盐的摄入,同时限制总热量尤其是油脂类的摄入量;糖尿病患者应遵守控制总热量、平衡膳食、定时定量、合理餐次分配、限盐限酒的总原则。指导老年人使用盐勺、微量秤等控制食盐和糖摄入的方法,预防高血压和糖尿病等慢性疾病。提醒老年人注意食品安全,避免食物中毒。

(四)医院健康教育

老年人医院健康教育是医院为老年患者提供的一项重要服务,旨在通过信息传播和行为干预,帮助老年患者掌握卫生保健知识,预防疾病,维护与促进健康,提高其健康水平和生活质量。

医院在为老年人提供健康教育时,应注意以下事项:

1. 语言通俗易懂　健康教育的内容应简单明了,避免使用过于专业的医学术语,以确保老年人能够充分理解。

2. 关注个体差异　每位老年人的健康状况和需求都不尽相同,因此健康教育应根据他们的具体情况进行个性化调整,以满足他们的特殊需求。

3. 强调互动与参与　通过互动的方式,如问答、小组讨论等,鼓励老年人积极参与健康教育活动,提高他们的学习兴趣和效果。

4. 注重情感关怀　老年人在医院期间可能面临身体和心理的双重压力,因此,健康教育过程中应关注他们的情感需求,给予适当的关怀和支持。

5. 提供实用的健康信息　针对老年人常见的健康问题,如高血压、糖尿病等,提供实用的预防、治疗和康复知识,帮助他们更好地管理自己的健康。

6. 鼓励家属参与　家属在老年人的健康管理中扮演着重要角色,鼓励他们参与健康教育活动,有助于增强家庭对老年人健康的关注和支持。

7. 定期评估与反馈　对老年人的健康教育效果进行定期评估,了解他们的掌握情况,并根据反馈调整教育内容和方法,以提高健康教育的质量和效果。

医院在为老年人进行健康教育时,可采用集体讲解、个别教育、随机性教育和示范性教育等多种方式,根据老年人的需求和特点进行有针对性的指导。同时应注重内容的实用性、通俗性和个性化,关注他们的情感需求,鼓励他们积极参与,并提供持续的支持和关怀。

第五节　养老机构健康管理

一、养老机构健康管理的意义

养老机构是介于医院和社区家庭间的老年服务保健机构,是指各种所有制形式的为老年人提供养护、康复、托管等服务,以科学的知识和技能维护老年人基本权益,帮助老年人适应衰老带来的身心变化,协助老年人参与社会,促进老年人自身发展,具备生活起居、文化娱乐、康复训练、医疗保健等基本设施的机构。如老年疗养院、日间老年护理站、养(敬)老院、老年公寓等。

入住养老机构的老年人会遇到健康、环境适应、人际关系等多个层面的问题,通过开展慢性病监测、康复训练、健康指导等健康管理服务,可以增强机构养老服务的品质,满足老年人健康保健及生活需要,最大限度地改善老年人的生理及心理问题,提升其生命质量,减轻社会负担,让机构内的老年人真正做到老有所养,病有所医。医疗资源与养老资源相融合,实现“医、养、护”一体化。

二、养老机构健康管理内容

(一) 主要成员

养老机构专业健康管理服务团队主要包含:全科医生、健康管理师、护士、护理员、心理咨询师或心理治疗师、营养师、康复训练师、机构管理人员等多学科成员。

1. 全科医生　全科医生是团队的核心,负责老年人的日常医疗需求,包括疾病的诊断、治疗和预防。全科医生应具备丰富的临床经验和扎实的医学知识,能够处理各种常见的老年疾病。

2. 健康管理师　健康管理师的职责是制订和执行健康管理计划,包括评估老年人的健康状况、制订个性化的健康方案、监督健康计划的执行等。同时还需要与医生和护士紧密合作,确保老年人得到全面的健康管理服务。

3. 护士　护士在团队中扮演着重要角色,他们负责执行医生的医嘱,进行日常的护理工作,包括测量生命体征、协助患者服药、提供健康宣教等。

4. 护理员　护理员主要负责老年人的日常生活照料,如协助进食、洗漱、穿衣等。同时,他们也需要关注老年人的情绪变化,提供必要的精神慰藉。

5. 心理咨询师或心理治疗师　随着老龄化加剧,老年人的心理问题也逐渐显现。心理咨询师负责提供心理咨询和治疗服务,帮助老年人应对焦虑、抑郁等心理问题。

6. 营养师　营养师需根据老年人的身体状况和营养需求,制订个性化的饮食计划,确保老年人获得足够的营养支持。

7. 康复训练师　对于有需要的老年人,康复训练师会制订和执行康复计划,帮助他们恢复或提高身体功能。

8. 机构管理人员　主要负责机构的日常运营和管理,包括人员招聘、培训和制定相关政策等。

（二）服务内容

养老机构健康管理服务的内容十分丰富,旨在提供全方位、个性化的健康照顾。主要包括以下内容。

1. 建立健康档案　完整的健康档案能够帮助健康管理者系统了解老年人的健康问题及患病的相关信息。老年人在入住养老机构时,应进行入院体检,收集其历次体检、就医等健康信息,录入到综合健康管理平台;健康档案还应包括家族史、输血史、手术史、过敏史等个人相关健康信息。

2. 健康评估　积极开展老年人综合健康评估,主要包括老年人的一般医学评估、躯体功能状态评估、认知精神与心理健康评估、社会健康状况评估和老年综合征的评估等,老年综合征的评估可纳入一般医学评估,也可作为独立的项目开展。

3. 营养干预　根据老年人的膳食需求和当地、当季的食材供应,制订出合理的营养食谱;定期开展讲座,对老年人讲解营养知识,纠正其饮食观念上的误区,使之主动改变不良的饮食习惯;对食堂工作人员进行营养配餐和烹调方式的指导;对护理人员进行营养相关知识的培训,使之在日常生活中帮助老年人纠正饮食观念上的误区。

4. 运动干预　随着老龄化的进程,身体功能的衰退不可避免,积极进行身体活动对减缓老年人躯体功能衰退具有积极作用。具体措施有:①加强对老年人的运动指导,指导老年人科学规律地运动,减少对跌倒等锻炼意外的恐惧感;②定期评估老年人的身体功能,让老年人了解自身潜在的活动能力,鼓励老年人最大限度地利用、维持、优化其身体功能;③提倡以小组为单位的集体锻炼,发挥同伴效应,提高老年人锻炼的依从性。

5. 健康教育　一般分为个别辅导、集体讲座、技能培训等,应根据老年人的记忆特点,采用生动活泼、共同参与的形式展开,以促进老年人自身意识和行为的改变,也应发挥部分老年人的榜样作用,提高健康教育的效果。

6. 中医保健　老年人对中医保健有较高的接受度,可根据其不同需求,提供个性化的保健服务,定期进行健康教育、中医养生知识宣教。具体措施包括:①对于生活自理的老年人,以开展"治未病"的中医保健养生项目为主,如太极拳、气功等活动量适中的运动;②对于行动不便或半自理老人,以开展减轻病痛、促进康复为主的中医保健养生项目为主,如推拿、按摩、针灸、拔罐等;③对于失智、失能老年人,以中医治疗及护理的技术应用为主。

7. 心理辅导　老年人由于生理上的衰老变化以及长期缺乏与人沟通,易产生孤独、焦虑和"老而无用"的感觉,因此心理健康指导尤为重要。具体措施有:①对于新入住的老年人,养老机构应热情接待,消除其顾虑,尽快帮助老年人适应机构的生活环境;②对于生活自理的老年人,在身体允许的条件下,鼓励老年人参与机构组织的各类文化娱乐活动;③对于半自理或行动不便的老年人,机构应做好精神关怀,同时鼓励老年人参加和身心相适应的活动。

8. 常规照护　养老机构需要对老年人的生活能力进行评估并分级,并按照不同照护标准提供服务。照护内容包括生活照料服务、护理服务、精神支持服务、安全保护服务、环境卫生服务、娱乐服务等。

9. 慢性病管理　通过对老年人健康体检数据和健康评估的整合,将其分类为一般人群、不同病种慢性病的高危人群和患者群,并进行分层级、分病种的慢性病管理。具体措施有:①为每一位慢性病患者制订详细的健康促进方案;②健康管理师分片管理,明确管理目标,定期修正目标及方案;③开展慢性病专项讲座,组织慢性病患者与专家互动;④组织慢性病患者定期复查,详细记录重要指标走势;⑤对于因罹患心脑血管疾病、阿尔茨海默病等慢性疾病而失能、失智的老年人,除了要为其提供生活照料服务外,还应将其健康管理工作重点放在日常生活康复训练和辅具使用上。

（三）服务工作实务技巧

1. 会谈注意事项　①选择合适的会谈地点。会谈地点需具有较好的私密性,采光好、舒适,能阻挡外界干扰,开始会谈前可在门外挂上"请勿打扰"等标识,关闭电话铃音等。②安排舒适的座位。与老年人的会谈中,适当的角度既可以保持眼神交流,也可以化解尴尬。中间放置桌子可保持一定的距离感,从而稳定老年人的不安情绪。③外表和衣着得体。工作人员着装应简洁、大方,符合机构对工作着装的要求。④时间安排合理。一次会谈大约持续 50min,与不同老年人的会谈宜间隔至少 15min,每次会谈后,应留有一定时间用于将会谈时所听到的、看到的、想到的,以及推想到的事项记录下来。

2. 沟通注意事项　在照料老年人的过程中,应注意根据老人的特点选择有效的、可操作的沟通方式,包括非语言沟通和语言沟通。

第六节　特殊场景健康管理

一、社区日间照料中心健康管理

（一）日间照料中心的概念及意义

日间照料中心（day care center）是为社区内自理老年人、半自理老年人提供膳食供应、个人照料、保健康复、精神文化、休闲娱乐、教育咨询等日间综合性服务的养老机构。日间照料中心作为社区养老的一种表现形式,对解决我国严峻的养老问题,以及相关社会保障问题有着重要意义。日间照料中心的功能主要包含以下几方面:①帮助老年人保持良好的身心健康状态,保障其在社区安度晚年;②根据老年人在生理、心理以及社会方面的需求,为其提供具有针对性的健康管理服务;③减轻家属照护负担,同时让老年人享有更好的照护。

（二）社区日间照料中心健康服务内容

1. 基本服务

（1）就餐服务:应为有需求的老年人提供就餐服务,并为其合理安排就餐位。餐具、餐巾纸应放在老年人易于取用的位置。所提供饮食应符合老年人健康、营养需求,食谱应提前公布。应在老年人就餐完毕后及时打扫就餐区,清理餐具,保证就餐环境整洁、卫生。

（2）精神文化、休闲娱乐服务:包括阅览、绘画、书法、上网、棋牌、健身、游戏、手工制作等内容。提供服务时,如老年人有需要,宜组织专业人员给予适当指导、帮助。

（3）午间休息服务:应为有需求的老年人提供午间休息服务,并为其合理安排休息位。休息位应摆放有序,避免老年人发生磕碰或摔倒。提供午间休息服务时,应根据气候提供午休所需棉被、毛毯等;保持休息区内良好通风,注意遮阳,防眩光。

2. 适宜服务

（1）个人照护服务:包括助浴、理发、衣物洗涤,提示或协助老年人按时服用自带药品,测量血压、血糖及体温等内容。助浴服务包括上门助浴和外出助浴。提供助浴服务时宜注意:①设备的安全性,助浴前进行安全提示;地面防滑,及时清理积水。②上门助浴时宜根据四季气候状况和老年人居住条件,注意防寒保暖、防暑降温及浴室内通风;外出助浴宜选择有资质的公共洗浴场所或有公用沐浴设施的养老机构。③助浴过程中宜有家属或其他监护人在场。④服务人员宜经过专业培训,掌握相关知识及技能。

工作人员提示或协助老年人按时服用自带药品后,注意记录老年人用药时间及用药后的反应,如发现异常及时告知紧急联系人并联系相关医疗卫生机构。提供测量血压、血糖及体温等服务时,按照医疗卫生部门相关规定操作。

(2)助餐服务:包括上门送餐、上门做饭等内容。提供助餐服务时宜注意:①食品安全、卫生;②食品符合老年人健康饮食的特点;③上门送餐、上门做饭的服务人员持有健康合格证;④提供上门送餐服务时宜及时、准确;⑤送餐工具清洁、卫生、密闭、保温。

(3)教育咨询服务:包括老年营养、保健养生、常见疾病预防、康复、法律、安全教育等内容。宜采取老年人易于接受的形式,如知识讲座、面对面解答、表演、观看影视资料等。教育咨询服务宜由各领域的专业人员提供。

(4)心理慰藉服务:包括沟通、情绪疏导、心理咨询、危机干预等内容。心理慰藉服务宜由心理咨询师、社会工作者等专业人员提供。

(5)保健康复服务:包括按摩、肌力训练、中医传统保健等内容。保健康复服务宜由专业人员提供。

二、临终老年人的安宁疗护

(一)安宁疗护的概念及意义

WHO 对安宁疗护的定义为:通过早期识别、积极评估,治疗疼痛和其他不适症状包括躯体、心理和精神方面的问题来预防和缓解身心痛苦,从而提高有不可治愈疾病的患者及其家属生活质量的有效方式。2017 年国家卫生与计划生育委员会相继印发《安宁疗护实践指南(试行)》和《安宁疗护中心基本标准(试行)》《安宁疗护中心管理规范(试行)》,指出"安宁疗护是以临终患者和家属为中心,为疾病终末期患者在临终前通过控制痛苦和不适症状,提供身体、心理、精神等方面的照护和人文关怀服务,以提高生命质量,帮助患者舒适、安详、有尊严地离世"。

安宁疗护关乎个体生命质量,是医学价值取向和社会文明进步的重要标志,也是"健康中国"战略背景下我国社会的重要议题。随着人口老龄化日益加剧,探讨如何为老年人提供全生命周期的健康服务,关注老年人生命的最后旅程,为其提供安宁疗护,帮助其有尊严、安详、舒适地度过生命的最后时光,具有重要的现实意义。

(二)安宁疗护的服务内容

安宁疗护实践以临终患者和家属为中心,以多学科协作模式进行,主要内容包括疼痛及其他症状控制,舒适照护,心理、精神及社会支持等。老年安宁疗护人员应运用各种知识与技能给予临终老年人精心照护,具体服务内容如下。

1. 早期识别 早期识别不可治愈的临终患者,完善家庭-社区-医院转诊服务体系。识别临终期患者是一个极为复杂又严谨的过程,应由医生对继续治疗的无效性和死亡过程作出判断;由医护人员应用临床专业知识、临床经验、疾病特异性指标、疾病临终期的进展轨迹、临终阶段常见的症状体征,来确定患者是否处于临终阶段;疾病晚期患者在每次就诊时均应筛查是否符合安宁疗护标准以及有无此需求,并在住院期间反复评估。

2. 积极评估 主要包含四个方面:①患者生存期评估。对寿命的预估是一个复杂微妙的过程,很难做到精准预估,应定期评估,随着生命进程的缩短,患者的目标、价值观以及想要获取的信息内容会有所不同。②疼痛、压疮风险及临床症状评估。③心理评估。④个性化疗护方案评估。

3. 症状控制及生理支持 主要包括三个方面:①患者疼痛、呕吐、肿胀、腹胀、便秘、呼吸困难、出血、压疮、发热、感染等症状的控制,以及口腔、胃肠、伤口、营养、导管等方面的护理。服务内容主要包括药物控制、中医适宜技术疗法、社区护理(吸氧、吸痰、物理降温、补液、导尿等)。②对患者家属提供相关症状的护理指导,包括医护人员当面指导、开设讲座、提供相关资料等。③其他不针对单一症状的生理支持服务,包括心电监测、身体形象修饰、部分中医适宜技术疗法等。

4. 心理支持 主要涉及以下三个方面:①做好与患者及家属的沟通。沟通的目的是建立治疗性的医患关系,应以患者及其家属为中心,针对病情、干预措施、治疗计划、预期护理计划、决策制订等进行详细多次的沟通,掌握沟通技巧,同时需注重非语言沟通的作用;当姑息治疗的护理及治疗未达成共识时可能会存在冲突,同理心、信任和希望是维持患者 - 家庭 - 医生关系和谐的三大支柱。②对患者及其家属的心理治疗。服务内容主要包括药物控制,音乐治疗等非药物疗法,外院心理医师坐诊、会诊等。③对患者和家属的心理咨询、死亡教育、安宁疗护理念宣教,以及对患者家属的哀伤辅导。服务内容主要包括当面沟通、提供宣传资料、开展主题活动等。该部分服务由社区医护人员与志愿者共同提供。④其他心理支持服务,如中医情志疗法等。

5. 社会支持 主要包含两个方面:①对患者的人文关怀,包括社会关怀、亲情关怀等服务。服务内容包括社会援助、精神慰藉、为家属陪护提供便利、协助改善患者与家属关系等。该部分服务由社区医护人员、社工、志愿者等多方共同提供。②生前预嘱、丧葬指导、政策和信息咨询、尸体护理等服务。

（李玉红　张　璟）

复习思考题

1. 如何以社区 - 家庭 - 个人三方联动方式进行老年健康管理?
2. 根据老年人跌倒的风险因素,谈谈如何防范老年人跌倒。
3. 如何预防老年人药物中毒?
4. 临终老年人安宁疗护的重点是什么?

第三部分

创新拓展篇

◆◆◆ 第十五章 ◆◆◆

老年循证健康管理

学习目标

知识目标

熟悉循证医学实践过程,掌握老年循证健康管理实践步骤。

能力目标

了解循证医学和老年循证医学的概念与常用研究方法,并应用于老年循证健康管理实践中。

素质目标

了解老年循证医学的问题来源与现实意义。

课程思政目标

从全生命周期健康管理角度,理解将循证实践应用于老年健康管理中的重要性。

【学习要点】

1. 老年循证医学的问题来源与现实意义。

2. 老年循证健康管理实践的步骤。

第一节 循证医学概述

一、循证医学的概念

循证医学(evidence-based medicine, EBM)是一种以科学证据为基础的医学实践方法。其起源可以追溯到 20 世纪 70 年代,当时医学界开始反思传统的临床实践方式,并提出了要更加科学、客观和系统地评估医疗做法的需求。循证医学的发展受到了两个重要因素的影响:一是临床试验的兴起,特别是随机对照试验的应用;二是大规模的医学研究和信息技术的进步,使得医学界能够更好地收集、整理和分析大量的医学证据。

循证医学因需要而产生,其概念也在不断完善。迄今最广为接受的是 David Sackett 在 1996 年的定义,即循证医学是"慎重、准确、明智地应用当前所能获得的最佳研究证据来确定患者的治疗措施"。循证医学的核心思想是根据最新的、可靠的科学证据来指导医学决策和临床实践。它将临床经验、患者的价值观和外部证据相结合,以制订最佳的医疗决策。因此,循证医学是一种基于最新科学证据的医学实践方法,通过系统地收集、评估和综合临床研究的结果,以指导医生和患者在临床决策中做出最佳选择的应用科学。旨在提高医疗决策的质量、安全性和效果,并促进医学实践的持续改进。循证医学强调医生的批判思维、终身学习和对医学研究的不断更新,以不断优化医疗实践,提供最佳的医疗保健服务。

二、循证医学的内涵

(一)循证医学的原则

循证医学的目标是通过公共卫生、医疗保健、临床护理、健康政策等领域的科学决策来提高人们的健康水平与生活质量。需遵循以下原则:

1. 基于问题的研究原则 循证医学从实际问题出发,将问题具体化为可回答的科学问题。

2. 基于证据的决策原则 循证医学所做的决策必须基于之前和当前可获得的最佳证据,并关注证据的科学性、适用性和可转化性。根据不同的循证方法和随机误差的可能性,临床决策中可用的证据可以按照强度进行排序。例如,在治疗决策中,纳入大量高质量随机对照试验的荟萃分析可能是最有力的证据,其次是大型多中心随机对照试验,再次是单中心随机对照试验、观察性研究,以及临床经验或基础科学研究。

3. 综合考虑其他因素 科学证据始终是循证医学决策的重要依据,但证据本身并不等同于决策。决策是一个复杂的过程,常常受到证据本身、决策环境、资源、决策者和用户偏好等多种因素的影响,循证医学所做的决策须综合考虑其他因素。

4. 关注实践结果的探索原则 循证医学关注于用当前最佳证据指导实践所产生的结果,将解决的问题转化为新的证据,并继续探索未解决的问题。

5. 后效评价原则 循证医学对实践结果进行后效评价,保留真实有效的部分,去除粗糙无效的部分,追求最佳的成本效果。

(二)循证医学的要素

1. 证据(evidence) 证据及其质量是实践循证医学的基础。高质量的证据应具备以下共同特征:

(1)科学和真实:证据必须针对特定问题进行科学设计、控制偏倚、严格实施、客观分析。科学和真实的证据可以溯源,接受时间和实践的验证。

(2)系统和量化:系统意味着在严格的科学逻辑下,全面、科学、分步地进行证据的产生和使用。定量证据是决策的理想证据,但通常在实际工作中,证据并非总是可以量化的,如教育、管理和社会科学等领域。因此,只要是科学和真实的证据仍然是有用的。

(3)动态和更新:优质的证据应该是与时俱进的。基于过去特定时期、人群和条件产生的证据,应随着条件的变化、人群的变迁、实践模式和方法的改变,以及新证据的出现而不断更新,才能科学地指导实践。

(4)共享和实用:作为解决问题的知识产品,证据应该为全人类共享,接受公众监督,确保需要者能够获取并帮助他们利用证据解决实际问题。

(5)分类和分级:将证据按研究者和使用者关注的问题进行分类,然后在同类信息中根据事先确定的标准进行科学评价,严格分级,是快速筛选海量信息的重要手段和方法。

(6)肯定、否定和不确定性:对于研究的不同结果,都需要证据支持、合理解释。肯定、否定和不确定性都可能是研究的合理结果。

2. 专业(expertise) 专业技能和经验是实践循证医学的关键。循证医学倡导将医学专业经验(内部证据)与当前可获得的最佳证据(外部证据)结合,再综合考虑用户的意愿、价值观以及当时当地的条件,做出最佳决策。若忽视专业经验,即使获得最佳证据,也可能造成错误,因为最佳证据在用于具体个体时必须因人而异,根据其临床、病理特点、人口特征、社会经济特点,以及试验措施应用的可行性进行灵活运用,切忌生搬硬套。

3. 期望(expectation)　充分考虑用户的期望或选择是实践循证医学的独特优势,也是客观实践与人文关怀结合的集中体现。循证医学倡导医生在重视疾病诊断和治疗的同时,努力从患者角度去理解患者患病的过程和感受。在卫生决策领域中,也需要充分考虑利益相关者的偏好。例如,在设计老年群体的治疗方案时,除了药物干预治疗,许多老年患者可能更倾向于非药物治疗方法,如生活方式干预、营养调整、物理治疗和心理支持等。循证医学实践者和研究者应充分考虑到这些选择,并提供基于最新证据的建议。在老年长期护理和康复方面,循证医学还应关注评估护理设施的质量,制订康复计划,提供适当的社区支持等问题。此外,老年人常常关注疾病的预防和早期筛查。循证医学可以提供关于哪些筛查和预防措施对于特定年龄段的老年患者最为有效的建议,并根据患者的健康状况和价值观与其讨论。

总之,循证医学通过科学证据和专业经验的结合,综合考虑用户期望,以最大化健康成果和生活质量为目标。循证医学特点包括基于问题的研究原则、基于证据的决策原则、综合考虑其他因素、关注实践结果和后效评价的原则,以及强调证据、专业和期望三个要素的重要性。这种方法有助于指导医疗决策,优化健康服务,提高人们的健康水平。

三、循证医学的研究类型与方法

(一) 循证医学的研究方法

1. 原始研究方法

(1)病因及危险因素研究:病因及危险因素研究旨在探索疾病的起因和与其发展相关的危险因素。病因或致病因素即作用于人体的,在一定条件下能致病的外部有害因素或人体心理、遗传缺陷。该领域的研究方法包括流行病学调查、队列研究、病例对照研究等。研究人员通过收集和分析大量数据,评估潜在的危险因素,例如遗传、环境、行为、生活方式和职业等。通过研究,可以了解哪些因素会增加患特定疾病的风险,掌握其发病机制及转归,从而为科学诊断、危险评估、有效预防和控制疾病提供指导。病因及危险因素研究对于制定公共卫生政策、制订个体化的预防措施,以及开发新的治疗方法都具有重要意义。

(2)诊断性试验研究:诊断性试验研究旨在评估某种测试或方法在诊断疾病时的准确性和效能。研究人员通过招募一组已知疾病状态的患者和无疾病状态的健康人群,进行测试并对结果进行比较分析。常用的方法有实验室检查、影像学诊断(CT、MRI 等)。常用的评估指标包括灵敏性、特异性、阳性预测值和阴性预测值等。这种类型的研究有助于确定诊断测试的准确性、可靠性和有效性,为医生和临床实践提供指导,从而改善疾病的早期发现和治疗。诊断性试验研究对于疾病诊断、疾病筛查、疾病随访、疾病临床过程及预后评估都具有重要意义。

(3)治疗性试验研究:治疗性试验研究旨在评估特定治疗方法或干预措施对疾病患者的疗效和安全性。通过随机分配患者到不同的治疗组或对照组,研究人员可以比较不同治疗方法的效果。常见的治疗性试验设计包括随机对照试验和临床试验。研究人员会收集并分析患者的数据,评估治疗方法的效果、副作用和安全性。治疗性试验研究为医生和患者提供了基于科学证据的治疗选择,促进了医学进步,改善了患者的治疗结果。这种类型的研究对于制订治疗指南、药物批准和优化医疗实践具有重要意义。

(4)预后研究:预后研究旨在评估患者在诊断后或治疗后的预后情况和结果。研究人员通过追踪患者的疾病进展、生存率、复发率、生活质量等指标,对特定疾病或疾病群体的预后进行分析和比较。常用的设计方案包括描述性研究、病例对照研究、前瞻性队列研究、回顾性队列研究、随机对照试验等。预后研究可以揭示疾病的自然演变、治疗效果,以及患者的生活质量等方面的信息,为医生和患者做出治疗决策和制订预后预测提供依据。这种类型的研究有助于改善临床实践、提供患者与医生共同决策的基础,并为卫生政策制定提供重要的证据支持。

(5)不良反应研究:不良反应研究旨在评估其他医疗干预措施(手术、器械等)引起的不良事件和副作用。研究人员收集和分析与特定干预相关的不良反应数据,包括严重程度、发生率和影响患者健康和生活质量的程度。研究实质是判断因果关系,即评价干预治疗与观察到的不良事件之间因果关系的可能性,标准化算法、专家判断法和贝叶斯法是不良反应研究的常用方法。这种研究可以帮助确定不良反应的风险因素、特定人群的易感性,以及剂量与不良反应之间的关系。不良反应研究对药物监管、药物安全性评估和临床实践都至关重要。它有助于发现和报告不良事件,改进药物和治疗方法的安全性,并为患者和医生在做出治疗选择时提供重要参考依据。

(6)患者生存质量研究:生存质量是指处在生活、文化环境、价值体系之下的个体对生存的自我评价和感受,与个体生存的目的、期望、方式、标准息息相关。患者生存质量研究旨在评估患者在疾病治疗或康复过程中的生活质量。研究人员通过使用量表或其他评估工具,收集患者主观和客观指标的数据,如生理功能、心理健康、社交支持、疼痛控制和日常生活活动。该研究可以提供关于治疗效果、生活干预和康复方案对患者生存质量的影响的信息。患者生存质量研究对于医疗决策、改善临床实践和优化患者护理至关重要。它有助于定量评估患者的整体健康状况,并在医疗干预中考虑患者的主观体验和生活质量。

(7)卫生经济学研究:卫生经济学是运用经济学基本原理及其研究方法研究卫生资源最优配置、评估卫生政策,使其发挥社会经济效益的学科。卫生经济学研究关注卫生保健资源的分配、成本效益分析、医疗保险、医疗服务价格、医疗质量评估等方面。通过运用经济学的理论和方法,卫生经济学研究可以评估不同卫生政策和干预措施的经济效果,为政策制定者提供决策支持。它可以帮助优化卫生系统的资源利用、提高卫生服务的效率,并促进公平和可持续的卫生保健发展。卫生经济学研究对于提高卫生保健的质量、可及性和可负担性具有重要意义。

2. 二次研究方法

(1)系统评价(systematic review, SR)与荟萃分析(meta-analysis):系统评价是一种系统性收集、评估和综合现有研究证据的文献综述形式,旨在回答特定的研究问题。它通过严格的方法学筛选和分析相关研究,以提供可靠的科学证据,评估特定干预措施的效果、安全性和成本效益。系统评价通常包括明确的研究目标、严格的搜索策略、合格研究的选择、数据提取和质量评估。结果通过综合分析得出,形成综合性结论,以支持决策制订和指导临床实践。

系统评价分为定性评价和定量评价两种。荟萃分析是系统评价的一种定量评价方法,用于将多个独立研究的结果进行定量合并和汇总。它通过将各个研究的效应量(如风险比、均值差异)进行加权平均,得到总体效应的估计和置信区间。荟萃分析能够提供更具统计能力和准确性的结果,相对于单个研究能够更准确地评估干预效果的大小和统计显著性。常用的荟萃分析有:常规荟萃分析、单组比较荟萃分析、累积荟萃分析、间接比较荟萃分析、诊断性荟萃分析、个体数据荟萃分析和前瞻性荟萃分析等。

系统评价和荟萃分析的优点在于它们能够综合和整合多个研究的证据,减少随机误差和偶然性结果的影响。提供了更全面、客观和可靠的证据,有助于指导医学决策、制定政策和改进临床实践。然而,它们也受到研究质量和异质性的影响,因此在进行系统评价和荟萃分析时需要严谨的方法学设计和分析。此外,系统评价和荟萃分析也需要对包含研究的选择性报道和出版偏倚进行警惕,并进行灵敏性分析来评估结果的稳健性和一致性。总的来说,系统评价和荟萃分析在医学研究中扮演着重要的角色,为决策者和临床实践提供可靠的证据依据。

(2)系统评价再评价:系统评价再评价是对已完成的系统评价进行全面、系统性的重新评估和更新。它旨在获取最新的研究证据、重新分析数据、修订结论,并提供更准确和可靠的评估结果。系统再评价可以包括搜索新的研究、重新评估研究质量、重新分析数据、重新合并效应量等步骤。通过系统再评价,可以及时更新和改进先前的系统评价,确保决策者和临床实践者获得最新的、基于最全面证据的评估结果。这有助于保持系统评价的时效性和科学性,提高决策制订的准确性和可信度。

（二）方法学质量评价工具

1. 不同研究证据的质量评价标准　医学研究证据分为三类,分别是:原始研究证据(primary research evidence)、二次研究证据(secondary research evidence)、转化研究证据(translational research evidence)。具体的质量评价工具见表 15-1、表 15-2 及表 15-3。

表 15-1　原始研究证据常用方法学质量评价工具

原始研究证据类型	评价工具
随机对照试验	Cochrane 风险偏倚评估工具 Jadad 量表
非随机试验研究	MINORS 条目（Methodological Index for Non-Randomized Studies）
诊断性试验	QUADAS 工具（Quality Assessment of Diagnostic Accuracy Studies） Cochrane DTA 工作组标准（Cochrane Diagnostic Test Accuracy Working Group）
观察性研究	NOS 量表（the Newcastle-Ottawa Scale）:队列研究（Cohort Study）和病例对照研究（Case Control Study） CASP 清单:队列研究和病例对照研究 AHRQ 横断面研究评价标准（Agency for Health Care Research and Quality）
动物实验	STAIR 清单（the Initial Stroke Therapy Academic Industry Roundtable）
经济学研究	Drummond 标准 QHES 评分系统（Quality of Health Economic Studies）

表 15-2　二次研究证据常用方法学质量评价工具

二次研究证据	评价工具
系统评价 / 荟萃分析	AMSTAR 工具（A Mesurement Tool for the "Assessment of Mutiple Systematic Reviews"） QQAQ 量表（Oxman-Guyatt Overview Quality Assessment Questionnaire） SQAC 量表（Sack's Quality Assessment Checklist）
系统评价再评价	OQAQ 工具（Oxman-Guyatt Overview Quality Assessment Questionnaire） AMSTAR 工具

表 15-3　转化研究证据常用方法学质量评价工具

转化研究证据	评价工具
临床实践指南	AGREE 工具（Appraisal of Guidelines Research and Evaluation）
卫生技术评估	Checklist for HTA Report

转化研究证据	评价工具
卫生政策研究	试验研究:Cochrane EPOC 评价方法(Cochrane Effective Practice and Organization of Care Review Group) 观察或描述研究:尚未统一

2. GRADE 证据分级法　2000 年 WHO 组织全球 17 个国家 67 位证据分析专家用 4 年的时间推出一个简单的推荐分级的评价、制定与评估(grading of recommendation assessment, development and evaluation, GRADE)标准,这是一个从使用者角度制订的综合性证据质量和推荐强度标准,易于理解、方便使用,已被 WHO、Cochrane 协作网等众多国际组织和协会采纳,成为证据发展史上的一个标志。

GRADE 分级法有四个证据水平,也称为证据确定性或证据质量,分为极低、低、中和高(表 15-4)。

表 15-4　GRADE 证据分级法

水平	质量评价
极低	主要基于专家意见、临床经验或病例报告等,缺乏科学研究的支持
低	包括病例系列、病例对照研究或观察性研究的子集等,这些研究在方法学上存在较大的局限性
中	可能来自单个的随机对照试验、设计良好的非随机对照研究或观察性研究,这些研究在评估治疗效果时可能存在一定的局限性
高	通常来自多个设计良好的随机对照试验的系统综述或荟萃分析,这些研究能够提供关于治疗效果和安全性的可靠信息

第二节　循证医学的实施步骤

循证医学的实践过程主要分为五个基本步骤,即:针对具体患者提出临床实践中需要解决的问题;高效率寻求解决问题的科学依据;严格评价证据的真实性和可行性;依据研究结果,结合患者具体情况制订相应的医疗决策;对临床实践后的效果进行评估。

一、在实践中提出问题

以特定形式提问是循证医学实施的第一步,它有助于找到最相关的信息。同时,也指明了想要的结果,还有助于评估信息与患者问题的相关性。

(一) 问题的类型

这些问题可能涉及解剖学、生理学、病理学、流行病学、诊断、治疗或药理学等,可分为两类:一般问题——与解剖学、生理学、生物化学、病理学、药理学、诊断方法、管理学等有关的问题;特殊问题——与特定诊断的解释测试、特定治疗的风险和益处,以及患者预后有关的问题。

一般问题是涉及患者及其所患疾病的知识性问题,包括患者所处地域、环境、职业、社会背景、经济状况及与人类健康和疾病相关的生理、心理及社会因素等。例如,患者的性别、年龄,既往病史,在什么地方、何种环境下发病,何时发病、如何发病,最初的症状、体征是什么,

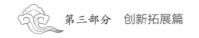

所患疾病与地域、环境、职业、经济状况有什么联系等。

特殊问题是临床医师在诊治患者的过程中从专业角度提出的问题,主要涉及疾病诊断、治疗、预后、病因和预防等各环节及与治疗有关的患者的生物、心理及社会因素等。诸如诊断与鉴别诊断,不同诊断设施的诊断价值,检查结果的解读,优质证据的选择和利用,干预措施选择时的利弊权衡,影响疾病预后的因素研究证实,危险因素的暴露和干预,诊治过程中患者的心理状态、期望值、依从性、预后指标及结局判定等。

（二）问题的来源

问题的来源主要有六个方面的内容:与疾病诊断相关的问题、与疾病治疗相关的问题、与疾病预后相关的问题、与病因相关的问题、与药物不良反应相关的问题及与疾病预防相关的问题。

（三）构建问题的策略

在国际上,通常认为构建一个具体的问题包括四个要素:患者、特定群体或特定问题（Patients or Population or Problem）,干预（Intervention）,对照或控制（Comparison or Control）,结局（Outcome）,缩写为"PICO"。PICO 要素可以用来将各类临床原始问题分解为不同部分并构建出一个完整的临床问题。如问题"对老年高血压患者,血管紧张素转换酶抑制剂是否比 β 受体阻滞剂控制血压疗效更好？"我们可以将该原始问题根据 PICO 要素构建如下。

P: 老年高血压患者;

I: 血管紧张素转换酶抑制剂;

C:β 受体阻滞剂;

O: 血压降低。

PICO 要素也有一些变体,有时可能缺少比较干预,"PIO"就足以说明问题。有的研究者提出"PECO","E"代表"暴露"（Exposure）。例如,在关于伤害的问题中,患者接触到的潜在有害物质被称为"暴露"。在预后问题上,预后因素可能是暴露因素,即使它可能是患者的人口统计学特征,如年龄。像"使用手机是否会导致脑瘤"这样的问题,在 PECO 中使用"E"比在 PICO 中使用"I"更合适。而也有学者提出 PICOS 五要素,其中"S"代表"研究设计"（Study Design）。它促使临床医生制订最合适的研究设计来回答这个问题,有助于在检索时有更精确的结果。

二、获取科学证据

（一）证据的来源

提出问题之后,下一步需要获取证据来回答问题。有效获取证据的方式有很多,在线检索是非常重要的一种方法。一般将证据资源分为以下四类。

1. 原始研究 例如从 MEDLINE/PubMed 上检索的内容。MEDLINE 收录了超过 2 000 万篇原始研究文章。

2. 系统评价 例如 Cochrane 综述,它提供了医疗保健干预措施的系统综述。

3. 循证摘要 当无法获取研究全文时应用的论文摘要资源,有关各种学科的预评估资源期刊列表可参阅 www.ebmny.org/journal.html。

4. 辅助决策系统 这些系统通常整合了各种类型的医疗保健信息,如临床证据、指南、初步研究、摘要和概要等。

（二）证据的分级

为了使临床医生在实际工作中避免花费大量时间和精力去检索和评价证据质量,研究人员创立了证据分级标准和推荐意见,帮助临床医生正确、快速地查找自己所需的最佳证据。证据分级发展的第一阶段始于1979年,加拿大定期体检特别工作组(canadian taskforce on the periodic health examination,CTFPHE)的专家们首次基于试验设计,明确提出要对医学研究进行质量和推荐分级。该分级为此后30年间50多个机构和组织的分级系统奠定了基础。第二阶段,证据分级发展为以系统评价作为最高级别的证据,代表有2001年美国纽约州立大学医学中心推出的"证据金字塔"(图15-1)和同年英国牛津大学循证医学中心推出的标准。

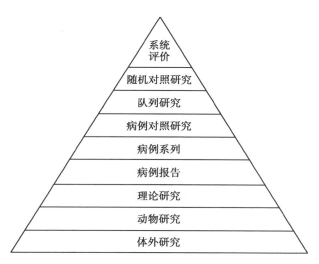

图15-1 证据金字塔

第三个阶段是在2004年,针对当时证据分级与推荐意见存在的不足,包括临床专家、循证医学专家、医学编辑、卫生政策专家在内的GRADE工作组正式推出了GRADE系统,该系统具有科学合理、过程透明、适用性强等特点。

(三)证据的资源

20世纪80年代以前,医生查证广泛采用翻阅专业书籍、订阅期刊、使用检索工具书及咨询专家等,这种查证的最大缺点是费时且易漏掉很多有价值的文献。80年代后出现了通过计算机检索的医学数据库,将发表在各种期刊上的散乱文献进行索引,使医生可一次性检索到各种类型的证据,如专家意见、病案报告、临床对照试验、随机对照试验等。但这些证据的质量和可信度却大相径庭。

90年代后,随着循证医学的诞生和发展,出现了临床证据分级的概念。强调应优先参考等级更高的证据。但很快发现,即使高质量的证据间也存在结果相矛盾的地方,并因此将系统评价的方法引入循证医学用于解决此类问题。1993年Cochrane协作网成立,致力于生产高质量系统评价并保证不断更新。1996年Cochrane图书馆上线,收集已有系统评价和临床试验建立索引,方便查找,此后循证医学进入高速发展期。但随着临床证据数量的急速增加,临床医生查证时间不够、检索知识和技能不足、所在机构资源订购不足等问题严重阻碍了医疗工作者的循证热情。

20世纪末,陆续出现了一些以临床主题形式整合证据的知识库,使临床医生不需要花大量时间从PubMed等原始文献数据库中去检索、获取全文、评价和总结临床研究证据,使越来越多的临床医生实践循证医学成为可能。这些常见的循证医学证据资源有Cochrane系统评价资料库、MEDLINE等数据库,有不同检索入口(表15-5)。

表 15-5　常见线上循证医学证据资源及入口

资源	入口
PubMed	www.ncbi.nlm.nih.gov/PubMed
Medscape	https://emedicine.medscape.com/
Medical World Search	www.mwsearch.com
各类临床实践指南	www.cma.ca/opgs
Cochrane library	www.cochrane.org
中国中医药循证医学中心	http://www.ccebtcm.org.cn
中国临床试验注册中心	https://www.chictr.org.cn

三、严格评价证据

评价证据主要有四个指标：相关性、有效性、一致性以及结果的重要性。

1. 相关性　是指证据与需求相匹配的程度。将论文中的研究问题与需要解决的临床问题进行比较，可以帮助确定论文的相关性。借助 PICO 要素进行问题构建有助于进行这项评价。

2. 有效性　效度指的是结果不存在偏差的程度，包括内部效度和外部效度。内部效度关注研究结果对研究对象来说是否正确，这是任何研究的首要问题；外部效度关注研究结果适用于或可推广到哪些人群，是否可以外推到未来的时间，不同的地理区域或环境，以及研究之外的患者。内部效度是研究的基本要求，然而试图最大化内部效度的尝试可能会损害外部效度，需要在内部有效性和外部有效性之间取得合理的平衡。

3. 一致性　是指在研究中不同分析的研究结果相似的程度，并与研究之外的证据一致。一致性可以是内部的，也可以是外部的。内部一致性关注研究中进行的不同分析。例如，在一篇治疗论文中，可能会有未经调整和经过调整的分析，某些敏感性分析，亚组分析，主要和次要结果的分析。如果这些分析得出相同的答案，比如说，支持新的治疗方法，那么结果将被认为是内部一致的。外部一致性是指研究结果与生物学证据、其他研究证据，甚至临床医生经验的一致性。如果调查结果与其中一个或多个不一致，则需要探索原因。

4. 重要性　信息结果的重要性需要根据论文的类型进行评估。例如，对于治疗和诊断方法，需要询问：新的治疗或测试在研究中表现如何？结果是否有统计学意义和临床意义？对于病因研究证据，病因与疾病之间的因果相关强度如何？因果相关强度的精确性如何？

四、应用证据解决问题

（一）决策

在确认证据中的信息是相关的、有效的、一致的和重要的之后，下一步的问题是该证据是否对患者有用。决策者需要确定患者可能的疾病结果或不良后果的可能性，然后考虑这些可能性将如何随着新治疗方法的应用而改变。是否值得承担新的干预措施的风险和成本？患者对新治疗方案的收益和风险有什么看法？这些问题将帮助临床决策者应用证据并做出决定。

一个合理的医学决策包括三个要素。

1. 内部证据　医生的临床经验与判断。医生依靠临床经验对具体患者深入了解病情，通过认真问诊、查体和实验室辅助检查搜集足够资料，做出诊断。

2. 当前可获得的最佳外部证据　针对所面对的临床问题,尽可能找到高质量的研究证据,包括随机对照试验、病例对照研究或队列研究等。

3. 患者的价值观　临床决策除了需要发挥医生的主观能动性,还需要尊重患者同样作为医疗活动主体的价值观。在医疗服务实践中需考虑患者意愿,保证医患关系的和谐。

（二）实践

基于以上决策的操作被称为"循证实践"。循证实践中不但要重视证据,在应用证据时还要结合医生的经验和技能,充分考虑患者的特点、患者病情的变化等。另外,证据通常只是群体中的平均表现,对患者个体,可能会出现结果与期望不一致。所以在循证医学实践中,有效评价患者对治疗的反应,有助于发现差异和问题,进行不断完善和调整。

五、应用效果评估

在查询证据、评价证据,并应用证据后,循证临床实践还不算完成。我们在实施临床决策后,还要定期观察决策实施后的效果并做出相应评价,根据实施后的效果来检验我们的临床决策是否正确,不断改善和丰富我们未来的临床决策,从而不断提高和更新临床医生的专业知识和临床技能,更好地服务于患者。

循证诊断的后效评估,应评价诊断性研究证据的应用能否改善患者的结局,如提高生存率、减少残疾、提高生活质量等。对于治疗证据的应用评价,则需要根据患者病情变化、治疗反应进行持续跟踪,探索证据的不足,并以此为基点展开新的临床研究。由于循证医学更侧重于远期疗效、终点指标（如病死率、致残率）及生活质量的评估,我们还可以建立健康档案,通过长期追踪和随访,了解某种治疗的效果或某种疾病的预后,建立这种大规模数据库对临床科研工作有重要帮助。

每一次循证实践完成时都应思考:这次实践中我们遇到了什么问题? 是怎样解决的? 对今后的实践有何影响或改变? 下次如何能让我们的循证实践做得更好? 这样才能不断改进循证临床实践的方法,提高决策的正确性和合理性。通过提出问题、查询证据、评价证据及应用证据,发现新的问题,在健康管理中积极给予早期预防,才可能实现临床医生"治未病"的目标。

第三节　老年健康管理中的循证实践

一、循证公共卫生与卫生管理

（一）循证公共卫生的概念

循证公共卫生是在循证医学的基础上发展起来的,指通过综合各相关学科的最佳研究证据,制定出切实可行、符合科学原理的公共卫生政策。主要包括以下特点。

1. 跨学科性　循证公共卫生强调综合各相关学科的最佳研究证据,包括流行病学、社会医学、医学人口学和卫生统计学等,以制定出科学、可行的公共卫生政策。

2. 科学性　循证公共卫生遵循科学原理,强调应用最佳的科研证据,避免低水平的重复研究,从而优化资源的配置和使用。

3. 系统性　循证公共卫生注重系统的评估和比较,寻找最佳证据,并在此基础上制定公共卫生政策。

4. 实用性　循证公共卫生的目标是找出切实可行的解决方案,以提高公共卫生的效果和效益。

5. 动态性　循证公共卫生是一个动态的过程,需要不断地更新和优化证据,以适应不断变化的公共卫生环境。

6. 公平性　循证公共卫生关注弱势群体的健康问题,努力实现公共卫生资源的公平分配。

（二）循证卫生管理的概念

循证卫生管理是指将客观的科学研究证据与管理者个人的实践经验相结合,将正确的卫生管理方案、方法和技术用于卫生管理的过程。其特点主要体现在以下几个方面。

1. 依据科学证据　循证卫生管理强调基于客观的科学研究证据进行决策和管理,这些证据可以是临床研究、流行病学调查、卫生经济学评估等多种来源。

2. 注重实践证据　循证卫生管理不仅关注理论证据,也注重实践证据。这意味着在卫生管理实践中,管理者需要结合实际情况,综合考虑各种因素,制定出切实可行的管理方案。

3. 持续改进　循证卫生管理是一个持续改进的过程。通过对管理实践进行定期评估和监测,发现存在的问题和不足,并采取针对性的改进措施,不断优化管理方案和方法。

4. 跨学科合作　卫生管理涉及多个学科领域,如医学、管理学、经济学、社会学等。循证卫生管理需要跨学科合作,综合运用不同学科的知识和方法,为卫生管理提供更全面、更科学的支持。

5. 强调证据的可及性和透明度　循证卫生管理要求在决策和管理过程中使用的证据应当易于获取和透明。这有助于提高决策的科学性和合理性,并促进相关利益方对管理实践的监督和评价。

6. 以患者为中心　循证卫生管理的最终目的是提高患者的健康水平和改善患者的就医体验。因此,在管理实践中,需要充分考虑患者的需求和利益,将患者的意见和建议纳入决策过程。

二、循证实践在老年健康管理中的应用

老年健康管理的循证实践旨在为老年人提供更加科学、有效和个性化的健康管理服务,促进其健康状况的改善和生活质量的提高。

（一）老年健康管理循证实践的步骤

1. 收集证据　收集与老年健康管理相关的最新、最准确的科学研究证据,包括流行病学数据、临床研究、经济学评估等。对老年人的健康状况进行全面评估,包括生活方式、饮食习惯、运动情况、慢性病状况等,识别存在的健康风险。

2. 评估现有实践　对当前老年健康管理的实践进行评估,识别哪些实践是有效的,哪些实践需要改进或调整。

3. 制订管理计划　根据循证证据和现有实践的评估结果,制订个性化的老年健康管理计划。这个计划应包括具体的健康目标、干预措施和评价标准等。

4. 实施管理计划　将制定的管理计划付诸实践,为老年人提供全方位的健康管理服务。包括生活方式指导、疾病预防、慢性病管理和心理健康支持等。

5. 监测与评价　定期监测老年人的健康状况,收集相关数据,对管理计划的实施效果进行客观评价。根据监测和评价结果,及时调整管理计划,以确保其持续的有效性和科学性。

6. 知识共享　将老年健康管理的循证实践经验和成果进行总结和分享,促进相关领域的交流与合作,推动老年健康管理的持续发展和改进。

（二）老年健康管理循证实践的评价

1. 方案实施效果　对循证方案的具体实施效果进行评估,包括健康管理计划的有效性、可执行性、老年人的接受程度等。通过对照试验、观察法或患者报告结局等方式评估实践效果。

2. 证据质量与适用性　对所收集和使用的证据进行质量评估,确保其科学性、可靠性和相关性。同时,评估证据在具体实践中的适用性和可操作性。

3. 患者满意度　调查老年人在健康管理过程中的满意度,了解他们对实践方案的评价和反馈。这有助于改进和完善方案,提高老年人的健康福祉。

4. 成本效益分析　对老年健康管理循证实践的成本和效益进行分析,评估其实施的经济价值。通过比较不同方案的投入与产出,选择最经济有效的方案。

5. 知识普及与传播　评估循证实践的知识普及程度,了解相关知识的传播范围和影响力。这有助于推动老年健康管理的规范化和普及化。

6. 政策影响与决策支持　分析循证实践对政策制定和决策的影响,评估其对提高老年健康管理水平的作用。了解循证实践在政策制定和决策中的地位和价值。

7. 社会接受度与影响力　评估循证实践在社会中的接受程度和影响力,了解其对改善老年健康状况、降低医疗成本等方面的贡献。

8. 持续改进与优化　根据评价结果,对循证实践方案进行必要的调整和优化,持续改进和完善老年健康管理的方法和措施。

三、案例分析

（一）老年慢性病循证健康管理

以《Web 2.0 老年人慢性病自我管理》{STELLEFSON M,CHANEY B,BARRY A E,et al.Web 2.0 Chronic Disease Self-Management for Older Adults:A Systematic Review［J］.J Med Internet Res,2013,15(2):e35.}为例,说明老年循证自我管理实践。

1. 确定问题　参与式 Web 2.0(如社交网络、远程医疗、移动健康应用程序)干预措施的增长促进了运用通讯工具进行健康管理的场景应用,使老年人能够查找和共享慢性病管理信息,接受交互式医疗保健建议,支持慢性病自我管理。老年健康管理问题是:Web 2.0 自我管理针对患有一种或多种慢性病的老年人的干预措施是否有效?

2. 检索证据　由于 Web 2.0 于 2004 年正式出现在研究文献中,因此仅考虑 2004 年 1 月至 2012 年 10 月发表的英文文献。系统检索 ERIC、PsycINFO、PubMed、Academic Search Premiere、CINAHL Plus 和 Applied Social Sciences Index and Abstracts 等数据库,关键词包括:"慢性病(chronic disease)""心脏病(heart disease)""糖尿病(diabetes)""慢性阻塞性肺疾病(COPD)""自我管理(self-management)""互联网(internet)"和"网站(website)"等。在文献检索后,对每项合格研究的参考文献列表进行审查,以查找其他文章。

3. 质量评价　从诸多系统评价指南中收集质量评价指标,开发一套具有针对性的评估工具,包括 38 个总体指标,将每个指标得分相加,计算出每个研究的原始研究质量评分(study quality score,SQS),得分范围为 1~61 分。为了便于应用,将每个原始分数除以总分(61),乘以 100%,得到每个研究的百分比分数,范围从 0~100%。较高的百分比分数表明研究设计质量较高。

4. 综合证据　通过对纳入研究进行汇总,对同类研究结果进行定性总结,形成"Web 2.0 老年人慢性病自我管理的系统评价"。

5. 评价证据　对纳入研究进行基于 RE-AIM 的评价,即可及性(reach)、有效性

（efficacy）、采纳性（adoption）、应用性（implementation）和持续性（maintenance）等五个方面。在可及性层面,健康促进和疾病管理中的"数字鸿沟"可能正在缩小。但大多数回顾的干预措施仅针对患有糖尿病的老年人,并且大多数涉及主要由美国白色人种女性组成的小样本。在有效性层面,Web 2.0 自我管理干预尚未对老年人的药物依从性、生物学结果和医疗保健效用产生有意义的影响。在采纳性方面,多数研究描述了团队科学方法来采用 Web2.0 为慢性病自我管理提供支援。在应用性方面,大多数研究指出 Web2.0 的开发和运营成本很高,但都没有充分评价实施质量。研究还发现,"定制"的 Web 2.0 方法可以减少健康困扰和活动限制,改善健康状况,并比不以患者为中心的 Web 2.0 方法更能促进患者参与。在持续性方面,纳入研究表现最差,在 12 个月时,在生物学结果和医疗保健效用方面仅观察到适度的总体收益。然而,在健康行为、健康状况,甚至在一些临床标志物方面都有一些长期的改善。

6. 引入证据　根据 Web 2.0 老年人慢性病自我管理的循证研究结果,对患有其他类型慢性疾病（如关节炎、高血压、慢性阻塞性肺疾病）的老年人进行进一步研究;使用影响评估框架来揭示多组件 Web 2.0 干预措施的有效成分,以确定治疗最有效的环境;进行更详细的环境和人员水平分析,以确定在现有的公共卫生和卫生保健管理单位内操作 Web 2.0 自我管理干预是否可行;确定在 Web 2.0 慢性病自我管理干预期间评估的重要参与指标;持续评估个人需求和系统需求,以了解哪种干预策略最适合 Web 2.0。

7. 应用证据　参考"Web 2.0 老年人慢性病自我管理"的循证结果,建立许多专门的、以患者为中心的网站,以满足特定的慢性病信息需求,尝试确定如何创建个人定制的内容共享网站,内容涉及健康的生活方式、治疗方案和定位可用的医疗服务,积极探索如何提高针对老年人的干预措施的质量。此外,为创建更多以患者为中心的慢性病自我管理模型提供指导,这些模型考虑了 Web 2.0 用户界面（技术、信息架构、美学和功能）、通信特征（同步或异步）和学习方式（低文化水平的教学设计）。使用 Web 2.0 应用程序对这些策略进行有效转换,可能会产生新的方法用于吸引、服务和教育患有慢性疾病的老年人。

8. 评价证据实施结果　通过严格的质量管理程序,动态随访实施后护理人员和 Web2.0 系统,进行实施效果评价。

（二）老年安全循证健康管理

以《老年人预防跌倒临床实践指南》{MONTERO-ODASSO M M,KAMKAR N,PIERUCCINI-FARIA F,et al.Evaluation of Clinical Practice Guidelines on Fall Prevention and Management for Older Adults:A Systematic Review［J］.JAMA Netw Open,2021,4（12）:e2138911.}为例,说明老年安全循证健康管理。

1. 提出问题　跌倒和跌倒相关的损伤在老年人中很常见,每年约有 30% 的 60 岁及以上的老年人摔倒。对于身体虚弱程度较高的老年人和住在疗养院的人,跌倒的可能性更大。跌倒的后果包括骨折、行动不便、抑郁、丧失独立性,以及给医疗保健系统带来沉重的经济负担。跌倒及其伴随的伤害是一种世界性现象。因此,不同国家的一些医学会和组织制定了预防和管理跌倒的临床实践指南。这些指南通常基于对现有证据的系统评价和老年医学、康复医学和物理治疗等领域专家的共识。尽管已经发布了一些预防跌倒的临床实践指南,但人们对他们提出的建议之间的一致性程度知之甚少。老年健康管理问题是:针对 60 岁及以上的老年人,在不同环境下,预防跌倒临床实践指南中最常见的一致性建议是什么?

2. 检索证据　系统检索 MEDLINE、PubMed、PsycINFO、Embase、CINAHL、Cochrane 图书馆、PEDro 和 Epistemonikos 等数据库,关键词为"跌倒""临床实践指南""管理和预防""老年人"等,并通过咨询相关人员,以纳入可能未在数据库中索引的指南。

3. 质量评价　选择遵循循证和共识流程的记录进行全文检索;意见分歧通过共识解

决。使用 AGREE-Ⅱ 评估指南质量。AGREE-Ⅱ 的评分范围为 0~100 分,得分越高表示质量越好。提取的建议按共同领域分组,使用 GRADE 进行独立评估,GRADE 反映了建议的强度(1= 强;2= 弱)与支持证据的质量(A= 高;B= 中等;C= 低)。使用 Fleiss κ 统计法评估各指南对具体建议的一致性,产生用于分析的指南。

4. 综合证据　从各个指南中提取建议,并将其分为 16 个常见的主题领域,每个主题领域包括随附的 GRADE 评分,该评分反映了推荐强度和证据质量。在所有领域和指南中,建议的方向是支持该指南,而不是建议反对使用。

5. 引入证据　根据预防跌倒临床实践指南的循证研究结果,在预防老年人跌倒的实践中,推荐临床实践指南应评估风险分层算法的准确性,加强验证;考虑为有认知缺陷的个体提供具体建议,包括执行功能和记忆力;将患者和护理人员的观点一致地纳入临床实践指南和相关卫生资源。

6. 应用证据　研究结果可能有助于临床医生根据他们的环境和资源可用性选择最适合的指南和建议,发现的差距可能会为未来的指南制定提供参考。未来的临床实践指南应更好地解决其建议的临床适用性问题,更明确地考虑资源、成本和实施障碍。在制定未来的老年人跌倒预防和管理指南时,也应更好地反映患者和护理人员的观点。

(三)老年心理循证健康管理

以《老年人的心理健康管理》{BIERING P.Helpful approaches to older people experiencing mental health problems:a critical review of models of mental health care [J].Eur J Ageing,2019,16(2):215-225.}为例,说明心理健康循证护理实践。

1. 提出问题　老年人心理健康需求日益增长,实现这些需求并达到满意程度十分重要,确定特定干预措施的效果评价是前提。老年健康管理问题:心理健康管理模式是否能够满足老年人复杂的心理健康需求? 如何满足? 可按 PICO 要素转化为以下问题。

P:患有心理健康问题的老年人;

I:医学精神病学管理模式;

C:心理社会干预、综合管理模式;

O:缓解心理健康痛苦。

2. 获取证据　以问题识别阶段的广泛范围为指导,通过将"心理健康""心理保健""心理健康服务""精神科护理"和"心理治疗"等关键词与"老年精神病学""退休""老年/老龄化和老年病学"相结合进行搜索。检索电子数据库 Web of Science、MEDLINE 和 PubMed,并使用交叉引用。

3. 质量评价　严格评价初步纳入的研究,排除没有厘清研究问题中的概念或不符合质量标准的研究。将剩余与研究问题有很强相关性的文章大致分为六类:关于干预措施和护理模式有效性的结果研究;关于精神健康问题、精神药物、服务需求和获得医疗保健的流行病学和患病率研究;心理健康问题与身体健康、社会参与和护理使用等生活质量指标之间关系的研究;关于心理健康问题的预测因素、后果和预后的研究;关于政策制定和临床指南的文章,以及提出新的干预方法和管理模式的研究;描述性研究。

4. 引入证据　医学精神病学管理模式的主要重点是缓解心理健康痛苦的症状,这是满足进行日常活动和维持心理能力有益标准的第一步。该模式依靠药物来减轻老年人的症状,但大多缺乏这种效果的证据。因此,不能得出医学精神病学管理模式符合标准的结论。如果精神科药物与心理治疗相结合,比单独使用药物更能成功地减轻症状,该模式将更成功地满足标准。与医学精神病学管理模式相反,心理社会干预措施不会忽视与年龄相关的变化,这些变化往往会导致老年人的心理健康问题。在许多情况下,这些干预措施确实可以缓解心理健康问题的症状,满足老年人维持心理能力和日常活动的需求。

5. 应用证据　医学精神病学管理模式是老年人心理保健的主导模式。不仅是医生,在疗养院和社区老年人护理机构工作的护士也都以此为导向。参考"有心理健康问题老年人的心理健康管理"的循证结果,为了使医学精神病学管理模式满足帮助老年人保持独立水平和适应与年龄相关变化的标准,不仅需要关注精神痛苦的病理生理学和症状,还需要关注导致精神痛苦的与年龄相关的压力源,例如功能丧失和变化。整合管理模式有可能满足缓解心理健康痛苦的标准,研究已经表明这种模式在社区护理方面取得了良好成果。这些模式必须更好地协同工作,老年人才能更好地获得心理健康,以扭转精神药物处方几乎流行的增长趋势,尤其是在疗养院。

循证医学实践探索仍有很多优化和进步的空间。在方法学层面,证据检索需要大量优质的社科文献;证据质量评价需要更多关注政策、背景的相关性和人群的贴合性;在决策层面,公共卫生机构、研究机构和服务机构要强调注重团结协作,增强循证意识和政策敏感性,促进政策制定的科学化、合理化。

(梁海伦)

复习思考题

1. 循证医学的要素和步骤是什么?

2. 循证医学主要有哪些研究方法? 其优缺点和适用的研究类型分别是什么?

3. 试以"老年人认知健康管理"为主题,检索适合的文献,按照 PICO 要素构建实际问题,并根据老年循证实践的步骤完成一个案例分析。

第十六章

老年智慧健康管理

ER-16-1

PPT 课件

📖 学习目标

知识目标

掌握老年智慧健康管理、健康老龄化、积极老龄化的内涵。

能力目标

了解老年智慧健康管理发展历程、人工智能在老年健康管理中的应用。

素质目标

熟悉老年智慧健康管理发展现状、人工智能内涵,了解老年智慧健康管理、人工智能的发展定位和社会意义。

课程思政目标

了解老年智慧健康管理的重要性,树立专业理念,选择正确的职业道路。

【学习要点】

1. 老年智慧健康管理的内涵。

2. 人工智能在老年健康管理中的应用。

老年智慧健康管理是以维护和促进老年人健康为目标,以现代信息技术及产品为手段,对老年人健康状况及其影响因素进行监测、评估、干预及指导,并为老年人提供标准化、量化、个性化、智能化的连续性健康监测和管理的全过程。

随着科学不断发展,大数据、互联网、物联网和人工智能等信息技术逐渐融入社会日常生活和生产各个领域,带来极大便利。2021 年,国务院印发《"十四五"国家老龄事业发展和养老服务体系规划》,提出设置智慧助老行动,利用物联网、互联网、大数据、人工智能等技术创新服务模式,建设兼顾老年人需求的智慧社会。在人口老龄化迅速进展、老年健康管理需求急速增加的背景下,将智慧信息技术引入老年健康管理体系,推动健康老龄化、积极老龄化,是应对人口老龄化、解决传统养老难题、提高老年群体健康水平的重要途径。

第一节 老年智慧健康管理发展基础

一、健康老龄化需求及积极老龄化转变

(一) 健康老龄化需求

健康是促进人的全面发展的必然要求,是经济社会发展的基础条件,是民族昌盛和国家富强的重要标志,也是广大人民群众的共同追求。随着经济社会发展水平不断提高,人民

群众更加重视生命质量和健康安全。健康需要呈现多样化、差异化的特点,在老年群体中亦是如此。1987 年,世界卫生大会上首次提出"健康老龄化(Healthy Ageing)"概念,旨在保障老年人生命质量的同时延长其生命长度。1990 年世界卫生组织(WHO)提出实现"健康老龄化"的目标,将其作为应对人口老龄化挑战的一项发展战略,探讨老年群体维持健康体质和继续参与社会活动的方法和途径,阐述其核心理念是生理健康、心理健康、适应社会良好。之后,世界卫生组织在 2015 年的《关于老龄化与健康的全球报告》中进一步将健康老龄化定义为"发展和维护老年健康生活所需要的功能发挥的过程"。健康老龄化可概括为三方面内容:一是使老年人自身维持良好的生理、心理和社会适应功能,拥有较高的生活质量;二是使老年群体中健康、幸福、长寿的老年人口占大多数,且比例不断增加;三是进入老龄化的社会能够克服人口老龄化所产生的不利影响,保持持续、健康、稳定的发展,为处在其中的所有人的健康、富足、幸福的生活提供物质基础和保障。

随着健康老龄化理念在全球范围内广泛传播,老年人健康诉求日益增加,2013 年国务院办公厅出台的《关于加快发展养老服务业的若干意见》指出,我国以居家为基础、社区为依托、机构为支撑的养老服务体系初步建立,但养老服务和产品供给不足、市场发育不健全、城乡区域发展不平衡等问题还十分突出。提出以深化体制改革、坚持保障基本、注重统筹发展、完善市场机制为工作原则,以期在 2020 年全面建成以居家为基础、社区为依托、机构为支撑的,功能完善、规模适度、覆盖城乡的养老服务体系。截至 2020 年底,全国设有 1 个国家老年医学中心和 6 个国家老年疾病临床医学研究中心,2 642 个二级及以上综合性医院设有老年医学科,设有安宁疗护科的医院 510 个,两证齐全(具备医疗卫生机构资质,并进行养老机构备案)的医养结合机构达到 5 857 家,床位数达 158 万张。2020 年,我国人均预期寿命提高至 77.9 岁。

为协同推进健康中国战略和积极应对人口老龄化国家战略,不断满足老年人健康需求,稳步提升老年人健康水平,2022 年 2 月,我国国家卫生健康委等 15 部门联合印发《"十四五"健康老龄化规划》,规划指出相比老年人的健康需求,目前我国与健康老龄化相关的机构、队伍、服务和政策支持不足。而在"十四五"时期,低龄老年人比重增加,老年人受教育水平提高,健康需求日益旺盛,健康产品和服务消费能力不断增强。对此,党的十九届五中全会作出实施积极应对人口老龄化国家战略的重大部署,为实现健康老龄化提供了根本遵循和行动指南;我国转向高质量发展阶段,经济实力显著增强,为实现健康老龄化提供了一定的物质基础;国家把保障人民健康放在优先发展的战略位置,深入实施健康中国行动,为实现健康老龄化提供了有利发展环境。我国促进健康老龄化的制度安排不断完善,医药卫生体制改革持续深入推进,疾控体系改革不断深化,医疗卫生领域科技创新能力持续增强,人工智能应用日益深入,互联网等信息技术快速发展,持续推动健康老龄化及相关老年健康服务产业发展。

(二)积极老龄化转变

随着国内外对健康老龄化的不断探索,老年健康服务体系逐渐得到优化、拓展与提升。而在实践发展中,部分学者认为健康老龄化以老年人群身心需求为中心,忽视了老年人群个体参与及个人价值,将老年人群视为社会发展的负担,而非社会发展的参与者和推动者。2002 年,世界卫生组织提出"积极老龄化",将其定义为"人到老年时,为了提高生活质量,使健康、参与和保障的机会尽可能发挥最大效应的过程",指出:"对老年人的认可和对他们充分参与的促进,是积极老龄化的主要内容。"并指出积极老龄化政策框架要求在健康、参与、保障三个方面的基本支柱采取行动,把"参与"概括为"进入老年的人"应该"积极参与他们所在社会的经济、社会、文化和政治生活"。

积极老龄化在健康老龄化基础上,强调了老龄人口对社会、经济、文化和相关社会事务的继续参与及社会保障,也强调了老年群体对于外界事务的积极主动性。2021年12月,国务院印发《"十四五"国家老龄事业发展和养老服务体系规划》设立"践行积极老龄观"专章,提出创新发展老年教育、鼓励老年人继续发挥作用、丰富老年人文体休闲生活等实践内容。积极老龄化是在健康老龄化基础上的进一步延伸与发展,而健康老龄化是积极老龄化的必要内容。践行健康老龄化、积极老龄化是实现老年人健康长寿、社会协调发展的科学理念遵循与有效实践导向。

在推行"健康老龄化""积极老龄化"理念前,社会普遍将老年人视作生存弱者,需要他人赡养、提供生存条件及生理健康的被抚养对象,可以视作狭义的"养老"。"健康老龄化"强调保障生命质量、延长生命长度,除生理健康外亦关注心理健康及社会适应性,其责任主体是家人、社区、机构乃至社会,从狭义"养老"转型为广义"养老服务""老年健康服务"。"积极老龄化"则将老年人群纳入责任主体,不再只是"助老""孝老""养老",还有"用老"。重视老年人的经验、知识、技能等多种资源,使老年人发挥他们的积极主动作用,参与社会活动,同时在老年人群需要社会帮助时,社会能给予其充分的保障与照料,从"老年健康服务"转型为强调"积极""主动""参与"的"老年健康管理"。

二、智慧赋能老年健康管理

目前,我国在老年健康管理方面的政策法规不断完善;基本养老、基本医疗保障覆盖面不断扩大,保障水平逐年提高;以居家为基础、社区为依托、机构为支撑的养老服务体系初步形成;积极老龄化、健康老龄化背景下老年人社会参与度不断提高,精神文化生活日益丰富;敬老养老助老社会氛围日益浓厚,老年人的获得感和幸福感明显增强。与此同时,老年健康管理需求的数量与质量均有所提高,传统养老服务方式和手段难以应对日益增加的社会需求。

进入21世纪20年代,以智慧科技为代表的新一轮信息革命浪潮正深刻推动着社会面貌的革新与人民生活的发展,"智慧"已经成为科技进步、体制革新和经济转型的重要代名词。通过智慧赋能老年健康管理,利用物联网、互联网、大数据、人工智能等创新技术,实现老年人、助老管理主体和医疗机构之间的资源无缝连接,支撑居家养老、社区养老和机构养老等不同养老服务模式。

(一)老年智慧健康管理需求持续增长

1. 全时空健康管理需求凸显　面对人口平均预期寿命延长、失能老人群体增加、空巢独居老人数量攀升等老年群体现状,传统的老年健康管理体系难以满足老年人在健康管理、紧急救助等方面日益增长的需求。物联网等现代信息技术的出现,可以实现老年人、助老管理主体与医疗机构之间的资源链接,在居家养老、社区养老、机构养老等多个模式下为老年人提供全时间、全空间的健康管理服务。

2. 老年人受教育水平和消费能力显著提高　改革开放以来,我国国民受教育程度逐渐提高,中华人民共和国成立后的第一批大学生也进入老龄化阶段,意味着老年人再教育、再就业意愿提高,对互联网、智能手机等电子产品及相关服务的接受度也明显提升。《2022老龄群体退休再就业调研报告》显示,68%老年人退休后再就业意愿强。《中国互联网发展状况统计报告》显示,截至2022年12月,50岁及以上网民群体占比由2021年12月的26.8%提升至30.8%,互联网进一步向中老年群体渗透。与此同时,中国消费者协会调查报告显示,互联网已经成为老年消费者获取信息的第三大渠道,对老年消费者的消费观念和消费行为产生了深远影响。《老年网络消费发展报告》显示,老年人网络消费注重身心健康发展。

笔记栏

一方面,老人对身体健康追求和疾病防治意识加强,医药保健用品成为老年消费者最关注的商品。另一方面,老年群体追求精神文化生活的丰富,对电子产品也表现出较强的偏好。上述特征体现老年群体具备较大的消费潜力,利好老年智慧健康管理领域产业发展。

3. 老年智慧健康管理产业增长潜力巨大　目前,我国银发经济规模在 7 万亿元左右,占 GDP 比重大约为 6%。到 2035 年,银发经济规模有望达到 30 万亿元,潜力巨大。国务院办公厅于 2024 年 1 月印发的《关于发展银发经济增进老年人福祉的意见》指出,应打造智慧健康养老新业态,完善智慧健康养老产品及服务推广目录,推进新一代信息技术,以及移动终端、可穿戴设备、服务机器人等智能设备在居家、社区、机构等养老场景集成应用,发展健康管理类、养老监护类、心理慰藉类智能产品,推广应用智能护理机器人、家庭服务机器人、智能防走失终端等智能设备。鼓励利用虚拟现实等技术,开展老年用品和服务展示体验。

（二）政府推动扶持力度持续加大

1. 明确"智慧养老"的产业定位　2015 年国务院发布的《关于积极推进"互联网+"行动的指导意见》中提出要促进智慧健康养老产业发展,支持智能健康产品创新和应用,鼓励依托现有互联网资源和社会力量,以社区为基础,搭建养老信息服务网络平台,提供护理看护、健康管理、康复照料等居家养老服务。鼓励养老服务机构应用基于移动互联网的便携式体检、紧急呼叫监控等设备,提高养老服务水平。

2. 部署产业发展行动计划　2017 年 2 月,工业和信息化部、民政部、国家卫生计生委联合发布了《智慧健康养老产业发展行动计划(2017—2020 年)》,对智慧养老产业发展作出了规划部署。文件要求重点推动智慧健康养老关键技术产品研发:突破关键核心技术,丰富智能健康养老服务产品供给;推广智慧健康养老服务:培育智慧健康养老服务新业态,推进智慧健康养老商业模式创新;加强公共服务平台建设:建设技术服务平台、信息共享服务平台、创新孵化平台;建立智慧健康养老标准体系:制定智慧健康养老设备产品标准,建立统一的设备接口、数据格式、传输协议、检测计量等标准,实现不同设备间的数据信息开放共享;加强智慧健康养老服务网络建设和网络安全保障。为进一步推动智慧健康养老产业发展,三部委联合印发《智慧健康养老产业发展行动计划(2021—2025 年)》,围绕科技支撑能力显著增强,产品及服务供给能力明显提升,试点示范建设成效日益凸显,产业生态不断优化完善四大愿景,提出强化信息技术支撑,提升产品供给能力;推进平台提质升级,提升数据应用能力;丰富智慧健康服务,提升健康管理能力;拓展智慧养老场景,提升养老服务能力;推动智能产品适老化设计,提升老年人智能技术运用能力;优化产业发展环境,提升公共服务能力六大重点工作任务及智慧健康养老产品供给工程、智慧健康创新应用工程和智慧养老服务推广工程三个专项工程。

3. 开展试点示范工作　2017—2019 年,三部委 3 次发布《开展智慧健康养老应用试点示范的通知》,根据各地申报情况,第一批在全国范围内评选出 53 家示范企业、82 个示范街道(乡镇)、19 个示范基地;第二批在全国范围内评选出 26 家示范企业、48 个示范街道(乡镇)、10 个示范基地;第三批在全国范围内评选出 38 家示范企业、39 个示范街道(乡镇)23 个示范基地。2023 年 12 月,工信部公示 2023 年智慧健康养老应用试点示范名单和 2017—2019 年(前三批)试点示范通过复核名单。其中,2023 年智慧健康养老应用试点示范名单共计包括 36 家企业,1 个示范园区,45 个示范街道,14 个示范基地,2017—2019 年试点示范通过复核名单全国共计 242 个区。

4. 推进标准体系建设　在我国智慧养老发展之初,标准体系建设问题就已引起相关部门的关注:2013 年,国家标准委开展社会管理和公共服务标准化试点,其中就包括智慧养老服务的标准化关注;2014年民政部、国家标准化管理委员会、商务部、国家质检总局、全国老龄办等五部门联合出台《关于加强养老服务标准化工作的指导意见》,要求各地进一步加强养老服务标准化建设,加强人才和信息化建设。之后,江苏、天津等地先后出台地方智慧养老体系相关规范。《关于建立完善老年健康服务体系的指导意见》中则提出了2022年的主要目标:老年健康相关制度、标准、规范基本建立,老年健康服务机构数量显著增加,服务内容更加丰富,服务质量明显提升,服务队伍更加壮大,服务资源配置更趋合理,综合连续、覆盖城乡的老年健康服务体系基本建立,老年人的健康服务需求得到基本满足。

第二节 老年智慧健康管理发展现状

一、发展历程

老年智慧健康管理是解决人口老龄化重大社会问题的全新管理模式,是伴随老年智慧养老服务新模式发展而来的。随着全球人口老龄化的推进,传统养老模式已不能满足老年人日益增长的多元化服务需求,因此必须探索新的养老模式。近些年来,物联网和互联网、大数据技术、云计算和人工智能的发展,使老年智慧养老服务新模式及个性化、服务化和智能化的健康管理应运而生。

我国老年智慧健康管理发展历程及相关重要政策见表16-1。

表 16-1 我国老年智慧健康管理发展历程及相关重要政策

阶段	政策名称	发布时间	部门
起步探索阶段	《中国老龄事业发展"十二五"规划》	2011年9月	国务院
	《国务院关于积极推进"互联网+"行动的指导意见》	2015年7月	国务院
	《"健康中国2030"规划纲要》	2016年10月	国务院
示范发展阶段	《中国防治慢性病中长期规划(2017—2025年)》	2017年1月	国务院办公厅
	《智慧健康养老产业发展行动计划(2017—2020年)》	2017年2月	工业和信息化部、民政部和国家卫生计生委
	《开展智慧健康养老应用试点示范的通知》	2017年7月	工业和信息化部办公厅、民政部办公厅、国家卫生和计划生育委员会办公厅
	《国务院办公厅关于推进养老服务发展的意见》	2019年4月	国务院办公厅
成熟发展阶段	《智慧健康养老产业发展行动计划(2021—2025年)》	2021年10月	工业和信息化部、民政部、国家卫生健康委
	《关于全面加强老年健康服务工作的通知》	2021年12月	国家卫生健康委、全国老龄办、国家中医药局
	《"十四五"国家老龄事业发展和养老服务体系规划》	2021年12月	国务院
	《"十四五"健康老龄化规划》	2022年2月	国家卫生健康委、教育部、科技部等15个部门

（一）起步探索阶段

"智慧养老"最早由英国生命信托基金提出，也被称为"全智能化老年系统"，即打破时间和空间的限制，为老年人提供高质量的养老服务。2008年建设"智慧地球"理念首次提出后，"智慧城市""智慧交通""智慧社区"相继而来，2010年互联网和电话呼叫开始出现于养老服务，全国老龄办提出养老服务信息化，并推动建设基于互联网的虚拟养老院。《中国老龄事业发展"十二五"规划》的发布，加快了老龄事业的发展和改革创新，建立健全了老龄战略规划体系、社会养老保障体系、老年健康支持体系和老龄服务体系等，开展了居家养老服务信息平台试点工作。2012年全国老龄办首次提出"智慧养老"的理念，并在全国开展了以智能化养老实验基地形式的探索。2015年《国务院关于积极推进"互联网+"行动的指导意见》提出"促进智慧健康养老产业发展。支持智能健康产品创新和应用，推广全面量化健康生活新方式。鼓励健康服务机构利用云计算、大数据等技术搭建公共信息平台，提供长期跟踪、预测预警的个性化健康管理服务。发展第三方在线健康市场调查、咨询评价、预防管理等应用服务，提升规范化和专业化运营水平。依托现有互联网资源和社会力量，以社区为基础，搭建养老信息服务网络平台，提供护理看护、健康管理、康复照料等居家养老服务。鼓励养老服务机构应用基于移动互联网的便携式体检、紧急呼叫监控等设备，提高养老服务水平"。至此，智慧养老及老年智慧健康管理正式被列为国家工程，对中国养老事业的发展和社会经济稳定发挥了重要作用。

（二）示范发展阶段

《中国防治慢性病中长期规划（2017—2025年）》提出，一要促进互联网与健康产业融合，发展智慧健康产业，探索慢性病健康管理服务新模式。二要完善移动医疗、健康管理法规和标准规范，推动移动互联网、云计算、大数据、物联网与健康内容，推进预约诊疗、在线随访、疾病管理、健康管理等网络服务应用，提供优质、便捷的医疗卫生服务。这是首次以国务院名义印发慢性病防治规划，是做好慢性病防治工作、提高居民健康期望寿命、推进健康中国建设的纲领性文件。《智慧健康养老产业发展行动计划（2017—2020年）》和《开展智慧健康养老应用试点示范的通知》相继颁布，前者标志着智能养老第一个国家级产业规划出台，后者标志着智能养老进入示范发展阶段，为推动智慧健康养老产业的健康发展提供了政策支撑和保障。

2019年《国务院办公厅关于推进养老服务发展的意见》进一步提出实施"互联网+养老"行动：一是持续推动智慧健康养老产业发展，拓展信息技术在养老领域的应用，制定智慧健康养老产品及服务推广目录，开展智慧健康养老应用试点示范。二是促进人工智能、物联网、云计算、大数据等新一代信息技术和智能硬件等产品在养老服务领域深度应用。在全国建设一批"智慧养老院"，推广物联网和远程智能安防监控技术，实现24小时安全自动值守，降低老年人意外风险，改善服务体验。运用互联网和生物识别技术，探索建立老年人补贴远程申报审核机制。三是加快建设国家养老服务管理信息系统，推进与户籍、医疗、社会保险、社会救助等信息资源对接。加强老年人身份、生物识别等信息安全保护。"互联网+养老"行动积极推进老龄健康事业的发展，为进一步提高老年人健康水平奠定了坚实基础。健康中国行动老年健康促进行动全面启动，包括健康教育、预防保健、疾病诊治、康复护理、长期照护、安宁疗护六个环节的老年健康服务体系初步建立，医养结合稳步发展。老年健康与医养结合服务纳入国家基本公共卫生服务，老年人基本医疗保障进一步加强，长期护理保险制度试点顺利推进，老年健康产业规模不断扩大，智慧健康养老、中医药养生养老、森林康养等新模式、新业态不断涌现，科技助推老年健康事业发展的动力强劲。

（三）成熟发展阶段

2020年后,智慧健康养老产业的各类企业在政策支持下不断涌现,且"互联网+"平台促进了智慧养老服务的线上发展,智慧养老服务产业的投融资市场更加活跃,该行业逐步进入成熟阶段。

2021年10月,《智慧健康养老产业发展行动计划(2021—2025年)》发布,提出强化信息技术支撑,提升产品供给能力等六大重点工作任务,以及智慧健康养老产品供给工程、智慧健康创新应用工程和智慧养老服务推广工程三个专项工程。《关于全面加强老年健康服务工作的通知》鼓励医联体提供居家医疗服务、发展居家社区药学服务和"互联网+药学服务"、鼓励有条件的地区和医疗机构开展"互联网+护理服务"等进一步拓宽和细化了工作方向和目标。2022年,为协同推进健康中国战略和积极应对人口老龄化国家战略,不断满足老年人健康需求,稳步提升老年人健康水平,国家卫生健康委等15部门又制定了《"十四五"健康老龄化规划》,强化健康教育,鼓励各地探索可行模式,充分发挥老年人在老年健康教育中的示范引领作用;在促进健康老龄化的科技和产业发展上,一是加强老年健康科学研究,二是推动老龄健康产业可持续发展,三是强化信息化支撑,建立老年健康数据的收集和发布机制。充分运用互联网、物联网、大数据等信息技术手段,创新服务模式,提升老年健康智能化服务质量和效率。依托国家全民健康信息平台,完善全国老龄健康信息管理系统,整合各类老年健康相关数据,实现信息共享,为服务老年人提供信息化支撑。

在中国老龄人口规模不断加大、国家政策体系逐步完善以及资本市场投入渗透等多重因素影响下,中国智慧养老新模式和老年智慧健康管理将进一步稳步发展。

二、发展趋势

（一）国外经验

国外发达国家先进入老龄化时代,因此对于智慧养老的理论和实践以及健康管理服务发展都比我国要早且较为成熟。国外智慧养老模式下健康管理服务的发展方向主要体现在以下三个方面,即健康管理技术产品、健康管理服务效用、健康管理服务需求及供给。

1. 健康管理技术产品　智能家居、智能可穿戴设备,归属于"环境智能"范畴,是配有各种传感器、制动器、监控器等的技术产品,能够识别实时信息,结合第三方技术,即人工智能、物联网、云计算、大数据等信息技术,形成智能网络,便捷地满足老年人健康行为、老年慢性病的监测等健康管理服务需求。健康管理技术产品也催生了智慧居家养老新业态、新平台。

2. 健康管理服务效用　环境智能以及远程智能医疗照护的实现给予了老年人更好的服务和照护质量。其中,远程智能医疗照护服务效用直观体现在老人入院率和急诊次数的减少,通过远程提供实时健康信息帮助老人实现疾病的提前预防和早期介入,增强了老人对自身健康状况的控制感。通过远程医疗平台,实时共享病史,为老年人提供线上咨询服务,可以有效减少不必要的线下就诊,节省医疗成本,优化决策速度,同时也提高了医院的运行效率。

3. 健康管理服务需求及供给　居家远程医疗是当今较多老年人愿意选择的一种就诊方式。技术要求、经济条件、隐私安全、对新事物及新技术的理解能力、主观体验等因素都会影响老人对健康管理服务需求的意愿,因此智慧居家养老健康管理技术和服务保持以老年人为中心,具备嵌入式、情境感知、个性化、适应强和可预知五个关键特征。

（二）我国老年智慧健康管理发展方向

我国当前智慧居家养老模式下健康管理服务尚处于初步发展阶段,发展方向主要集中在发展定位、需求现状、技术融合、模式构建等方面。

1. 发展定位 我国已面临严重的人口老龄化问题,智慧健康管理信息化技术的迅速发展,能够针对性解决老龄化带来的问题,极大提高老人健康管理的效率,更好实现资源优化分配。近年来国家出台一系列政策,使其成为重点发展方向,在政策导向、资金支持、产业建设、试点示范等方面都给予了大力支持。

2. 需求现状 当今智慧健康养老服务涉及老年人生理、心理、兴趣和生活习惯等各个方面的需求,特别是提供健康档案管理、养生保健、康复护理等医疗健康的智能服务需求尤为迫切。

3. 技术融合 人工智能、物联网、云计算、大数据等信息技术应用到环境智能或穿戴设备中,实现了以老年人为代表人群的智慧健康管理服务。

例如可穿戴设备,最早主要应用于移动医疗领域,其核心功能是对心率、血压、血糖等生理信息的监测,但无法做到数据的实时传输与反馈。随着 4G 通信技术、大数据、互联网、物联网、半导体和传感器等技术的日益成熟,可穿戴设备在健康管理领域的应用潜力逐步显现,基于可穿戴设备的移动医疗也飞速发展,通过物联网数据采集平台、健康管理干预辅助平台等应用,对健康、亚健康人群进行危险因素干预。随后 5G 技术到来,结合大数据、人工智能、物联网、区块链等前沿技术,使得可穿戴设备能够对居民的生命体征进行实时、连续和长时间的监测,并提供及时、个性化的干预方案,从而实现全人群全周期全方位的健康管理。因此,构建健康监测、健康风险评估、健康干预和促进的完整健康管理系统,针对慢性疾病(如糖尿病、脑卒中等)中老年患者进行的实时监控、及时预警和精准干预也逐渐成为可穿戴设备在健康管理领域的研究趋势。目前,在应用场景方面,可穿戴设备在健康管理领域的研究前沿主要为高血压、糖尿病等慢性疾病的管理。在健康监测方面,可穿戴设备不仅关注对生命体征数据的收集,更多的是对心率、血压和血糖等指标异常状态的预警预测。在居民健康服务需求方面,解决居民顾虑的隐私安全等伦理问题开始受到重视。未来,智能可穿戴设备将根据使用者习惯性的认知操作进行数据收集和分析处理,定制每个人专属的操作方式,让产品操控起来更加自然流畅,真正实现人机无障碍交互,从而保留老年人自有的使用习惯,尊重老年人强烈的自我意识。

总体来说,智慧居家养老健康管理产品及服务涉及生物医学技术、人工智能技术、电子医疗技术、信息通信技术等,种类多样,未来将在健康管理空间优化、智慧远程医疗平台培育、健康管理服务模式构建等方面大有作为。

4. 模式构建 信息技术发展推动更多新兴技术的出现,如信息交互、资源共享、与医疗机构互通的电子病历、远程会诊等都被用于促进老年智慧健康管理模式的发展。同时,随着国家"互联网+"计划在社会各领域的持续推进,激发了智慧医养的居家养老新思路,创新构建了各种智慧健康管理模式:机构型智慧养老服务模式,即"平台一站式,集医疗、护理、休闲为一体的养老机构";社区型智慧养老服务模式,是在智能技术的基础上,实现养老服务站与社区服务站的有机结合,社区服务站提供大量的智能设备,包括智能手环、各种感应器、电子围栏等,通过平台进行点单式服务,为老年人和照护人员提供各种智能提醒服务;居家型智慧养老服务,是以家庭为养老单位,将老人健康管理延伸到家庭的模式,将智能产品及智慧平台提供集生活、护理、医疗、康复等为一体的服务。另外,还有健康物联网技术养老模式、大数据分析和服务推荐养老模式和人工智能看护养老模式等。

第三节　人工智能与老年健康管理

近年来,老年智慧健康管理不断发展,探索出以信息化老年健康管理、"互联网 +"智慧老年健康管理、人工智能老年健康管理等为代表的多种管理模式。其中,人工智能作为国际竞争的新焦点和经济发展的新引擎,引领着社会进步和产业变革,具有更为广阔的发展前景,将成为当今及未来各国应对老龄化的基本手段。

一、人工智能概述

人工智能(artificial intelligence,AI)是研究、开发用于模拟、延伸和扩展人的智能的理论、方法、技术及应用系统的一门新的技术科学,旨在通过计算机程序呈现人类智能,帮助人类解决问题,涵盖计算机科学、认知科学、数学、神经生物学、心理学、信息论、控制论等多学科。

人工智能起源于 20 世纪 50 年代,英国计算机科学家艾伦·麦席森·图灵(Alan Mathison Turing)在论文《计算机器与智能》中提及"图灵测验"来测试计算机器是否具备人类智能,首次提出了"人工智能"的概念。之后,美国计算机科学家约翰·麦卡锡(John McCarthy)将其定义为"制造智能机器的科学与工程"(the science and engineering of making intelligent machines)。进入 21 世纪,随着物联网、大数据、云计算等信息技术的不断突破,智慧需求扩大升级,人工智能迎来了发展高峰,逐渐呈现出深度学习、跨界融合、人机协同、群智开放、自主操控等新特征。

随着人工智能领域的持续创新变革,新一代人工智能相关学科发展、理论建模、技术创新、软硬件升级等整体推进,正引发链式突破,推动经济社会各领域从数字化、网络化向智能化加速跃升。为抢抓人工智能发展的重大战略机遇,构筑我国人工智能发展的先发优势,国务院印发《新一代人工智能发展规划》(2017 年 7 月),其中提出,围绕提高人民生活水平和质量的目标,加快人工智能深度应用,形成无时不有、无处不在的智能化环境,全社会的智能化水平大幅提升。并就"智能健康和养老"提出"加强群体智能健康管理,突破健康大数据分析、物联网等关键技术,研发健康管理可穿戴设备和家庭智能健康监测设备,推动健康管理实现从点状监测向连续监测、从短流程管理向长流程管理转变。建设智能养老社区和机构,构建安全便捷的智能化养老基础设施体系。加强老年人产品智能化和智能产品适老化,开发视听辅助设备、物理辅助设备等智能家居养老设备,拓展老年人活动空间。开发面向老年人的移动社交和服务平台、情感陪护助手,提升老年人生活质量"。2024 年 1 月,《工业和信息化部等七部门关于推动未来产业创新发展的实施意见》提出,把握全球科技创新和产业发展趋势,重点推进未来制造、未来信息、未来材料、未来能源、未来空间和未来健康六大方向产业发展,推动 5G/6G、元宇宙、人工智能等技术赋能新型医疗服务,打造智能适老的医疗健康终端,提升人民群众生命健康质量。上述多个文件涉及老年健康领域,强调加强群体智能健康管理,突破物联网、健康大数据分析等关键技术,推动健康管理实现从点状监测向连续监测、从短流程管理向长流程管理转变。智慧健康养老 / 智慧老年健康管理产业布局的确立,为人工智能重塑老年健康管理创造了条件。

二、人工智能在老年健康管理中的应用

(一)应用基础

1. 物联网技术　物联网是通过射频识别(radio frequency identifcation,RFID)装置、红

外感应器、全球定位系统、激光扫描器等信息传感设备,按照约定的协议,把任何物品与互联网连接起来,进行信息交换和通信,以实现智能化识别、定位、跟踪、监控和管理的网络技术。互联网主要解决人与人的互联,连接了虚拟与现实的空间;物联网主要解决物与物、人与物之间的互联,连接了现实与物理世界。基于物联网的健康信息传输是利用互联网提供的信息高速通道,完成对健康数据的实时读取、信息交换传输、远程控制等功能。在底层用传感器、移动终端、摄像头、全球定位系统(global positioning system,GPS)、传感器网络等识别人体各部位,利用无线传感器设备完成对患者的生理指标数据的实时采集;网络层通过无线网络和互联网底层获取的信息进行传递、汇集和处理;应用层利用物联网技术实现智能化:数据分析、健康诊断、健康主题研究、健康状态评估、健康干预、健康提醒、预警、紧急救治等。因此,物联网是慢性病自我健康管理、智能健康监测、患者生命体征监测、心电监测等老年健康管理关键环节的技术基础。

2. 云计算技术 云计算是以互联网为基础而建立起来的超级计算模式,也是支撑物联网的重要计算环境之一,即当网络连接布局较为分散的时候所采用的计算方式。通过基础设施即服务(infrastructure as a service,IAAS)、平台即服务(platform as a service,PaaS)和软件即服务(software as a service,SaaS)三种模式,提供安全、快速、便捷的数据存储和网络计算。在老年智慧健康管理方面,云计算可以发挥其强大的存储功能,可整理、存储老年人的各种健康信息数据,实现健康信息共享,提高医疗就诊、健康管理工作效率。基于云计算强大的分析功能,可以对储存在健康管理机构、医疗机构云平台的大量信息进行处理,获得更为准确的数据结果,为老年人的健康管理决策提供有价值的参考数据。

3. 大数据技术 大数据是指在一定时间范围内无法用常规软件工具进行捕捉、管理和处理的数据集合,是需要新处理模式才能具有更强的决策力、洞察发现力和流程优化能力的海量、高增长率和多样化的信息资产。大数据是由数量巨大、结构复杂、类型众多数据构成的数据集合,是基于云计算的数据处理与应用模式,通过数据的整合共享、交叉复用,形成智力资源和知识服务的能力,是健康养老/老年健康管理的发展基石,起到改变养老服务"信息孤岛"现象、促进养老模式监管和政策导向改变、促进老年人个性化需求满足等作用。

(二)主要应用

1. 可穿戴智能设备 可穿戴智能设备是指穿戴或贴近人和物品,利用传感器、射频识别、全球定位系统等信息传感设备,传递和处理信息的电子设备。目前可穿戴设备在老年健康管理中的常见使用场景为血压、血糖、血氧、体重、体脂、骨密度等的监测,以及跌倒监测、紧急呼救、出行定位的安全监护,并向健身指导、家庭康复等领域不断扩展。设备运行时对不同时间点的数据进行对比分析,将采集后的数据发送给无线网关(如小型手持便携式无线装置数据异常时会发出报警信号),网关再将数据传回远端服务平台等,进行科学计算、数据分析和学习,推送给相关人员和机构(如医生、警察、社区、养老机构等),经过处理后反馈至客户端。可穿戴智能设备可对接不同养老模式,在老年智慧健康管理领域的发展具有庞大的社会基础与市场潜力和产业竞争优势。

2. 机器人 机器人是一种能够半自主或全自主工作的智能机器,具有感知、决策、执行等基本特征,可以辅助甚至替代人类完成危险、繁重、复杂的工作,提高工作效率与质量,服务人类生活,扩大或延伸人的活动及能力范围。机器人是人工智能的载体,机器人产业有望受益于人工智能技术的发展从而实现产品升级。《智慧健康养老产业发展行动计划(2021—2025年)》中强调要开发家庭服务机器人,重点发展满足个人和家庭家居作业、情感陪护、娱乐休闲、残障辅助、安防监控等需求的智能服务型机器人,提高老年人生活质量。目前应用较为广泛的有陪伴机器人、家务家居机器人、康复辅助机器人、护理机器人、红外线报警机器人等,有助于解决劳动力不足问题,为老年人提供智能化和个性化服务,增强老年人的独立性,降低养老成本,改善养老资源配置不均衡的现状。

3. 辅助诊疗及健康管理平台 随着人工智能大规模预训练模型的迅速发展,健康管理领域的 AI 运用迅速演变,在辅助诊断、协助用药、疾病预测、健康监测、健康干预及医疗器械创新、新药研发等方面均有创新表现。与此同时,各大产业迅速布局智慧健康管理行业,如百度推出灵医大模型,针对用户提供智能健康管家服务;京东发布"京医千询"医疗大模型,覆盖全流程医疗需求,等等。人工智能在辅助诊疗及健康管理平台上的运用不仅可以大幅提高机构及从业人员的工作效率与质量,降低人力成本,减少不合理的医疗支出,也为老年群体提供集疾病预防、诊断、治疗、康复、护理、监测等为一体的连续性医疗服务及健康管理。

（徐泉珍 张 曦）

复习思考题

1. 学习本章内容之后,你认为人工智能还能在老年智慧健康管理中进行哪些应用?
2. 简述发达国家有哪些值得学习借鉴的老年智慧健康管理经验。

第十七章

我国养老服务业发展

学习目标

知识目标

掌握养老服务、养老服务业、养老产业的基本概念,熟悉养老服务业的内容和特征。

能力目标

掌握养老服务业发展的理论基础,列举养老服务业发展的现实条件,归纳我国养老服务业的发展历程。

素质目标

构建养老服务业的学科思维,了解我国当前应对人口老龄化问题所取得的成就,体会人口高质量发展战略及养老服务业的发展对于社会生活的重要意义。

课程思政目标

了解我国加快养老服务业发展的重要性和迫切性,树立专业理念,选择正确的职业道路。

【学习要点】

1. 养老服务业的内涵与发展基础。

2. 养老服务业的发展历程与发展任务。

第一节 养老服务业发展基础

一、养老服务业的相关概念

(一) 养老服务

养老服务有广义和狭义之分。广义的养老服务是指为满足老年人特殊的物质和精神需求所提供的服务行业总称,其中包括老年生活用品、老年文化教育、老年娱乐休闲、老年心理咨询、老年照护服务、老年保险、老年理财等行业,目的是提高老年人的生活质量,缓解家庭和社会的养老负担。狭义的养老服务是指专门为老年人提供疾病护理、精神慰藉等生活照顾类的服务。

养老服务的提供主体呈多元化,主要包括政府、非营利组织、商业机构、家庭成员,具体表现为居家养老、社区养老、机构养老三种形式。

（二）养老服务业

2006 年 2 月 9 日,全国老龄委办公室、国家发展改革委、教育部、民政部等 10 个部门联合印发了《关于加快发展养老服务业的意见》,首次明确提出了养老服务业的概念。养老服务业是指为老年人提供生活照顾和护理服务,满足老年人生活需求的服务行业。

随着经济社会的发展和生活方式的转变,老年群体对精神慰藉、文娱活动、康复护理的需求日益增长。养老服务业的内涵进一步拓展为以满足老年人物质和精神需求为中心,政府、企事业单位、市场、社会组织提供一系列服务和支持的行业,其中包括为老年人提供日常生活照顾、健康管理、康复护理、心理咨询、文化教育、休闲娱乐、法律援助等多方面的服务,旨在帮助老年人维持独立自主地生活,提高生活质量,同时减轻家庭和社会的养老负担。因此,养老服务业既有由市场提供服务的养老服务产业,也有为弱势老年群体提供政策性服务的养老服务事业,是一种兼具产业和事业两种性质的混合业态。

（三）养老产业

产业是经济活动的集合体,由利益相互联系的、具有不同分工的、各个相关行业所组成的业态总称。因此,养老产业是指以满足老年人群体的各种需求为核心,通过市场化运作提供产品和服务的产业体系,涵盖了日常生活照料、健康管理、疾病治疗、康复护理、心理关怀、文化娱乐、教育学习、法律援助等多个方面,涉及了第一、二、三产业,集生产、经营、服务于一体,旨在为老年人提供全方位、多元化的服务和支持。

养老产业不仅包括传统的养老机构,如养老院、护理院、日间照料中心等,还包括老年消费品的生产和销售、养老金融服务的提供、养老地产的开发、养老科技的应用等。

根据国家统计局发布的《养老产业统计分类(2020)》,中国养老产业范围确定为:养老照护服务、老年医疗卫生服务、老年健康促进与社会参与、老年社会保障、养老教育培训和人力资源服务、养老金融服务、养老科技和智慧养老服务、养老公共管理、其他养老服务、老年用品及相关产品制造、老年用品及相关产品销售和租赁、养老设施建设等 12 个大类。这些大类又可以细分为数十个小类,涵盖了从生活照料到医疗保健,从文化娱乐到教育培训,从金融保障到科技创新等多个方面,形成了一个多元化、专业化、细致化的养老产业体系。随着社会经济的发展和人口老龄化趋势的加剧,养老产业已经成为一个庞大且持续增长的产业,对于促进就业、拉动消费、改善民生具有重要意义。

养老产业主要具有以下特征。

1. 特殊性　养老产业的服务对象是 60 岁及以上老年人口,老年人的需求因年龄、健康状况、经济状况、文化背景等因素而异,养老产业则需要提供多样化的服务来满足不同老年人的需求。并且,随着人均寿命的增长,老年人需要更长时间的服务,这就意味着养老产业要提供长期、稳定、持续的服务,这与其他产业有所区别,因此具有特殊性。

2. 系统性　养老产业包括从预防、护理、康复到临终关怀的一系列服务,涉及老年日常生活用品业、老年教育业、老年金融业、老年文化娱乐业等多个市场,形成了一个完整的服务链,囊括第一、二、三产业的综合性产业体系和市场体系,满足老年人生命各个阶段的需求。

3. 微利性　养老产业具有一定的公共事业性质,这是由其服务的特殊群体所决定的,其目标不仅是追求利润最大化,还要考虑社会效益和公益性。因此,很多养老服务提供者会在利润和社会责任之间寻找平衡,提供老年产品和老年服务的企业平均利润相对较低。

4. 福利性　政府部门和其他非营利机构提供的部分公共老龄产品和服务具有福利性。如果老龄产业完全以"利润最大化"的市场原则运作,将有很大一部分老年人没有经济能力。养老产业的社会福利性是指专门针对无收入和低收入的老年群体,国家政府部门提供的无偿服务或是社团组织提供的低于市场价格的服务,这些服务属于老年公共品和准公共品,主要是为保障特殊老年人的基本养老生活。对无收入或低收入及生活困难的这部分老年人,必须依靠国家政府部门来保障和提供基本养老服务。正是因为养老服务产业所具有的福利性,才能更好地保障特殊老人和农村老人基本的生活服务,推动社会进步。

二、养老服务业发展的理论基础

养老服务业发展的理论基础是多学科交叉融合的结果,涉及经济学、社会学、心理学、管理学等诸多领域,主要有以下关键理论。

(一)积极老龄化理论

20世纪40年代以前,西方社会在面对老年人和老年人带来的社会问题时态度是消极的,随着对老龄问题研究的深入,西方社会和学界就老龄化问题的态度逐渐发生转变,重新审视了老年群体的定位问题。因此,在1997年的丹佛会议上,积极老龄化(active aging)首次被提出,并在2002年联合国第二届世界老龄大会上明确了积极老龄化的三个政策行动方案:健康、参与、保障。

积极老龄化理论认为,老年人是一种潜在的且丰富的人力资源,也能够和青年人一样推动社会发展,解决社会问题,在社会、经济、文化和个人发展方面继续贡献力量。积极老龄化理论主张老年人应保持积极的生活态度,积极参与社会活动,维持健康的生活方式,以及追求个人成长和自我实现。

在传统的养老服务模式中,重点通常放在满足老年人的基本生活需要和健康护理上,如饮食、清洁、安全等。虽然这些服务是必要的,但往往忽视了老年人的其他重要需求,如社交互动、精神慰藉、个人成长和自我实现等。积极老龄化理论认为,这些需求对于老年人的整体福祉和生活质量同样重要。因为积极老龄化理论强调老年人的积极角色和社会价值,这要求养老服务产业从传统的"护理"模式转变为更加注重老年人"参与"和"自我实现"的服务模式,这种转变不仅是对服务内容的扩展,也是对服务方式和目标的重新定位。

根据老年人的实际需要,积极研发文化养老服务产品,确保老年人能接受文化养老服务并充分享有社会发展成果带来的权益,从而提高他们在精神层面上对社会发展成果的享受,并能有效提升老年人群体的生活满意度和幸福感。实际上,积极老龄化理论已经在我国政府制定的老龄政策规划中得到实践。如2022年,由国家卫生健康委、教育部、科技部等十五部门联合印发的《"十四五"健康老龄化规划》就提出,要开发科普视频,建设开放共享的数字化国家级老年健康教育科普资源库。充分利用传统媒体、短视频、公众号、移动客户端等多种方式和媒体媒介,传播老年健康相关知识,宣传老年健康达人典型案例。鼓励各地探索可行模式,充分发挥老年人在老年健康教育中的示范引领作用,增强健康教育效果。

(二)福利多元主义理论

20世纪70年代,福利多元主义理论开始兴起,它主张社会福利的责任不应该仅仅由政府承担,而是应该由政府、市场、社会组织和家庭等多方共同参与。福利来源的多元化不仅可以聚合各方力量,并且可以通过合作来分散和缓解国家的财政负担与危机。

根据福利多元主义理论,福利来源具体包括以下方式。

1. 政府部门 政府可以通过制定与养老服务产业相关的财政补贴、税收优惠、行业规范等政策法规,为养老服务产业的发展提供指导和保障。

2. 商业部门 市场可以通过竞争机制,促进养老服务机构和企业提供更优质、更具竞争力的服务,以吸引老年人的选择,满足老年人多样化、多层次的需求。

3. 志愿部门 非营利组织、志愿者团体等社会组织在养老服务产业中发挥着补充和支撑的作用,可以提供政府和企业难以覆盖的服务,如精神慰藉、社交活动等。

4. 非正式部门　福利多元主义理论强调家庭在养老服务中的基础地位,家庭是老年人最主要的照顾者和支持者,养老服务产业的发展离不开家庭的需求和支持。

(三) 供需理论

在市场经济中,养老服务的供给和需求关系是影响服务质量和数量的关键。通过挖掘老年人的需求特征和评估服务提供者的供给能力,可以促进养老服务市场的有效匹配。福利经济学强调通过政府干预来提供基本生活保障,包括老年人的福利。养老服务作为社会福利的重要组成部分,其发展需要建立在政府提供基本保障的基础上,同时考虑效率和公平。

从经济学的基本原理来看,市场的存在是基于需求的,而市场本身是由人口、购买力以及消费意愿这三个要素共同构成的一个整体。产业的兴起和进步是由市场需求所驱动的,也就是说,是市场需求推动了产业的成长和扩张。当一个市场增长到一定规模,并且形成了一个完善的市场体系时,相应的产业就会形成并得以确立。老年服务产业的兴起和发展,正是由老年人群的规模、他们的购买能力,以及消费意愿所共同决定的市场的需求所带动的。因此,养老服务产业实际上是一个以老年商品和服务为核心的综合市场体系。鉴于老年人需求的独特性,养老服务产业相较于其他产业显得更为复杂和多元。

第二节　我国养老服务业发展现状

一、我国养老服务业发展历程

我国养老服务业的发展与社会的改革变迁紧密相关,自 1949 年中华人民共和国成立以来,养老服务业的发展历程大致可以分为以下四个阶段。

(一) 萌芽阶段(1949—1977 年)

中华人民共和国成立后,养老服务主要解决部分困境老年人的社会照护问题。政府开办的福利性养老机构为“五保”、孤寡对象及优抚对象等提供生活照护型粗放式服务。此时,养老服务还不是一个独立的概念,包含在社会福利范围内。

中华人民共和国成立后,国家面临着重建和发展的艰巨任务。其中,养老服务是社会保障体系的重要组成部分,对于提高人民生活质量、维护社会稳定具有重要作用。中华人民共和国成立初期,由于战争的破坏和经济的困难,许多老年人生活陷入困境,需要社会的关怀和支持。因此,解决困境老年人的社会照护问题成为当时政府工作的一个重要方面。

在这一阶段,政府开办了福利性养老机构,为“五保户”、孤寡老人以及优抚对象等提供基本的生活照护。如,1956 年,黑龙江省拜泉县兴华乡诞生了全国第一所农村敬老院(始称幸福院),此后全国各地逐步创建敬老院,为农村“五保户”提供兜底保障性供养服务。尽管这些服务相对粗放,但在当时的历史条件下,它们在很大程度上缓解了老年人的生活困难,体现了我国政府对人民福祉的关怀。

(二) 建设阶段(1978—1999 年)

改革开放后,老龄工作逐渐得到重视,相关部门开始从顶层设计上对养老服务进行系统性的思考和规划。1982 年,国务院批准成立中国老龄问题全国委员会,负责研究和制定老龄问题战略规划。1989 年,我国首次在《政府工作报告》中指出,人口老龄化越来越成为我国社会的重要问题,各地区、各部门都应关心老年工作。

进入 20 世纪 90 年代,中国着手开展针对人口老龄化的战略性政策准备和立法进程。

1994 年,民政部联合十部委发布了《中国老龄化工作七年发展纲要(1994—2000 年)》明确老龄工作总的指导方针,提出要动员有关部门和全社会力量,调动广大老年人的积极性,从实际出发,有计划、有步骤推进老龄事业的发展,实现老有所养、老有所医、老有所为、老有所学、老有所乐的目标。1996 年,我国出台了历史上首部《中华人民共和国老年人权益保障法》,该法明确规定了老年人养老主要依靠家庭,并倡导社会力量或个人投资创办养老院、老年康复中心等设施,从而在法律层面确立了家庭养老与社会养老并重的同步发展思路。1998 年,民政部等制定了《社会福利机构管理暂行办法》《老年人社会福利机构基本规范》《农村敬老院管理暂行办法》等关于养老服务机构发展和规范管理的制度,养老服务项目从最初单一的生活保障功能,逐步向多元化、综合化、全方位的服务发展,不仅包括基本的生活照料,还涵盖了居住、医疗、护理、康复、娱乐等多个方面,服务对象的老年人也拓展为全社会有需求的社会老人,养老服务开始了新的发展方向。

(三) 发展阶段(2000—2011 年)

1999 年,我国 60 周岁以上老年人口占到总人口的 10%,按照联合国制定的标准,我国正式进入人口老龄化国家行列。为应对老龄化问题,国家采取了一系列积极措施。

2000 年 8 月,中共中央、国务院印发《关于加强老龄工作的决定》,明确指出要建立以家庭养老为基础、社区服务为依托、社会养老为补充的养老机制,并确定了养老服务体系建设的目标。2001 年,《中国老龄事业发展“十五”计划纲要(2001—2005 年)》在“五个老有”的老龄工作方针中,增加了“老有所教”,并从经济供养、医疗保障、照料服务、精神文化生活、权益保障五个方面明确相关任务和措施。在方针的指导下,各地开始对老龄化问题的探索,初步形成了“居家 - 社区 - 机构”三位一体的社会养老服务模式。

随着对老龄化问题认识程度的加深,政府开始着手扩大养老服务供应,推动市场开放,鼓励更多的社会力量参与到养老服务中来。2006 年,全国老龄工作会议明确提出了建立“以居家养老为基础、社区服务为依托、机构养老为补充”的中国特色养老服务体系;2011年,《社会养老服务体系建设规划(2011—2015 年)》,首次提出社会养老服务体系内涵和定位、指导思想和基本原则、目标和任务、保障措施等。在这一时期,各级政府也纷纷出台养老相关政策,加大对养老机构的扶持力度,社会各界积极参与到养老事业中,涌现了一大批养老产业的机构和项目。

(四) 快速发展阶段(2012 年至今)

为积极应对人口老龄化,加快社会养老服务体系的建立和老年服务产业的发展,2013年 9 月,国务院出台《关于加快发展养老服务业的若干意见》,高位部署推进养老服务业发展,这也标志着养老服务社会化的历史征程开启。2015 年 11 月,国务院办公厅转发《关于推进医疗卫生与养老服务相结合指导意见的通知》,全面部署进一步推进医养结合,满足人民群众多层次、多样化的健康养老服务需求。2016 年 12 月,国务院办公厅出台《关于全面放开养老服务市场 提升养老服务质量的若干意见》,对养老服务业准入条件和审批做出改革,明确重点任务分工及进度安排表。针对养老服务体系建设中的医养分离的问题,2017年,在原有的“居家 - 社区 - 机构”三位一体的基础上,《“十三五”国家老龄事业发展和养老体系建设规划》增加了医养结合的要求,将原来的“社会养老服务体系建设应以居家为基础、社区为依托、机构为支撑”修改为“以居家为基础、社区为依托、机构为补充、医养相结合”,该规划也将医养结合纳入养老服务体系的建设目标中。2018 年,全国人大常委会修订《中华人民共和国老年人权益保障法》,取消养老机构设立许可制度,进一步释放改革活力,强化综合服务监管,推动养老服务业发展。2022 年,国家卫生健康委、教育部、科技部等十五部门联合印发《“十四五”健康老龄化规划》,强调推动老年健康与养老、养生、文化、旅游、体育、教育等多业态深度融合发展,大力推动老年健康领域新产业、新业态、新商业模式发展。

在这一阶段,养老产业的法规体系基本建立,养老产业相关标准基本确立,行业协会的约束基本形成,养老产业发展模式探索基本完成,除了政府提供的服务外,越来越多的社会力量,包括企业、非营利组织和私人部门,参与到养老服务行业中来,形成了规模化、规范化、多元化的服务提供格局。

二、我国养老服务业发展概况

(一)养老服务业规模持续扩张

根据第七次全国人口普查的数据显示,我国 65 岁及以上的老年人口占比已经达到13.5%。为了应对人口老龄化的挑战,政府出台了一系列政策和措施,旨在推动养老产业的全面发展。这些政策涉及多个方面,包括支持养老模式的创新、推动医养结合的深化、促进智慧养老的发展,以及养老市场的开放。这些政策的出台,不仅为养老产业的发展提供了明确的指导方向,也为产业的创新和升级注入了强大的动力。在政策的推动下,我国的养老产业规模不断扩大,服务内容日益丰富,服务质量逐步提升。根据民政部发布的《2022 年度国家老龄事业发展公报》显示,截至 2022 年末,全国共有各类养老机构和设施 38.7 万个,养老床位合计 829.4 万张。其中,注册登记的养老机构 4.1 万个,比上年增长 1.6%,床位 518.3 万张,比上年增长 2.9%;社区养老服务机构和设施 34.7 万个,床位 311.1 万张。这一增长反映了人口老龄化带来的养老需求扩张,中国的养老产业市场规模持续增长。

(二)养老服务业发展领域的初步形成

随着时代需求的变化,老年人对养老服务的消费不再仅限于基本生活照料,而是涵盖了医疗、护理、康复、娱乐等多个方面。《老龄蓝皮书:中国老龄产业发展报告(2021—2022)》中指出,近十年来,我国老龄产业取得快速发展,已初步形成了老龄金融产业、老龄制造产业、老龄健康产业、老龄服务产业、老龄宜居产业、老龄文化产业等主要产业领域。随着老龄产业消费市场的不断发展,在未来中长期发展过程中,中国老龄产业的重大需求将不断凸显,主要包括以下方面。

1. 日常生活服务需求。即居住在家庭和社区中的老年人日常生活中所产生的服务需求,包括保洁、助浴、助医、送餐、维修、代购等。

2. 商务服务需求。包括金融投资、养老 / 医疗商业保险、再就业、法律咨询、权益维护等,仍然具有和其他年龄群体一样的社会需求。

3. 长期照护服务需求。包括居家照护服务的多样性、针对性,社区照护服务的便利性、可获性,机构照护服务的专业性、辐射性等。

4. 康复护理服务需求。大力发展医养结合机构,提升护理服务质量,降低机构运营成本,不断满足失能、高龄等养老刚需人群的集中康复、照护与护理服务需求。

5. 安宁疗护服务需求。为临终老人提供姑息治疗、安宁疗护和精神慰藉服务,帮助他们安详地走完人生。安宁疗护服务需求目前还处于萌芽状态,这也是一些老年人及其家庭逐渐显现的服务需求。

(三)养老服务业新型服务和业态不断涌现

2017 年 10 月,党的十九大报告提出"实施健康中国战略",并指出"为人民群众提供全方位全周期健康服务",在该战略的指引下,各地区各部门积极推进"健康中国 2030"规划下的老年健康促进行动,各项任务按计划顺利进行中。目前,一个涵盖健康教育、疾病预防、治疗、康复、长期护理及安宁疗护的老年健康服务框架已初步形成,医疗与养老的结合也正在稳健地推进中。国家已将老年健康和医养结合服务纳入基本公共卫生服务体系,老年人的基本医疗保障得到进一步加强。长期护理保险制度的试点工作也在顺利进行,老龄健康产业规模持续扩大。智慧健康养老、中医药养生养老、森林康养等新型服务和业态不断出现,科技进步为老龄健康事业提供了强有力的支持。

（四）我国养老服务业受到多个部门监管

为强化老年人的合法权益保障,《中华人民共和国国民经济和社会发展第十四个五年规划和 2035 年远景目标纲要》明确指出,要健全养老服务综合监管制度。为此,2020 年 11月,《国务院办公厅关于建立健全养老服务综合监管制度　促进养老服务高质量发展的意见》确定了养老服务综合监管相关部门的职责分工,具体内容见表 17-1。

表 17-1　养老服务综合监管相关部门职责分工

部门	职责
发展改革部门	依法负责对中央预算内投资支持的养老服务项目建设资金实施管理,对普惠性养老项目实施评估
教育部门	依照权限负责管理监督考核院校内（技工院校除外）职业技能等级证书的实施
公安部门	依法负责查处扰乱养老服务机构工作秩序,故意伤害、虐待老年人等侵犯老年人人身权利,以及以养老服务为名实施非法集资和诈骗等侵犯老年人财产权利的违法犯罪行为。加强人口管理信息的共享应用,提升行业监管能力和服务管理效率
民政部门	依法负责对养老服务机构服务质量、安全、运营的监督管理,推进养老服务标准化体系建设,开展养老服务机构信用监管,以及对社会服务机构性质的养老服务机构和养老服务领域行业组织的登记管理和业务指导监督工作
财政部门	依法负责会同发展改革部门、民政部门对养老服务机构建设补贴和运营补贴资金使用情况、政府购买养老服务进行监督管理
人力资源社会保障部	依法负责会同民政部建立完善养老护理员国家职业技能标准,依照职责权限做好院校外和技工院校的职业技能等级证书的监督管理。推动社会保障卡在养老服务领域应用,加强老年人社会保障公共服务的信息共享
自然资源部门	依法负责对养老服务机构规划用地等进行监督检查
生态环境部门	依法负责对养老服务机构环境影响评价的审批或者备案,对养老服务机构污染物排放情况进行监督检查
住房城乡建设部门	依法负责对养老服务设施工程建设质量安全的监督管理,依法负责养老服务设施工程建设标准规范的执行监督
卫生健康部门	依法负责养老机构设立医疗机构的审批或者备案,对医疗机构的执业活动和医疗卫生服务质量进行监督管理。依法负责指导养老服务机构聚集性传染病处置、突发公共卫生事件的医疗卫生救援和应急工作。依法负责采集、汇聚、存储、应用、共享老年人基本健康医疗数据
应急管理部门	依法负责按程序提请本级安全生产委员会将养老服务安全生产监督管理工作纳入对本级政府有关部门和下级人民政府年度安全生产考核。消防救援机构依法负责对养老服务机构实施消防监督检查
审计部门	依法负责对财政资金的使用情况、政府购买养老服务进行监督检查
市场监管部门	依法负责查处养老服务机构不执行政府定价、政府指导价和不按规定明码标价等价格违法行为,推动养老服务标准化工作,对营利性养老机构进行登记管理,对养老服务机构的特种设备安全、食品安全进行监督检查
医疗保障部门	依法负责对纳入医保定点的养老机构内设医疗机构医保基金的使用进行监督管理

续表

部门	职责
银保监部门	依法负责对银行业、保险业金融机构参与养老服务市场相关行为进行监督管理。指导和督促银行、保险机构做好对涉嫌非法集资风险的排查
事业单位	登记管理机关依法负责对公办养老机构进行登记管理

（黄子源　杨　芳）

复习思考题

1. 养老服务业具体划分为哪些类型？
2. 请归纳我国养老服务业各阶段的发展特点。

老年人中医药健康管理服务记录表

姓名：

编号 □□□-□□□□□

请根据近一年的体验和感觉，回答以下问题	没有（根本不/从来没有）	很少（有一点/偶尔）	有时（有些/少数时间）	经常（相当/多数时间）	总是（非常/每天）
(1)您精力充沛吗？（指精神头足,乐于做事）	1	2	3	4	5
(2)您容易疲乏吗？（指体力如何,是否稍微活动一下或做一点家务劳动就感到累）	1	2	3	4	5
(3)您容易气短、呼吸短促、接不上气吗？	1	2	3	4	5
(4)您说话声音低弱无力吗？（指说话没有力气）	1	2	3	4	5
(5)您感到闷闷不乐、情绪低沉吗？（指心情不愉快,情绪低落）	1	2	3	4	5
(6)您容易精神紧张、焦虑不安吗？（指遇事是否心情紧张）	1	2	3	4	5
(7)您因为生活状态改变而感到孤独、失落吗？	1	2	3	4	5
(8)您容易感到害怕或受到惊吓吗？	1	2	3	4	5
(9)您感到身体超重不轻松吗？（感觉身体沉重）	1（BMI＜24）	2（24≤BMI＜25）	3（25≤BMI＜26）	4（26≤BMI＜28）	5（BMI≥28）
(10)您眼睛干涩吗？	1	2	3	4	5
(11)您手脚发凉吗？（不包含因周围温度低或穿得少导致的手脚发冷）	1	2	3	4	5
(12)您胃脘部、背部或腰膝部怕冷吗？（指上腹部、背部、腰部或膝关节等,有一处或多处怕冷）	1	2	3	4	5
(13)您比一般人耐受不了寒冷吗？（指比别人容易害怕冬天或是夏天的冷空调、电扇等）	1	2	3	4	5
(14)您容易患感冒吗？（指每年感冒的次数）	1 一年＜2次	2 一年感冒2~4次	3 一年感冒5~6次	4 一年7次及以上	5 几乎每月
(15)您没有感冒时也会鼻塞、流鼻涕吗？	1	2	3	4	5
(16)您有口黏口腻,或睡眠打鼾吗？	1	2	3	4	5
(17)您容易过敏(对药物、食物、气味、花粉或在季节交替、气候变化时)吗？	1 从来没有	2 一年1~2次	3 一年3~4次	4 一年5~6次	5 每次遇到上述原因都过敏
(18)您的皮肤容易起荨麻疹吗？（包括风团、风疹块、风疙瘩）	1	2	3	4	5

296

续表

请根据近一年的体验和感觉，回答以下问题	没有（根本不/从来没有）	很少（有一点/偶尔）	有时（有些/少数时间）	经常（相当/多数时间）	总是（非常/每天）
（19）您的皮肤在不知不觉中会出现青紫瘀斑、皮下出血吗？（指皮肤在没有外伤的情况下出现青一块紫一块的情况）	1	2	3	4	5
（20）您的皮肤一抓就红，并出现抓痕吗？（指被指甲或钝物划过后皮肤的反应）	1	2	3	4	5
（21）您皮肤或口唇干吗？	1	2	3	4	5
（22）您有肢体麻木或固定部位疼痛的感觉吗？	1	2	3	4	5
（23）您面部或鼻部有油腻感或者油亮发光吗？（指脸上或鼻子）	1	2	3	4	5
（24）您面色或目眶晦黯，或出现褐色斑块/斑点吗？	1	2	3	4	5
（25）您有皮肤湿疹、疮疖吗？	1	2	3	4	5
（26）您感到口干咽燥、总想喝水吗？	1	2	3	4	5
（27）您感到口苦或嘴里有异味吗？（指口苦或口臭）	1	2	3	4	5
（28）您腹部肥大吗？（指腹部脂肪肥厚）	1（腹围<80cm）	2（腹围80~85cm）	3（腹围86~90cm）	4（腹围91~105cm）	5（腹围>105cm）
（29）您吃（喝）凉的东西会感到不舒服或者怕吃（喝）凉的东西吗？（指不喜欢吃凉的食物，或吃了凉的食物后会不舒服）	1	2	3	4	5
（30）您有大便黏滞不爽、解不尽的感觉吗？（大便容易粘在马桶或便坑壁上）	1	2	3	4	5
（31）您容易大便干燥吗？	1	2	3	4	5
（32）您舌苔厚腻或有舌苔厚厚的感觉吗？（如果自我感觉不清楚可由调查员观察后填写）	1	2	3	4	5
（33）您舌下静脉瘀紫或增粗吗？（可由调查员辅助观察后填写）	1	2	3	4	5

体质类型	气虚质	阳虚质	阴虚质	痰湿质	湿热质	血瘀质	气郁质	特禀质	平和质
体质辨识	1. 得分	1. 得分	1. 得分	1. 得分	1. 得分	1. 得分	1. 得分	1. 得分	1. 得分
	2. 是	2. 是	2. 是	2. 是	2. 是	2. 是	2. 是	2. 是	2. 是
	3. 倾向是	3. 倾向是	3. 倾向是	3. 倾向是	3. 倾向是	3. 倾向是	3. 侦向是	3. 倾向是	3. 基本是

体质类型	气虚质	阳虚质	阴虚质	痰湿质	湿热质	血瘀质	气郁质	特禀质	平和质
中医药保健指导	1. 情志调摄	1. 情志调摄	1. 情志调摄	1. 情志调摄	1. 情志调摄	1. 情志调摄	1. 情志调摄	1. 情志调摄	1. 情志调摄
	2. 饮食调养	2. 饮食调养	2. 饮食调养	2. 饮食调养	2. 饮食调养	2. 饮食调养	2. 饮食调养	2. 饮食调养	2. 饮食调养
	3. 起居调摄	3. 起居调摄	3. 起居调摄	3. 起居调摄	3. 起居调摄	3. 起居调摄	3. 起居调摄	3. 起居调摄	3. 起居调摄
	4. 运动保健	4. 运动保健	4. 运动保健	4. 运动保健	4. 运动保健	4. 运动保健	4. 运动保健	4. 运动保健	4. 运动保健
	5. 穴位保健	5. 穴位保健	5. 穴位保健	5. 穴位保健	5. 穴位保健	5. 穴位保健	5. 穴位保健	5. 穴位保健	5. 穴位保健
	6. 其他	6. 其他	6. 其他	6. 其他	6. 其他	6. 其他	6. 其他	6. 其他	6. 其他

填表日期	年　月　日			医生签名					

主要参考文献

1. 郭姣 . 健康管理学 [M]. 北京 : 人民卫生出版社 , 2020.

2. 郭清 . 健康服务与管理导论 [M]. 北京 : 人民卫生出版社 , 2020.

3. 许亮文 , 关向东 . 健康服务与管理技能 [M]. 北京 : 人民卫生出版社 , 2020.

4. 曾强 , 陈垦 . 老年健康服务与管理 [M]. 北京 : 人民卫生出版社 , 2020.

5. 朱霖 . 老年人健康管理实务 [M]. 北京 : 人民卫生出版社 , 2023.

6. 于建荣 , 崔宝善 . 中国老年健康服务发展报告 (2020)[M]. 北京 : 科学出版社 , 2021.

7. 李增宁 . 健康营养学 [M]. 北京 : 人民卫生出版社 , 2019.

8. 中国营养学会 . 中国居民膳食指南 (2022)[M]. 北京 : 人民卫生出版社 , 2022.

9. 国家体育总局 . 国民体质测定标准手册 (老年人部分)[M]. 北京 : 人民体育出版社 , 2003.

10. 胡秀英 , 肖惠敏 . 老年护理学 [M]. 北京 : 人民卫生出版社 , 2022.

11. 姚树桥 , 杨艳杰 . 医学心理学 [M]. 北京 : 人民卫生出版社 , 2020.

12. 陈桂敏 , 梁振钰 . 中医健康管理与常见病适宜技术 [M]. 北京 : 中国中医药出版社 , 2022.

13. 郭媛媛 , 齐旭 . 常见老年慢性病健康管理手册 [M]. 3 版 . 北京 : 人民卫生出版社 , 2020.

14. 吴伟 , 胡鸿毅 , 方祝元 . 中医内科学 [M]. 4 版 . 北京 : 人民卫生出版社 , 2021.

15. 邵明 , 陶恩祥 . 帕金森病康复指南 [M]. 北京 : 人民卫生出版社 , 2022.

16. 王家良 . 循证医学 [M]. 3 版 . 北京 : 人民卫生出版社 , 2016.

17. BROWNSON RC, BAKER EA, DESHPANDE ADD, et al. Evidence-Based Public Health [M]. 3rd Edition. New York: Oxford University Press, 2018.

复习思考题
答案要点

模拟试卷